U0395018

救命！

逆转和预防致命疾病的科学饮食
HOW NOT TO DIE

[美] 迈克尔·格雷格（Michael Greger, M.D.）
[美] 吉恩·斯通（Gene Stone） / 著
谢宜晖 张家绮 / 译 余力博士 / 审订

电子工业出版社
Publishing House of Electronics Industry
北京·BEIJING

NutritionFacts.org Inc. © 2015.

This edition arranged with InkWell Management, LLC.

through Andrew Nurnberg Associates International Limited

本书译文经成都天鸢文化传播有限公司代理，由漫游者文化事业股份有限公司授权使用。

版权贸易合同登记号 图字：01-2016-4320

图书在版编目（CIP）数据

救命！逆转和预防致命疾病的科学饮食 /（美）迈克尔·格雷格（Michael Greger），（美）吉恩·斯通（Gene Stone）著；谢宜晖，张家绮译. — 北京：电子工业出版社，2018.7

书名原文：HOW NOT TO DIE: Discover the Foods Scientifically Proven to Prevent and Reverse Disease

ISBN 978-7-121-34010-9

Ⅰ. ①救… Ⅱ. ①迈… ②吉… ③谢… ④张… Ⅲ. ①饮食营养学 Ⅳ. ①R155.1

中国版本图书馆CIP数据核字（2018）第070377号

审　　订：余　力
策划编辑：杨福平　郝志恒　周　林
责任编辑：周　林
文字编辑：李文静　张燕杰
印　　刷：北京瑞禾彩色印刷有限公司
装　　订：北京瑞禾彩色印刷有限公司
出版发行：电子工业出版社
　　　　　北京市海淀区万寿路173信箱　　邮编：100036
开　　本：787×1092　1/16　　印张：36.25　　字数：580千字
版　　次：2018年7月第1版
印　　次：2025年3月第36次印刷
定　　价：118.00元

凡所购买电子工业出版社图书有缺损问题，请向购买书店调换。若书店售缺，请与本社发行部联系，联系及邮购电话：（010）88254888，88258888。

质量投诉请发邮件至zlts@phei.com.cn，盗版侵权举报请发邮件至dbqq@phei.com.cn。

本书咨询联系方式：zhoulin@phei.com.cn，QQ 25305573。

谨将此书献给我最爱的奶奶

———

弗朗西丝·格雷格（Frances Greger）女士
她的心脏病给了她见证蔬食力量的机会，
也促使我走上了学医之路。

目　录

推荐序一　这是一本救命书　·017

推荐序二　用健康生活方式解决生活方式病　·019

审订者序　关于几个术语的说明·021

作者序　这条路任重而道远，前景却日渐光明　·024

前言　预防、阻止并逆转危害生命的主要杀手　·029

第1部分　远离致命疾病

第1章 / 远离心脏病　·002

头号"杀手"：动脉粥样硬化斑块　·003

心脏病的源头在儿童时期　·006

笨蛋，问题是胆固醇！　·008

吃薯条配立普妥，你傻了吗？　·009

心脏病不可逆转？大错特错　·010

内毒素会残害你的动脉　·012

跟金钱走的假医学　·014

| 专题报道 | 鱼肝油只是骗人的万灵药吗？　·005 |
| | 用巴西坚果来控制胆固醇？　·013 |

第2章 / 远离肺部疾病　·018

·肺癌与抽烟　·020

神奇的西蓝花　·021

姜黄的致癌物阻断效应　·023

暗藏的风险：饮食上的"二手烟"　·025

·**使气道受阻的慢性阻塞性肺病**　·027

·**哮喘治不好？医学上的一大难题**　·028

| 专题报道 | 一支烟就抵消了羽衣甘蓝的功效　·022 |

第 3 章 / 远离脑部疾病　·032

·**脑中风的预防与保健**　·033

纤维、纤维、纤维，重要的事情说三遍　·034

植物需要钾，你也需要　·035

促进血流量的柑橘类　·036

身体的自卫队：抗氧化物　·038

·**阿尔兹海默病不可逆转，只能预防**　·042

阿尔兹海默病是一种血管疾病吗　·044

问题出在哪里？是遗传还是饮食？　·046

吃蔬食，防痴呆　·048

老化毒素与烹饪　·051

专题报道	睡多睡少都不好：睡眠时间与中风的关系　·037
	在食物里加入一小撮抗氧化物　·041
	用藏红花治疗阿尔兹海默病　·050
	运动能使认知衰退暂停吗　·053

第 4 章 / 远离消化道癌　·055

·**结肠直肠癌**　·056

印度患癌率低，全是姜黄的防治功效　·056

新型维生素：植酸　·059

你吃太多铁了吗？铁不能乱补　·063

·胰腺癌：最具侵袭性的癌症之一 ·065

鸡肉和胰腺癌风险 ·066

·吞咽困难？提防食道癌上身 ·068

胃酸反流和食道癌的关系 ·069

纤维和横膈膜疝气 ·070

专题报道	粪便粗细学问大 ·058
	多吃浆果可逆转直肠息肉？ ·062
	在蔬食中获取足够的铁质 ·064
	用咖喱治疗胰腺癌 ·067
	吃草莓能防治食道癌？ ·071

第5章／远离感染 ·072

·打造强健的免疫系统 ·075

漂亮的羽衣甘蓝不是只能做盆栽 ·076

超级蔬菜的代表：西蓝花 ·077

用浆果来强化自然杀手细胞 ·079

益生菌可以预防普通感冒？ ·080

运动增强免疫力 ·082

食物中毒 ·086

鸡蛋和沙门氏菌 ·086

禽肉与沙门氏菌 ·087

肉类上面的粪便细菌 ·089

不想尿道感染，就不要吃鸡肉 ·090

猪肉中的耶氏杆菌（鼠疫杆菌） ·092

肉品中的超级病菌：梭状芽孢杆菌 ·093

专题报道	发挥公德心，感冒时的"举手之劳" ·074
	漂亮的粉红尿 ·079
	要提升免疫力，多吃点菌菇 ·085
	一个危机四伏的后抗生素时代 ·095

第6章 / 远离糖尿病 · 097

什么原因导致胰岛素抵抗 · 100

儿童中的糖尿病前期 · 102

· 食物中的脂肪，与身体内的脂肪 · 104

饱和脂肪与糖尿病的关系 · 106

不用再挨饿，吃蔬果即可减重 · 108

· 逆转糖尿病 · 112

得病后，只能认命吃药或动手术？ · 112

用食物来逆转糖尿病 · 115

专题报道
预防糖尿病，这些东西要多吃 · 106
食品污染也会增加糖尿病的发病率 · 110
养得肥肥的动物，也会让你肥胖 · 114
腰围身高比（WHtR）与身体质量指数（BMI） · 119

第7章 / 远离高血压 · 121

高钠食物会让你的腰围越来越粗 · 123

全谷物：降低血压的天然好帮手 · 129

什么是得舒饮食法（DASH Diet） · 130

亚麻籽的神奇功效 · 134

洛神花茶的降血压功效，媲美药物 · 136

一氧化氮的神奇功效 · 137

专题报道
哪些食物可以为高血压患者提供额外的保护作用 · 133
富含硝酸盐的前10大食物来源 · 139
喝甜菜汁，提升运动表现 · 140

第8章 / 远离肝脏疾病 · 143

· 酒精性肝病 · 145

· 非酒精性肝病 · 147

·**病毒性肝炎**　·148

通过饮食来预防戊型肝炎　·150

·**护肝早餐选择**　·152

简单的早餐其实不简单，吃燕麦片好处多　·152

已感染肝炎怎么办？喝杯好咖啡吧！　·155

专题报道	适度饮酒，有益健康？　·146
	绿藻和丙型肝炎　·149
	注意减重产品对肝脏的伤害　·151
	自己动手制作蔓越莓鸡尾酒　·153

第 9 章 / 远离血液性癌症　·157

·**这些食物，可以降低患血液性癌症的风险**　·160

绿叶菜的抗癌效果　·160

巴西莓与白血病　·162

姜黄素与多发性骨髓瘤　·163

·**动物病毒与人类血液性癌症**　·164

第 10 章 / 远离肾脏疾病　·168

别让饮食结构伤害你的肾　·170

哪种蛋白质对肾脏比较好　·171

减少酸负荷，才能活得更长久　·172

肾结石：最常见的肾脏病之一　·174

防老化须知：高磷饮食会让你越吃越老　·177

饮食可以防治肾脏癌吗　·180

专题报道	只要几片紫甘蓝，就能测试你的尿液酸碱值　·177
	谁来决定食品添加剂的安全性　·179
	硝酸盐、亚硝酸盐和亚硝胺，千万别搞混了　·181

第 11 章 / 远离乳腺癌 · 183

乳腺癌的风险因子 · 185

对乳腺癌来说，任何分量的酒精都不安全 · 186

褪黑激素与乳腺癌风险 · 187

致癌物质"杂环胺"是怎么产生的 · 190

告诉你降低胆固醇有多重要 · 192

· 为什么吃蔬食可以有效防治乳腺癌 · 194

膳食纤维不足会增加患乳腺癌的风险 · 195

多吃绿叶菜来预防乳腺癌 · 197

蠢蠢欲动的癌化干细胞 · 198

亚麻籽：深具潜力的防癌大使 · 200

大豆对防治乳腺癌的好处 · 202

专题
报道

喝红酒好，还是白酒好？ · 187

运动对乳腺癌的影响 · 189

连皮一起吃苹果，才能让医生远离你 · 196

为什么亚洲女性较少患乳腺癌？ · 204

第 12 章 / 远离自杀性抑郁症 · 206

好烦躁！都是花生四烯酸惹的祸 · 209

情绪低落，吃绿叶菜就对了 · 211

种子与"快乐荷尔蒙"血清素 · 213

藏红花比盐酸帕罗西汀更优 · 214

喝咖啡千万别加糖 · 215

抗氧化物、叶酸、自由基 · 217

专题
报道

吃抗抑郁药物，不如去运动 · 216

抗抑郁药物真的有效吗 · 218

第 13 章 / 远离前列腺癌　·221

喝牛奶会增加患前列腺癌的风险　·222

蛋类、胆碱和前列腺癌的关系　·225

饮食与运动，防癌哥俩好　·226

光靠饮食，就能逆转前列腺癌?　·228

亚麻籽与木酚素，清除癌细胞的两把剑　·230

前列腺肥大，试试亚麻籽　·231

越矮越长寿? 这种促生长因子很可怕　·233

专题报道　对前列腺癌来说，最糟糕的食物与最好的食物　·229

第 14 章 / 远离帕金森症　·237

抽烟可以预防帕金森症? 其实，你还有更好的选择　·242

乳制品与帕金森症的关系　·244

浆果：体内残留杀虫剂的反抗军　·247

同类相食的生物放大作用　·249

专题报道　避免祸从口入，慎防可怕的二噁英　·241
要避开恐怖的污染物质，蔬食是唯一选择　·246
咖啡在预防及治疗帕金森症上的效果　·250

第 15 章 / 如何不死在医生手上　·251

少照 X 光，放射线对身体的伤害　·253

吃菜比吃药好，饮食与药物实际效果的比较　·256

阿司匹林是灵丹妙药吗　·258

做大肠镜检查前你要知道的事　·261

专题报道　做大肠镜检查前，该吃些什么　·264

第2部分　今天要怎么吃？吃什么？　·267

第16章／养成健康吃的好习惯，就从现在开始　·268

依据红绿灯法则进食　·271

美国饮食指南为何不说 NO　·273

我如何定义"加工"　·276

"全蔬食"指的是什么　·278

从现在起，养成健康吃的好习惯　·279

请问格雷格医生，我要怎么吃？　·282

专题报道	健康吃，会不会很花钱　·270
	标准的美国饮食有多可悲？　·274

第17章／格雷格医生的每日十二清单　·285

第18章／豆类，蛋白质的最佳来源　·289

大豆　·290

豌豆　·293

小扁豆　·295

吃豆会放屁？疑云退散！　·297

专题报道	转基因大豆，该不该吃　·290
	味噌汤：大豆杠上钠　·293
	罐装豆也可以吃得很健康吗　·296
	世上不只有大豆好　·297

第19章／浆果，抗氧化物的天生好礼物　·300

浆果的抗氧化能力　·302

酸樱桃　·305

枸杞子 · 305

黑加仑和山桑子 · 306

专题
报道　水果含有高糖分，该如何取舍 · 302

第 20 章 / 一日多水果，疾病真的远离我 · 308

一日一苹果，你做到了吗? · 309

椰枣：生命之果 · 310

芒果：抗氧化能力一级棒 · 311

吃西瓜可治勃起障碍 · 311

买果干，请避开二氧化硫添加物 · 312

柑橘类：小心葡萄柚与药物产生交互作用 · 313

进口水果，我的榴莲食记 · 314

专题
报道　橄榄和橄榄油 · 309
　　　猕猴桃治失眠处方 · 313

第 21 章 / 十字花科蔬菜，个个是抗癌防癌高手 · 316

一汤匙辣根的功效 · 317

烤十字花科蔬菜 · 317

羽衣甘蓝脆片 · 319

把十字花科蔬菜当配菜吃 · 319

买营养补充品? 别当冤大头 · 320

专题
报道　植化素不流失：西蓝花切好后，等40分钟再煮 · 317
　　　面面俱到的西蓝花，美好到不真实 · 320

第 22 章 / 绿叶菜该怎么吃 · 322

绿叶菜，吃出美味＋好脸色 · 324

帮自己安排一个沙拉日 ·329

专题报道 警告：正在吃抗凝血剂的人要注意绿叶菜的食用量 ·323
天然的更好！你可以自然生成辅酶Q10 ·325
女人啊！要多吃醋 ·327
苜蓿芽，你要提防的绿叶菜 ·328

第23章 / 换换菜色，还有哪些蔬菜值得端上桌 ·331

花园蔬菜：增进蔬菜的多样化 ·331

蘑菇，含有另一种人体必需维生素 ·334

吃蔬菜，永远不嫌多！ ·336

最强防癌蔬菜 ·338

如何制作抗癌沙拉 ·339

大蒜与洋葱超强的抗癌效果 ·340

最好的烹调方式是什么 ·341

有机产品值得掏腰包吗 ·343

专题报道 吃好一点，就能漂亮一点 ·333
孩子不爱吃蔬菜，怎么办？ ·337

第24章 / 亚麻籽该怎么吃 ·345

亚麻籽的其他吃法 ·346

专题报道 减重者禁区，水果棒和坚果棒热量超高？ ·346

第25章 / 长寿之钥：坚果与种子 ·349

坚果酱的健康效益 ·349

吃哪种坚果最好？首推核桃 ·350

吃花生，防乳腺癌 ·352

坚果与肥胖不等值 · 352

开心果，重振男性雄风 · 354

第 26 章 / 哪些香草和香料值得你拥有 · 357

为何应该把姜黄加入每日饮食 · 358

每天只要 1/4 匙姜黄 · 358

姜黄该怎么吃 · 359

可以直接吃姜黄保健食品吗 · 361

什么人不应该吃姜黄 · 363

葫芦巴 · 363

芫荽（香菜） · 364

红椒粉 · 365

姜 · 367

薄荷 · 369

牛至与墨角兰 · 369

丁香 · 370

余甘子 · 371

综合香料 · 372

调味料的风险 · 374

| 专题报道 | 烟熏液安全吗 · 373 |

第 27 章 / 全谷物类该怎么吃 · 377

麸质食品该不该吃 · 378

吃全谷物，不只是把白米换成糙米、把白吐司换成全麦吐司 · 381

5 : 1 原则 · 382

燕麦 · 384

第 28 章 / 饮料不仅解渴，还能让你变聪明 · 386

水 · 387

喝咖啡，请尽量喝滤泡式咖啡 · 390

喝茶很好，喝绿茶更好 · 392

最好的甜味剂 · 395

> 专题报道
> 喝水还能让你变聪明，真的假的? · 388
> 心情烦躁，你需要来一杯茶 · 392
> 我的洛神花茶饮 · 397

第 29 章 / 健康运动处方：怎么运动？频率如何？ · 398

为了健康站起来 · 399

吃蔬食缓解运动后肌肉酸痛 · 401

预防运动引发的氧化应激 · 402

我的运动量应该多少才正确 · 403

> 专题报道
> 久坐不动会要人命，你该怎么办 · 400

结语 · 404

追求快乐和追求健康，会有冲突吗 · 405

让我来帮你 · 407

肩负起守护健康的责任 · 408

致谢 · 410

【附录 A】 营养补充品建议 · 411

每周至少补充 2500 微克的维生素 B_{12} · 412

补充维生素 D：多晒太阳或吃营养补充品 · 413

补充碘：多吃富含碘的食物 · 413

建议摄取 250 毫克无污染的长链 ω−3 脂肪酸　·415

那么，接下来是……　·416

【附录 B】　格雷格医生推荐的食材清单　·418

参考文献　·423

★ 本书凡标上[ ]的数字均为原书注释标号，全部统一置于书末方便查询。

这是一本救命书
This book can save your life

科林·坎贝尔博士（T. Colin Campbell, PhD）
康奈尔大学终身教授
上海交通大学顾问教授
中国预防医学科学院名誉教授
《救命饮食》作者

（此文为坎贝尔先生为《How Not to Die》中文版出版而作，由余力博士翻译。）

The science of nutrition, among the professionals and public alike, worldwide is not respected as it should be. Medical practitioners are seldom, if ever, taught nutrition during their training and, in many instances, they do not receive adequate compensation for their services. The public has a widespread interest in nutrition, but are confronted with too much controversy and confusion.

无论是对专业人士还是百姓大众来说，营养科学都没有得到本来应有的尊重。大多数医务人员在其职业培训期间极少涉猎过营养医学。许多情形下，即使能提供相关服务，他们也无法得到充分报偿。大众对营养的兴趣广泛，但却迷失在过多的争论和困惑中。

In spite of this confusion and ignorance, however, we now have compelling scientific evidence that a proper understanding of nutrition can both prevent and treat (i.e., cure) many serious diseases and ailments. Heart disease, even its advanced stages, can be cured by food alone. A whole food, plant-based (WFPB) diet, practiced as a lifestyle—has a remarkable ability to resolve a broad array of diseases and ailments and to do so remarkably quickly. A composite of the most commonly used pills and procedures of contemporary "Western" medicine cannot compete with the ability of the right kind of food to maintain and restore human health.

尽管存在困惑和无知，我们现在还是有了令人信服的科学证据，即充分认识并重视营养可以预防和治疗许多不适甚至重疾。即使在心脏病的晚期，也可能通过食物来治愈。全蔬食(WFPB)作为一种生活方式，具有非凡的能力来处理一系列不适和疾病，且效果立竿见影。在维持和恢复人体健康上，现代西医中最常用的药物和疗程组合在一起，也无法和正确饮食背后的治愈能力相提并论。

If this information were made available and properly used, evidence shows that at least two-thirds of health care costs could be spared (at least for those populations using the Western diet), that environmental catastrophes could be substantially averted, and that violence against humans and other sentient beings would be greatly reduced.

如果这些信息能够被接受并恰当使用，证据表明，医疗费用可以减少2/3以上（至少对深受西方饮食习惯影响的人群而言是这样）。同时，减轻对环境的破坏，而且对人类和其他生灵的暴力也将大大减少。

This book, How Not To Die by Dr. Michael Greger is unusually informative as to what are the scientific facts that support the use of a whole food, plant based diet. I have had an unusually productive career with many medical colleagues in China since 1981 and have always been convinced that the Chinese people, because of their amazing history in the health and medical sciences, are in an excellent position to adopt this dietary lifestyle and to show the world what is possible. The information in this book is high quality and can save your life.

迈克尔·格雷格医生撰写的《救命！逆转和预防致命疾病的科学饮食》这本书，信息量巨大，从科学数据的角度支持推广全蔬食。自1981年以来，许多中国医疗的同事见证了我不寻常高产的职业生涯。由于中国在健康和医学上令人难以置信的历史，在接受该饮食方式，并向世界展示其成果方面，中国人具有巨大优势，对此，我心悦诚服。本书非常有价值，是你的救命书。

用健康生活方式解决生活方式病

黄明达

世界健康产业大会执委会主席，国际生命质量管理协会会长

《健康中国2030规划纲要》专家组成员

中国健康城市蓝皮书健康产业发展篇撰写者

　　健康是人类永恒的主题，也是社会文明进步的重要标志。当今世界面临着三大全球性医疗危机：严峻的人口亚健康形势，慢性非传染性疾病呈现井喷式上升趋势，以及医疗费用居高不下和药源性疾病频发。中国政府站在了对人民健康高度负责和对全球人类健康治理贡献中国智慧、提供中国解决方案的新时代历史起点上，制定了国家最高级别的《健康中国2030规划纲要》，在大卫生与大健康的理念下，把发展健康文化、加强健康教育、普及健康生活、培养健康行为、提高全民身体素质放在了首要位置。在《健康中国2030规划纲要》中，明确要求制定实施国民营养计划，推进健康饮食文化建设，引导居民养成科学的膳食习惯，并特别提出应充分发挥非医疗健康干预在健康促进、慢性病预防和康复等方面的积极作用。

现代慢性病高发的一个重要原因就是我们吃错了食物，并把更多的希望寄托在药物上，却忽略了"是药三分毒"。虽然我们患病不能忌医讳药，但我们更要明白，阳光、空气、食物和水才是保障我们生命健康最为重要的根本性条件。现代人类要想在未来活得更好，就要树立"先进厨房、后进药房"的大健康理念，用健康生活方式解决生活方式病！

迈克尔·格雷格医生在大量临床营养医学实证文献研究基础上，以困扰和威胁人类身心健康的15种现代慢性病为例，撰写出版的《救命！逆转和预防致命疾病的科学饮食》一书，是在饮食营养领域具有里程碑意义的科普专著，在整个西方世界引起了巨大反响。书中所倡导的将全蔬食营养作为一种人体自我健康疗愈的生活方式，与中华民族几千年来的健康养生理念和医学实践可谓不谋而合。今天我们要贯彻落实健康中国战略规划，就要充分重视传承和弘扬中医"治未病"、药食同源的食疗养生文化，以及天人合一、道法自然的大生态与大生命的健康整体观，积极学习并融合现代功能营养医学的最新研究成果，创建具有中国特色的新药食同源现代中医营养医学。

本书在中国的翻译出版，对于普及全民健康营养知识，改变人们不合理的饮食结构，培养科学的饮食习惯，提高生命质量，延长健康预期寿命，打造中国健康4.0，都将具有十分重要的意义和价值。

2018年第七届世界健康产业大会的主旨报告中提出了中国健康4.0体系，含义如下：

- 1.0——以治病为工作中心的慢性病康复临床医疗管理；
- 2.0——以防病为工作中心的疾病风险防控管理；
- 3.0——以养生为核心内涵的全时空和全方位生活方式自我管理；
- 4.0——以养命为核心内涵的全要素与全环境生命质量管理。

"吃什么和怎么吃"的问题决定着一个民族的生死存亡。今天的时尚潮流将完全可能成为明天的社会主流。我们不难断言，一个集东西方人类生态文明和生命智慧于一体、以全蔬食营养和药食同源食疗养生为基础的植物性组合膳食功能营养医学时代必将到来！

关于几个术语的说明

余力

科学博士，28年蔬食经验

全蔬食营养和蔬食大健康推广人

"蔬福百姓 健康中国"项目发起人

《救命》推广人，微信公众号：说蔬

　　《How Not To Die》原书中最高频出现的词 plant based，其意思是植物性或基于植物的。该词是坎贝尔博士在1982年左右提出的，通常用于植物性营养（plant based nutrition）和植物性饮食（plant based diet）中，后者是一种全新的饮食结构。这个词的提出，坎贝尔博士是经过深思熟虑的，主要是为了和素食（vegetarian）及维根（vegan）有所区别。因为素食和维根只是规避了部分或全部动物性食物，并没有清楚定义应该吃什么，导致很多不健康的加工性食物和化学添加物也混于其中。所以，素食和维根都不算完整的健康饮食方案，严格意义上讲，也不算是饮食结构。2009年我在翻译plant based 时，发现中文用"蔬" 来对应比较贴切和简洁，所以有了蔬食、蔬食营养、全蔬食的提法。这里的"全"是指全食物（whole foods）。从2005年《救命饮食》到2015年《救命！逆转和预防致命疾病的科学饮食》在美国出版，整整10年，从播种、孕育、壮大到起飞，美国出现了从营养到产业的蔬食革命（Plant based revolution）。

本书从科学数据的角度证明全蔬食可以预防和逆转15种致命疾病。强调的不是单一食物的功效，而是多种食物，特别是多种全食物的组合威力，这就是饮食结构。豆谷蔬果，菇藻种坚，大众每天有200~500种食物可以自由选择和组合，这也是今天可以谈论饮食结构的物质基础。从吃饱饭，到吃出健康，在保证营养均衡和食品安全的前提下，如何最大限度地提高人体自身的自愈力和免疫力是时代新需求，也是谈论饮食结构的外部驱动力。

全蔬食基于营养学的反思，受到了中国传统饮食和中医整体论的影响。不同于传统药食同源对食品的功能解读，全蔬食强调的是基于三顿饭的饮食结构的健康价值。这既丰富了药食同源的内涵，又更好地诠释了药食同源的"预防"思想，故称为"新药食同源"。在预防的层面上，新药食同源让东西方思想得以融合，在食物层面上，营养和中医药得以共存共生，其前景值得期待。

在新中医和大健康的框架下，打造以饮食为龙头、基于生活方式的社区预防体系是蔬食大健康产业的核心内容。而文化、教育、服务和产品则成为其产业逐步递进的四个维度。对全世界来说，慢性病都是一个大问题。归功于健康中国和生态文明建设的国策，13亿中国人注定会不断创新，最终在产业结构上给出解决方案，在推动世界健康水平进步上扮演重要角色。

愿大家携手，推广本书，蔬福百姓，健康中国！

以下是书中几个关键词的翻译。

- Food或Foods：食物或食品，可以是单一食品，也可以是食物总称；
- Diet：饮食或饮食结构，强调在营养均衡的前提下多种食物的组合规则；
- Plant based foods：蔬食、植物性食物或植物性饮食；
- Plant based diet：蔬食、植物性饮食或蔬食饮食结构；
- Plant based nutrition：蔬食营养或蔬食营养学；

- Whole foods：全食物，主要是完整的谷物、豆类和种子，以及粗加工衍生物；

- Whole foods plant based（WFPB）：全蔬食或全食物蔬食，全代表全食物；

- Whole foods plant based nutrition：全蔬食营养，蔬食营养界广为接受的概念；

- Low fat：低脂，脂肪供能比在10%~12%，10%最为理想，加工性袋装食品的脂肪含量应该在20%以下；

- Low fat whole foods plant based：低脂全蔬食；

- Processed foods：加工性食物，其中"加工"的含义作者在第2部分中有特别解释；

- Unprocessed：未加工，没有添加不良物质，同时保留好物质；

- Vegan：维根或纯素，1944年由英国人提出，规避任何动物成分，包括蜂蜜。2008年中文翻译为"维根"，维根是包括服饰在内的生活方式，从这个角度"纯素"一词不够准确；

- Vegetarian（veggie）：素食，1842年出现该提法，核心意思是没有肉食。素食有蛋奶素或鱼素。也有净素或弹性素等。

这条路任重而道远，前景却日渐光明

一切要从我奶奶说起。

当医生用轮椅把奶奶送回家等待死亡的时候，我还只是个孩子。她被诊断为心脏病晚期，做过很多次心脏搭桥手术，外科医生已经束手无策了——每次开胸手术留下的疤痕，都增加了下一次手术的难度，最后，医生终于没有其他选择了。我奶奶只能坐在轮椅上，强忍着胸部的剧烈疼痛，而医生老实告诉她，他们能做的都做了，她活不过65岁。

我想对许多人而言，让他们成为医生的理由，可能都是因为他们曾经目睹死亡慢慢逼近，却只能眼睁睁看着挚爱的亲人从受苦到步入死亡。但对我来说，学医的理由，却是因为亲眼看着奶奶的病情慢慢好转。

奶奶出院后，开始认命地等着走完人生最后一程。没过多久，电视节目《60分钟》（*60 Minutes*）播出了一段关于内森·普里特金（Nathan Pritikin）的报道。普里特金是倡导生活方式治疗★的先驱，因为逆转晚期心脏病而闻名。他刚在

★编者注：原文为 lifestyle medicine，生活方式治疗是一门利用改变生活方式来减少疾病风险和负担的科学方法，例如改善营养、锻炼身体、减轻压力、多休息、戒烟酒等。生活方式治疗是从根本预防和治疗许多慢性疾病的推荐方法。

加州创建了一家医疗中心。我的奶奶决定赌一把，她长途跋涉成为这家医疗中心的第一批病人之一。该院采取的是住院疗程，每个住院病人都要吃蔬食，然后开始实施分级运动疗法。奶奶入院时是被轮椅推进去的，出院时却是自己走出来的。这件事我永远都忘不了。

在普里特金的传记《普里特金：美国心脏病权威》（*Pritikin: The Man Who Healed America's Heart*）一书中，也收录了我奶奶的病例。书中称她是其中一个"生命垂危的病人"：

> 住在佛罗里达州北迈阿密的弗朗西丝·格雷格（Frances Greger），坐着轮椅来到圣塔芭芭拉，加入了普里特金的其中一个早期疗程。格雷格女士患有心脏病、心绞痛，双脚行动不便；她的情况很糟糕，每次勉强走路时，都必须忍受胸部和腿部的剧烈疼痛。然而，治疗不到3周后，她不仅不需要坐轮椅，还能每天步行10英里（1英里≈1.6千米）。[1]

在我小时候，这件事对我的唯一意义，就是我能够再跟奶奶一起玩了。但这些年来，我才逐渐明白，这件事所代表的意义。当时，医学界甚至不相信能逆转心脏病。医生治疗心脏病时，只能用药物尽量减缓病情恶化，用开刀手术来治疗动脉阻塞，试着缓解症状。但不论怎么做，病情还是会一如预期地逐渐恶化，直到死亡。然而，现在我们已经知道，一旦我们停止摄取会让动脉堵塞的食物，身体就可以开始展开自愈过程，在很多情况下，甚至不需要药物或手术治疗，动脉就通畅了。

我奶奶在65岁时被医院宣判死刑，但因为健康的饮食和生活方式，让她继续在这个世界上跟6个孙子一起又度过了31年的岁月。她曾被医生告知，只剩下几个星期的生命，后来却一直健康地活到了96岁。她近乎奇迹般的康复，不仅激励了她的孙子从医，也给了她自己足够的健康和时间，看着孙子从医学院毕业。

当我成为医生时，一些医学界的巨擘，如非营利性的预防医学研究所（Preventive Medicine Research Institute）的所长兼创办人狄恩·欧尼斯（Dean Ornish），已经完全证明普里特金的成果为真。通过运用最新的高科技——心脏正子计算机断层扫描[2]、定量冠状动脉造影[3]及放射性核素心室造影[4]，欧尼斯医生和他的同事发现，饮食习惯和生活方式这种几乎不涉及科技的方法，无疑才是逆转健康头号杀手心脏病的途径。

欧尼斯医生和同事的相关研究，多次发表在最负盛名的医学期刊上。然而，令人沮丧的是，直至今日，治疗心脏病的医疗手段几乎没有任何改变。为什么？为什么医生还是继续开处方药、继续开刀，只顾着缓解心脏病的症状，而不是设法阻止病人一步步走向死亡，反而宁愿相信死亡是这种病不可逆的最终结果？

这开启了我的觉醒之路。我眼睁睁地看着这个令人心灰意冷的现实，但真相是：除了传统的医疗，还有医学以外的其他力量可以帮我们对付疾病。由于美国医疗保险系统的有偿服务模式，医生通过处方药和疗程赚钱，一切按件计酬，而非注重医疗质量。花时间向患者讲解健康饮食的好处，是无法获得报酬的。假如连医生也在追求业绩，那么就可能产生诱因让他们动不动就用药物来治疗因生活方式导致的疾病。

倘若现行的薪酬体系无法改变，我估计美国的医疗保健和医学教育就不可能大幅改革。[5]

在美国，只有1/4的医学院提供专门的营养课程。[6]我还记得，在申请医学院时，第一次面试是在康奈尔大学，面试官特别强调："营养学对人体健康完全无益。"他自己还是一名小儿科医生呢！当时我就知道，我还有一段漫长的路要走。现在回想起来，唯一问过我家人饮食状况的医学专业人士，只有我们家的兽医。

一开始，我申请到了19家医学院，最后我选择了塔夫斯大学（Tufts University），因为他们最自豪的就是拥有全美国医学院最多的营养学培训课程——总共有21个小时，尽管这还不到全部课程的1%。

在我的医疗生涯中，曾经接受过大型药厂无数次的招待，吃喝玩乐、大啖牛排，但却从来没有接到过西蓝花商家的请客电话。这也是你在电视上只会看到新药的各种信息，却看不到红薯广告的原因。基于同样的理由，食物对于健康和长寿的突破性影响，可能永远都不会有机会向大众披露，理由当然是无利可图。

即使是医学院那少得可怜的21小时营养学课程里，也完全没有提到可以靠饮食来治疗慢性病，更别提逆转疾病了。由于家人的亲身经历，我是唯一知道这方法可行的人。

在受训期间，一直困扰着我的问题是：如果治愈心脏病的方法被忘在兔子洞里，那么其他疾病的疗法有没有可能也被埋没在医学文献中呢？我把查明这件事，当成了我这辈子的使命。

我在波士顿的大部分时间，几乎都待在哈佛大学医学图书馆的地下室，挖掘尘封已久的资料。等到我开始执业后，不管我在门诊时看了多少个病人，即便我的一席话能够改变一个家庭的命运，但仍然觉得这只是杯水车薪。因此，我继续着我的长征之路。

在美国医学生协会（American Medical Student Association）的协助下，我的目标是，每隔两年，就在全国各个医学院举办一次演讲，希望能影响整个新一代的医生。我不想再有任何一位医生，在不懂饮食功效的情况下就从学校毕业。如果我的奶奶不应死于心脏病，其他人的爷爷奶奶也一样。

有段时间，我一个月就排了40场演讲。一早开始，镇上的康复社区有个早餐会谈，午餐时在医学院做简报，然后晚上则在社团发表演讲。

我几乎生活在车上，钥匙链上只有一把车钥匙。最后，我在世界各地总共办了1000多场演讲。当然，这样东奔西跑的生活是无法持续的。为此，我失去了婚姻。越来越多的演讲邀约超出了我的负荷，因此，我开始把所有的年度研究成果，转录成一个DVD系列：《临床营养的最新结论》（*Latest in Clinical Nutrition*），整整录了惊人的30卷。从过去到现在，我通过这些DVD所获得的每1分钱，都直接用于慈善事业；演讲收入和出书版税也一样，包括你现在正在看的这本书。

如同金钱对医学的负面影响，在我看来，金钱对营养学的破坏更是变本加厉，似乎每个人都有独家的骗人万灵药或神奇道具。成见根深蒂固，而数据往往被精挑细选出来以支持先入为主的观念。

当然，我也有自己应该被约束的偏见。即使我原本的动机是健康，但多年下来，我已经变成了相当程度的动物爱好者。我家里养了3只猫和1只狗，而在我的职业生涯中，也花了很多时间在美国人道协会（Humane Society of the United States，HSUS）服务，担任这个慈善机构的公共卫生健康部主任。因此，就和许多人一样，我关心农场动物的福利，但首先最重要的，我是一名医生。我的主要职责，一直都是照顾病人，以及准确地提供现有的恰当医学证据。

在临床诊疗上，我或许能帮助数百人；而四处旅行演讲，或许能教育数千人。但关乎生死的重要信息，却必须要传达给数百万人知道。加拿大的慈善家杰西·拉许（Jesse Rasch）认同我的理念，加入了我的行列，愿意免费把基于实证的营养学知识提供给每一个人。他与夫人茱莉（Julie）的基金会，把我所有的作品全部上线，催生了"能救命的营养学"网站（NutritionFacts.org）。现在，我可以穿着睡衣在家里工作，让更多人接收到我想传达的信息，人数比起我马不停蹄地满世界跑时还要多得多。

如今，"能救命的营养学"已经是个能够自给自足的非营利组织了，有超过1000个短片，几乎涵盖了每个你所能想到的营养话题，而且每天我都会持续上传新视频和文章。网站上的一切，都是随时免费提供给所有人的。没有广告，没有企业赞助。这单纯只是一份出于爱的奉献。

我在十多年前开始这项工作时，认为守护健康的答案是培训教员，以及教育专业人士。但随着信息普及化，医生不再是健康知识的守门员，不再能垄断所有信息。我意识到，凡是涉及安全简单的生活方式处方时，直接赋予个人力量，可能会更有效。在最近关于医生门诊的全国调查中，大约只有1/5的抽烟者被告知要戒烟。[7]但就像你不必等医生亲口告诉你才戒烟一样，你也不用等谁告诉你，就可以开始吃得更健康。然后，我们就可以携手努力，向我的医学界同事们展现健康生活的真正力量。

现在，我住得离世界上最大的医学图书馆之一——美国国家医学图书馆很近，骑自行车就能到。光是2014年，营养医学文献就新增了24000多篇论文；而我现在拥有一个研究团队、一群很棒的助理和志愿者，帮我从堆积如山的新信息中，挖掘出有用的数据。这本书不只是又一个让我可以分享信息的平台，也是我期待已久的机会，能让更多人分享一些实用的建议，在日常生活中实践这种改变人生、挽救生命的科学。

我相信，奶奶会以我为荣。

预防、阻止并逆转危害生命的主要杀手

或许，世界上根本没有"老死"这件事。通过对超过42000个尸检案例的研究，发现其中活过百岁的那些老人，100%都是死于疾病的——即便他们大多数在去世之前，都被认为身体很健康（包括他们的医生也这么认为），但没有一个是真正"老死"的。[1]最近，年事渐高也被认为是一种疾病[2]，但是人的身体不会因为高龄而死亡。人会死都是因为生病，而最常见的原因就是心脏病。[3]

其实，大多数的致命疾病都是可以预防的，而且跟我们所吃的东西息息相关。[4]饮食结构不合理是英年早逝和部分生理功能丧失的首要原因。[5]由此可见，饮食结构理应列入医学院最重要的课程，不是吗？

但事实并非如此。根据美国最新的全国性调查，只有1/4的医学院开设营养课程，比30年前的37%更少。[6]虽然大众普遍认为医生是"非常可靠"的营养信息来源[7]，但在7个受访的医学院毕业生里，就有6个认为医生并没有受到足够的训练可以应对患者的饮食咨询。[8]而通过一项研究也发现，一般人有时还比他们的医生了解更多的基本营养知识，因此结论是："原本医生应该比病人具有更丰富的营养学知识，但研究结果却显示，实情未必如此。"[9]

为了解决这个问题，加州议会通过了一项法案，强制医生至少得在4年内，完成至少12小时的营养学训练。令人意外的是，加州医学协会（California Medical Association）以及其他主流医学团体，包括加州家庭医生学会（California Academy of Family Physicians），都强烈反对该法案。[10]于是该法案重新修正，将原本的至少12小时降为7小时，据说还要修改到0。

加州的医疗委员会确实有一个执业要求：准医生必须完成对晚期病患的疼痛管理和临终照顾的12小时训练课程。[11]这种对于预防病痛和减轻病痛的差别心态，或许就是现代医学的写照：不是"一日一苹果，医生远离我"，而是"一日一医生，苹果远离我"。

早在1903年，爱迪生就曾经预言："未来的医生将不再开药，而是指导他的病人如何用饮食照顾身体，以及如何预防疾病和致病原因。"[12]遗憾的是，我们只需要花几分钟去看看各种药品广告就知道，广告尽是鼓励你向医生咨询该药，爱迪生的预言并没有成真。一项包含数千个病人就诊经验的研究发现，平均来说，医生跟病人谈营养摄取的时间大约只有10秒钟。[13]

但是你一定会说，我们现在已迈入21世纪了，难道不能想吃什么就吃什么，只要在健康出问题时再吃药就好了吗？有太多病人，甚至于我的医生同事似乎都是这么想的。全球在处方药上的支出，每年超过一万亿美元，而美国就占了1/3。[14]为什么我们要花这么多钱买药？许多人认为，我们的死亡方式取决于先天的基因：55岁得高血压，60岁心脏病发作，可能在70岁时患上癌症……但科学表明，对于威胁生命的主要疾病来说，基因的风险往往只占10%~20%。[15]比如说，你将在本书中读到：心脏病和癌症等主要健康杀手，在世界各地的不同族群之间，发生率高低竟然相差百倍。但是，当人们从低风险国家移民到高风险国家时，他们的发病率几乎都会随着新环境升高。[16]新的饮食结构，带来了新的疾病。

比如，一个住在旧金山的60岁美国人，大约有5%的概率会在5年内发作心脏病，但假如他搬到日本去住，并开始采用日本人的饮食和生活方式，那么他5年内心脏病发的风险就会下降到1%。反之，日裔美国人在40多岁时，心脏病发作的风险与60多岁的日本人相仿。美国的生活方式，让他们的心脏整整老化了20年。[17]

美国明尼苏达州的梅奥医学中心（Mayo Clinic）是世界著名的医疗机构，据该院估计，有将近70%的美国人至少服用一种处方药。[18]然而，尽管在美国用药人口多于不用药人口，时时还有最新最贵的药物涌入市场，但美国人并没有比其他国家的人活得更久。在平均寿命上，在34个西方大国中，美国大约位于第27名或28名，中欧的斯洛文尼亚人都比美国人更长寿。[19]此外，活得比平均寿命要长的那些年岁里，也不是都是健康有活力的。早在2011年，发表在《老年医学期刊》（*Journal of Gerontology*）的一篇论文，就可以看出发病率和死亡率之间令人不安的分析结果。现在的美国人，有比前一代活得更长寿吗？技术上而言，没错。但这些多出来的岁月是健康的吗？不是的。而且更糟的是，我们实际上活得健康的时间，反而比过去更少了。[20]

我的意思是：1998年，一个20岁出头的年轻人可以预期自己大概可以再活58年；到了2006年，一个20岁出头的年轻人会预期自己可以再活59年。问题是，在20世纪90年代，在活着的那些岁月里，可能有10年必须忍受慢性疾病；而到了21世纪，要跟心脏病、癌症、糖尿病和中风为伍的岁月，可能提早了3年，也就是说你要跟这些病痛纠缠13年。因此，感觉上是进一步、退三步。研究人员进一步指出，我们少活了2个"功能年"（Functional year），意思是说有2年的时间，我们无法再进行基本的生活行为，像是走一小段路、持续站或坐2小时而无须躺下休息，或者不用辅助器材就能站立。[21]换句话说，我们活得更长，但也病得更久。

患病率逐年攀升，我们的孩子甚至可能会死得更早。发表在《新英格兰医学期刊》（*New England Journal of Medicine*）上的一篇名为《21世纪美国预期寿命的潜在下降趋势》（*A Potential Decline in Life Expectancy in the United States in the 21st Century*）的特别报告指出："如今所观察到的平均寿命稳定上升的现象，可能很快就会走到尽头。平均而言，现在的年轻人可能活得更不健康，甚至可能会比他们的父母寿命更短。"[22]

★ 编 者 注 ：
Preventive，预
防、干预。

在公共卫生学院里，学生学到预防医学有3个阶段。首先是初级干预★，以心脏病为例，就是试图防止具有心脏病风险的人第一次心脏病发作。这个阶段的预防医学，可能就是开出他汀类（Statin）处方药来降低高胆固醇。第二阶段的次级预防，则是处理已经发病的状况，并试图阻止病情恶化：防止第二次心脏病发作。要做到这一点，医生可能会在治疗中加入阿司匹林或其他药物。在预防医学的第三阶段，重点是要帮助病人管理长期的健康问题，因此医生可能会建议采取心脏康复计划，以防止病情恶化和病痛出现。[23]在2000年，有人提出了第四阶段。这个新的"第四级"预防是什么呢？就是减少前三阶段所有由药物和手术造成的并发症。[24]但人们似乎忘了早在1978年，世界卫生组织就率先提出第五个概念——根本性预防（Primordial Prevention）。数十年后，美国心脏协会终于接受了这个概念。[25]

根本性预防，被认为是一种防止慢性病的危险因子在整个社会蔓延的策略。这意味着不仅要预防慢性病，还要防止导致慢性病的危险因子。[26]例如，与其试图防止高胆固醇的人心脏病发作，为什么不从一开始，就帮他或她避免（导致心脏病发作的）胆固醇越来越高呢？

考虑到这一点，美国心脏协会提出了健康生活的"简单七要素"：不抽烟、不过重、有活力（定义：每天至少做相当于走22分钟的运动）、健康饮食（如吃大量蔬果）、具有低于平均值的胆固醇、具有正常血压，以及具有正常血糖值。[27]美国心脏协会的目标是，到2020年可以把因心脏病死亡的人数减少20%。[28]假如超过90%的心脏病发作，可以用改变生活方式来避免[29]，为什么要把目标定得这么保守呢？但即使目标订成25%，也被认为是"完全不切实际的"。[30]美国心脏协会的悲观态度，可能与美国人饮食结构的惊人真相有关。

由美国心脏协会发行的期刊，刊登了一份针对全美各地35000名成年人健康行为的分析报告。大多数的参与者不抽烟，约半数达到了每周的运动目标，还有大约1/3的人在其他类别的健康行为上都达到了标准——除了饮食结构以外。针对他们的饮食结构进行了评分（分数从0到5），看他们是否满足最低标准的健康饮食结构。例如，摄取符合建议量的水果、蔬菜和全谷物，或者一周喝不到三罐汽水等。猜猜看，有多少人在健康饮食上能在5分里拿到至少4分呢？大概只有1%。[31] 或许，如果美国心脏协会能在2020年实现"极具野心"[32]的20%的目标，这一结果就能达到1.2%。

医疗人类学*划分出了几个人类疾病的主要时期，从最开始的瘟疫与饥荒期（Age of Pestilence and Famine，大致在工业革命时期结束），到我们现在所处的阶段——退化性和人为性疾病期（Age of Degenerative and Man-Made Diseases）。[33]这种转变，反映了百年间的死因变化。在1900年的美国，三大头号死因都是感染性疾病：肺炎、肺结核和腹泻疾病。[34]如今的主要死因，大致都是生活方式病：心脏病、癌症和慢性肺病。[35]

★编者注：医疗人类学（Medical Anthropology）是社会人类学与文化人类学的分支，检视各个社会与文化对于卫生、健康照护等议题的组织方式，以及受这些议题的影响。

这个转变，只是因为抗生素让我们活得够久，所以有机会患上退化性疾病吗？并非如此。这些慢性病的流行之所以会发生，是伴随着饮食结构的剧烈变化。最好的证明就是，检视过去几十年里发展中国家的发病率，因为他们的饮食习惯已经迅速西化。

1990年，在世界各地，大多数的健康寿命都因为营养不足而减损，例如营养不良的儿童因腹泻疾病而死亡。但现在，最大的病因却是高血压——一种营养过剩导致的疾病。[36]慢性病的流行，部分原因是全球几乎普遍都转变为以动物性来源及加工食品为主的饮食；换句话说，我们吃了更多的奶、蛋、肉、油、汽水、糖和深加工谷物。[37]中国或许是个最好的研究例子。在中国，由于饮食习惯背离传统蔬食，与饮食有关的慢性病发生率急剧上升，比如肥胖症、糖尿病、心血管疾病和癌症。[38]

为什么我们会怀疑疾病和这些饮食结构的改变有关呢？毕竟，迅速工业化的社会，同时经历了许多不同的变迁。科学家又是如何解析出特定食物的影响呢？为了考虑不同膳食成分的个别影响，研究人员在一段时间内追踪特定人群的饮食和疾病进展的情况。以肉类为例，为了解增加肉类摄取量对发病率的可能影响，研究人员研究了从吃素转向普通饮食的人。这些人后来开始一周至少吃一次肉，患心脏病的概率增加146%、中风概率增加152%、患糖尿病的概率增加166%，而体重增加的概率则增加了23倍。从素食转变到杂食后的12年间，吃肉让这些人的平均寿命减少了3.6年。[39]

不过，即使是素食者，如果吃了很多加工食品，患慢性病的概率也会很高。以印度为例，每人平均肉类摄取量的增加率虽然相对较小，但糖尿病、心脏病、肥胖症和中风发生率的增加速度却远超过预期。饮食中"全蔬食"减少被认为是主要原因，包括以白米和其他深加工碳水化合物来取代糙米，以及包装零食和印度传统主食（包含小扁豆、水果、蔬菜、全谷物、坚果和种子）快餐产品的普及[40]。一般而言，会促进健康的食物和会增加疾病的食物，两者的分界线可能并非以植物性与动物性来划分，而是跟是否是全蔬食有关。

为此，饮食质量指数（Dietary Quality Index）就应运而生了，该指数反映的是从营养丰富、未经加工的植物性食物所获得的热量百分比[41]，分数从0到100。得分越高，随时间能减掉的体脂肪就越多[42]，患腹部肥胖[43]、高血压[44]、高胆固醇和高甘油三酯[45]的风险就越低。在比较100名患有乳腺癌的妇女与175名健康女性的饮食后，研究人员的结论是，在全蔬食的饮食质量指数上得分较高的人，乳腺癌患病率可降低90%以上。[46]

遗憾的是，大多数美国人所获得的分数仅过10而已。至于典型的美国饮食，在100分中的得分是11。根据来自美国农业部的估计，美国人的热量有32%来自动物性食物、57%来自加工过的植物性食物，而只有11%来自全谷物类、豆类、水果、蔬菜和坚果。[47]这意味着，如果是10分制的计分，美国人的饮食习惯只能拿到1分。

我们面对饮食的态度，就像没有明天一样。而事实上，如果我们继续这样吃，的确有真实数据来支持这个说法。在一项名为"死囚营养：对最后一餐的奇妙结论"（*Death Row Nutrition: Curious Conclusions of Last Meals*）的研究中，5年间分析了数百名美国死囚对最后一餐的要求。事实证明，营养成分与美国人一般吃的没有多大差异。[48]如果我们继续像最后一餐一样地吃下去，很快，就会吃到真正的最后一餐。

有多少比例的美国人，完全符合美国心脏协会建议的"简单七要素"？在1933名男女受访者中，大多数人符合了2个或3个，但几乎没有人能做到全部7个简单健康要素。事实上，只有1个人可以自豪地说，他做到了全部7项建议。[49]在将近2000人中，居然只有1个。正如最近美国心脏协会前任会长的响应："这值得我们停下来想一想。"[50]

事实上，就算只做到以下4个简单要素，就可能对预防慢性病有很大的影响：不抽烟、不肥胖、每天运动半小时，以及吃得更健康（摄取更多蔬果和全谷物，少吃肉类）。研究发现，仅仅做到这4个要素，就能降低78%的慢性病患病风险。如果你从现在开始，尽量去做到这4个要素，就可以减少90%以上患糖尿病的风险、80%以上患心脏病的风险、50%的中风风险，以及降低至少1/3的患癌风险。[51]对于某些癌症，比如第二大癌症杀手大肠癌，通过简单的饮食和生活方式的改变，有71%以上是可以预防的。[52]

或许，我们应该停止怪罪基因，而是把重点放在超过70%我们所能控制的那部分上。[53]每个人都拥有改变的力量。

所有健康的生活方式，都能转变为长寿的人生吗？美国疾控中心花了6年的时间追踪大约8000名20岁以上的美国人，结果发现，有3个主要的行为对死亡率有非常大的影响：不抽烟、健康的饮食和足够的运动，可以显著降低早死的风险。美国疾控中心的定义相当宽松：所谓的"不抽烟"只是指当前不抽烟；"健康的饮食"，是指符合条件很低的联邦饮食指南条件的前40%；而"足够的运动"，则是指平均每天至少做20分钟中等强度的运动。在3个条件里，至少能做到一个的人，在6年的追踪期间内死亡风险降低了40%；在3个要求中做到2个的人，死亡可能性减少了一半；至于那些3个要求都做到的人，在这段时间里，死亡的可能性减少了82%。[54]

当然，人们有时会谎报他们的饮食状况。如果这些研究是根据人们的自我评量，那么准确性究竟有多高呢？有一项关于健康行为和寿命的类似研究，不只是根据人们自己所说的，也记录他们吃得多健康，研究人员还测量了受试者血液中的维生素C浓度。血液中的维生素C浓度，被认为是"摄取植物性食物一个很好的生物指标"。结果仍得出同样的结论。那些有健康生活习惯的人，死亡风险下降的程度相当于年轻了14岁。[55]这就像把时间倒转了14年，不是靠药物或者《回到未来》里的时光机，而是仅仅靠着更健康的饮食和生活习惯就能达成。

让我们来谈谈老化的事。每个细胞都有46条DNA（脱氧核糖核酸），盘绕形成染色体，而每个染色体的末端都有称为端粒（telomere）的一个小盖子，用来保护DNA不会解体或磨损。你可以把它看成是鞋带末端的塑料片。然而，每经历一次细胞分裂，这个小盖子就会损耗一点。当端粒完全消失时，细胞就会死亡。[56]简单来说，端粒就像生命的"保险丝"[57]：从你出生开始，端粒就开始磨损，而当它消失时，你也就亡故了。事实上，法医可以从血迹采集DNA，根据端粒有多长来粗略估算当事人的年纪。[58]

这听起来像很棒的《CSI犯罪现场》的素材，但我们可以做些什么来减缓这个"保险丝"烧完的速度？这里的想法是，假如你可以让不断运行的细胞时钟变慢，或许可以减缓老化的过程，让自己更长寿。[59]那么，如果你想避免端粒燃尽，该做些什么呢？这个嘛，抽烟会让端粒损失的速度变快3倍[60]，因此第一步很简单：戒烟。但你每天吃的食物，也可能影响你失去端粒的速度。摄取水果[61]、蔬菜[62]以及其他富含抗氧化物的食物[63]，都跟端粒的延长和保护息息相关。相反的，深加工谷物[64]、汽水[65]、肉类（包括鱼类）[66]和乳制品[67]的摄取量，则会让端粒缩短。假如你只吃全蔬食，对加工食品和动物性食物敬而远之，会发生什么事？有可能会减缓细胞老化吗？

★编者注：玛土撒拉（Methuselah）是旧约圣经中最长寿的人物，据说活了969年。这棵世上最老的古树就是以此命名的。

我们在玛土撒拉树*的一种酶上找到了答案。玛土撒拉树是一棵长在加州怀特山脉（White Mountains）的狐尾松，是目前世界最长寿纪录的生物，现在正要迎接它的第4800个生日。在埃及金字塔开始建造之前，这棵狐尾松就已经活了好几百岁了。我们在狐尾松的根部发现了一种酶，它能修复端粒，似乎将这棵树的寿命延长了几千年[68]，科学家将其命名为端粒酶（telomerase）。一旦研究人员知道要寻找的是什么，他们就发现人体细胞里也有这种酶。因此，我们要问的是，要如何才能提高这种抗衰老酶的活性？

为了寻找答案，狄恩·欧尼斯医生找了最早发现端粒酶的伊丽莎白·布莱克本（Elizabeth Blackburn）博士合作，她因为发现端粒酶而获得2009年的诺贝尔医学奖。在美国国防部部分资助的研究中，他们发现，3个月全蔬食营养以及其他健康生活习惯的改变，能够显著提高端粒酶的活性，而且这是有史以来，唯一能够做到这点的介入治疗方式。[69]这项研究结果发表在世界上最负盛名的医学期刊之一上。同期的编辑评论认为，这个具有里程碑意义的研究"应该能鼓励人们采取健康的生活方式，来避免癌症或战胜癌症，以及防止跟老化有关的疾病。"[70]

所以，欧尼斯医生和布莱克本博士，是否成功地用健康的饮食和生活方式来减缓了老化呢？最近，一项为期5年的后续研究发表了，其中测量了受试者的端粒长度。在对照组（受试者没有改变自己的生活方式）中，他们的端粒一如预期，随着年龄增长而萎缩。但在健康生活组中，端粒不仅没有缩短，还变长了。5年后，他们的端粒平均变得比开始研究时更长，显示了健康的生活方式可以提高端粒酶的活性，逆转细胞老化。[71]

随后的延伸研究显示，端粒延长的原因，不只是因为健康生活组多做运动或成功减肥而已。通过限制热量和更剧烈的运动来减肥，并不能增加端粒的长度，因此，看起来发生作用的部分是饮食的"质"而不是"量"。只要人们还是维持相同的饮食习惯，不论他们吃多少、减掉多少体重，或者有多努力运动，在一年之后仍然没有看到任何好处。[72]相较之下，采用蔬食的人，只花一半的时间运动，短短3个月就减掉了相同的体重[73]，而端粒也显著获得了保护。[74]换句话说，逆转细胞老化的，不是减重，也不是运动，而是饮食。

有些人担心，提高端粒酶的活性，理论上会增加癌症患病风险，因为已知肿瘤会拦截端粒酶，并用它来确保自己不死。[75]但是，我们将会在第13章里看到，欧尼斯医生和他的同事运用了相同的饮食习惯和生活方式，在某些情况下阻止并明显逆转了癌症的发展。我们也将看到，同样的饮食习惯是如何逆转心脏病的。

那么，其他的主要死因呢？事实证明，加大蔬食比例有助于预防、治疗或逆转全部的十五大主要死因。本书中，我会以一章讨论一病的方式，完整探讨下表中的十五大主要死因。

美国的十五大死因

	每年死亡人数
1. 冠状动脉心脏病[76]	375000
2. 肺部疾病（肺癌[77]、慢性阻塞性肺病和气喘[78]）	296000
3. 先卖个关子，你会很惊讶！（见第15章）	225000
4. 脑部疾病（中风[79]和阿尔兹海默病[80]）	214000
5. 消化道癌（结肠直肠癌、胰脏癌、食道癌）[81]	106000
6. 感染（呼吸道和血液）[82]	95000
7. 糖尿病[83]	76000
8. 高血压[84]	65000
9. 肝病（肝硬化和肝癌）[85]	60000
10. 血液癌症（白血病、淋巴癌和骨髓瘤）[86]	56000
11. 肾脏病[87]	47000
12. 乳腺癌[88]	41000
13. 自杀[89]	41000
14. 前列腺癌[90]	28000
15. 帕金森病[91]	25000

当然，也有处方药可以帮助治疗其中一些病症。例如，你可以服用他汀类药物来控制胆固醇，降低心脏病发作的风险；服用不同的药物和注射胰岛素来治疗糖尿病；以及服用许多利尿剂和降血压药物来控制高血压。但是，只有一种饮食有助于一致性地预防、抑制，甚至逆转这些主要死因。不同于药物，没有一种特定饮食专门用来改善肝功能，也没有另一种特定饮食专门用来改善肾功能。有利于心脏健康的饮食习惯，也有利于大脑健康，以及肺部健康。同样的饮食，有助于防止癌症，也有助于预防 II 型糖尿病，以及十五大死因名单上的所有其他原因。药物只针对特定功能发挥作用，因此也可能会产生危险的副作用，只是用来治疗疾病产生的症状；与之相反，健康的饮食可以一次惠及所有器官系统，还会带来有益的副作用，从根本上治疗疾病。

研究发现，能够最有效预防和治疗许多慢性病的一种饮食，就是全蔬食。全蔬食是一种鼓励摄取未深度加工的植物性食物，并避免摄取肉类、蛋类、乳制品及加工食品的饮食结构。[92]本书中，我并不是在提倡素食或维根，我提倡的是一种以科学证据为基础的饮食习惯，而目前最佳的科学对照显示，我们吃的全蔬食越多，对身体越好——不但能获得这些食物的营养素，也取代了较不健康的食物。

绝大多数求诊的原因，都是"生活方式病"，也就是说，这些病都是可以预防的。[93]医生都被训练成不治疗导致疾病的根本原因，而是给患者开一辈子的药来控制致病的风险因子，比如高血压、高血糖和高胆固醇，然后再去治疗这些药物所导致的后果。这种做法就像在水一直溢出来的水槽边拖地，却不关闭水龙头一样，当然怎么样都拖不干。[94]当水一直不断涌出，最开心的就是制药公司了，因为在你的余生里，他们可以每天都卖给你一卷新纸巾。*正如哈佛大学公共卫生学院营养系主任怀特·威利特（Walter Willett）博士所说的："根本的问题是，绝大部分的用药策略，并没有触及西方人不健康的根本原因，而这并非药物本身的缺陷。"[95]

★编者注："新纸巾"比喻擦除水迹，留下残迹和新渍，再用更新的纸巾擦除残迹和新渍，再留下新渍……如此循环下去。

从根本原因去治疗，不仅更安全、更便宜，而且效果更好。那么，为什么大部分的医生不这么做呢？不仅是因为他们没有受过这样的训练，也因为这样做得不到报酬。除了病人，没有人会从调整生活方式的医疗中获得好处，因此，它不是医疗培训或临床治疗的主要部分。[96]这就是当前医疗系统的运作方式。医疗系统设计成以金钱奖励处方药物和疗程，而非治疗成果。在欧尼斯医生证明了心脏病可以不经药物或手术就被逆转后，他认为这项研究将会对主流医疗方式产生意义深远的影响。毕竟，他找到了有效治愈我们头号杀手的方法！但他错了。不是错在他对饮食结构与疾病逆转的重要发现上，而是错估了制药界对临床医疗有多大的影响力。正如欧尼斯医生自己所说的，他"意识到对临床医疗而言，经济回报是比研究结果更强而有力的决定因素。"[97]

虽然有既得利益者（如加工食品业和制药业）拼命对抗研究结果，以维持现状，但还是有一种行业会从维护顾客的健康获益，那就是保险业。全美最大的管理式保健组织凯萨医疗机构（Kaiser Permanente），在其官方医学期刊上发表最新的营养信息，教导机构里近15000名医生，"蔬食是最好的饮食结构，也就是鼓励全蔬食，并避免摄取肉类、蛋类、乳制品，以及所有经提炼和加工的食品"。[98]

"绝大多数状况下，医生忽略了良好营养可能带来的潜在益处，就迫不及待地开处方，而没有给患者一个机会用健康饮食和运动的生活方式来使他们的疾病自愈……医生应该考虑建议所有病人的饮食结构采用蔬食，特别是那些患有高血压、糖尿病、心血管疾病和肥胖症的患者。"[99]医生应该给病人一个机会，首先通过蔬食营养来使他们的疾病自愈。

凯萨医疗机构向医生更新最新的营养信息，有个主要的缺点：这种饮食疗法可能会太有效。假如病人在服药的同时，也开始实行蔬食，那他们的血压或血糖可能会降得太低，以致医生可能需要及时调整药量，甚至完全停药。讽刺的是，饮食疗法的"副作用"，可能就是不再需要服药。这篇文章以耳熟能详的说法结尾：我们还需要进一步研究。言下之意就是："还需要进一步研究，来找到办法让蔬食成为新的常态医疗方式……"[100]

要达成爱迪生在1903年的预言，我们还有很长的路要走。但我希望这本书可以帮你了解，大多数死亡和残疾的主要原因，都是可以预防，而非不可避免的。就像家族疾病的主要原因，很可能只是家族中共同的饮食习惯所致。

在大多数的主要死因中，属于饮食类的非遗传因素就占了至少80%或90%。正如我前面所说的，这个论点是基于心血管疾病和主要癌症的发生率，在世界各地有5～100倍差距的这一事实。而通过对移民的研究，这样的地理分布差距不仅仅是遗传因素。当人们从低风险地区迁居到高风险地区后，他们罹患疾病的风险，几乎都会上升到与新居住地的患病率相仿。[101]还有，同代人的发病率也天差地别，凸显了外在因素才是主要的病因。20世纪50年代，大肠癌在日本的死亡率不到美国的1/5（包括日裔美国人）。[102]但现在，日本的大肠癌患病率和美国一样糟，部分被归因于其肉类摄取量增加了5倍。[103]

研究显示，出生即分开的同卵双胞胎会因为不同的生活方式，而患上不同的疾病。美国心脏协会资助的最新研究中，比较了近500对双胞胎的生活方式和动脉状态。研究发现，饮食和生活方式的影响，很明显胜过基因。[104]你从父母身上各得到50%的基因，因此，如果父母中有一方因为心脏病发作而去世，你就知道你继承了一些容易患心脏病的风险因子。但即使是拥有完全相同基因的同卵双胞胎，也可能会出现这样的情况：一个因心脏病发作而早逝，但另一个却有干净的动脉，健康长寿。这样的差异，完全取决于所选择的饮食和生活方式。因此，即使你的父母都因为心脏病去世，你仍然能够通过正确的饮食方式，吃出一颗健康的心脏。你个人的命运，无须取决于你的家族病史。

只因为你有与生俱来的不良基因，并不代表你不能将它有效关闭。正如你将会在乳腺癌和帕金森症两章中读到的，即使生来就具有高风险基因，你仍然有惊人的力量能够控制自己的命运。表观遗传学*是最新的热门研究领域之一，专门研究这种控制基因活动的机制。皮肤细胞、骨细胞、脑细胞或心脏细胞的外观和功能都不一样，但我们每个细胞都具有相同的互补DNA。让这些细胞有不同表现的原因就在于，它们各自打开或关闭了不同的基因。这就是表观遗传学的威力：相同的DNA，但导致了不同的结果。

★ 编者注：表观遗传学（Epigenetics）是遗传学的一个重要分支，重点研究在非基因突变的情况下，环境对基因表达的影响。这种表达可以隔代遗传。生活方式的影响会改变人体的生理环境，从而对基因表达产生影响。

这影响有多大呢？举个例子：让我们来看看蜜蜂。蜂后和工蜂的基因完全相同，但蜂后一天能产下2000个卵，而工蜂却没有生育功能。蜂后可以活3年，工蜂则可能活不过3个星期。[105]两者之间的区别，就是饮食结构。当蜂巢的蜂后濒临死亡时，其中一只幼虫就会被保育蜂选出来喂食一种称为蜂王浆的分泌物质。吃了蜂王浆的幼虫，用来使蜂后基因沉寂的酶就会被抑制，于是新蜂后就此诞生了。[106]蜂后与其他工蜂具有完全相同的基因，但由于所吃的食物不同而产生了不同的基因表达，导致了她的生活和寿命都有显著的改变。

癌细胞可以用表观遗传学跟我们对抗，它会让肿瘤抑制基因沉默，使之无法停止癌症的发展。因此，即使你与生俱来有很好的基因，癌症总会找到一个办法将它抑制。已经有许多化疗药物被开发，用来恢复我们身体的自然防御力，但由于它们的毒性很强，因此在使用上备受限制。[107]然而，在整个植物王国中广泛存在的一些物质，包括豆类、绿叶菜和浆果，*天生就与这些化疗药物具有相同的正向效果。[108]例如，将绿茶滴在大肠癌、食道癌或前列腺癌细胞上，就能重新活化被癌症抑制的基因。[109]这种现象不仅出现在培养皿中，在吃了一杯西蓝花3小时后，癌症用来绑架我们防御系统的酶就会在血液中成功被压制[110]，效果与化疗药物相当，甚至更好[111]，而且不会产生有毒的副作用。[112]

★ 编者注：浆果是一种多汁肉质单果，如葡萄、草莓、桑葚、黑加仑等。

那么，假如我们完全采用蔬食呢？在"以营养和生活方式调节基因表达"

（Gene Expression Modulation by Intervention with Nutrition and Lifestyle）的研究中，欧尼斯医生和他的同事让前列腺癌患者进行3个月密集的生活方式改变，包括采取全蔬食的饮食结构，然后在改变前后分别采集了他们的活体检验（biospy）。在没有任何化疗或放疗的情况下，总共有500种不同的基因表达出现对健康有益的变化。短短几个月内，防止疾病的基因表达增加了，而促进乳腺癌和前列腺癌的癌症基因则被抑制。[113]

不管父母遗传给我们怎样的基因，我们的饮食都可以改变这些基因对健康的影响。这种改变的力量，主要掌握在我们手中，以及我们的餐盘里。

本书主要分为两大部分，第1部分是"远离致命疾病"，重点在于探讨"为什么"；第2部分是"今天要怎么吃？吃什么？"，重点在于"怎么做"。在第1部分中，要告诉你"为什么"要吃得健康，探讨在预防、治疗及逆转美国"十五大死因"上，饮食所扮演的角色。接着在第2部分中，我们探讨"怎么做"才能吃得健康，以更实际的角度来仔细说明健康饮食。比如说，在第1部分里，我们会明白为什么豆类和绿叶菜是地球上最健康的食物之一。然后，在第2部分里，我们就要来看看，要怎么做才能把最健康的食材做成最好的餐点——我们将探讨相关的话题，例如每天该吃多少绿叶菜，以及最好的烹饪方式有哪些。我们在第1部分会了解到，为什么每天至少吃9份蔬果非常重要，然后在第2部分会帮你决定，你要购买的是有机还是传统的农产品。此外，我会尽可能回答每天收到的所有问题，然后提供实用的采购建议或膳食计划，尽量让蔬食生活变得容易，让你和家人都能受益。

除了写更多的书，我还打算尽我所能继续在医学院教书，并在各大医院和会议上演讲。我要重燃同行们一开始选择从医的热血火焰，那就是救死扶伤。有太多医生的医疗工具箱里缺少了这些工具，但这些威力强大的介入措施，可以让许多患者重新拾回健康，而不只是减缓疾病的恶化速度。我会继续努力去试着改变医疗体系，但是身为读者的你，不需要等到这些改变发生后才开始行动。你可以按照后续章节所提出的建议，现在就开始改变自己，从而改变你的人生。健康的饮食比你想象的更容易，而且不用花大钱，还可能刚好挽救了你的性命。

第 1 部分
远离致命疾病

第 1 章

/

远离心脏病

让我们想象一下：假设恐怖分子制造出一种生物武器，每年夺取将近40万名美国人的生命，相当于每83秒就有一个人死亡，而且时时如此、天天如此、年年如此。各大媒体每天的头条新闻都是疾病横行。若果真如此，我们将会集结军队，并集合全国最顶尖的医疗人才，一起来找寻方法，应对这场恐怖的生物瘟疫。总之，我们将会不惜一切代价，来制止恐怖分子的行动。

幸好，我们并没有真的经历这种威胁，每年损失数以十万计的生命……但是，真的没有吗？

事实上，我们有。这种特殊的生物武器，或许不是恐怖分子散布的病菌，但是它每年"杀死"的美国人，数量比我们过去所有战争中的总死亡人数还要多。我们能够消灭它的地方，不是在实验室，而是在超市、厨房和餐厅里。这个生物武器所到之处，我们需要的不是疫苗或抗生素，我们只要一支叉子就够了。

这究竟是怎么一回事？如果这种流行病规模如此庞大，却又这么容易预防，为什么我们没有多做一点呢？

我所说的这个恐怖"杀手"，就是冠状动脉心脏病（简称冠心病）。通过日常饮食习惯，它几乎影响了每一个人。

头号"杀手"：动脉粥样硬化斑块

美国的头号"杀手"，是一种特殊的"恐怖分子"，即沉积在动脉管壁里的脂肪，一种被称为"动脉粥样硬化斑块"的东西。对于大多数习惯传统饮食的美国人而言，斑块会在冠状动脉（如花冠般环绕心脏的血管，因此称为冠状动脉，负责将充氧血送入心脏）中累积。这种斑块沉积，称为"动脉粥样硬化"★，是由富含胆固醇的黏性物质在血管中堆积所造成的。这个过程历经数十年，在动脉里慢慢累积，使血液流动的路径变窄。当人们要使力时，由于到达心肌的血液循环受到限制，严重到一定程度时，可能会导致胸痛和压迫感，这种症状称为心绞痛。如果斑块破裂，就会在血管内形成血栓。突如其来的这种血管阻塞可能引发心肌梗死（俗称心脏病发作），造成部分心脏损害，甚至坏死。

★编者注：动脉粥样硬化的英文atherosclerosis，是由希腊文的athere（粥）和sklerosis（硬化）两个词所组成的。

一想到心脏病，你可能会想起那些忍受多年胸痛和呼吸短促的折磨，最终去世的亲朋好友。然而，对于突然死于心脏病的大多数美国人而言，他们最初的征兆，也可能成为最后的症状。[1]这就是所谓的"心因性猝死"，患者会在症状发作后的一个小时内死亡。换句话说，有时在你知道自己是高风险人群之前，就为时已晚了。你可能在前一刻还觉得无病无痛，然后在下一个小时，就与世长辞。这就是为什么事先防治对心脏病来说如此重要，甚至要赶在你知道自己患病之前。

病人常会问我："心脏病不就是年事渐高的自然结果吗？"我当然明白，为什么大家会有这样的误解。毕竟，在平均寿命的年限里，我们的心脏即便跳动了数十亿下，从来不曾罢工过。

大量证据显示，世界上曾经有许多地区，根本不存在冠心病这个头号"杀手"。例如，在著名的"中国—康奈尔大学—牛津大学"联合项目"中国健康调查"（The China Study）中，研究人员调查了数十万名中国农民的饮食习惯，以及慢性疾病的发生率。贵州某地区，人口50万，在3年的研究期间里，没有一个65岁以下的人死于冠状动脉疾病。[2]

20世纪30～40年代，在非洲整个撒哈拉以南的教会医院里，西医们注意到，许多肆虐发达国家的慢性疾病，基本上不存在于大部分的非洲大陆。在非洲东部有数千万人口的乌干达，冠心病"几乎不存在"。[3]

难道是因为这些非洲国家的人患其他疾病而早死，没来得及活到患心脏病的年纪吗？并非如此。研究人员比较了乌干达与美国同龄去世的死者，尸体解剖后发现，在密苏里州圣路易斯（Saint Louis）所解剖的632具尸体中，有136人有心脏病史；但在632个同龄的乌干达人中，却仅仅有1人曾得过心脏病。这些医生非常惊讶，因此又增加了800个乌干达样本。在所解剖的1400多具尸体中，研究人员发现，其中只有一名死者的心脏有微小且已经愈合的损伤，意味着心脏病不是其致死元凶。从过去到现在，在工业化国家里，心脏病一直是头号"杀手"。而在非洲中部，心脏病却如此罕见，致死率不及千分之一。[4]

移民研究则指出，这种对心脏病的抵抗力，不是因为非洲人的基因特殊。当人们从心脏病的低风险地区移民到高风险地区后，由于适应了新家园的饮食和生活习惯，心脏病的发病率会直线上升。[5]在中国的农村地区和非洲，心脏病发病率非常低，这要归功于居民体内非常低的胆固醇含量。尽管中国和非洲的饮食习惯差异很大，但却有个共同点：吃的主要都是植物性食物，比如谷物和蔬菜。由于吃进了很多纤维，以及摄取很少的动物性脂肪，这些人的平均总胆固醇含量都低于150毫克／分升（mg/dL）[6,7]，这一数值接近当代蔬食者的指标。[8]

这一切意味着什么？这意味着是否患心脏病，或许是选择的结果。

如果你看过发明牙刷之前一万年的人类祖先的牙齿，就会发现，终生不曾用过牙刷、牙线的他们，几乎没有蛀牙。[9]这是因为当时没有糖果这玩意儿。现代人之所以会有蛀牙，是因为他们从含糖零食中所获得的乐趣，胜过了躺在牙医诊疗椅上的花费和不适感。当然，我偶尔也会放纵一下自己——因为我有很好的牙齿保险！但是，如果我们所说的不是牙齿上的牙菌斑，而是动脉里堆积的粥样硬化斑块呢？如果我们谈论的，不只是刮刮牙垢的问题，而是生与死呢？

心脏病是夺走我们自己和我们深爱的人生命的头号"杀手"。如上所述，这关键在于我们决定采取哪种饮食与生活方式。难道我们不该因为可预见的后果，而学着有意识地去做出选择吗？就像我们不想蛀牙而主动避开含糖食物一样，我们当然也可以避开一些会阻塞动脉的反式脂肪、饱和脂肪和富含胆固醇的食物。

现在，就让我们来看看冠心病在我们体内的发展过程，以及如何通过简单的饮食选择在各个阶段及早防范、制止，甚至逆转心脏病的发生。

鱼肝油只是骗人的万灵药吗？

鱼肝油胶囊已经成长为价值数十亿美元的产业，这要部分归功于美国心脏协会的建议：心脏病高危人群应向医生咨询是否应补充 ω-3（omega-3）鱼肝油。[10]现在，我们每年消耗的鱼肝油总量，已超过10万吨。[11]

但科学证据是怎么说的？鱼肝油对预防和治疗心脏病所声称的种种好处，难道只是传说？一篇发表在《美国医学协会期刊》（*Journal of the American Medical Association*）的系统回顾和整合分析报告中，统计了所有最佳的随机临床试验，用以评估 ω-3脂肪酸对于寿命长短、心因性死亡、猝死、心肌梗死和中风的影响。该研究不仅包含了补充鱼肝油的效果，也包含了建议人们多吃富含脂肪鱼类的影响。他们有什么发现？整体而言，研究人员在总体死亡率、心脏病死亡率、心因性猝死、心肌梗死或中风等方面，并没有发现鱼肝油的保护效益。[12]

那么，对于曾经发作过心脏病，想努力预防下一次心脏病发作的人来说呢？研究人员仍然没有发现任何益处。[13]

所以，我们究竟是从哪里得到这样的概念，认为鱼和鱼肝油中的ω-3脂肪酸对身体有好处？普遍认为，爱斯基摩人就是因为摄入ω-3脂肪酸而免于患心脏病，但是，这似乎也只是个未经验证的传说而已。[14]然而，一些早期的研究，却显示出充满希望的结果。例如，20世纪80年代著名的鱼肝油临床研究"DART试验"（Diet and Reinfarction Tria，饮食与再栓塞试验）中发现，在2000人中，那些接受建议食用脂肪鱼类的人，死亡率降低了29%。[15]这个结果令人印象深刻，也难怪这项研究获得了很多关注。但人们似乎忘记了在后续的DART-2试验中，结果却正好相反。由同一组研究人员继续进行的DART-2试验，是一个规模更大的研究，研究对象多达3000人。但这一次，接受建议食用脂肪鱼类的受试者，特别是那些服用鱼肝油胶囊的人，心因性猝死的概率反而更高。[16,17]

研究人员整理所有的研究结果，得到的结论是：在日常临床治疗中，不再有任何正当理由摄取ω-3脂肪酸。[18]那么当病人按照美国心脏协会的建议，询问是否该补充鱼肝油时，医生应该怎么做呢？就如西奈山（Mount Sinai）心血管研究部的脂质与代谢科主任所说的："鉴于这个研究结果，以及其他负面的综合分析，我们（医生）的职责应该是停止强力推销鱼肝油给所有病人……"[19]

心脏病的源头在儿童时期

1953年发表在《美国医学协会期刊》的一项研究，完全改变了我们对心脏病发展的认识。研究人员对朝鲜战争中阵亡的300具美军遗体进行了一系列的解剖，这些阵亡士兵平均年龄大约为22岁。令人震惊的是，有77%的士兵身上，已经出现冠状动脉粥样硬化的明显证据；其中，甚至有些人

90%以上的动脉都已经阻塞。[20]这个研究"明确指出，早在冠心病出现临床症状的数年前，甚至是数十年前，冠状动脉就已经出现粥样硬化的病变了。"[21]

不久后，一项针对3～26岁意外死亡罹难者的研究发现，几乎在所有美国小孩的体内，都能找到脂肪斑纹（fatty streak），这是动脉粥样硬化形成的第一阶段。[22]等到了二三十岁时，这些脂肪斑纹可能就会全部变为成熟的斑块，就像在那些年轻美国大兵体内所见到的一样。而到了四五十岁时，这些斑块就会开始"追杀"我们了。

对于任何超过10岁的读到上述信息的人，问题不在于你是否想吃得更健康来防止心脏病，而是你是否希望逆转心脏病——因为你很可能已经患病了。

究竟这些脂肪斑纹是多早开始出现的呢？动脉粥样硬化甚至在出生之前就已经开始形成了。意大利的研究人员检查了流产死胎，以及出生后不久即夭折的早产儿的动脉，事实证明，假如母亲的低密度脂蛋白（LDL，俗称坏胆固醇）偏高，胎儿很可能就有动脉病变。[23]这个发现显示，动脉粥样硬化可能不是开始于童年时期的营养性疾病，而是早在母亲怀孕期间就已经种下病根了。

孕妇要避免抽烟和饮酒，这已经成为普遍的共识。而为了下一代的健康，吃得更健康，也从来都不嫌太早。

《美国心脏病学期刊》（*American Journal of Cardiology*）的主编威廉·罗伯茨（William C. Roberts）认为，动脉粥样硬化斑块堆积的唯一致命风险因素就是胆固醇，尤其是血液中升高的LDL。[24]事实上，LDL之所以被称为"坏胆固醇"，就是因为它是胆固醇沉积到动脉中的载体。上千个年轻事故受害者的尸体解剖显示，血液中胆固醇的值与动脉中粥样硬化的量有关。[25]为了有效降低LDL这种坏胆固醇，你需要大幅降低3样东西的摄取量：（1）反式脂肪，存在于加工食品、天然肉食品及乳制品之中；

（2）饱和脂肪，主要存在于动物性食品及"垃圾食品"中；（3）膳食胆固醇，来源于动物性食品，特别是鸡蛋。[26]

注意到了吗？坏胆固醇的3个助攻手，即我们头号"杀手"的首要风险因素，都源自动物性产品及加工"垃圾食品"。这或许解释了采取全蔬食的大部分人，为什么能避免心脏病的蔓延。

笨蛋，问题是胆固醇！

罗伯茨医生不仅是在《美国心脏病学期刊》任职超过30年的资深主编，也是贝勒心血管协会（Baylor Heart and Vascular Institute）的常务董事，他先后发表过1000多篇科学论文，写过10余本心脏病学方面的教材。他是这个领域内的权威人士。

在罗伯茨医生的文章《笨蛋，问题是胆固醇！》（*It's the Cholesterol, Stupid!*）中，他认为冠心病只有一个真正的危险因素：胆固醇。[27]你可能是个肥胖、有糖尿病、抽烟、成天窝在沙发上看电视的懒骨头，但他认为，只要你血液里的胆固醇含量够低，仍然不足以造成动脉粥样硬化。

最理想的LDL值为50～70mg/dL，显而易见，这个数值越低越好。这就是你出生时的胆固醇值，也是大部分没有心脏病的人口所测得的数值；此外，在降脂实验中，一旦胆固醇降到这个数值，动脉粥样硬化的过程就会停下来。[28]70mg/dL的LDL值，代表总胆固醇值大约为150mg/dL★，在著名的佛莱明罕心脏研究（Framingham Heart Study，一个为了确定心脏病危险因子的跨世代计划）报告中，低于这一水平的人群中没有患冠心病死亡的案例。[29]因此，总胆固醇值★的目标应该低于150mg/dL。罗伯茨医生写道："如果能够达到这样的目标，西方世界的这个大祸害基本上就已经消除了。"[30]

遗憾的是，美国人的平均胆固醇值远大于150mg/dL，大约在200mg/dL。

★编者注：理论上，所有人都应该维持新生儿期的低胆固醇水平，以预防动脉粥样硬化。

★编者注：特别注意，我们常规体检中的胆固醇正常范围的高限远远高于150mg/dL，所以在很多猝死案例中，其胆固醇水平仍在所谓的正常高限值左右。这就是目前的体检指标给我们的误导。

假如你的验血结果显示，总胆固醇值为200mg/dL，医生可能会向你保证，你的胆固醇值正常。但是，在一个死于心脏病是常态的社会里，拥有"正常"的胆固醇值可能还不够。

想要真正免于心脏病，你至少需要让你的LDL低于70mg/dL。罗伯茨医生指出，想要让全美国人实现这样的低LDL，只有两种方法：一种是让数亿美国人终生服用药物，另一种是推荐他们采用以全蔬食为主的饮食结构。[31]

结论就是，要么用药物控制，要么改变饮食。所有的健康保险对于降胆固醇的他汀类（Statins）药物都可以报销，所以假如一辈子都可以单纯地每天吃药控制，为什么还需要改变饮食结构呢？不幸的是，我们将在第15章看到，这些药物并不如人们预期的那样理想，它们可能会导致不良的副作用。

吃薯条配立普妥，你傻了吗？

降胆固醇的他汀类药物立普妥（Lipitor）成为有史以来最畅销的药物之一，在全球创下1400多亿美元的销售额。[32]这类药物在医学界的使用相当普遍，美国卫生部甚至还提倡应该像氟化物一样，把它们加到公共供水系统中。[33]某份心脏医学期刊甚至提出一个半开玩笑的建议，要快餐餐厅提供"他汀"口味的番茄酱，以抵消不健康饮食带来的风险。[34]

对于那些心脏病高危人群来说，如果不愿或不能主动改变饮食来降低胆固醇，他汀类药物无疑是利大于弊的。不过，这些药物确实有副作用，可能会损害肝脏或肌肉。医生之所以会对这些用药患者定期进行血液检查，就是要监测肝毒性。此外，我们还可以验血，检测是否存在着肌肉分解的产物，但是活体检验显示，即便身上出现他汀类药物损伤肌肉的证据，血液检测的结果可能仍是正常的，而且也不会表现出肌肉酸痛或乏力的症状。[35]肌力强度和功能的衰弱，有时和这些药物有关，对年轻人而言可能没什么大不了，但对老年人会增加跌倒和受伤的风险。[36]

最近，还有其他问题受到关注。2012年，美国食品药物管理局（FDA）颁布对他汀类药物的新规定，要求必须加上安全标示，警告医生和患者这类药物对大脑可能产生副作用，比如记忆丧失和混乱。另外也发现，他汀类药物可能会增加患糖尿病的风险。[37]2013年，一项涵盖数千名乳腺癌患者的研究报告指出，长期使用他汀类药物，可能会让女性患侵袭性乳腺癌的风险加倍。[38]由于妇女的主要死因是心脏病而非癌症，所以他汀类药物的益处可能仍然大于风险。但话说回来，如果你可以通过改变生活方式来降低胆固醇，为什么要冒任何风险呢？

蔬食在降低胆固醇的作用上，已经显示出与第一线的他汀类药物一样有效，且不具任何风险。[39]事实上，健康饮食带来的"副作用"往往是好的——减少癌症和糖尿病的患病风险，还能保护肝和脑。这些，我们会在稍后继续探讨。

心脏病不可逆转？大错特错

越早开始健康的饮食习惯越好，但有可能会太晚吗？生活方式治疗（lifestyle medicine）的先驱，如内森·普里特金（Nathan Pritikin）、狄恩·欧尼斯（Dean Ornish）与卡尔德威尔·耶瑟斯汀（Caldwell Esselstyn Jr.），效仿亚洲及非洲以蔬食为主的饮食结构，从而尽量规避心脏病风险，同时让心脏病晚期患者也采取类似的饮食结构。他们希望，足够健康的饮食能够阻止病情的进一步恶化。

出乎意料的，神奇的事情发生了。

这些病患的心脏病开始逆转，患者的情况都在慢慢变好。当他们一停止会堵塞动脉的饮食习惯后，身体就有能力开始分解掉一些已经沉积的斑块。即使在某些患有严重的三条冠状动脉血管疾病的患者身上，不需药物或手术治疗，动脉竟然也开始畅通了。这个现象显示，他们的身体一直想要痊愈，只是从来没有得到机会。[40]

我想跟大家分享一个所谓"医学上心照不宣的秘密"[41]：在适当条件下，人体是有自愈能力★的。比如说，你的小腿重重地在茶几上撞了一下，即便你什么都没做，身体也会发挥魔力，红肿疼痛及淤青的情况没多久就能自动消除。但是，如果你不断撞击到同一个部位，会发生什么事呢？当然，伤处就永远没有复原的机会了。

★编者注：现代医学中的主要干预手段，如药物和手术，大多数是和自愈力无关的。

你可以去看医生，抱怨小腿疼痛。你的医生可能会说："别担心！"然后开止痛药给你。等你回到家，小腿依旧每天都要碰撞几次，但吃了止痛药，你感觉好多了。谢天谢地，我们有现代医疗！这种情况，可以模拟我们服用硝酸甘油来预防或治疗心绞痛。医药能够有效减轻症状，但无法进行根本上的治疗。

只要你有心，身体会努力重获健康。但是，如果你继续三餐伤害自己，就会中断身体的自愈过程。想想以下这个抽烟与得肺癌的例子，这是我在医学院学到最令人惊奇的事之一：如果你能戒烟15年，患肺癌的风险和终生不抽烟的人相近。[42]这是因为在这段时间，你的肺部还有可能清除掉原来累积的焦油，最终，几乎能回到从不吸烟的状态。

我们的身体想要健康。在你抽烟那段日子的每个晚上，当你睡着时，这个自愈过程都在重新启动，但当你第二天早晨起床后点起第一支香烟时，这一过程即被骤然打断。就像你会在每次吞云吐雾时伤害你的肺一样，你吃的每一口食物也都在伤害你的动脉。你可以选择用温和的方式，用比较小的锤子来敲打自己，但是究竟为什么要自讨苦吃呢？你可以选择停止伤害自己，不再作茧自缚，让身体的自愈过程带你重回健康。

内毒素会残害你的动脉

不健康的饮食习惯，不仅会影响你的动脉结构，也会影响动脉功能。动脉不只是血液流动的被动管道，它们也是动态的活器官。近20年来，我们已经知道，单一餐快餐（如香肠和汉堡）就可在几小时内让你的动脉硬化，使动脉正常放松的能力减半。[43]而在这种发炎状态开始消退的五六个小时后，午餐时间到了！你可能又会再度用另一批有害的食物来重击你的动脉，许多美国人都因此滞留在慢性低度发炎的危险地带。不健康的饮食所造成的体内损害，不是在几十年后反击，而是就在此时此刻，就在食物吃下肚的几小时内。

起初，研究人员认为，动物性脂肪或动物性蛋白是罪魁祸首，但最近他们注意到一种被称为"内毒素"（endotoxins）的细菌毒素。在某些食物中，例如肉类，即使经过烹调，似乎仍藏着会引起发炎的细菌或毒素。内毒素不会被烹饪时的高温、胃酸或消化酶破坏，因此在食用动物性产品后，这些内毒素可能就进入了肠道中。然后，它们经饱和脂肪酸穿过肠壁汇入血液中，引起动脉发炎。[44]

这或许能够解释，为什么心脏病患者在采取水果、蔬菜、全谷类和豆类所组成、以蔬食为主的饮食结构后，症状会以惊人的速度得到缓解。欧尼斯医生发表的报告显示，连续几个星期的蔬食后，不论有没有运动[45,46]，这些患者的心绞痛发生率都减少了91%。这种快速解决胸痛问题的方法，在身体清除动脉斑块之前就已经发生，这表明了蔬食不只有助于清理血管，还能提高动脉的日常功能。相反，在对照组中，遵循医嘱服药的患者，心绞痛发作次数增加了186%。[47]他们的情况恶化并不令人意外，因为他们继续保有最初的不良饮食习惯，从而导致伤害了动脉。

几十年来，通过饮食改变健康状况的巨大影响已被人们熟知。例如，早在1977年就发表于《美国心脏期刊》（*American Heart Journal*）上，名为《心绞痛与维根饮食》（*Angina and Vegan Diet*）的这篇论文。维根饮食是指完全只吃植物，不吃肉类、乳制品及鸡蛋。医生们所举的几个例子，情形都和F.W先生★相仿。F.W先生65岁，患有严重的心绞痛，严重到让他每走九到十步，就不得不停下来休息，甚至还曾痛到没办法走到家门口的老式邮箱前。但当他开始实行维根饮食，短短几天，心绞痛的毛病就改善了。而在短短几个月内，据说他就能去爬山，完全不觉得疼痛了。[48]

★编者注：通常用英文缩写来保护患者隐私。

还不打算开始吃得更健康吗？那么，你可能会需要一些治疗心绞痛的新药物，比如雷诺嗪（Ranolazine，也称Ranexa）。制药公司建议将这个产品用在"无法遵照指示改变基本饮食结构，无法实现维根饮食"[49]的人身上。服用这种药物，每年的花费超过2000美元，但副作用相对较小，并且药效显著……从技术上来说。严格地说，如果以最大剂量服用，雷诺嗪能将人的运动持续时间延长33.5秒，[50] 这可是超过了半分钟！但服药人群近期应该还是不能爬山。

用巴西坚果来控制胆固醇？

一份巴西坚果，是否能比他汀类的药物更快降低你的胆固醇，甚至在吃后一个月还能维持效果？

这是我见过最疯狂的发现之一。巴西（不然还能是哪里？）的研究人员给10名男女性受试者分别提供了含有1~8颗巴西坚果的一餐。令人惊讶的是，相较于完全没有吃坚果的对照组，仅仅4颗巴西坚果，几乎立即改善了胆固醇值。在吃了巴西坚果后仅仅9个小时，LDL坏胆固醇的数值就降低了20%。[51]即使是药物，作用都没有这么快。[52]

接下来才是真正疯狂的部分：30天后，研究人员再次测量这些受试者的胆固醇。虽然只吃了一份巴西坚果，而且已经过了一个月，这些人仍然维持着同样的低胆固醇值。

在一般情况下，如果医学文献中的研究结果太好，好到不像是真的，就像巴西坚果的研究，医生们会等着看到重复验证的结果后，才会改变他们的临床干预，并开始向患者建议新方法。特别是这项研究只有10名受试者，而结果似乎也太匪夷所思。但是，因为这种介入治疗的方式便宜又方便，且无害健康——每个月只需要吃4颗巴西坚果，那么依我看来，做法可以反过来。我认为合理的方法是直接采用新疗法，直到出现反面例证为止。

然而，巴西坚果虽然好，也不是吃得越多越好。巴西坚果中矿物质硒的含量较高，每天吃4颗，实际上可能就已经达到人体每日所能容忍的临界值。不过，如果你只是一个月吃4颗，大可不必担心。

跟金钱走的假医学

研究显示，冠心病可以通过饮食结构转向蔬食来逆转，不管生活方式有没有其他更健康的改变。几十年来，这些研究已经在一些世界上最负盛名的医学期刊上发表过。然而，为什么这些新知还没有转变成公共政策呢？

1977年，美国参议院"营养与人类需求专业委员会"（Senate Committee on Nutrition and Human Needs）就尝试要这么做。这个委员会有个更广为人知的名称——麦高文委员会（McGovern Committee），他们发布了《美国饮食目标》（*Dietary Goals for the United States*），报告中建议美国人应该减少对动物性食物，提高对植物性食物的消费。一位哈佛大学营养系的创始成员回忆说："肉、奶和蛋的生产商都很不高兴。"[53]这是"相当含蓄"的说法。实际上，由于受到来自业界的巨大压力，不仅"减少肉类消费"的目标从这份报告中被删除，甚至连整个参议院营养委员会都被解散。几位著名的参议员，据说就是因为支持这份报告而落选。[54]

最近几年才被揭露，美国饮食指导咨询委员会（Dietary Guidelines

Advisory Committee, DGAC）的许多成员，与业界都有利益挂钩，小至糖果公司，大到像麦当劳的"健康生活方式委员会"及可口可乐的"健康饮料研究院"这类的大型企业组织都有。一名官方委员会的成员，甚至在参与撰写正式的《美国人饮食指南》（*Dietary Guidelines for Americans*）之前，还曾担任过蛋糕预拌粉制造商邓肯·汉斯（Duncan Hines）的品牌代言人，以及知名酥油公司克里斯科（Crisco）的官方品牌代言人。[55]

正如一位评论家在《食品与药品法期刊》（*Food and Drug Law Journal*）中指出的，历年来，饮食指导咨询委员会的报告内容：

完全不讨论关于吃肉影响健康的科学研究。假如委员会确实讨论过这项研究，他们将无法对吃肉的建议自圆其说。因为研究显示，肉类会增加罹患慢性病的风险，而这违背了饮食指南的目的。因此，委员会必须完全忽视这项研究，才能够得出一个与之抵触的结论。[56]

那么，医学界呢？对于饮食力量的研究结果，为什么我的同事们还没能完全接受呢？遗憾的是，医学史上有很多医疗机构都不乏拒绝合理科学的例子，只因它违背了当时主流的传统思维。针对这种情形，甚至还创造出一个专有名词："西红柿效应"★。《美国医学协会期刊》创造出这个新词，反映西红柿一度被认为有毒的事实，尽管有大量相反的证据，但数百年来，北美洲人仍然对西红柿心存畏惧。[57]

★编者注：西红柿效应（Tomato Effect）一词，是由两位医学教授在协会期刊中提出的，主要是他们看到太多医生和医学人士碍于当代主流学说的见解，而把很多有实际疗效的东西屏除在外。

大多数的医学院，没有将任何一门营养课程列为必修。这已经够糟糕了[58]，更糟的是，主流医学组织还积极游说，反对为准医生加开营养教育课程。[59]当美国家庭医师协会（American Academy of Family Physicians, AAFP）被他们新的荣誉合作企业可口可乐请去支持患者的健康饮食教育时，学会的常务副会长为了平息抗议者的反对声音，试图解释这样的结盟并非没有先例。毕竟，他们曾经和百事可乐、麦当劳也有过一段时间的合作关系。[60]在此之前，他们甚至和烟草商菲利普·莫里斯

（Philip Morris）有财务上的关系。[61]

但这种说法似乎没能平息舆论。因此AAFP的副会长引述了美国饮食协会的政策声明："食物没有好坏，只有好或坏的饮食习惯。"没有不好的食物？真的吗？过去烟草行业也曾散播过类似的论点：抽烟本身不是坏事，坏的只有抽烟过量。[62]这种"过犹不及"的观点，听起来是不是很熟悉？

美国膳食协会（American Dietetic Association, ADA）是负责制作一系列营养成分表并附上健康饮食指南的机构。该协会也有企业合作关系。至于这些成分表是谁写的呢？食品商付给ADA每张成分表2万美元的代价，直接参与起草过程。因此，我们会从美国蛋业联盟（American Egg Board）了解到蛋的知识，还有从绿箭科学研究所了解到嚼食口香糖的好处。[63]

2012年，美国膳食协会更名为"营养膳食学院"（Academy of Nutrition and Dietetics, AND），但并未改变它一贯的政策。每年，该协会仍继续从加工垃圾食品、肉类、乳制品、碳酸饮料和糖果公司收取数百万美元的赞助。而作为回报，协会让这些企业举办正式的教育研讨会，来教导营养师该对他们的客户说什么。[64]当你听到某些人的头衔是"注册营养师"（Registered Dietitian, RD），他们就是在这里登记注册的。庆幸的是，营养师内部已经发起运动，开始抵制这样的做法，比如成立"膳食营养师职业操守"（Dietitians for Professional Integrity）这样的组织。

那么，医生个人的做法又是如何？为什么不是我所有的同事都会告诉他们的病人不要再吃快餐呢？医生常见的借口，是诊疗时间不够，但最重要的原因是，医生之所以不给高胆固醇患者健康饮食的建议，是因为他们认为患者可能会"恐惧因饮食建议产生的美味食物匮乏"。[65]换句话说，医生察觉到，患者会觉得饮食建议剥夺了他们所有吃垃圾食物的享受。话说回来，你能想象一个医生说："的确，我很想建议我的患者戒烟，但是我知道他们有多么爱抽烟"吗?

美国责任医疗医师委员会（Physicians Committee for Responsible Medicine，PCRM）的主席尼尔·巴纳德（Neal Barnard）医生，最近在美国医学协会的期刊中发表了一篇引人注目的文章，描述医生是如何从抽烟的旁观者（甚至是推动者），转变为抵制香烟的领导者。医生们意识到，假如他们自己的手指上不再有烟渍，就能更有效地辅导病人戒烟。

如今，巴纳德医生说："蔬食对身体的好处，程度相当于戒烟。"[66]

第 2 章

/

远离肺部疾病

　　我所见过最糟糕的死法，就是死于肺癌。我曾经在波士顿的一家公立医院实习。显然的，如果有人死在牢里，会让监狱的统计数据看起来很糟，因此那些病入膏肓的囚犯，都会被送到我所服务的医院，度过他们最后的日子——即使我们对他们的病情已经无能为力。

　　我还记得，那是个夏天，但囚犯病房里没有空调。我们医生可以躲到凉爽的护士站，但被铐在床上的囚犯，只能平躺在那栋砖砌高楼的顶层，忍受着高温。当他们戴着脚镣，被押到我们面前的大厅时，地上留下一条条汗水的痕迹。★

★编者注：波士顿位于美国东北部大西洋沿岸，夏天十分炎热潮湿，最高气温可达40℃。

　　那天晚上，我已经连续值班36个小时。当时，我们每周工作117个小时。在这样的状况下，我们没有因为误诊而害死更多的人，真是个奇迹。整个晚上，值班的只有两个人——我，以及一个更爱躺着领1000块薪水的兼职医生。所以大部分时间，我必须独自照顾那里的数百名患者，包括一些重症患者。那晚，就是其中一个这样的晚上，在睡眠不足、半梦半醒间，我接到了电话。

　　在此之前，所有我见过的死法，要不是在到达以前就已经死亡，要不就是在我们试图拼命抢救，而且几乎总是失败后，死于心跳停止。

但这次不一样。

这个病人睁大了眼睛，大口喘气，他被铐住的手不断地在床上乱抓。癌症把他的肺灌满了液体。他正在被肺癌淹死。

就在他拼命捶打、绝望恳求时，我的脑袋开启了医学模式，搜寻所有可能的治疗方案和医疗程序，但却没有什么是我能做的。病人需要吗啡，但吗啡放在病房的另一头，赶过去拿已经来不及了。我在监狱里不太受欢迎，因为我曾经举报过守卫殴打生病的囚犯，还受过死亡威胁。因此，他们绝不会让我快速地通过闸门。我恳求护士试着去拿一些，但她也没能及时赶回。

病人的咳嗽已经变成了喀喀声。我对他说："一切都会没事的。"随即我想着，对快要窒息而死的人说这句话，是多么愚蠢啊！这只是在他整个人生里，长久以来被其他权威人士自以为施恩的另一个谎言罢了。无能为力之下，我从医生变回普通人。我握着他的手，而他用尽所有力气抓住我，拉着我靠近他布满泪痕、惊慌失措的脸。"我在这里，"我说，"我就在这里。"我们四目相接，直到他在我面前窒息而死。这感觉，就像眼睁睁地看着有人被折磨至死一样。

现在，做个深呼吸。然后想象一下，不能呼吸会是什么感觉。我们都需要好好关爱自己的肺。

美国排名第二的"杀手"，就是肺部疾病，每年夺取约30万条生命。就和我们的头号"杀手"心脏病一样，大部分的肺部疾病都是可以预防的。肺部疾病有很多种，但致命的主要有3种类型，即肺癌、慢性阻塞性肺病（COPD）及哮喘。

肺癌是癌症中的头号"杀手"。美国每年约有16万人因肺癌死亡，其中绝大多数都是抽烟的直接后果。然而，事实上，健康的饮食习惯可以帮助减少抽烟对DNA的不良影响，还可能有助于预防肺癌扩散。

慢性阻塞性肺病（COPD）每年约害死14万美国人，有两个主要的类型：其一是破坏肺泡壁的肺气肿；其二是浓痰堵塞气管或发炎造成气管衬膜变厚，从而引发慢性支气管炎。虽然目前还没有办法治愈COPD所造成的肺部永久性疤痕，但富含蔬果的饮食，可能有助于减缓病情发展，并且已经改善1300万名患者的肺部功能。

最后一项是哮喘，它每年可夺走3000条性命。这是儿童最常见的慢性病之一，但大部分通过健康饮食就能预防。研究显示，每天多吃蔬果，不仅可以降低儿童哮喘的发病人数，也能减少哮喘病人发作的次数。

肺癌与抽烟

在美国，每年被诊断为肺癌的病例约有22万个，而每年导致的死亡人数，比大肠癌、乳腺癌和胰腺癌的致死人数加起来还要多。[1]在任何时候，都有将近40万名美国人活在肺癌的阴影下。[2]然而，肺癌与心脏病有一个很大的不同点：至今还没有充分证据可以认定堵塞动脉的饮食是造成心脏病的直接结果，但人们已经普遍认识到，抽烟是目前肺癌最常见的诱因之一。根据美国肺脏协会（American Lung Association）的数据显示，肺癌致死的案例中，抽烟比例高达90%。男性抽烟者患肺癌的概率，是不抽烟者的23倍；而女性抽烟者患肺癌的概率，则是不抽烟者的13倍。抽烟不只是伤害自身的健康，每年都有数千人死于"二手烟"。假如不抽烟者经常暴露在香烟的烟雾中，患肺癌的风险比一般人高了20%～30%。[3]

现在，烟盒上的警示标语到处都是，但有很长的一段时间，抽烟与肺癌之间的关联性却被有权有势的利益集团所掩盖，情形就像现在特定食物和某些主要死因之间的关联性也被压下来一样。举例来说，在20世纪80年代，美国最大的烟草商菲利普·莫里斯推出了臭名昭著的"白袍计划"（Whitecoat Project），聘请了一些医生来发表别人代为捉刀的研究报告，试图否定二手烟与肺部疾病的关系。这些论文筛选了各式各样的科学报告，隐瞒和规避二手烟危害健康的铁证。这种洗白手段，加上香烟行业聪明的营销活动（其中还包含了卡通化的广告），促使一代又一代的美国人对他们的产品上瘾。[4]

假如你明知道所有证据和警示，但目前还在抽烟，你能跨出最重要的一步，就是戒烟。就是现在，请立即行动！戒烟的好处是立竿见影的。美国癌症协会的数据显示，就在戒烟20分钟后，心跳速率和血压都立刻下降了；在戒烟几周内，血液循环和肺功能会改善。然后，戒烟短短几个月内，"清道夫"细胞会开始再生，帮助清洁肺部、去除痰液，以及降低感染风险。在戒烟一年内，与抽烟有关的冠心病风险，会下降到只有抽烟者的一半。[5]正如我们在第1章所讲的，只要我们不持续伤害身体，我们的身体其实是有奇迹般的自愈能力的。同样地，简单的饮食改变，也有助于逆转香烟烟雾中的致癌物质对身体所造成的伤害。

神奇的西蓝花

首先，了解香烟对肺部的毒害作用是非常重要的。香烟烟雾中含有削弱人体免疫系统的化学物质，使我们更容易感染疾病，并削弱身体摧毁癌细胞的能力。同时，香烟烟雾会破坏细胞的DNA，使得癌细胞形成和扩散的概率增加。[6]

为了测试健康饮食对于防止DNA损害有多大的作用，科学家通常会以长期抽烟者为研究对象。研究人员召集了一群"老烟枪"，要求他们摄取比一般美国人多25倍的西蓝花，也就是每天要吃一颗西蓝花。研究结果显示，相较于没吃西蓝花的抽烟者，这群抽烟者血液里的DNA突变，在10天里少了41%。难道是因为西蓝花提高了肝脏解毒酶的活性，在致癌物质到达抽烟者的细胞之前，就帮身体先排除了吗？并非如此。研究人员从受试者的身体提取DNA，并将其暴露在已知会损害DNA的化学物质里，从吃西蓝花的受试者身上所提取的遗传物质，损伤明显较少。这意味着吃西蓝花一类的蔬菜，能使我们在亚细胞层级（subcellular level）更有复原能力。[7]

不过，你千万不要误以为，这样的结果代表了只要在抽一包"万宝路"之前，先吃一颗西蓝花，就能完全去除香烟烟雾的致癌作用。这样是行不通的。但是，假如你正试着戒烟，西蓝花、菜花和圆白菜这类的蔬菜，可能有助于防止香烟对身体的进一步伤害。

西蓝花家族（十字花科蔬菜）的优点可能还不止于此。虽然乳腺癌是美国女性最常患的癌症，但肺癌其实才是她们的头号"杀手"。确诊后的女性乳腺癌患者，有85%的5年存活率，但是肺癌的比例却恰恰相反：85%的女性肺癌患者，在确诊后活不过5年。这些人的死因，90%都是癌症转移，也就是癌细胞扩散到了身体的其他部位。[8]

西蓝花所含的某些物质，可能有抑制癌症转移扩散的能力。在2010年进行的一项研究中，研究人员将一层人体肺癌细胞放在培养皿里，并且从中间清除了一大片；但仅仅在24小时内，癌细胞就已经蔓延连接在一起；30小时之内，中间的缝隙已经完全弥合了。但是，把一些十字花科蔬菜的化合物滴在癌细胞上面后，却阻止了癌细胞的蔓延。[9]尽管吃西蓝花能否帮癌症患者延长生命还在临床试验阶段，但健康的饮食干预仍是百利而无一害的，可以跟你所选择的任何治疗方式并行不悖。

一支烟就抵消了羽衣甘蓝的功效

羽衣甘蓝（Kale）这种深绿色的叶类蔬菜被称为"绿叶菜皇后"，它能有效控制胆固醇水平。研究人员让30个高胆固醇的人，每天饮用80~110毫升羽衣甘蓝汁，持续3个月。这样的分量等于吃了约14千克羽衣甘蓝，或者大约等于一般美国人将近一个世纪的羽衣甘蓝摄取量。结果如何？他们既没有变成绿巨人，当然也不会开始进行光合作用。

羽衣甘蓝发挥了作用，坏胆固醇大幅减少了，好胆固醇也增加了[10]，程度相当于跑了300英里。[11]在研究结束时，大多数受试者血液中的抗氧化活性也上升了。但奇怪的是，有少数人的抗氧化活性还是一样。果然，这些人都有抽烟的习惯，研究人员认为这是因为香烟产生的自由基耗尽了抗氧化物。因此，当你看到抽烟会消耗掉800杯羽衣甘蓝的抗氧化功效时，你就该知道你要戒烟了。

姜黄的致癌物阻断效应

让咖喱粉呈现特有金黄色的印度香料姜黄，也可以帮助防止某些抽烟引起的DNA损害。自1987年以来，美国癌症研究所（National Cancer Institute）已经测试了超过1000种不同物质的"抗癌化学活性"（Chemoprevention）。其中只有几十种通过临床试验，但最有希望的，就是姜黄中亮黄色的色素——姜黄素。[12]

抗癌化学因子可以根据癌症的发展阶段来分类：（1）致癌物阻断剂（减小与致癌物的接触机会）；（2）抗氧化物，有助于防止最初的DNA突变；（3）抗增生剂，可以阻止肿瘤的生长和扩散。姜黄素的特殊之处，就是它同时具备了这几种功能，也就是说，姜黄素的抗癌作用，既可以预防癌症，又能阻止癌细胞生长。[13]

研究人员进一步探究姜黄素对各种致癌物质的DNA变异能力的影响，发现针对几种常见的致癌物质，姜黄素确实是有效的抗突变剂。[14]但是，这些实验都是在实验室试管中完成的，没有进行人体实验。毕竟，将人类暴露在可怕的致癌物质中，以观察他们是否会得癌症，这种活体实验是不道德的。然而，有人想出了一个好主意，他们找来了一群已经让致癌物质进入血液的人——抽烟者！

检测人体内DNA突变化学物质的一种方法，就是把尿液滴入长满细菌的培养皿里。就像地球上的所有生命一样，DNA也是细菌互通的基因语言。不出所料，尝试了这种实验的科学家发现，不抽烟者的尿液导致的DNA突变非常少——毕竟，流经他们生理系统的致癌物质本来就比抽烟者少很多。但是，一旦抽烟者摄取了姜黄素后，DNA突变率的下降幅度却能高达38%。[15]他们不是服用姜黄素药丸，而是在一般食品店都可买到的香料姜黄，而且每天吃不到一茶匙（5毫升）的量。当然，姜黄并不能完全消除抽烟的影响。即使抽烟者吃了一个月的姜黄，检测抽烟者的尿液，其DNA的损害程度还是超过了非抽烟者。但把姜黄固定纳入饮食，会显著降低抽烟对身体的损害程度。

姜黄素优秀的抗癌作用，超过它防止DNA突变的潜在能力。这似乎也有助于调节既定的细胞死亡（programmed cell death），这是一种细胞主动性的"自杀"行为，通过预先排定的"细胞凋亡"★过程，让位给新的细胞。从某种意义来说，每隔几个月，身体就会通过饮食所提供的材料来自我重建。[16]然而，有些细胞却迟迟不愿灭亡，这就是所谓的癌细胞。癌细胞通过某种方式关闭了"自杀机制"，因此在预定凋亡的时候，它们不会"舍身就义"。正因为癌细胞不断地茁壮与分裂，最终就会形成肿瘤，逐渐扩散到整个身体。

那么，姜黄素是怎么影响这个过程的呢？姜黄素似乎具有将"自杀机制"重新编写回癌细胞身上的能力。所有的细胞都含有所谓的死亡受体，能够触发自杀程序，但是癌细胞却可以关闭自己的死亡受体。然而，姜黄素似乎能够活化死亡受体。[17]姜黄素还可以直接活化癌细胞中被称为"凋亡蛋白酶"（caspases）的"行刑酶"，通过从内部砍断癌细胞的蛋白质来摧毁癌细胞。[18]姜黄素与大多数化疗药物不同：癌细胞在一段时间后，会对化疗药物产生抗药性；但姜黄素同时影响了细胞死亡的多种机制，让癌细胞更难逃过被摧毁的命运。[19]

姜黄素已经在体外实验中被证实能有效对抗各种不同的癌细胞，包括

★编者注：细胞凋亡的英文apoptosis，由希腊文的ptosis（意思是堕落或死亡）及apo（远离）组成。

乳腺癌、脑癌、血癌、大肠癌、肾脏癌、肝癌、肺癌和皮肤癌。基于目前还未完全清楚的原因，姜黄素似乎会放过非癌细胞。[20]可惜的是，姜黄素尚未进行过预防或治疗肺癌的临床试验，但由于摄取烹调剂量的姜黄对人体没有任何坏处，我会建议你设法把这种香料加进你的日常饮食。在本书第2部分，我会提供一些膳食建议。

暗藏的风险：饮食上的"二手烟"

虽然大多数肺癌都是因为抽烟所致，但大约有1/4的病例却发生在从未抽烟的人身上。[21]其中有些病例是因为二手烟所致，而另一个诱因可能是另一种潜在的致癌物：油炸时所产生的烟雾。

当脂肪被加热到油炸温度，无论是猪油等动物性脂肪还是植物油，都会释出具有诱变性质（能够导致基因突变）的有毒挥发性化学物质。[22]这种情况，甚至在未达到"烟雾点"的温度之前就已发生。[23]因此，要降低患肺癌的风险，在必须油炸处理食物时，厨房务必保证通风良好。[24]

患癌风险还可能跟烹调什么食物有关。一项针对中国女性的研究发现，每天炒肉的抽烟者患肺癌的概率，比每天炒其他食物的抽烟者要高出近3倍之多。[25]研究人员认为，这是因为高温烹调肉品时会产生一种称为杂环胺（Heterocyclic Amines）的致癌物质（详见本书第11章）。

肉品产生的烟雾，其不良影响很难跟吃肉本身的不良影响划分清楚。但最近一项针对孕妇进行的烧烤研究，试图要分清这两者的差异。多环芳香烃碳氢化合物（PAHs，100多种不同化学物质的合称），是存在于香烟烟雾中的致癌物质之一，烤肉时也会形成这种物质。研究发现，孕晚期吃烤肉多的话，婴儿出生时的体重会较轻；就算孕妇只是常暴露在烤肉烟雾中，也可能会生出体重不足的婴儿。吸入烤肉烟雾，也与婴儿头部较小有关，而头部大小与脑容量密切相关。[26]空气污染研究显示，怀孕期间暴露在PAHs的环境下，会对腹中孩子未来的认知发展产生不利影响（通常表现为低智商）。[27]

★编者注：文中概称中国餐馆、美国餐馆，并特别强调中国餐馆，似欠严谨。风险与烹饪方法有关，如油炸等。

即使只是住在餐厅隔壁，也可能对健康造成危害。科学家曾经评估那些住在中国餐馆、美国餐馆及烧烤店排烟口附近居民的患癌风险，结果显示，暴露在这3种类型餐馆的烟雾下，会导致居民接触到超过安全范围的PAHs，而其中又以中国餐馆最糟糕。★研究发现，这和煎炸鱼的量有关[28]，因为煎鱼的烟雾中含有高浓度的PAHs，会破坏人体肺细胞的DNA。[29]研究人员总结认为，鉴于过高的患癌风险，住在中国餐馆排烟口附近的时间每个月不能超过两天。[30]

那么，香气诱人、吱吱作响的煎制培根呢？煎制培根所产生的烟雾中，含有一种致癌物质叫亚硝胺。[31]★虽然所有肉类都可能会释出有致癌风险的烟雾，但像培根这样的加工肉类可能是最糟的：加州大学戴维斯分校（UCD）所做的一项研究发现，煎制培根产生的烟雾所造成的DNA突变，比起在相近温度下炸牛肉饼所产生的烟雾，要高出4倍。[32]

★编者注：亚硝胺（Nitrosamines）并非仅仅存在于油烟中，煎制培根中也同样有亚硝胺残留。这也是世卫组织把加工肉类列为第一类致癌物的原因。

那么，由天贝做的培根（tempeh bacon）呢？天贝是一种发酵类的大豆制品（原料多是黄豆），用来制作各种肉类的替代品。研究人员从煎制培根、炸牛肉及煎制天贝培根所产生的烟雾中，比较其对DNA突变的影响。结果发现，培根和汉堡所产生的烟雾会导致DNA突变，但天贝培根产生的烟雾则不会。尽管如此，吃油炸食品仍然不是个好主意。虽然吸入天贝培根的烟雾，没有检测到DNA变化，但油炸过的天贝培根本身还是有可能导致一些DNA突变，其概率是牛肉的1/45，是培根的1/346。研究人员指出，这些发现或许可以解释为何厨师患呼吸系统疾病和肺癌的概率较高，而素食者总体的患病率却较低。[33]

如果你迫不得已要煎制培根或炒鸡蛋，使用开放的后院空间来降低自己暴露在烟雾中的程度，是更安全的选择。研究显示，相较于户外，在室内油炸东西时，沉积到肺中的相关微粒数量要高10倍。[34]

使气道受阻的慢性阻塞性肺病

慢性阻塞性肺病（Chronic Obstructive Pulmonary Disease, COPD），比如肺气肿和慢性支气管炎，是一类使人难以呼吸，并随着时间而加重的慢性呼吸系统疾病。除了呼吸短促，COPD还会引起剧烈咳嗽、过多生痰、呼吸有喘鸣声和胸闷等症状。在美国，COPD的患者超过了2400万人。[35]

抽烟无疑是造成COPD的主要诱因，但还有其他的可能因素，例如长时间暴露于污染的空气中。遗憾的是，目前还没有彻底治疗COPD的方法。但有个好消息是，健康的饮食可能有助于预防COPD，以及防止病情恶化。

50年前的数据显示，摄取大量蔬果与肺部功能良好有正相关性。[36]仅仅每天多吃一份水果，就可能降低24%COPD的死亡风险。[37]相反的，来自哥伦比亚大学和哈佛大学的两项研究发现，摄取培根、腊肠、火腿、热狗、香肠和意式腊肠（salami）等腌制肉品★，可能会增加COPD的风险。[38,39]研究认为，烟熏或盐腌肉品中的亚硝酸盐防腐剂，就跟香烟烟雾产生的亚硝酸盐一样，会对肺部造成伤害。[40]

★编者注：这些食品都被世卫组织列为一类致癌物。

那么，假如你已经患病了，该怎么办？有助于预防COPD的食物，是否同样能用于治疗呢？一项发表于2010年的划时代研究结果，给了我们一个答案。超过100位的COPD患者被随机分为两组，一组被要求提高蔬果摄取量，另一组则维持他们的平常饮食。在后续3年中，后者的病情一如预期地持续恶化；相反的，前者（摄取更多蔬果的那一组）的病况则停止发展。他们的肺功能不仅没有变差，实际上还改善了一些。研究人员认为，这可能是由于蔬果抗氧化和消炎作用的结合，以及减少食用肉类（被认为是助氧化剂）的缘故。[41]

不管是哪种机制起了作用，提高饮食结构中的全蔬食比例，的确有助于预防并阻止该类疾病的发展。

哮喘治不好？医学上的一大难题

哮喘是一种呼吸道慢性发炎的疾病，特征是气管肿胀变窄的反复发作，导致呼吸短促、咳嗽，以及呼吸有喘鸣声。哮喘在任何年龄都有可能开始发作，但大多出现在儿童时期。哮喘是儿童最常见的慢性疾病之一，患病率逐年增加。[42]在美国，有2500万人患有哮喘，其中有700万是儿童。[43]

最近，一项突破性的研究显示，哮喘的发生率在世界各地有显著的差异。"儿童哮喘及过敏的国际研究"（International Study of Asthma and Allergies in Childhood）是有史以来对哮喘最全面的调查，在近百个国家追踪了100多万名儿童。该研究发现，哮喘、过敏和湿疹的患病率，在全球不同国家有20～60倍的差异。[44]比如说，鼻结膜炎（症状为眼睛痒和流鼻涕）在儿童中的发生率，在印度只有1%，而在其他国家却能高达45%，为什么？[45]虽然空气污染和抽烟率这些因素可能扮演了部分角色，但最重要的不是跑到肺里的东西，而是吃到肚子里的食物。[46]

在偏重淀粉类、谷类、蔬菜及坚果等食物的地区，青少年较少出现呼吸有喘鸣声、过敏性结膜炎，以及过敏性湿疹等慢性症状。[47]每天吃两份以上蔬菜的儿童，患有过敏性哮喘的概率比一般人低一半。[48]根据研究，一般而言，哮喘和呼吸道症状的发生率，在多吃蔬食的人口中明显偏低。[49]

动物性来源的食物，已知会提高哮喘患病风险。一项针对10万余名印度成年人的研究发现，每天或偶尔吃肉的人，比那些饮食中完全排除肉类和蛋的人，更容易被哮喘缠上。[50]蛋类（及汽水）也跟儿童哮喘发作有关，也同样会诱发其他的呼吸道症状（如呼吸有喘鸣声、呼吸短促和运动诱发的咳嗽）。[51]将蛋和乳制品完全从饮食中排除之后，仅仅八周就能明显改善哮喘儿童的肺部功能。[52]

　　饮食影响气管发炎的机制，或许跟呼吸道中一层薄薄的黏液有关。这种液体会利用蔬果中所获得的抗氧化物，来作为对抗自由基（会造成呼吸道过敏、收缩和生痰）的第一道防线。[53]测量呼出的气体可以发现，蔬食比例高的饮食结构确实明显降低了氧化副产物。[54]

　　反过来说，如果哮喘患者减少蔬果的摄取量，肺部功能会不会降低呢？澳洲的研究人员曾经做过这样的尝试，两周内哮喘患者的症状就明显恶化了。有趣的是，该研究所使用的低蔬果饮食标准是每天不能吃超过1份的水果和2份的蔬菜，而这正是典型的西方饮食。换句话说，"标准美国饮食"（SAD）正是伤害肺部功能、加重哮喘病情的饮食结构。[55]

　　那么，增加水果和蔬菜的摄取量能够改善哮喘吗？研究人员重复上述实验，但这次他们将蔬果的摄取量增加成每天7份。在日常饮食结构中增加蔬果摄取量的简单举动，最终让受试者的哮喘发作率减少了一半。[56]这就是健康饮食的力量。

　　如果抗氧化物就是答案，那么干脆吃富含抗氧化物的补充剂不是更好？毕竟，服用一颗药丸要比吃一整个苹果更省事。但是补充剂似乎没有效果。研究一再表明，抗氧化补充剂对呼吸道疾病和过敏性疾病，几乎没有任何有利的影响；重点在于摄取全食物而不是服用单一成分或提取物的片剂。[57]例如，哈佛护士健康调查（Harvard Nurses' Health Study, HNHS）发现，从坚果中摄取了丰富维生素E的女性，比不吃坚果的女性减少了一半的哮喘风险；但那些服用维生素E胶囊的女性却没有受益。[58]

　　以下两组针对哮喘患者的健康情况，你认为哪一组会比较好？是每天吃7份蔬果的一组，还是吃3份蔬果外加相应剂量的维生素胶囊（等同于15份蔬果的剂量）的一组？事实证明，胶囊似乎完全没有帮助。当受试者增加了实际蔬果的摄取量后，肺功能和哮喘控制才明显获得改善。这个结果强烈建议，摄取全食物是首要之务。[59]

　　如果每天多吃几份蔬果就能有这样显著的效果，那么让哮喘患者采用全蔬食饮食又会如何？瑞典的研究人员在一组严重哮喘的患者身上，测试这种高比例蔬食的效果。这些患者已经使用最好的药物治疗，但病况仍然没有好转：其中有35人是经过确诊的长期哮喘患者；20人在过去两年中曾因急性哮喘发作，接受过入院治疗；一名患者曾经接受过23次紧急静脉注射，另一名患者有住院治疗超过百次的病史，还有一名甚至曾在哮喘发作后心跳停止，必须进行心肺复苏并使用呼吸器。[60]这些都是非常严重的案例。

在坚持蔬食的24位患者中，有70%的人病情于4个月后得到改善，90%的人在一年内获得改善。而这些人在饮食结构转换成蔬食之前，多年来病情都不曾得到改善。[61]

在采用健康饮食的短短一年内，除了两名患者，其他人都减少了哮喘药物的剂量，或者彻底摆脱了类固醇等药物。一些客观的检测数值，比如肺功能和身体运作能力都提升了；同时，在主观感受上，有些患者表示他们的病况有了明显的改善，让他们感觉似乎"拥有了一个全新的人生"。[62]

由于没有对照组，因此有些好转可能部分源于安慰剂效应（Placebo Effect），但健康饮食的好处在于它只会带来好的副作用。这些受试者除了在哮喘控制上获得改善之外，平均还减掉了十八磅体重，而且胆固醇和血压值都变得更好。从风险效益的角度来看，蔬食绝对值得一试。

最致命的肺部疾病，在临床表现及预后方面相差很大。如前所述，抽烟无疑是肺癌和COPD的主要诱因，但是像哮喘之类的疾病通常在儿童时期就开始发展，并且可能有一系列的促成因素，例如出生时体重过轻或频繁的呼吸道感染。当然，戒烟仍然是预防肺部疾病的最有效方法之一，但富含蔬食的饮食结构能明显提高身体的防御能力。这种饮食结构不仅对严重哮喘患者有益处，也能在第一时间预防其他3种肺部疾病。

如果你是患有肺部疾病的众多人之一，戒烟并改变你的饮食结构，仍然会有明显的效果。开始健康饮食和健康的生活方式，永远不嫌太晚。人体的自愈能力是惊人的，但是你的身体需要你的帮助。在饮食中加入富含抗癌物和抗氧化物的蔬果，就能加强呼吸系统的自我防御能力，也能让你呼吸得更顺畅自如。

在临床诊疗时，每当我忙到没空去处理患者抽烟或不良的饮食习惯时，我就会回想起在波士顿见到的那个病人恐怖的死状。没有人应该这样死去。对此，我深信不疑。

第 3 章

远离脑部疾病

我的外公死于中风，外婆死于阿尔兹海默病（老年痴呆症）。

★编者注：长岛是纽约市东南的岛屿，是美国人口最密集的地区之一。我国二十世纪八九十年代热播的美国电视剧《成长的烦恼》中西佛一家就居住在此地。

小时候，我很喜欢去长岛★的外婆家。我们住在西岸，所以我需要坐飞机去，有时甚至是自己一个人坐飞机过去！外婆非常宠爱我，总想着带我去买玩具，不过，我这个书呆子却只想去图书馆。回到外婆家时，我手上抱着一堆借回来的书，她会让我坐在大沙发上（当然要先脱鞋）看书和画画。然后，她会拿给我一些蓝莓玛芬（muffins），那是她用占了大半个厨房桌面的那台大型机械搅拌混合机做出来的。

到了后来，外婆开始神志不清了。那时我正在读医学院，但我学到的新知识却完全无用武之地。她变了。从前那个亲切可靠的外婆不知到哪儿去了，她时常会向人扔东西、开口就骂人。看护给我看她的手臂，手臂上有我那个曾经和蔼可亲的外婆留下的牙齿印。

这就是脑部疾病最可怕的地方。完全不同于脚上、背部，甚至是其他重要器官的毛病，脑部疾病攻击的是你的神智。

最严重的两种脑部疾病：一种是中风，每年因此丧命的美国人近13万名[1]，另一种是造成近8.5万人死亡的阿尔兹海默病。[2]大多数中风可以想成是"大脑梗死"（brain attack），就像心肌梗死的道理一样，只不过在你动脉中破裂的斑块，切断的是流向大脑的血液，而非流向心脏的。至于阿尔兹海默病，★更像是"心智梗死"（mind attack）。

阿尔兹海默病对于患者和照护者而言，都是肉体和精神上负担最沉重的疾病之一。中风会迅速且没有任何预警地夺去人的生命，但阿尔兹海默病不同，它是一种更缓慢、更难以捉摸的功能衰退，病程长达数月或十数年之久。中风是在动脉形成胆固醇斑块，阿尔兹海默病则是在脑组织中形成斑块（这是一种称为淀粉样蛋白（amyloid）的不可溶纤维性蛋白质），这种斑块与丧失记忆及最终失去生命有关。

虽然中风和阿尔兹海默病在病理上并不相同，但有一个关键因素将两者联结在一起：海量的证据显示，健康的饮食结构可能有助于防止这两者发生。

★编者注：阿尔兹海默病（Alzheimer Disease，AD）又称老年痴呆症，是一种脑部神经性疾病，表征有记忆障碍、失语、失用、失空间感知等。因非老人也会患此症，所以用阿尔兹海默病（或AD）更严谨。

脑中风的预防与保健

90%的中风[3]，是流向脑部的血液被阻断，从而导致部分脑器官缺氧坏死。这就是所谓的缺血性中风（ischemic stroke，源自拉丁文ischaemia，意思是"局部缺血"）。另外一小部分的中风是出血性中风（hemorrhagic stroke），是由于血管破裂，血液流入脑中所造成的。中风所造成的伤害，取决于脑部的哪个部位缺氧（或出血），以及缺氧状态持续了多久。出现短暂中风的人，可能只是感到四肢无力；而那些严重中风的人，则可能会瘫痪、失语，甚至因为中风发作过于频繁而死亡。

有时，血块阻塞持续时间很短，短到自己没察觉到，但这样短暂的阻塞时间却足以损伤大脑的一小部分。这些所谓的无症状中风（silent stroke）会多次发作，逐渐降低认知功能，长久下来会造成病人痴呆、生理功能丧失等严重后果。[4]大范围的中风能让人瞬间丧命，而小中风则会在几年内慢慢杀死患者；我们的目标，则是同时减少这两者的风险。就像应对心脏病一样，健康的饮食结构可以降低胆固醇和血压，同时改善血流及抗氧化能力，以降低中风的风险。

纤维、纤维、纤维，重要的事情说三遍

采取高纤饮食，除了众所周知对肠道健康有好处以外，似乎还能降低大肠癌[5]、乳腺癌[6]、糖尿病[7]、心脏病[8]、肥胖症[9]，以及早逝的风险[10]。目前有多项研究显示，高纤饮食也有助于预防中风。[11]遗憾的是，能做到摄取建议最低纤维需求量的美国人不到3%。[12]这意味着大约97%的美国人，日常的饮食中都缺少膳食纤维。天然的膳食纤维只集中出现在全蔬食中。加工食品中的膳食纤维含量少，而动物性食物中则完全没有膳食纤维。因为动物由骨头支撑身体，而植物则靠膳食纤维来支撑。★

★编者注：动物细胞和植物细胞最大的不同是植物细胞有细胞壁，而动物细胞是由细胞膜附近的胆固醇来固定结构的。所以改变饮食既可以降低胆固醇的摄取量，又可以增加膳食纤维的摄取量，对健康的好处显而易见。

显然，并不需要吃太多膳食纤维，就能减少中风的概率。只要一天增加7克膳食纤维的摄入，就能降低7%的中风概率。[13]中风形式及程度因人而异，证据显示，这跟他们摄取多少膳食纤维有关。在饮食里添加7克膳食纤维很容易做到，只要吃一碗加了浆果的燕麦片或是吃一份烤豆子即可。

那么，膳食纤维为何能保护大脑呢？我们目前还不完全清楚。我们只知道，膳食纤维有助于控制胆固醇[14]和血糖[15]，而这有助于减少阻塞脑部血管的斑块数量。高纤饮食还可以降低血压[16]，从而降低脑出血的风险。但是，你不必等到科学家查明确切的机制后，再按照这些知识来行动。试想，假如农民要等到他了解种子发芽的生物学原理后才愿意播种，那他八成早就饿死了吧？因此，何不直接行动，多吃未加工的全蔬食，来获得摄取膳食纤维的好处呢？

吃得更健康，从来都不嫌早。虽然中风被认为是老人病（只有大约2%的中风死亡案例发生在45岁之前）[17]，但中风的危险因子可能从儿童时期

就开始累积了。最近刚发表的一项研究结果，花了24年追踪数百名儿童的状况，从初中时期一直到成年。研究人员发现，早期的低膳食纤维摄取量与后来大脑动脉硬化有关，而动脉硬化正是中风的关键危险因子。这些被追踪的人在14岁的青少年时期，从日常饮食中摄取的纤维量多寡，对动脉健康造成了明显的差异。[18]

我必须再次强调，膳食纤维摄取量不需要很多。儿童时期，每天多吃1个苹果、多吃1/4杯西蓝花，或者多吃2汤匙豆子，就能对日后的动脉健康有好处。[19]如果你真的想主动出击，最先进的科学建议你可以每天至少吃25克水溶性纤维[20]（通常存在于豆类、燕麦、坚果和浆果中）以及47克非水溶性纤维（主要存在于糙米和全麦等全谷物中），来降低中风的风险。当然最好的做法是采取更健康的饮食，那么膳食纤维的摄取量就远超过绝大多数健康机构所认定的建议摄取量。[21]我希望，有关单位不要再用他们自以为大众"可做到"（achievable）的标准来愚弄我们[22]，他们只需要实实在在地告诉我们，科学是怎么说的，之后要怎么做就让我们自己来决定。

植物需要钾，你也需要

选择一种植物（任何植物都可以）把它烧成灰，将这些灰丢进一锅水里煮沸，然后捞掉灰烬，最终会留下一些白色的残余物质，这些物质称为碳酸钾或钾肥★。碳酸钾已经使用了数千年，用来制造从肥皂、玻璃到肥料、漂白剂等很多东西。但直到1807年，一位英国化学家才发现，这种"植物碱"包含了一种尚未被发现的元素，他称其为pot-ash-ium，也就是钾。

★编者注：钾肥的英文是potash，即pot（锅）加上ash（灰）。

我提起这段历史，只是为了强调，在饮食中，钾的主要来源是植物。人体里的每个细胞都需要钾才能运作，而我们需要从饮食中获取钾。在人类历史长河的大部分时间里，吃了许许多多的植物，每天从中摄取了上万毫克的钾。[23]但如今，能符合每日推荐摄取量4.7克的美国人，甚至不到2%。[24]

主要原因很简单：未经加工的植物性食物，我们吃得不够多。[25]钾和中风有什么关系呢？在重新看过钾跟两个健康的头号杀手（心脏病和中风）之间关系的所有一流研究后，最后得出这样的结论：每天增加1.64克的钾摄取量，能让中风的风险降低21%。[26]事实上，这样的摄取量还不足以把美国人的钾摄取量提高到应有的水平，但已经足以大幅降低中风的危险了。想象一下，如果你将全蔬食的摄取量提高2倍或3倍，可以降低多少中风的概率呢？

虽然市场上一直标榜香蕉的钾含量很高，但实际上，香蕉并不含特别丰富的矿物质。根据美国农业部当前的数据库，香蕉甚至没有被列入头1000个钾含量高的食物之列。事实上，香蕉排在了第1611位，就排在贺喜（Reese's）花生酱巧克力后面。[27]因此，你每天必须吃十几根香蕉，才能达到钾的最低建议摄取量。

究竟哪些食物才真正富含钾呢？最常见也最健康的全蔬食来源，大概就是绿叶菜、豆类和红薯了。[28]

促进血流量的柑橘类

喜爱吃橙子的人有福了：已证实摄取柑橘类水果能降低中风风险，效果甚至超过苹果。[29]谁说橙子和苹果不能拿来比较？★我已经这样做了！关键就是称为橙皮苷（hesperidin）的这种生物类黄酮素，似乎能增加整个身体（包括大脑）的血流量。科学家使用多普勒血流仪（doppler fluximeter），可以通过激光束从皮肤测量血流量。科学家先将受试者接上这台仪器，同时给他们喝了相当于两杯橙汁的橙皮苷溶液，测量结果发现，他们的血压下降了，整体的血流量也增加了。此外，当受试者喝的是

★编者注：美国俚语compare apples and oranges，意思是风马牛不相及，即把毫不相干的人或物硬凑在一起比较。

橙汁而不是橙皮苷溶液时，血流量增加得更多。换句话说，橙子比起橙皮苷，降低中风概率的效果更好。[30]当我们谈到食物时，整个一起吃的效果往往比只吃部分更好。

柑橘类水果对血流量的正面影响，不需要用到仪器就能看得见。在一项研究中，科学家找来了多位因为气血不畅而有畏寒、长期手脚冰冷症状的女性，把她们安置在一间冷气房里。实验组的女性，每天喝含有柑橘类植化素的营养液，而给对照组喝的是安慰剂（人工调味的橙汁）。后一组因为血流量减少变得越来越怕冷。在研究过程中，她们指尖的温度下降了将近5℃。而前一组因为血流量保持平稳，指尖变冷的速度只有安慰剂那组的一半（研究人员还让两组女性把手放进冰水里，实验组的体温恢复速度也比对照组快了一半）。[31]

所以，在滑雪前吃几个橙子，能让你的手指和脚趾不会冻僵。四肢末梢暖和的感觉当然不错，但更棒的是，多吃柑橘类水果还能降低中风的风险。

睡多睡少都不好：睡眠时间与中风的关系

睡眠不足或睡太多，都会增加中风的风险。[32]那么，到底睡多久才算不够？睡多久又算太多呢？

日本的科学家率先对这个问题提出研究结果。他们花了14年时间，追踪近10万名中年男女的睡眠状况。相较于每晚平均睡7小时的人，每天睡4小时以下或睡10小时以上的受试者，中风死亡的可能性大约高出50%。[33]

最近一项针对15万名美国人的研究，则更彻底地论证了这个问题。研究发现，睡眠时间在6小时以下或是9小时以上的人，都有更高的中风概率。而那些风险最低的人，每天大约睡7~8小时。[34]在欧洲[35]、中国[36]和其他地方[37]的研究也已经证实，每天睡7~8小时似乎可将中风风险降到最低。我们还不能确定，这样的结果是否有因果关系，但在我们了解更多之前，还是好好睡个觉吧！

身体的自卫队：抗氧化物

国家科学奖章是美国科学成就的最高荣誉，令人尊敬的生物化学家厄尔·史达得曼（Earl Stadtman）曾获此殊荣，他说过："老化是一种病。人类的寿命，只是反映了细胞被自由基所损害的程度。当损害累积到让细胞无法再正常生存时，它们就放弃存活了。"[38]

1972年，现在被称为"线粒体老化理论"（mitochondrial theory of aging）的这个概念首度问世。[39]该理论认为，自由基会破坏人体细胞的能源站——线粒体，而导致细胞的能量和功能随着时间而衰减，这就是老化的主要原因。这个过程有点像是帮你的iPod（苹果音乐播放器）重复充电的过程，每充电一次，电池的容量就会变得更小一些。

但究竟自由基是什么，我们能对它做些什么呢？

我先试着简单来说明一下"氧化磷酸化"（oxidative phosphorylation）这种代谢机理：植物从太阳获取能量。你把一株植物放在阳光下，通过光合作用，叶片中的叶绿素会吸收阳光的能量，并传输到称为电子的微小组成物质中。

一开始，植物只拥有低能量的电子；而利用太阳的能量充电，就能把它们变成高能量的电子。凭借这种方式，植物就能储存太阳的能量。然后，当你吃进植物时，这些电子（以碳水化合物、蛋白质和脂肪的形式）就会被传递到你全身的所有细胞之中。接着，线粒体得到这些高能电子，并把它们当成能源使用（就像是燃料一样），慢慢去释放出自己的能量。请注意，这个过程必须在精确且受到严格控制的方式下发生，因为这些高能电子状态极不稳定，就像是容易挥发的汽油一样。

事实上，汽油、石油和碳之所以被称为石化燃料，并非空得虚名。我们的汽车油箱里装满了史前植物物质，它们的高能电子储存了数百万年前的太阳能量。

把火柴丢进汽油罐是非常危险的禁忌动作，因为这会让所有能量瞬间释出，你的身体运作也是同样的道理，必须谨慎小心。这就是为什么细胞从你所吃的植物中取得高能电子后，必须以可控制的方式释出能量。把身体看成是煤气炉，一次只能使用一些能量，直到用完为止。然后，你的身体会将这些用完的电子传递给一个非常重要的分子：氧分子。事实上，像氰化物这一类的毒药，其致命的原因就是阻断身体将这些废电子交付给氧分子。

幸好，氧气热爱电子，或许有点"爱过头"了。身体慢悠悠地释出电子的能量，而氧气排在队伍的最后面焦急地等待着。氧气忍不住想伸出它脏兮兮的小手，去抓住其中的一个高能电子，但你的身体说："等等。我们必须慢慢来，所以要乖乖等着，让电子先冷静下来，才会轮到你。我们会给你属于你的电子，但只有在我们消除了它的能量后才算安全，才可以给你玩。"

不甘心的氧分子，气呼呼地大喊："不管哪一天，我都可以处理这些加强马力的电子！"它一面噘着嘴，一面偷偷瞄到一颗流浪的高能电子没人看管。氧气左看右看，然后就扑过去抓住它。你的身体并不完美，没办法时时刻刻紧盯着氧气。所有行经细胞的高能电子大约有1%～2%[40]会渗漏出来，而氧气就会趁机逮住它们。

当氧气把一个高能电子弄到手后，就摇身一变成了"绿巨人"——从低能量的氧气，转变成称为超氧化物（superoxide）的一种自由基。自由基一如其名，就是一种很不稳定、会失控和猛烈反应的分子。超氧化物充满了能量，会开始在细胞内大肆破坏，东敲西砸，并翻转你的DNA。

当超氧化物与DNA接触时，就会破坏你的基因，而倘若没有及时修复，很可能就会引起染色体突变，导致癌症。[41]庆幸的是，我们的身体会呼叫它的自卫队来自保，这支自卫队就是抗氧化物。抗氧化物到达现场，对超氧化物喊话："放开那个电子！"

超氧化物回击："维生素C先生，想跟我单挑吗？放马过来！"

于是，抗氧化物立刻跳到超氧化物身上，双方扭打在一起，然后抗氧化物奋力地一把抢走了超能电子，只留下氧气这个可怜的小家伙。

在科学界，氧分子霸占流浪电子后失控的现象，称为氧化压力（oxidant stress）。根据理论，这个现象所导致的细胞受损，就是导致老化的关键因素。老化和疾病，已经被认为是身体氧化的结果。看到你手背上那些褐色的老人斑了吗？它们就是氧化的皮下脂肪。为什么我们会有皱纹？为什么我们会丧失部分记忆？为什么我们变老的时候，身体器官会出现故障？研究认为，这全都是氧化压力造成的。基本上，我们的身体就是处于"生锈"过程中。

你可以通过食用含有大量抗氧化物的食物，来减缓这种氧化过程。要分辨一种食物是否富含抗氧化物，可以把它切开暴露在空气（氧气）中，然后看看它的变化。如果它变成褐色，就是氧化了。想想两种最普遍的水果：苹果和香蕉。它们都很容易变成褐色，代表它们所含的抗氧化物并不多（苹果的大部分抗氧化物都在表皮）。如果切开的是芒果，会发生什么事呢？什么都没有发生，因为芒果含有很多的抗氧化物。如何让水果沙拉不变色？通常，我们会洒上几滴柠檬汁，因为柠檬富含抗氧化物维生素C。抗氧化物可以让食物不氧化，而吃进肚子里的抗氧化物，也会帮身体做同样的事。

富含抗氧化物的食物可能有助于预防的疾病之一，就是中风。瑞典的研究人员花了十几年追踪3万多名上了年纪的妇女，结果发现，那些吃抗氧化物食物最多的人，中风的风险最低。[42]在意大利以年轻男女为对象的研究中，也发现了类似的结果。[43]与肺部疾病一样[44]，抗氧化补充剂似乎效果不大。[45]看来，大自然的力量塞不进一颗药丸里。

明白了这一点，科学家开始着手寻找富含抗氧化物的食物。来自世界各地的16名研究人员，发表了食材抗氧化能力的数据库，涵盖了3000多种食物、饮料、草药、香料和添加剂。从船长牌麦片（cereal），到非洲猴面包树（baobab trees）树叶的干燥碎片，他们的测试对象包罗万象。他们测试了几十个牌子的啤酒，看看哪些牌子的抗氧化物含量最高，结果是奥地利啤酒第一品牌的圣诞老人啤酒（Santa Claus beer）稳居第一。[46]可惜的是，啤酒不是美国人饮食中抗氧化物的头号来源，而是排名第4。[47]你可以在网站http://bit.ly/antioxidantfoods的清单上，查看你所喜欢的食物和饮品的抗氧化物含量排名。

　　但你并不需要把该网站清单中的138页图表全都贴在冰箱上。只要记住一个简单的原则：一般而言，植物性食物的抗氧化物含量比动物性食物高出64倍。正如研究人员所说："富含抗氧化物的食物都来自植物界；而肉类、鱼类和其他来自动物界的食物中，抗氧化物的含量都很低。"[48]即使是我所能想到健康效益最低的蔬菜——美国卷心莴苣（96%都是水[49]），也含有17个单位（以改良的FRAP法★测量）的抗氧化能力。你只要知道有些浆果的抗氧化能力超过1000个单位，你就知道卷心莴苣的数值真是少得可怜。但是，与卷心莴苣的17个单位相比，新鲜鲑鱼只有3个单位。鸡肉呢？只有5个单位的抗氧化能力。脱脂牛奶和水煮蛋？只有4个单位；至于人造蛋的得分则是一个大鸭蛋——0。研究小组得出结论："以动物性食物为主的饮食，抗氧化物的含量都很低；而以多样化蔬食为主的饮食则富含抗氧化物，因为在这些食物和饮品中，保存了成千上万种生物活性抗氧化的植物化学成分。"[50]

★编者注：全称为铁离子还原/抗氧化力分析法（Ferric Reducing/Antioxidant Power assay, FRAP）。

在食物里加入一小撮抗氧化物

　　平均来说，含有最多抗氧化物的食物种类首推药草和香料。

　　比方说，你备好了一碗健康美味的西红柿意大利全麦面。整碗面的抗氧化能力大约有80单位（比例大约是面占20单位、酱占60单位），如果再加入一把蒸熟的西蓝花，吃了这一餐，你就能补充150单

★编者注：牛至、马郁兰等是天然植物调味料，在西式菜肴中使用较多。

位的抗氧化能力。听起来很不错吧。更棒的是，如果再洒上一茶匙干牛至（又名比萨草）或马郁兰（马郁兰比牛至口味更甜、更温和）★，这一餐的抗氧化能力就高达300多个单位了。[51]

那么早餐吃的燕麦片呢？只要添加半茶匙肉桂粉，就能把早餐的抗氧化能力从20单位提高到120单位。如果你不排斥丁香的味道，可以加入一小撮，那么这顿再平常不过的早餐，抗氧化能力就能提高到160单位。

以蔬食为主的三餐，本身通常都含有丰富的抗氧化物，但花点心思，用香料来丰富你的生活，就能使你的饮食马上变得更健康。

话说回来，虽然樱桃的抗氧化能力高达714个单位，但你不需要挑选特定食物来提高抗氧化物的摄取量；你只需要努力在每一餐里均衡摄取各种蔬果、药草和香料，就可以不断为身体提供抗氧化物，帮助预防中风等老化疾病。

血液中的氧化脂肪（oxidized fats）会破坏大脑中敏感的小血管壁，而富含抗氧化物的食物可以阻止氧化脂肪在血液里循环，从而防止中风的发生。[52]这些食物还能降低动脉硬化的概率，[53]防止血栓形成、[54]降低血压[55]以及减少发炎。自由基会损害我们体内的蛋白质，达到免疫系统无法辨认的程度[56]。但如果身体内有足够的抗氧化物，就能防止自由基所引发的炎性反应。虽然所有的植物性食物都有抗发炎作用[57]，但有些植物的效果更好。富含抗氧化物的蔬果（如浆果和绿叶菜），在治疗全身性炎症上面，比起相同分量的低抗氧化物蔬果（如香蕉和青笋），明显有更好的效果。[58]

我们所选择的食物，将会改变我们的人生。

阿尔兹海默病不可逆转，只能预防

在临床诊疗上，比起癌症，更让我害怕的就是阿尔兹海默病。这不仅仅是因为病患即将面临的心理伤害，还有亲友所要付出的情感代价。据阿尔兹海默病基金会估计，每年有1500万名阿尔兹海默病病患的家人和朋友，为了照顾那些甚至已经不认识他们的患者，无偿付出的时间超过了150亿小时。[59]

尽管投入了数十亿美元的研究经费，目前仍然没有找到有效治疗阿尔兹海默病的方法，病患不可避免地走向死亡。一言以蔽之，阿尔兹海默病不论是在情感、经济甚至是医学上，都处在一种危机状态。在过去20年中，关于阿尔兹海默病所发表的研究论文超过了7.3万篇，相当于每天都有10篇论文问世。然而，对于这个疾病的临床治疗和了解，进展却非常少。由于阿尔兹海默病严重损坏了脑部的神经网络，要完全治愈几乎不可能，因此患者所失去的认知功能可能永远都找不回来了。死亡的神经细胞无法再起死回生，即便制药公司能弄清楚如何阻止病情发展，但对许多患者来说，伤害已经造成，可能将永远失去他们的部分特质了。[60]

不过，阿尔兹海默病研究中心的资深科学家却带来了一个好消息，在一篇名为《阿尔兹海默病无法治愈，但可预防》（*Alzheimer's Disease Is Incurable but Preventable*）的文章中[61]，认为改变饮食结构和生活方式有可能预防每年数百万件阿尔兹海默病新增病例。[62]怎么做到的？一个新兴的共识是："对心脏有好处的，同样有利于大脑。"[63]脑内粥样硬化斑块的血管堵塞，被认为跟阿尔兹海默病的发生有相当密切的关系。[64]这并不令人惊讶，2014年在《老化神经生物学》（*Neurobiology of Aging*）期刊上有一篇文章《预防阿尔兹海默病的饮食及生活指南》（*Dietary and Lifestyle Guidelines for the Prevention of Alzheimer's Disease*），指出的膳食核心就是："主要饮食中，应该以蔬菜、豆类（黄豆、豌豆和小扁豆）、水果和全谷物来取代肉类和乳制品。"[65]

阿尔兹海默病是一种血管疾病吗

1901年，一位名叫奥古斯特的女性被丈夫带到德国法兰克福的一家精神病院。她的症状描述是妄想、健忘或神志不清，"无法做好家务事"。[66]阿尔兹海默医生帮她看诊，这个经典案例后来让阿尔兹海默成为家喻户晓的名字。

在解剖报告中，阿尔兹海默医生描述了这位女患者脑中出现斑块及神经纤维缠结，日后这也成了该疾病的特征。但是，可能因为发现新疾病太兴奋了，有个线索被他忽略了。他当时曾经写下："较大的脑血管显示有动脉硬化病变。"他使用"血管硬化"来描述该病患的脑内病变。[67]

我们普遍认为，动脉粥样硬化是心脏问题，但它被描述为一个"无所不在，几乎涵盖整个人体的病理"。[68]人体每个器官都有血管，包括大脑。"心源性痴呆"（cardiogenic dementia）一词于20世纪70年代首先提出，该理论认为老化的大脑更难承受缺氧的后果，因此血流量不足会导致认知能力下降。[69]如今，已有大量证据可以证明，动脉粥样硬化与阿尔兹海默病有关。[70]

解剖报告一再显示，阿尔兹海默病患者的脑内明显有更多动脉粥样硬化斑块堆积，造成血管变窄。[71,72,73]休息时，正常的脑血流量大约是每分钟1夸脱（约1升）；并且从成年后，似乎自然而然地会每年损失约0.5%的血流量。到了65岁，这个循环能力可能下降多达20%。[74]虽然这种下降幅度可能不足以损害脑功能，但却足以把我们推向危险边缘。一旦大脑内部与导向大脑的动脉被胆固醇斑块堵塞，就会严重减少大脑所接收的血流量及含氧量。解剖结果也支持了这个理论，显示阿尔兹海默病的患者，他们连接大脑记忆中心的动脉有特别严重的阻塞状况。[75]得出这样的结果后，有些专家甚至认为阿尔兹海默病应该被重新归类为血管类疾病。[76]

然而，我们从解剖报告所收集到的信息还是有其局限性。例如因果关系的定论或许是反过来的：有人是因为痴呆才产生了不良的饮食习惯。为了进一步评估大脑动脉阻塞跟阿尔兹海默病的关系，研究人员追踪刚开始失去心智功能，也就是处于所谓轻度认知功能损害的400位病人。他们利用特殊的脑动脉扫描，来评估每位病人脑动脉阻塞的数量。研究人员发现，脑动脉变窄数量最少的患者，在4年的研究过程中，认知和日常生活都能保持稳定状态。相较之下，脑动脉阻塞数量较多的患者，则失去了重要的大脑功能；其中阻塞情况越糟的人，脑功能下降得越快，发展成全面性阿尔兹海默病的可能性就增加了1倍。因此，研究人员得出结论："大脑供血量不足，会对脑功能有非常严重的影响。"[77]

　　一项针对300名阿尔兹海默病患者的研究发现，针对造成血栓的风险因素做治疗（如高胆固醇和高血压），可能会延缓痴呆恶化，但仍无法完全阻止病程继续发展。[78]这就是为什么预防才是关键。胆固醇不只跟脑动脉粥样硬化斑块的形成脱不了关系，还会促进淀粉蛋白斑块的形成，沉积在脑组织中。[79]胆固醇是细胞的重要组成部分，这就是为什么身体会制造出你所需要的量。但摄取过多的胆固醇，特别是反式脂肪及饱和脂肪，将会提高血液中的胆固醇含量。[80]一旦血液中的胆固醇过多时，不仅会成为心脏病的主要危险因素，[81]也一致被认为是阿尔兹海默病的危险因素。[82]

　　解剖发现，阿尔兹海默病患者的大脑，明显比正常大脑有更多的胆固醇沉积。[83]我们一度认为，脑中的胆固醇沉积跟血液中的胆固醇不一样，但有越来越多的证据显示，事实正好相反。[84]血液中过量的胆固醇，可能会导致脑中的胆固醇过量，然后诱发在阿尔兹海默病患者脑中会见到的类淀粉蛋白。在电子显微镜下，我们可以看到类淀粉蛋白纤维聚集在胆固醇的微小晶体周围。[85]的确，像正子扫描★等先进的脑部摄影技术，都显示出血液中坏胆固醇的含量跟脑中的类淀粉蛋白沉积有直接关系。[86]制药商希望能利用这样的关联性来获利，开始卖起降胆固醇的他汀类药物来预防阿尔兹海默病，但他汀类药物本身就会引起认知障碍，包括短期和长期的记

★编者注：正子扫描又称正电子发射计算机断层显像（Positron Emission Computed Tomography，PET），是核医学领域临床检查影像技术。常用于肿瘤、冠心病和脑部疾病检查。

忆丧失。[87]对于不愿改变饮食习惯的人，他汀类药物的好处确实大于风险[88]；但如果不愿舍本逐末，要同时兼顾到心脏、大脑及心智，最好的做法当然是通过良好的饮食结构，自然而然地降低胆固醇。

问题出在哪里？是遗传还是饮食？

通过饮食来预防阿尔兹海默病的概念，可能会令人大吃一惊。因为现在的大众媒体都把阿尔兹海默病当成一种遗传疾病。他们会说，是你的基因而非你选择的生活方式决定了你是否会患病。然而，当你研究阿尔兹海默病在世界各地的分布情形，这样的说法就会站不住脚了。

即便把某些种族的人天生就比其他种族活得更久这个因素列入考虑，阿尔兹海默病的发生率在世界各地仍有高达10倍的差异。[89]例如，在美国宾夕法尼亚州的乡下，有19%的老人可能会在未来10年内患阿尔兹海默病。然而，在印度的伯勒布格尔（Ballabgarh）乡间，这个数字仅仅是3%。[90]我们怎么知道，这不是因为某些族群具有遗传易感性呢？答案是移民研究，亦即比较同一种族在移居地与家乡的发病率有何不同。例如，移民美国的日本男人，阿尔兹海默病的发病率比住在本土的日本人明显高出很多。[91]而住在尼日利亚的非洲人，阿尔兹海默病的发病率只有住在美国印第安纳波利斯的非裔美国人的1/4。[92]

为什么生活在美国，就会增加痴呆的风险呢？

各种不同的证据显示，答案就是美国人的饮食结构。当然，在我们新的全球化世界里，你不需要移民到西方才能选择西方饮食。以日本为例，过去几十年里，阿尔兹海默病的患病率大幅度提高，原因被认为是饮食习惯的转变，也就是从传统的以大米和蔬菜为主的饮食，转变成乳制品高3倍、肉制品高6倍的偏西式饮食。研究人员发现，饮食与阿尔兹海默病之间最密切的关联，就是动物性脂肪的摄取量。从1961年到2008年，动物性脂肪的摄取量激增了将近6倍。[93]在中国，也发现饮食和阿尔兹海默病有类似的关联。[94]随着全球饮食逐渐西化，预期阿尔兹海默病的患病率将会持续增加，而解决的方法就如《阿尔兹海默病期刊》（*Journal of Alzheimer's Disease*）中一位研究者所写的："除非改变饮食结构，减少动物性食品的比例……"[95]

印度的乡村是全世界阿尔兹海默病患病率最低的地方[96]，那里的传统饮食，就是以谷物和蔬菜为主的蔬食。[97]而在美国，那些不吃肉（包括家禽和鱼）的人，患老年痴呆症的风险降低了一半。不吃肉的时间越长，痴呆的风险就越低。每周至少吃4次肉的人，比吃素30年以上的人痴呆风险要高3倍。[98]

那么，阿尔兹海默病跟遗传无关吗？当然不是。早在20世纪90年代，科学家就发现一种称为"脱辅基蛋白质E4"（apolipoprotein E4，ApoE4）的基因变异，会让人更容易患上阿尔兹海默病。每个人身上都有某种形式的ApoE，但只有约1/7的人带有与阿尔兹海默病相关的ApoE4基因。研究发现，假如你从父母其中一人身上继承了ApoE4基因，那么你患阿尔兹海默病的风险就是常人的3倍。而假如ApoE4基因来自父母双方（大约每50人中有1人），患阿尔兹海默病的风险则可能增加为9倍。[99]

究竟ApoE基因有何用途？它主要产生脑部运送胆固醇的蛋白质。[100]而ApoE4的变异，可能导致胆固醇在脑细胞异常积聚，进而引发阿尔兹海默病的病变。[101]这种机制，可用来解释所谓的"尼日利亚悖论"（Nigerian Paradox）。尼日利亚人拥有最高的ApoE4基因变异率[102]，但令人意外的是，他们的阿尔兹海默病患病率却很低。[103]高比例的人口带有痴呆症基因，却是阿尔兹海默病患病率最低的国家之一？这样的矛盾，或许可以用尼日利亚人的血胆固醇值非常低来解释，这得归功于他们的日常饮食结构：以谷物和蔬菜为主，动物性脂肪摄取量偏低[104,105]。由此看来，似乎是饮食战胜了遗传影响。

在一项长达20年的千人研究中，毫无意外地发现，ApoE4基因的存在让患阿尔兹海默病的可能性增加了2倍之多。不过在这些受试者中，胆固醇高的人，患病概率却升为近3倍。研究人员推测，控制高血压和高胆固醇等危险因子，在降低阿尔兹海默病的风险上有实质帮助，不幸从父母双方遗传到ApoE4基因的高危险群，可以从高达9倍的发病率下降到只有2倍。[106]

很多时候，医病双方都会认命地接受慢性退化疾病，阿尔兹海默病也不例外。[107]"都是因为基因……"他们通常会这样说："该发生的就会发生。"然而，研究结果告诉我们，虽然你可能拿了一手遗传烂牌，但还是可以用饮食习惯来重新洗牌。

吃蔬食，防痴呆

阿尔兹海默病虽然都发生在老年人身上，但就像心脏病和大多数的癌症一样，都是花了几十年时间才发展出来的疾病。我要不厌其烦地再次强调（就像老唱片一样），吃得健康永远都不嫌太早。你现在的饮食结构，可能直接影响到你晚年的生活质量，其中就包括了大脑的健康。

大部分阿尔兹海默病的患者，都是到70岁才被诊断出来[108]。但现在我们知道，他们的大脑在很久以前就已经有问题了。病理学家根据数千例解剖结果，发现阿尔兹海默病初期的无症状阶段（脑部神经纤维出现缠结），似乎有一半的人是开始于50岁，而有10%的人甚至早在20多岁时就已经潜伏了。[109]好消息是，阿尔兹海默病的临床表现，和心脏病、肺部疾病、中风相似，都是可以预防的。

预防阿尔兹海默病的饮食指南中，所建议增加或减少的食物种类，基本上可总结为一句话：**以蔬食为主**。[110]例如，大力推荐的地中海饮食★，就包括较多的蔬果、豆类和坚果，以及较少的肉类和乳制品。[111]研究人员试着找出其中具有保护作用的成分时，发现较高比例的蔬果、较低比例

★编者注：泛指希腊、西班牙、法国和意大利南部等处于地中海沿岸的各国的饮食风格。研究发现，地中海饮食可以减少患心脏病的风险，还可以保护大脑免受血管损伤，降低发生中风和记忆力减退的风险。

的饱和或不饱和脂肪似乎是关键。[112]这个结论与"哈佛女性健康研究"（Harvard Women's Health Study）的结果一致，后者发现，饱和脂肪（主要来源为乳制品、肉类和加工食品）的高摄取量，与认知及记忆显著恶化的轨迹相关。饱和脂肪摄取最多的女性，有60%～70%的机会，认知功能会随着时间减退；而饱和脂肪摄取最少的女性，大脑年龄平均比实际年龄年轻6岁。[113]

吃蔬食的好处，也有可能是从植物本身而来的。全蔬食含有数千种不同的抗氧化物[114]，其中有一些能穿越血脑障壁，并可通过对抗自由基来提供保护作用（简单来说，就是防止大脑氧化"生锈"）。[115]人脑的重量约占体重的2%，但所消耗的氧气却占了5%，并有可能释出大量的自由基。[116]浆果[117]和深绿色叶菜类[118]因为含有特殊的抗氧化色素，成为蔬果王国里的健脑食物。

第一份显示蓝莓能改善老年人早期认知功能减退的人类研究，发表于2010年。[119]接着在2012年，哈佛大学的研究人员运用从1980年开始追踪1.6万名妇女的健康和饮食所得来的护士健康研究数据，实际量化了这些发现。他们发现，每周至少吃1份或2份草莓的女性，与那些不吃浆果的女性相比，认知功能减退的速度至少延缓了两年半。这些结果显示，每天吃一把浆果，这样一个简单又美味的饮食调整，就能把大脑的老化速度至少往后推迟两年。[120]

就算只喝果蔬汁，都可能对你的身体有好处。一项为期8年、追踪近2000人的研究发现，规律性饮用果蔬汁的人，患阿尔兹海默病的风险降低了76%。研究人员总结："果蔬汁在延缓阿尔兹海默病方面可能发挥了重要的作用，尤其是对这种疾病的高危险人群更是如此。"[121]

研究人员推测，发挥作用的成分可能是被称为多酚类（polyphenols）的强效抗氧化物，它有保护脑神经的作用。假如真是如此，紫红色的葡萄汁可能是最佳选择[122]，不过吃整颗水果仍然比喝果汁好。[123]然而，紫红色的葡萄不是四季都有，因此我建议可以用同样富含多酚物质的蔓越莓代替（可以全年冷冻保存）[124]。（在本书第2部分，我提供的"粉红果汁"食谱基于完整的蔓越莓，比起市面上卖的蔓越莓汁，热量低了25倍，而植物营养素的含量至少多了8倍。）

除了抗氧化活性之外，体外实验也证实多酚类有保护神经细胞的作用，可以抑制造成阿尔兹海默病的斑块[125]和神经纤维缠结[126]的形成。理论上，多酚类化合物也可以"拔除"[127]沉积在某些脑区的金属微粒，而这些金属微粒很可能跟阿尔兹海默病和其他神经病变有关。[128]在本书第2部分，我特别推荐浆果和绿茶的原因之一，就是因为它们的多酚含量都很高。

用藏红花治疗阿尔兹海默病

尽管已经有数十亿美元投入阿尔兹海默病的研究，但到目前为止，仍然没有发现有效的治疗方法可以逆转这种疾病的发展。虽然有药物可以帮助控制症状，不过在杂货店里的某样东西就有同样的效果。

虽然有零星的案例显示，姜黄在治疗阿尔兹海默病方面有一些明显的效果[129]，但目前在香料方面，减缓阿尔兹海默病影响的最佳数据却是来自藏红花。藏红花是从鸢尾科植物藏红花的雌蕊中所提炼的一种香料，在双盲实验中发现它能帮助减轻阿尔兹海默病的症状。在为期16周的研究中，从轻度到中度痴呆的阿尔兹海默病患者，在服用藏红花胶囊后，平均来说，比服用安慰剂的对照组明显有了更好的认知功能。[130]

那么，如果把藏红花拿来跟市面上最普遍的阿尔兹海默病用药Donepezil（商品名爱忆欣〔Aricept〕）做一下比较，结果会如何呢？一项为期22周的双盲研究（在获得结论之前，无论是研究者还是受试者，都不知道哪些人服用的是药物，而哪些人服用的是香料）发现，在减轻阿尔兹海默病的症状上，藏红花似乎跟这种首席药物一样有效。[131]可惜的是，这样的结果并不能说明什么[132]，但至少患者没有药物副作用的风险（最典型的就是恶心、呕吐和腹泻）。[133]

虽然目前没有阻断阿尔兹海默病病程发展的有效方法，但假如你认识患有这种疾病的人，可以让他多吃用藏红花来调味的西班牙海鲜饭，对病情或许会有帮助。

老化毒素与烹饪

每个人身上都有数百亿英里长的DNA——假如你解开链结，把它们首尾相接的话，长度足以往返月球10万次。[134]那么，我们的身体是如何防止DNA缠在一起呢？去乙酰化酶（sirtuins）让我们的DNA漂亮又整齐地缠在如同线轴的蛋白质上。

虽然最近才发现去乙酰化酶，但它却代表了医学上最有前途的领域之一，因为这种酶似乎能调控衰老与否。[135]解剖研究显示，去乙酰化酶丧失活性跟阿尔兹海默病息息相关，也就是跟大脑斑块的沉积和神经纤维缠结有关。[136]抑制这种长寿基因的活性，被认为是阿尔兹海默病的主要特征。[137]制药业正试图找出能增加去乙酰化酶活性的药物，但我们要问的是，为何不从根本解决：事先防范发生这种抑制现象呢？只要减少吸收食物中的"糖化终产物"（advanced glycation end products, AGEs）★，就能做到这一点。[138]

★编者注：AGEs是一群高度氧化的化合物，简单来说这是一种糖毒素，人体正常的新陈代谢过程会产生AGEs，而食物中也含有AGEs。

AGE是一个相当贴切的缩写，因为它们被视为"老化毒素"[139]，被认为会通过将蛋白质交叉联结在一起的方式，来加速老化，并引起身体组织硬化，造成氧化应激和炎症。这个过程，可能会导致眼部的白内障形成和黄斑变性，也会损害骨骼、心脏、肾脏和肝脏[140]，还可能影响大脑，加速大脑老化的萎缩速度[141]，并抑制去乙酰化酶的防护能力。[142]

血液[143]或尿液[144]中AGEs值偏高的老年人，认知功能似乎会随着时间加速流失。在阿尔兹海默病患者的大脑中，也发现AGEs值偏高。[145]究竟这些AGEs是从哪里来的？有一些是我们身体代谢时自然产生的，也会自然分解掉[146]；但AGEs的主要来源，一是抽烟产生的烟雾[147]，二是"肉类及肉制品"以干热方式烹调。[148]当富含脂肪和蛋白质的食物暴露在高温下时，AGEs就会形成。[149]

从巨无霸汉堡、热狗（Hot Pockets）到咖啡和果冻，研究人员对500多种食品做了AGEs含量的测试。一般而言，肉类、奶酪和高度加工食品的AGEs含量最高；而谷类、豆类、面包、蔬菜、水果和牛奶则最少。[150]

测试结果中，AGEs含量最高的前20大产品如下表所示（包含各种牌子）：

1. 烧烤鸡肉（带皮）	11. 香煎火鸡汉堡
2. 培根	12. 烧烤鸡肉（去皮）
3. 烤热狗	13. 用烤箱烤鱼
4. 烤鸡腿	14. 麦克鸡块
5. 烤鸡小腿	15. 串烧鸡肉
6. 煎牛排	16. 香煎火鸡汉堡（使用芥花油）
7. 用烤箱烤鸡胸	17. 鸡肉
8. 油炸鸡胸	18. 香煎火鸡汉堡（使用烹饪喷雾油）
9. 爆炒牛柳	19. 煮熟的热狗
10. 麦当劳的炸鸡柳	20. 烤牛排[151]

你应该有些概念了吧。

没错，AGEs的含量跟烹调方式有关。烤苹果的AGEs含量是新鲜苹果的3倍；而烤热狗的AGEs含量比煮熟的热狗更多。但食材还是最重要的：比起新鲜苹果的13单位、烤苹果的45单位，煮熟的热狗的AGEs含量有6736单位、而烤热狗则有10143单位。研究人员建议，烹调肉类时应采用蒸或炖等湿热的烹调方式。但即使是煮鱼，AGEs的含量仍然比烤1小时的红薯多了10倍以上。肉类的AGEs含量，平均比早餐麦片等高度加工食品多了约20倍，比新鲜蔬果高出约150倍。禽肉是最糟糕的，其AGEs含量比牛肉多了大约20%。研究人员得出结论，即使只是小幅减少肉类摄取量，都能将每天摄入的AGEs削减一半。[152]

减少吸收AGEs可以预防及逆转去乙酰化酶受到抑制的情况，因此避开高AGEs食物，已被视为对抗阿尔兹海默病的一种深具潜力的新策略。[153]

运动能使认知衰退暂停吗

处于痴呆边缘的人有好消息了。2010年在《神经学志》（*Archives of Neurology*）期刊发表了一项研究，受试者是一群患有轻度认知障碍的患者，这些人开始忘东忘西或不自觉地重复做过或说过的事。研究人员要求他们每天做45~60分钟的有氧运动，每周4天，持续6个月；而对照组则在同一时间被指定做一些简单的伸展动作。[154]

研究人员在研究开始前和结束后，分别对受试者进行记忆测试。结果发现，对照（伸展）组的认知功能持续下降，而运动组的认知功能不仅没有变得更糟，反而变得比之前好了。6个月后，持续运动的人答对了更多题目，证明他们的记忆力有了改善。[155]

紧接着，使用核磁共振造影扫描的研究发现，有氧运动确实可以逆转大脑记忆中心里老化造成的萎缩。[156]但在伸展、瘦身或非有氧肌力训练组中，却没有看到这样的效果。[157]有氧运动有助于改善脑部的血流、提高记忆效能，以及保护脑部组织。

失去记忆的人生，还能算是人生吗？无论这些记忆是由于严重的中风而全部丧失，还是因为小中风在脑中留下的小洞而一点一点流失，或是像阿尔兹海默病之类的退化疾病从内部摧毁，健康的饮食和生活方式都有助于消除造成这些严重脑部疾病的部分危险因子。

　　但关键在于，要尽早开始。高胆固醇和高血压很可能早在二十几岁时，就开始伤害你的大脑了。等到你六七十岁，一旦损害变得很明显，可能就已经太迟了。

　　就像其他器官一样，我们的大脑也有神奇的自愈能力，能够在旧的神经突触周围打造新的突触连接，能够学习及重新学习。然而，这一切发生的前提是你的每日三餐不会损害你的大脑。有益健康的饮食和运动，可以让你的余生过得耳聪目明、身心健康。

　　值得庆幸的是，我可以用比开始时更快乐的情绪来结束这一章。尽管我们家族有阿尔兹海默病的病史，但我母亲和兄弟全都采取健康的蔬食方式，母亲到目前都没有任何发病的迹象，与夺走她父母生命的脑部疾病顽强抵抗到底。虽然我们兄弟都知道，我们总有一天会失去她，但新的健康饮食习惯让我们充满希望，深信在这一天来临之前，她都不会忘了我们。

第 4 章

远离消化道癌

每年，美国人在原本可预防的癌症上所折损的生命总年数超过500万年。[1]而在所有人类癌症中，只有一小部分纯粹是由于遗传因素所导致的。大部分都是外在因素所致，特别是饮食习惯所赐。[2]

我们皮肤的覆盖面积大约为20平方英尺（1平方英尺≈0.09平方米），而如果摊平肺部所有微小的肺泡，可以覆盖数百平方英尺。[3]我们的肠道呢？如果将所有的小皱褶算进来，科学家估计肠道的表面积多达数千平方英尺[4]，远远超过前两者的总和。你吃进肚子里的食物，很可能就是你和外界直接接触的主要媒介。这意味着撇开潜伏在环境中的致癌物质不说，健康最大的风险来源可能就是你的饮食。

3种最常见的消化道癌症，每年大约夺走10万名美国人的生命。结肠直肠癌是所有癌症中最常被诊断出来的一种，一年夺走了5万条生命。[5]庆幸的是，如果能及早发现，这种癌症也是所有癌症中最容易治疗的。相反，患胰腺癌则几乎等同于被判死刑，每年大约有4.6万个新病例。[6]这些患者中，很少人能在确诊后存活超过1年，因此预防胰腺癌是当务之急。食道癌影响的是从嘴巴到胃之间的食物通道，对每年1.8万名受害者而言，往往是致命的。[7]我们所吃的食物会间接影响到患癌的风险，例如食物会让食道癌的危险因素——胃酸反流的情况恶化，或者因为直接接触消化道内壁而致癌。

结肠直肠癌

一般人一生中大约有1/20的概率会患结肠直肠癌。[8]庆幸的是，这是最容易治疗的癌症之一，通过定期检查，医生能够在癌细胞扩散之前，检测并清除它们。在美国，有超过100万名结肠直肠癌的幸存者，而且在癌症扩散前就已确诊的病患，其5年存活率高达90%。[9]

然而，早期阶段的结肠直肠癌很少有症状。假如这种癌症一直到后期才被发现，治疗上会更加困难，且效果有限。从50～75岁，我们每年都应该做粪便检查，或至少每3年做1次，再加上每5年做1次乙状结肠镜检查，或每10年做1次大肠镜检查，才能早期发现、早期治疗。[10]想了解更多有关这些选择的风险和好处，请参见本书第15章。虽然定期筛查肯定是早期发现大肠癌的契机，但是事先防患于未然，比定期检查更好。

印度患癌率低，全是姜黄的防治功效

★编者注：截至2017年，印度与美国的GDP比值仍为1/8。

印度的国民生产总值（GDP）★不到美国的1/8[11]，大约有20%的人口生活在贫困线以下[12]：但是，印度的患癌率却比美国低很多。美国女性结肠直肠癌的患病率比印度女性高出10倍，肺癌是17倍，子宫内膜癌和黑色素瘤是9倍，肾癌是12倍，膀胱癌是8倍，而乳腺癌是5倍。美国男性结肠直肠癌的患病率，比印度男性高出11倍，前列腺癌是23倍，黑色素瘤是14倍，肾癌是9倍，肺癌和膀胱癌则是7倍。[13]为什么会有这样的地理差异？印度菜中经常使用的香料姜黄，被认为是可能的原因之一。[14]

在前面第2章，我们看到了姜黄所含的姜黄素在体外实验中是如何有效对抗癌细胞的。然而，我们所摄取的姜黄素，只有非常少一部分被血液吸收，因此它可能永远不会跟消化道以外的肿瘤有充分接触的机会。[15]但是，没有被吸收进血液里的残余物质，都会汇集在你的大肠中，这就可能影响大肠内壁的细胞层，也就是癌变息肉的发源地。

结肠直肠癌可分为三个阶段。第一个阶段是前期病变，即所谓的"畸变隐窝病灶"（aberrant crypt foci），或细胞沿着大肠内壁的异常聚集。第二个阶段是会从内壁表面长出息肉。第三个阶段是良性息肉转变成癌细胞，然后癌细胞穿透大肠壁扩散到全身。那么，在每个阶段中，姜黄素能阻断结肠直肠癌到什么程度呢？

吸烟的人通常有很多畸变隐窝病灶，研究人员调查了一些吸烟者，发现摄取姜黄素能让这些癌变组织在直肠中的数量减少近40%，在短短30天里，从18个降为11个。而唯一的副作用是他们的粪便会偏黄。[16]

假如已经长出息肉，那么情况又会是如何？研究人员让家族性大肠癌患者食用姜黄素及槲皮素（quercetin，存在于红洋葱和葡萄等蔬果中）半年后，发现息肉数量和大小都减少了一半以上，且没有副作用。[17]

那么，假如息肉已经转变成癌细胞了呢？15名对任何标准化疗药物或放射治疗都已没有反应的大肠癌末期患者，肿瘤学家为了挽救他们的生命，做了最后的努力，开始让他们服用姜黄提取物。在2～4个月的疗程中，似乎帮助了其中1/3的患者延缓疾病恶化，在15人中有5人出现良好反应。[18]

假如我们谈论的是新的化疗药物，它只对1/3的人有效果，还不得不去平衡其严重副作用。但是，姜黄提取物假如只能帮助1%的人，仍然值得一试，因为它非常安全。既没有严重的负面影响，又对1/3的癌症末期患者有潜在好处，应该足以激励科学家对姜黄作进一步的研究了，对吧？然而，有谁会想赞助这种无法申请专利的研究呢？[19]

印度的低患癌率，部分原因可能是他们使用的香料，但也有可能是添加那些香料的食物种类。印度是全球最大的蔬果产地之一，只有约7%的成年人每天吃肉。大多数印度人每天吃的都是深绿色叶菜类，以及黄豆、豌豆、鹰嘴豆和小扁豆等豆类[20]，这些食物含有丰富的植酸（phytates），这是另一种抗癌化合物，主要存在于全谷类、豆类、核果类及种子中。

粪便粗细学问大

排便越多越勤，身体可能越健康。一项跨越十几个国家、23个族群的研究显示，当每日平均排便的重量下降到低于0.5磅（约227克）时，大肠癌的发病率就会扶摇直上；而每天排便量只有0.25磅（约113克）的人，患大肠癌的概率是其他人的3倍。你可以买个简单的秤来测量你的排便量。哦！你可能误会了，不是你所想的那样，你要测量的是自己排便前及排便后的体重。

粪便粗细和大肠癌的关联，则跟"肠道运送时间"有关，也就是食物从进入嘴巴到排进马桶所需要的时间。粪便越粗，运送时间就越快，因为这会使肠子更容易蠕动。[21]很多人往往没有意识到，即使每天排便也有可能是便秘；因为你今天冲掉的大便，很可能是你上周所吃的食物残渣。

食物从身体的一端进入到另一端排出，需要花多长的时间，可能取决于性别和饮食习惯。采用蔬食的男性，吃进去的食物会在短短一两天内通过身体，而主要采取传统饮食的男性，肠道运送时间则是5天以上。采用蔬食的女性，肠道运送时间平均也是1~2天，但多数采用传统饮食的女性，肠道运送时间平均是4天左右。[22]因此，你以为的规律排便可能已推迟了4天。想要测量自己的肠道运送时间，可以试着吃一些甜菜根，然后记录大便是什么时候变成了粉红色。如果这个时间为24~36小时，你可能就符合了每日排便半磅的健康目标。[23]

便秘是美国最常见的胃肠道困扰，每年有数百万人为此求医。[24]便秘除了不舒服之外，为了让又小又硬的粪便排出时的过度用力，可能也会导致一连串的健康问题，包括横膈膜疝气、静脉曲张、痔疮[25]，以及肛裂等严重状况。[26]

便秘被认为是一种营养不良的病症，所欠缺的营养素之一就是膳食纤维。[27]就像是维生素C摄取不足可能会得坏血病一样，没能摄取足够的膳食纤维就可能会便秘。由于膳食纤维只存在于植物性食物中，因此吃下越多植物就越不可能便秘。举个例子来说，一项比较数千名杂食、素食及维根者的研究发现，只吃蔬食的人，每天正常排便的可能性是其他人的3倍。[28]由此可见，维根者才最有可能真正如厕正常。

新型维生素：植酸

结肠直肠癌是美国与癌症相关的第二大死因[29]，但在世界上的某些地方，却从未听闻过这种病。根据记录，结肠直肠癌患病率最高的是美国的肯尼迪克州，而最低的则是乌干达的堪培拉（Kampala）。[30]为什么结肠直肠癌在西方这么盛行？为了找出答案，美国著名的外科医生丹尼斯·伯基特（Denis Burkitt），在乌干达进行了长达24年的研究。伯基特医生造访过的乌干达医院，有很多从来没有出现过大肠癌病例。[31]最终，他得出的结论是，膳食纤维摄取量就是关键[32]，因为大多数乌干达人的饮食是以全蔬食为主的。[33]

随后的研究显示，用饮食防癌可能还需要膳食纤维以外的东西。比如说，丹麦的大肠癌患病率比芬兰高[34]，但丹麦人摄取的膳食纤维却比芬兰人略多。[35]究竟还有什么其他的防护性化合物，可以解释蔬食人群的低患癌率呢？事实上，全蔬食中富含的营养素不只是膳食纤维而已，而加工食品及动物性食物中则没有。

答案就是一种称为植酸的天然化合物。植酸存在于植物的种子中，换句话说，在所有全谷类、豆类、坚果类和种子里都有。植酸能排出体内过多的铁，而过多的铁会产生一种破坏力最强的自由基，称为氢氧自由基（hydroxyl radicals）。[36]因此，对结肠直肠癌而言，标准美国饮食（SAD）可能带来双重打击：肉类含有能催化结肠直肠癌的基质铁（heme iron）[37]，却缺乏植酸来消灭这些铁质所产生的自由基（注意，深度加工★的植物性食品也不含植酸）。

★编者注：英文为refined，深度加工食物指经过多次加工程序之后的食物。

多年来，植酸一直被误认为会抑制身体对矿物质的吸收，这就是为什么你可能听过食用坚果前要先烘烤、去芽或浸泡以去除植酸的建议。理论上，这样做你的身体可以吸收更多的钙质等矿物质。这样的观念源自1949年，当时在小狗身上进行了一系列的实验，得出植酸可能有让骨质软化的抗钙化作用[38]。随后，在老鼠身上的实验也有类似发现。[39]但就在最近，人体研究的数据则让植酸的形象有了180度的大转变。[40]摄取更多高植酸食物的人，实际上骨质密度往往更高[41]、骨质流失量更少，髋部骨折的发生率也更低。[42]植酸似乎能保护骨骼，效果类似用来治疗骨质疏松症的药物福善美（Fosamax）[43]，却没有此类药物带来的副作用，比如腭骨坏死等潜在毁容风险，尽管其概率未必很高。[44]

植酸可能也有助于预防结肠直肠癌。一项针对近3万名加州居民，为期6年的研究发现，肉类吃得越多，患大肠癌的风险就越高。出乎意料的是，吃白肉似乎比吃红肉更糟糕。没错，每周至少吃1次红肉的人，患大肠癌的风险大约增加1倍；而每周至少吃1次鸡肉或鱼肉的人，患大肠癌的风险却增为3倍。[45]豆类是植酸的极佳来源，研究发现，摄取豆类能缓和一些患癌风险，因此，患大肠癌的风险可能取决于饮食中肉类与蔬菜的比例。

比较两个极端例子——多菜少肉及多肉少菜的饮食习惯，患结肠直肠癌的风险可能差了8倍之多。[46]因此，只在饮食中减少吃肉是不够的，你还需要多吃些植物性食物。美国癌症研究所的预防息肉试验发现，增加每日豆类摄取量的那些人，癌前期结肠直肠息肉复发的概率降低了多达65%，而多吃的豆类分量甚至不到1/4杯。[47]

　　豆类还有许多很好的营养成分，为什么我们单单将降低患癌风险的作用归功于植酸呢？培养皿的实验显示，植酸几乎能抑制所有目前测试过的癌细胞的生长，包括大肠癌、乳腺癌、子宫颈癌、前列腺癌、肝癌、胰腺癌和皮肤癌[48]，同时还不影响正常细胞。[49]区别癌细胞和正常细胞的能力，是良好抗癌剂的一项指标。当你吃全谷类、豆类、坚果类和种子时，植酸会迅速被吸收进入血液，准备好让肿瘤细胞提取。肿瘤细胞能非常高效地集中这些化合物，因此扫描植酸可以追踪体内癌细胞的扩散情形。[50]

　　植酸通过抗氧化、抗炎症及增强免疫活性这三大特性来锁定癌细胞。除了直接影响癌细胞，植酸也被发现能提高人体自然杀手细胞的活性，自然杀手细胞这种白细胞是追捕和处理癌细胞的第一道防线。[51]植酸还可以在癌症的最后防线上发挥作用，通过阻断血液供应来"饿死"癌细胞。植物性食物中有许多营养素，都能阻止喂养肿瘤的新血管形成，但植酸似乎还能破坏已经存在的肿瘤补给线。[52]同样地，许多其他植物性化合物似乎也能减缓甚至阻止癌细胞生长[53]，但植酸有时却能让癌细胞逆转回正常细胞——换句话说，停止扮演癌细胞的角色。这种对癌细胞进行"重整与逆转"的能力，已经在植酸对大肠癌细胞的体外实验中获得证实[54]，对于乳腺癌[55]、肝癌[56]和前列腺癌[57]的癌细胞也有相似的作用。

　　植酸的确有副作用，但这些副作用似乎都是好的。高植酸摄取量，已被发现与减少心脏病、糖尿病和肾结石患病率有关。事实上，有些研究人员认为植酸是一种必需营养素。就像维生素一样，植酸同样参与体内重要的生化反应。你的健康状况会随着植酸的摄取量而波动，摄取量不足会导致疾病，但可以通过补足分量（富含植酸的食物有荞麦、燕麦及坚果类）来缓解病况。或许，植酸应该被视为一种维生素。[58]

多吃浆果可逆转直肠息肉？

想要比较不同蔬果的保健效果，有很多不同的方式，例如可以分析营养成分或抗氧化活性。我们通常会使用与生物活性有关的测量方法。要做到这点，其中一个方式就是测量肿瘤细胞生长的抑制情况。研究人员在培养皿中的癌细胞上滴了11种常见水果的提取物，进行测试。结果呢？浆果的效果最好。[59]特别是有机种植的浆果，比常规种植的浆果能更有效地抑制癌细胞生长。[60]但实验室毕竟不同于真实的生活。要证明这些发现对人体确实有用，只有让身体吸收到食物的活性成分，并让这些成分设法接触到肿瘤。所幸，结肠直肠癌生长在肠道内壁，你吃下的每口食物都可能对其造成直接的影响。因此，研究人员决定给浆果一个机会，来试试它的效果。

家族腺瘤性息肉症（Familial adenomatous polyposis），是肿瘤抑制基因突变所引起的一种结肠直肠癌。患者的结肠中会长出数百颗息肉，其中一些无可避免地会发展为癌细胞。治疗方法可能采用预防性切除术，趁早切除结肠来预防癌化。曾经有一种似乎能让息肉消退的药物，但在导致数万人死亡后，就从市场下架了。[61]浆果没有致命的副作用，但它也能让息肉消退吗？没错。经过9个月使用黑树莓（black raspberries）的日常治疗，14位家族腺瘤性息肉症患者的息肉减少了一半。[62]

一般情况下，结肠直肠息肉必须动手术切除，但浆果似乎能让它们自然消失。不过，此次实验使用的浆果并不是以自然方式摄取的，研究人员用的是最快的方法——将其制成栓剂。切勿自行尝试！在这9个月的疗程中，他们将等同于8磅黑树莓的栓剂直接插进患者的直肠中，有些患者必须忍受肛门被撕裂的疼痛。[63]

我们希望，总有一天，临床研究能得出吃浆果也有类似的抗癌效果，但还是以传统方式（通过嘴巴）来摄取吧！

你吃太多铁了吗？ 铁不能乱补

2012年，哈佛大学发表了两大研究结果。第一项称为"护士健康研究"（NHS），从1976年开始追踪大约12万名30～55岁女性的饮食习惯；第二项称为"健康专业人员追踪研究"（Health Professionals Follow-Up Study），追踪了约5万名年龄在40～75岁的男性。每隔4年，研究人员就让参与研究的人员再做一次评估，以追踪他们的饮食状况。截至2008年，一共有大约2.4万名受试者死亡，其中约有6000人死于心脏病、9000人死于癌症。[64]

在分析结果后，研究人员发现，无论是加工或未加工的红肉摄取量，都会增加癌症及心脏病的致死风险，从整体上来看，还会导致寿命缩短。甚至在他们把年龄、体重、饮酒、运动、吸烟、家族史、热量摄取及蔬食的摄取都纳入考虑后，仍然得出同样的结论。换句话说，研究对象不是因为少吃了植酸而早死，调查结果显示，早死是因为所摄入的肉类中可能含有某种对人体有害的物质。

想象一下，追踪超过10万人长达几十年所花费的工作量。现在，再想象一下，一项规模比这个还要大5倍的研究。这个史上最大规模的饮食和健康研究，就是由美国国家卫生研究院和美国退休人员协会共同赞助的NIH-AARP研究。10年中，研究人员追踪54.5万名年龄在50～71岁的男女退休者，进行有史以来规模最大的肉类和死亡研究。这些科学家，与前面哈佛大学的研究人员得出了相同的结论：肉类会增加死于癌症、心脏病及缩短寿命的风险。同样地，这也是在排除其他因素（包括抽烟、少运动或者不吃蔬果）之后所得出的结论。[65]在美国医学协会的《内科医学志》（*Archives of Internal Medicine*）期刊中，有篇名为《少吃肉，对全世界的健康好处多》（*Reducing Meat Consumption Has Multiple Benefits for the World's Health*）的文章中呼吁："肉类的总摄取量应该大幅减少。"[66]

究竟肉类中含有什么成分，会引起早逝的风险呢？一种可能性是血液和肌肉中的基质铁，由于铁质的促氧化作用会产生致癌的自由基[67]，因此被认为是一把双刃剑——铁质太少，会有贫血的风险；铁质太多，则可能增加患癌和心脏病的风险。

我们的身体没有一个实在的机制可以排除体内多余的铁质[68]，不过人类倒是演化出能严格管控铁质吸收量的能力。假如体内没有足够的铁，肠道就会开始提高铁质的吸收量；反之，如果体内有过多的铁质，肠道就会减少吸收。问题在于，这种类似恒温器的系统的有效工作，只能依靠从饮食摄取而来的非基质铁。饮食中的铁质分为基质铁及非基质铁两种形式，前者主要存在于动物性食物中，而后者主要存在于植物性食物中。

由于基质铁的吸收率是非基质铁的5倍，一旦血液中有足够的铁质时，身体会阻挡铁质的吸收，被挡下的多半是来自植物性食物的非基质铁。[69]这可能就是为什么基质铁跟癌症[70]和心脏病风险[71]有关。同样地，基质铁也与糖尿病的高风险有关。[72]

那么，如果我们排出体内的铁，是否就能降低癌症的发病率呢？研究发现，定期捐血的人由于减少了身体中储存的铁量，似乎降低了他们5年内罹患及死于肠道癌症的一半风险。[73]这项研究的结果令人吃惊，以至于《国家癌症研究所期刊》（*Journal of the National Cancer Institute*）有篇文章回应道："这些结果似乎好得令人难以置信。"[74]

捐血当然是好事，我们确实也应该尽力防止铁质的过量堆积。肉品业正在努力研发能"抑制基质铁毒性作用"的添加剂[75]，但更好的策略，是在饮食中增加更多的植物性来源，让身体能够更有效地管理好铁质。

在蔬食中获取足够的铁质

相较于肉食者，素食者往往能摄取到更多的铁质（以及更多的营养素）[76]，但植物性食物所含的铁质，被人体吸收的效果却不如肉类所含的基质铁。虽然这种不良的吸收率可以防止铁量超过负荷，但在美国大约有1/30的经期妇女，失去的铁质比摄取到的铁质更多，其后果有可能导致贫血。[77]虽然说吃蔬食的女性出现缺铁性贫血的概率并不比肉食者的女性高[78]，但所有适育年龄的妇女都需要确保有充足的铁质摄取量。

被诊断出缺铁的患者，应该和医生谈谈，先试着通过饮食来治疗，因为铁补充剂已被证明会增加氧化应激。[79]最健康的铁质来源是全谷类、豆类、坚果类、种子、干果及绿叶菜。此外，还要避免在用餐时喝茶，因为茶会抑制铁质的吸收。摄取富含维生素C的食物，可以提高铁质的吸收率。一个橙子的维生素C含量，就可把铁质的吸收率提高3~6倍。因此，想要提高铁质吸收率的人，应该多吃水果、少喝茶。[80]

胰腺癌：最具侵袭性的癌症之一

我的爷爷死于胰腺癌。当第一次出现症状——肠道隐隐作痛时，治疗就已经太晚了。这就是为什么我们必须事先预防胰腺癌的原因。

胰腺癌是最致命的癌症之一，确诊后的5年存活率仅有6%。庆幸的是，这种癌症比较罕见，每年大约只有4万名美国人死于胰腺癌。[81]有20%的胰腺癌病例，可能是吸烟所导致的。[82]其他的危险因素，还包括肥胖和酗酒。[83]正如我们将会看到的，特定的饮食因素也可能在这种致命疾病的发展中扮演着举足轻重的角色。

例如，饮食中的脂肪是否会影响患胰腺癌的概率一直都是争论不休的话题。研究脂肪总摄取量对癌症的影响，结果并不一致，部分可能是因为不同脂肪对患癌风险有差异。前面所提到的NIH-AARP研究，规模大到足以分析哪一种脂肪跟胰腺癌关系最密切。这是第一个将植物性脂肪（存在于坚果、种子、牛油果、橄榄油及植物油中）与动物性脂肪（包括肉类、乳制品和蛋）分开探讨的研究。所有动物性脂肪的摄取，明显都跟胰腺癌风险有关，但植物性脂肪的摄取则没有发现类似的相关性。[84]

鸡肉和胰腺癌风险

从20世纪70年代初开始，美国制定了一系列的法律限制石棉的使用，但每年仍然有数千人因石棉暴露而死亡。美国疾控中心（Centers for Disease Control and Prevention, CDC）、美国儿科学会（American Academy of Pediatrics, AAP）和美国国家环境保护局（Environmental Protection Agency, EPA）估计，过去30年来，全美大约有1000件癌症案例是因为儿童时期曾经暴露在学校的石棉建筑物中。[85]

这一切，都始于20世纪的石棉工人。第一个与石棉有关的癌症案例，发生在20世纪20年代的矿工身上。然后，第二波浪潮则发生在使用石棉的造船工人和建筑工人之中。现在，由于用了石棉的建筑物都开始老化，我们正处于第三波跟石棉污染有关的疾病浪潮中。[86]

正如这部"石棉史"所显示的，假如科学家想知道某种事物是否会导致癌症，首先就会去研究接触或暴露最多的那些人。我们现在研究禽类病毒对人类是否有潜在的致癌性，用的正是这个方法。关于鸡疣（wart）所引发的鸡癌病毒，可能在处理新鲜或冷冻鸡肉的过程中传染到人类身上，这样的隐忧一直都存在。[87]这些病毒已知在禽类身上会致癌，但在人类癌症上所扮演的角色却仍然不明。研究显示，在家禽屠宰场及加工厂工作的人，因某种癌症而死亡的风险会增加。这样的研究结果，令人惴惴不安。

最近，一项针对3万名家禽工作者的研究，特别要检验的是"大量接触家禽致癌病毒，是否会增加肝癌和胰腺癌造成的死亡风险"。研究发现，屠宰鸡的工人患胰腺癌和肝癌的概率，大约是一般人的9倍。[88]这个结论的严重程度，我们跟抽烟比较一下就能看得出来：对胰腺癌而言，抽烟是最重要的可避免风险，但即使抽了50年烟的老烟枪，患胰腺癌的风险也"只"比不抽烟者高1倍。[89]

那么，吃鸡肉的人呢？针对这个问题的最大规模研究，是EPIC（European Prospective Investigation into Cancer and Nutrition，欧洲癌症和营养前瞻性调查），该调查以近10年的时间追踪了47.7万人。研究人员发现，每天食用50克鸡肉，患胰腺癌的风险会增加72%。[90]而这样的肉量并不多，大约只是一块鸡胸肉的1/4而已。

让研究人员深感惊讶的是，比起红肉，家禽肉的摄取与癌症的关系更密切。在淋巴癌和白血病的案例研究中，也发现类似的结果。由此，EPIC研究小组承认，虽然给鸡或火鸡喂食生长激素可能是原因之一，但也有可能是家禽身上的癌症病毒所致。[91]

确定石棉和癌症的关联性要容易得多，原因是石棉会引发一种罕见的特殊癌症：间皮癌（mesothelioma），这种病在普遍使用石棉之前几乎从未出现过。[92]相反地，胰腺癌不管是因为吃鸡肉引起还是抽烟引起的，症状都一样，难以分辨出因果关系。有些肉品业会出现特有的疾病，比如最近发现的"意大利香肠刷毛工人病"，只发生在那些拿着刷子清除香肠白真菌的全职工人身上。[93]但是，大多数肉品业工作者所患的疾病都没有特殊之处。所以，尽管有一些令人信服的证据显示接触禽类与胰腺癌有关，但我们也不觉得近期内政府会对快餐业颁布跟石棉一样的禁令。

用咖喱治疗胰腺癌

胰腺癌是高侵略性的癌症之一。未经治疗的话，多数患者会在确诊后2~4个月内死亡。遗憾的是，大约只有10%的患者会对化疗有反应，而大多数接受化疗的患者都有严重的副作用。[94]

姜黄素（姜黄香料中的黄色色素）似乎能逆转大肠癌的癌前病变，而且在实验室研究中，也被证明能有效对抗肺癌细胞。在胰腺癌细胞的实验上，也获得了类似的结果。[95]因此，何不试着用姜黄素来治疗胰腺癌患者呢？一项由美国癌症研究所资助，在安德森癌症中心（MD Anderson Cancer Center）进行的研究中，给胰腺癌末期患者使用了大量的姜黄素。在研究人员能够评估的21名患者中，有2人对于治疗有正面反应。其中一名患者的肿瘤变小了73%，但最终，原发处还是长出了能够对抗姜黄素的肿瘤。

然而，另外一名患者在18个月的疗程中，病情却一直在稳定改善中。唯一一次癌症指标升高的现象，出现在姜黄素治疗暂停的3周里。[96]当然，在21名受试者中，只有2位对姜黄素的治疗起反应，但这个比例跟化疗差不多，而且没有发现任何不良的副作用。因此，我建议胰腺癌患者，无论他们选择哪种疗法，都应该试着多摄取一些姜黄素。

鉴于胰腺癌的治疗效果不佳，预防还是首要之务。在我们对这种疾病有更多了解之前，最好的预防之道就是不抽烟、不酗酒、不过胖，以及少吃动物性食品、深加工谷物类和添加糖[97]，还有别忘了，多吃豆类，如小扁豆、裂豌豆，以及水果干等。[98]

吞咽困难？提防食道癌上身

食道是将食物从嘴巴运送到胃部的一条肌肉管道，若这条中空管道出现了癌细胞就是食道癌。食道癌的癌细胞通常都长在食道内壁，然后侵入外层，再转移（扩散）到其他器官。可怕的是初期时几乎没有症状，而后随着癌症发展，可能会出现吞咽困难的现象。

在美国，每年，食道癌大约会新增1.8万名病例，且有15万人死于该疾病。[99]食道癌的高危险因子包括吸烟、酗酒和胃食管反流病（又叫胃酸反流）。胃酸反流，是胃的内容物跟着气体从胃部上涌至食道而导致令人困扰的症状或并发症，最终可导致癌症。除了不烟不酒（即使小酌都有可能增加患癌风险）[100]，预防食道癌最重要的事，就是彻底消除胃酸反流的毛病，而这通常可以通过调整饮食来达成。

胃酸反流和食道癌的关系

胃酸反流是最常见的消化道疾病之一。常见的症状，包括胃灼热以及胃中的内容物逆流至喉咙，让口中泛着酸味。在美国，治疗胃酸反流的诊疗费和住院费每年多达数百万美元，是所有消化系统疾病中花费最高的。[101]胃酸反流所引起的慢性发炎，可能会导致巴雷斯特食道症（Barrett's Esophagus），这是一种食道内壁细胞发生病变的癌前状态。[102]为了预防在美国最常见的食道癌类型——腺癌，我们首先要做的，就是让胃酸反流的情况不再发生。

在美国，这是相当艰巨的任务。过去30年，美国的食道癌发病率增加了6倍[103]，增加幅度高于乳腺癌和前列腺癌，主要原因可能是胃酸反流病例增加。[104]大约有28%的美国人，每周至少发生一次胃灼热和反酸，而亚洲人的这一比例是5%。[105]这样的数据，显示了饮食可能是关键因素。

在过去20年里，约有45项研究探讨了饮食、巴雷斯特食道症和食道癌之间的关系。其中最一致的结果，就是癌症与肉类、高脂餐的关联性。[106]值得关注的一点是，不同的肉类会跟不同位置的癌症有关联。红肉与发生在食道的癌症密切相关，而家禽肉则与胃、食道周边的癌症更密切相关。[107]

怎么会这样呢？在吃下脂肪的5分钟里，胃部上端的括约肌（就像是把食物关在胃里的一个阀门）会放松，让胃酸有机会悄悄涌进食道。[108]例如，在一项研究中，摄取高脂餐（麦当劳的香肠、炒蛋、奶酪三明治）的志愿者，比摄取低脂餐（麦当劳松饼）的人，有更多的酸液涌进食道。[109]这种结果，有部分原因可能是胆囊收缩素的作用，这种激素会被肉类[110]和蛋[111]所触发而释出，让括约肌放松。[112]这或许解释了为什么肉食者因为胃酸反流引起食道发炎的概率会是素食者的两倍。[113]

即使不考虑致癌风险，胃酸反流也会引起疼痛、出血，以及造成使食道变窄、影响吞咽功能的疤痕组织。为了减轻胃灼热和胃酸反流的症状，已经花费了数十亿美元研发减少胃酸的药物，但这些药物可能会导致营养缺乏，以及增加肺炎、肠道感染与骨折的风险。[114]或许，减少摄取会引起胃酸反流的食物，让胃酸待在它该在的地方，才是更好的策略。

话说回来，吃蔬食带来的保健作用，可能不仅是减少肉类食品的摄取而已。以富含抗氧化物的蔬食为主的饮食结构，很可能将患食道癌的概率减少一半。[115]对于食道和胃周边组织来说，最好的防癌保健食物，是红色、橙色和深绿色的叶菜、浆果、苹果以及柑橘类水果[116]。此外，所有天然蔬食，另外还有一个保健优点——富含膳食纤维。

纤维和横膈膜疝气

脂肪摄取量与胃酸反流的风险有关，相反地，摄取膳食纤维似乎能降低这种风险。[117]高纤食物能将患食道癌的概率减少1/3。[118]因为它能防止造成多数胃酸反流的根本原因——部分胃向上脱出进入胸腔的病症。

就已知状况而言，横膈膜疝气发生在当胃的一部分被向上推挤，穿过横膈膜进入胸腔时。超过1/5的美国人有横膈膜疝气的问题。相较之下，横膈膜疝气在蔬食人口中几乎很少发生，发生比例大概为千分之一。[119]有人认为这可能是排便顺利的缘故。[120]

蔬食摄取不足的人，排出的粪便小而硬，可能会增加排便的困难度。假如你常常必须用力挤出大便，久而久之，体内增加的压力就会将胃往上推挤，使一部分的胃被推出腹腔，让胃酸朝着喉咙向上逆流。[121]

日复一日下来，在马桶上使劲所产生的压力还可能导致其他问题：大肠内壁黏膜被挤到肠壁肌肉层外，而产生称为憩室炎（diverticulosis）的病症。这些增加的腹部压力，也有可能使血液回流到肛门周围的静脉而引发痔疮，甚至将血液挤送回腿部，造成静脉曲张。[122]高纤饮食，可以同时缓解这两方面的压力。采用全蔬食的人，粪便大而松软，排便往往毫不费力，他们的胃待在应该待的地方，[123]如此一来，就能减少胃酸往外溢出，也降低了患致命癌症的风险。

吃草莓能防治食道癌?

　　临床诊断上，食道癌与胰腺癌都是治疗效果很不好的致命疾病，5年存活率不到20%[124]，而多数患者甚至在确诊后撑不过一年。[125]这个事实，更说明了预防的重要性，而阻止或逆转这种疾病的发展更是越早越好。

　　研究人员选择用浆果来做试验。在食道癌前病变患者的随机临床试验中，受试者在6个月内，每天吃1~2盎司的冷冻草莓果干粉，相当于每天大约吃1磅（453克）的新鲜草莓。[126]

　　所有受试者在开始时，都是轻度或中度的食道癌前病变患者，但令人惊讶的是，在摄取高剂量草莓的实验组中，约有80%的患者成功逆转了疾病的发展。这些癌前病变绝大部分都退回中度、轻微，或甚至完全消失了。经过高剂量草莓治疗的患者，有一半在实验结束时就已经完全康复了。[127]

　　膳食纤维的摄取，不只是能让你摆脱排便压力而已。人类已经进化成要吃大量膳食纤维的生物，可能多到每天超过100克。[128]这个摄取量，比我们现在平均每天所摄取的膳食纤维量要高出约9倍。[129]植物不能像动物撒腿就跑，所以人类的饮食结构曾经由大量植物组成。膳食纤维除了有助于规律排便之外，还能跟体内的铅和汞等毒素结合，并将它们排出体外。[130]我们身体的原本设计就是预期会有川流不息的纤维流，将一些不需要的废弃物质（如多余的胆固醇和雌激素）带进肠道，然后预期它们会被清除一空。但是，如果你没有吃进足够的膳食纤维唯一天然来源——植物性食物，没有用它们来填满你的肠道，这些身体不要的废弃物质就可能会被重复吸收，破坏身体的排毒能力。遗憾的是，目前只有3%的美国人达到了建议的膳食纤维每日最低摄取量，所以膳食纤维是美国人最普遍缺乏的营养素之一。[131]

第 5 章

/

远离感染

我还在念医学院时，有一天接到一个电话，请我帮欧普拉（Oprah Winfrey）说几句话，因为有个牧场主以得克萨斯州的食品诽谤法控告她（美国的13个州都有所谓的食品诽谤法，规定"凡是在评论中暗示某食物不安全"的不实言论是违法的[1]）。

欧普拉在电视脱口秀的某期，邀请霍华德·莱曼（Howard Lyman）上节目。这位前第四代牧场主，在节目里谴责用牛肉来喂养其他牛的同类相食做法，并指称这个危险的做法正是疯牛病出现和传播的原因。这样的真相，让欧普拉感到恶心，她告诉观众："这个讯息，浇熄了我刚刚想再吃一个汉堡的念头。"第二天，牛的期货下跌，得克萨斯州牧场主声称，损失高达数百万美元。

我的任务，是证实莱曼的意见是"基于合理可靠的科学研究、事实或资料"。[2]尽管我们所做的事正是如此，更别提这个诉讼公然违反了美国宪法第一条修正案的保护条款，但得克萨斯州的牧场主还是能够用冗长而折磨人的上诉程序困住欧普拉。最终，在5年后，联邦法官以"偏见"为理由驳回这个案件，结束了对欧普拉的这场折磨。

从狭义的法律意义上，欧普拉赢了。但是，如果肉类产业能够用法院拖住全国最有钱有势的一个人这么多年，并让她花费一笔不小的诉讼费，在这种寒蝉效应下，谁还敢站出来说实话？目前，肉类产业正试图通过所谓的"加格法律"（ag-gag law）★，禁止在肉品加工区进行拍摄。也许，他们担心如果人们知道这些产品是如何制造出来的，可能就再也不会有意愿购买了。[3]

★编者注：美国部分地区为了保护畜牧业的经营机密，曾颁布加格法律，规定人们未经许可不得在农场附近拍摄影像，这让环保人士无法拍摄污染情形。但法院现已正式取消该条款。

很幸运，人类逃过了疯牛病的攻击。在英国，几乎有整整一代人暴露在遭感染的牛肉下，但只造成了几百人死亡。但美国的猪流感就没有那么幸运了，美国疾控中心估计，猪流感造成了12000名美国人死亡。[4]几乎有3/4的人类疾病，不管是新出现还是再度发生的，都与动物有关。[5]

人类对动物的统治，已经打开了传染病的潘多拉盒子。现代人类的大多数传染病，在驯化动物之前都是连听都没听过的。驯养动物，导致了动物疾病大规模蔓延到人类身上。[6]例如，肺结核已经确知最初是从驯养的山羊而来[7]，但如今已感染了近1/31的人类。[8]同样地，麻疹[9]和天花[10]可能是从牛身上的病毒突变而来的。养猪导致了百日咳，养鸡导致了伤寒，养鸭导致了流感。[11]麻风病可能来自水牛，感冒病毒可能来自马。[12]野马有多少机会能当着人类的面打喷嚏呢？在它们被驯服并套上辔头之前，所谓的"普通"感冒，也只有在马群里算得上普通常见而已。

一旦病原体跨越了物种屏障，就可以在人与人之间传播。例如会减弱免疫系统导致艾滋病的人类免疫缺陷病毒（HIV），就被认为是起源自非洲屠宰灵长类动物的野味交易。[13]艾滋病患者容易感染伺机性的致病真菌、病毒和细菌，而健康的人体却能抵抗，体现了基本免疫功能的重要性。免疫系统不只在人卧病在床、对抗发烧时才有作用，它也时时刻刻从围绕在我们身边和在我们体内伺机而动的病原体手上拯救我们的生命。

我们的每一次呼吸，都会吸入数千个细菌[14]；而在每一口食物中，我们吃进肚子里的细菌更是超过数百万个。[15]这些微小的细菌，大部分是完全无害的，但有些却能引起严重的感染性疾病，偶尔会有些带有险恶名字的病菌成为头条新闻，比如非典型性肺炎（SARS）和埃博拉。这些外来又陌生的病原体攻占了媒体版面，但事实上，最常见的一些感染却夺取了更多条生命。例如流感和肺炎之类的呼吸道感染，每年可以造成近57000名美国人死亡。[16]

请记住，你不需要与病人接触，就能因为感染而生病。存在你体内的潜伏感染，会等待你的免疫功能衰退时伺机而动。这就是为什么光洗手是不够的，你还必须保持免疫系统的健康。

发挥公德心，感冒时的"举手之劳"

为了保护其他人，只要是生病了，在咳嗽或打喷嚏时，你必须学着用臂弯来掩住口鼻，养成良好的呼吸道礼仪。这种做法可以有效限制呼吸道的飞沫传播，还能避免污染你的手。梅奥医学中心有个值得记住的口号："十大传染病来源，就是我们的十只手指头。"当你用手掩嘴咳嗽时，可能就会把传染源转移到手所碰触过的一切东西上，从电梯按钮、电灯开关、加油枪到马桶的冲水钮，等等。[17]流感季节，毫不意外的，在50%以上的家庭及日托中心的物品表面，都能找到流感病毒。[18]

最理想的情况是，每次上完厕所和握手后、准备食物前，以及在接触公共设施后，或是用手碰触眼睛、鼻子或嘴巴之前，都应该先洗手。世界卫生组织的最新建议是，进行每天的日常消毒时，最好使用含有酒精成分的免洗洗手液或凝胶来取代用水洗手（科学研究发现，酒精含量在60%~80%的产品，比肥皂更有效）。唯一需要用水洗手的时机，就是手弄脏或明显被体液污染的时候。日常消毒时（除上述两种洗手之外的其他所有状况），含有酒精的产品是清洁双手的最佳方法。[19]

不过，即使我们养成了良好的手部卫生习惯，有些细菌还是能突破这个第一道的防御线。这就是为什么我们需要采取健康的饮食和生活方式，来保持免疫系统的功能一直处于巅峰状态。

打造强健的免疫系统

　　"免疫"的原文immune，源自拉丁文immunis，意思是免除（赋税或兵役）负担，或是未受影响的。这个名称很贴切，因为免疫系统可以保护身体不受外来物侵害。免疫系统是由各种器官、白细胞，以及称为抗体的蛋白质所组成的联盟，共同对抗病原体的入侵威胁，是除了神经系统之外，人类身上最复杂的器官系统。[20]

　　抵御外来入侵的第一层保护，就是皮肤之类的表面物理屏障。再下一层则是白细胞，例如攻击并直接吞噬病原体的嗜中性白细胞，以及在细胞变成癌细胞或被病毒感染时，终结该细胞的自然杀手细胞。自然杀手细胞是如何辨别出病原体及被感染的细胞呢？它们通常都会用抗体标记，以方便销毁。抗体是一种特殊的蛋白质，由另一种被称为B细胞的白细胞所制造，就像智能型炸弹一样，会自动寻找入侵者并粘在它们身上。

　　每个B细胞都会针对外来物的分子特征，制造出相应专属的抗体。某个B细胞不可能包揽制造所有花粉抗体的工作，或负责制造所有细菌抗体的工作。相反，某个B细胞，它唯一的工作就是产生抵抗西伯利亚葱草这种花粉的抗体，另一个B细胞，其唯一的工作是产生对抗深海热泉细菌的抗体。你身上的每个B细胞只制造唯一的抗体，根据地球上惊人数量的潜在病原体种类，人体会需要10亿多个不同的B细胞。事实上，人体的确有这么多！

　　让我们假设一下，某天你走着走着，突然遭到一只鸭嘴兽（它们的脚跟上有毒刺）攻击。你活到现在，身体负责产生对抗鸭嘴兽毒液抗体的B细胞一直游手好闲，直到你被攻击的那一刻。一旦侦测到毒液，这个特定的B细胞就会开始疯狂分裂，很快的，你就会拥有一整批能够生产数百万鸭嘴兽毒液抗体的B细胞复制大军。于是，你战胜了入侵的毒素，从此过着幸福快乐的生活。这就是免疫系统的工作方式，瞧！人体是不是很不可思议？

　　不过，当你渐渐变老，免疫功能也会逐渐下降。这难道是年事渐高的必然结果？或者，是因为老年人群的饮食质量下降所致吗？为了说明营养不足可能会让老年人降低免疫功能，研究人员进行了以下实验，把83名65～85岁的受试者分为两组，对照组每天吃的蔬果不到3份，而实验组则每天食用超过5份蔬果。他们全都接种了肺炎疫苗，这是对所有成年人的医疗建议。[21]接种疫苗的目的，是让免疫系统能产生针对特定病原的肺炎抗体，以防万一。相较于对照组，每天至少吃5份蔬果的人，接种疫苗后产生的保护性抗体多出了82%。在短短几个月里，每天多吃一些蔬果，就有这样的效果。[22]

某些种类的蔬果，还会更大程度地提升免疫功能。

漂亮的羽衣甘蓝不是只能做盆栽

美国人吃的羽衣甘蓝太少了。根据美国农业部的数据，平均每个美国人每年只吃了22.6克的羽衣甘蓝[23]，相当于每10年才吃下1杯半（360ml）的分量。

羽衣甘蓝是一种深绿色的叶菜，它不仅是地球上营养最丰富的食物之一，也可能是对抗感染的重要帮手。日本的研究人员在培养皿中，将极少量的羽衣甘蓝（大约含有百万分之一克的蛋白质）滴在人类的白细胞上。即使是这么微小的量，仍然诱发白细胞产生了5倍的抗体。[24]

研究人员使用的是生的羽衣甘蓝，而美国人所摄取到的少量羽衣甘蓝往往是经过烹煮的。烹调的温度会破坏羽衣甘蓝的免疫强化作用吗？事实证明，即使是将羽衣甘蓝持续以滚水煮30分钟，也不会对产生抗体有任何影响。实际上，煮熟的羽衣甘蓝，看起来效果更好。[25]近年来，羽衣甘蓝已成为欧美饮食潮流中的抗癌排毒新星。

然而，对于羽衣甘蓝的多种健康效益，目前仍停留在试管实验阶段。即使是羽衣甘蓝的爱好者，也不会把羽衣甘蓝像海洛因一样注入静脉，遗憾的是，要让羽衣甘蓝蛋白质跟白细胞直接接触，注射是唯一的途径。到目前为止，还没有任何针对羽衣甘蓝的人体临床研究，想来要吸引到研究经费还有颇大的一段距离。幸好，羽衣甘蓝还有一个"表亲"表现不俗，提供了增强免疫力的有力证据，那就是西蓝花。

超级蔬菜的代表：西蓝花

就像我先前提过的，人体与外界接触面积最大的就是肠壁，表面积超过了2000平方英尺[26]，相当于一套大房子的占地面积★。[27]但肠壁非常纤薄，厚度还不如一张卫生纸。这样的厚度是因为人体需要从食物中吸收营养素，如果肠壁再厚一点，营养成分就会很难通过了。对皮肤来说，防水是个好主意，这样你的体液就不会外漏；但肠道内壁不一样，必须能让液体和营养素能被吸收。由于这层夹在无菌本体和外面混沌世界之间的屏障是如此脆弱，人体需要有一个良好的防御机制来抵抗坏东西。

★编者注：2000平方英尺约为186平方米。

这就是免疫系统发挥作用的地方，具体来说，靠的是一种称为"上皮淋巴细胞"的特殊白细胞。这些细胞有两种功能：改善及修护肠壁，同时也成为肠道抵御病原体的第一道防线。[28]这些淋巴细胞表面覆盖了能活化细胞的"芳香烃受体"（Ah receptors）。[29]多年来，科学家一直无法找到钥匙能打开芳香烃受体这把锁。如果能够活化这些细胞，那么提高免疫力就很简单了。[30]

事实证明，钥匙就在西蓝花中。

小时候，大人可能会告诉你要多吃蔬菜，包括西蓝花、羽衣甘蓝、菜花、圆白菜及抱子甘蓝（brassce/sprouts）等十字花科蔬菜。但是，你的父母可能没有跟你说，为什么要吃这些菜。现在我们知道，这个蔬菜家族含有保护人体肠道的必需物质。简单来说，西蓝花具备重整及召集免疫系统的基本部队。[31]

为什么免疫系统演化到今天，竟然会依赖某些蔬菜呢？想一想，我们什么时候需要提高肠道的防御能力？答案就是进食的时候。问题来了：要维持免疫系统的运作需要很多能量，而我们每天只进食几次，如何能全天候保持在高度警戒的状态下呢？还有，为什么我们的身体会特别把蔬菜当成组织部队的召集令呢？在数百万年的演化中，人类大多数的时间都是吃野生植物维生的，其中当然也包括了深绿色叶菜类（古人可能一律统称为叶子），所以身体才会演化成将蔬菜与用餐直接画上等号。肠道中的蔬菜，成了一个维持免疫系统运作的信号指令。[32]因此，如果没有在每餐中吃些植物，就可能会破坏人体自我保护的机制。

有意思的是，西蓝花等十字花科蔬菜能够强化免疫效果，不仅能保护我们躲开食物中的病原体，也能躲开环境中的污染物。人体每一天都持续暴露在充满各种有毒物质的环境中，从香烟烟雾、汽车废气、炉灶油烟，以及烹调过的肉类、鱼类到乳制品，甚至是母乳（因为母亲曾暴露于污染的环境中）。[33]由于人体内的芳香烃受体对某些污染物（如二噁英）有很强的亲和力，一旦这类污染物进入体内就会跟芳香烃受体结合成为毒素，不过十字花科蔬菜所含的物质或许可以阻挡它们。[34]

其他植物也可以抵御毒物的入侵。日本的研究人员发现，某些植物性食物，如蔬果、茶叶和豆类中的植物营养素，在体外实验中可以阻挡二噁英的影响。例如，研究人员发现，每天吃3个苹果或一大匙红洋葱，所获得的植物营养素就足以削减二噁英的一半毒性。唯一的缺点是，这些植物营养素的效果只能持续几个小时，这意味着，如果你想持续抵御病原体和污染物，可能需要一直吃健康食物，一餐接着一餐。[35]

能够阻挡毒素的东西，当然不是只有植物性食物。还有一种动物性产品，也具有阻挡二噁英致癌效应的潜力，那就是骆驼尿。[36]所以，下一次当孩子不想吃蔬菜水果时，你可以对他说："我可以让你选择，你要么吃西蓝花，要么去喝骆驼尿。"

漂亮的粉红尿

你是否注意到，在吃了甜菜之后，你的尿液会带点粉红色？这种颜色的尿液称为甜菜尿（beeturia），虽然看起来有点不自然，却是完全无害且暂时性的状态。[37]此外，这也说明了一个相当重要的事实：当你吃了蔬食后，许多能成为身体抗氧化物的营养素（如茄红素和胡萝卜素），会被吸收进入血液，洗涤你的器官、组织和细胞。

更仔细来说，甜菜色素在肠道被吸收，然后进到血液里，随着血液到处循环，最终经由肾脏滤出，进入尿液。在这段循环的旅程中，血液也会带点微微的粉红色。

大蒜味的口气也是同样的原理。这不只是人人敬而远之的残留气味，也是大蒜被血液吸收，再经由肺送至呼吸里的一段旅程，呼出的辛辣口气证明了这些健康的物质确实被你的身体吸收了。即使你使用的是大蒜灌肠剂，呼出的口气中仍会带着大蒜味。基于这个原因，大蒜也被用于严重肺炎的辅助治疗，因为它能帮助清除肺部细菌。[38]

用浆果来强化自然杀手细胞

生物活性植物研究实验室（Bioactive Botanical Research Laboratory）的负责人认为，各种颜色的浆果在预防疾病方面“脱颖而出”。[39]传说中的浆果化合物的抗癌特性，被认为能够抵抗、降低以及修复氧化应激和发炎所造成的破坏。[40]但直到最近的研究才发现，浆果也能增加自然杀手细胞的数量。

自然杀手细胞一词听起来凶狠无比，但它其实是一种白细胞，是免疫系统中快速反应小组的重要成员，能够迅速对抗被病毒感染的细胞与癌细胞。这种白细胞之所以被称为“自然杀手”，是因为它的启动不需要以疾病发生为前提（就像警察巡逻一样）；而免疫系统的其他部分，则只能借助先前的致敏作用（曾经接触过病原体）才能有效反应，水痘就是个例子。[41]毕竟，你不会想等到出现第二个肿瘤时，免疫系统才开始抗击吧。

人体约有20亿个精英特种兵，它们任何时候都在血液中巡逻，而研究结果显示，吃蓝莓可以壮大这个精英部队。在一项研究中，研究人员要求运动员在6周期间，每天吃大约1杯半的蓝莓，看看浆果能否减少因长跑而导致的氧化压力。[42]不出所料，蓝莓做到了，但更重要的发现是蓝莓对自然杀手细胞的影响。正常情况下，在一段长时间的耐力运动后，自然杀手细胞的数量会减少一半，下降到大约10亿个。但吃了蓝莓的运动员，体内自然杀手细胞的数量居然翻倍，超过了40亿个。

蓝莓可以增加自然杀手细胞的数量，但有没有哪种食物能够提升杀手细胞的活性，让它们更有效地去对抗癌细胞呢？答案是有，小豆蔻（Cardamom）香料就是其中之一。首先，研究人员在培养皿中放入一些淋巴癌细胞，然后加入自然杀手细胞，结果显示大约能消灭5%的癌细胞。但当撒上一些小豆蔻粉后，自然杀手细胞变得超级活跃，扫荡了更多的癌细胞（甚至是前者的10倍以上）。[43]不过还没有进行癌症患者的临床试验。

理论上，添加了小豆蔻的蓝莓玛芬，既能增加在体内循环的自然杀手细胞的数量，还能增强每个细胞的抗癌能力。

益生菌可以预防普通感冒？

剖宫产似乎会增加婴儿患过敏性疾病的风险，包括过敏性鼻炎、哮喘，甚至食物过敏。[44]正常分娩会让母体的阴道杆菌移植到婴儿的肠道里，但对剖宫产下的婴儿而言，这种自然接触的机会就被剥夺了。肠道菌群导致的差异，可能会影响婴儿免疫系统的发展，这就说明了婴儿出现过敏概率差异的原因。上述解释有科学依据，一项研究显示，怀孕期间，如果母亲阴道内的菌群不正常，例如性交感染或阴道灌洗等，可能会提高婴幼儿患哮喘的风险。[45]

这些发现，提出了一个更广泛的问题，也就是关于肠道有益细菌对免疫系统可能会有的影响。一些研究表明，补充好菌（益生菌）可能会有增强免疫力的效果。研究表明，服用益生菌数周后的受试者体内的白细胞，吞噬及破坏潜在入侵者的能力明显增强了。在停止服用益生菌后，这种效果仍然持续了至少3周。而在体外实验中，自然杀手细胞对抗癌细胞的活性也增加了。[46]

在培养皿实验中看到免疫细胞功能有所改善固然很好，但这是否就意味着体内较少的感染呢？一项耗时10年的随机双盲的安慰剂对照研究表明，服用益生菌的人，感冒次数确实明显减少，处于病态的天数减少，而且整体的症状也变轻了。[47]目前为止的证据显示，益生菌可能会减少上呼吸道感染的风险，但还不足以强烈到建议人们必须服用益生菌。[48]

除非因为肠道感染或使用一个疗程的抗生素，导致肠道菌群的重大损坏，否则我们最好把重点放在喂养肠道中的好菌群上。[49]它们会吃什么呢？答案是纤维和某种主要存在于豆类中的淀粉，这些物质被称为益生元（prebiotics）。益生菌指的是好的细菌本身，而益生元则是这些好菌所吃的食物。因此，要让好菌幸福快乐，把好菌喂饱的最好办法，就是多吃全蔬食。

当你吃下新鲜的农产品，同时会让益生元和益生菌进入你的肠道里。水果和蔬菜包含了数以百万计的乳酸菌，其中有一些和益生菌药片所含的种类是一样的。例如做泡菜时，就不需要添加发酵剂，因为圆白菜叶中已经有天然的益生菌了。所以在日常饮食中生吃蔬菜和水果，就能达到两全其美的功效。[50]

运动增强免疫力

如果有一种药物或营养补充品，能够把感冒等上呼吸道感染减少一半，会发生什么事呢？制药公司会因此赚到好几十亿美元。但其实已经有一种免费的东西可以增强免疫系统了，且效果显著，能让你少请25% ~ 50%的病假。不仅如此，它的副作用也是有百利而无一害。究竟是什么东西呢？

答案就是运动。[51]

更重要的是，运动量不用很多就能达到效果。研究发现，如果让孩子跑来跑去，只要6分钟，他们血液循环里的免疫细胞就能增加将近50%。[52]而在人生道路的另一头，经常运动能防止免疫力随着年龄增加而逐渐下降。一项研究发现，久坐不动的年长女性，原本在秋天患上呼吸道疾病的概率为50%，开始每天走路半个小时后，其风险降低到20%；若是偶尔加上跑步，风险则只有8%。[53]显而易见，运动让她们的免疫系统在抵抗感染的能力上，提高了5倍之多。

这究竟是怎么回事？简单的运动是如何降低感染概率的呢？大约有95%的感染，都是从黏膜（湿润）表面开始的，包括眼睛、鼻孔和口腔。[54]这些表面都由一种称为A型免疫球蛋白（简称IgA）的抗体所保护。IgA提供了免疫屏障，能够抵御病毒，防止病毒扩散到体内。例如，在唾液中的IgA，被认为是抵御像肺炎和流感这类呼吸道感染的第一道防线。[55]我们只需要适度运动，就能提高IgA的含量，显著缓解类流感的诸多症状。与不运动的对照组相比，每周进行有氧运动3次、一次30分钟且持续12周的人，唾液中的IgA值增加了5%，而且呼吸道的感染症状也显著减轻了。[56]

虽然持续的运动可以提高免疫功能，并降低呼吸道感染的风险，但持续的激烈运动却可能会产生反效果。当你从不动到起身活动，感染的风险会下降，但超过某个程度后，过度训练和运动压力过大却可能会损害免疫功能，增加感染的风险。[57]在马拉松或超级马拉松后的几个星期，跑者患上呼吸道感染的概率增为2～6倍。[58]研究也发现，在国际比赛开赛的第一天，足球运动员的IgA分泌量会明显下降。[59]这一降低是训练期间上呼吸道感染所造成的。而其他研究也发现，仅仅一轮剧烈运动，就能让IgA浓度下降。[60]

那么，假如你是一个训练强度很高的运动员，该怎么办？你要怎样才能降低感染的风险？传统的运动医学似乎没有提供很多有用的建议：医生会告诉你，要注射流感疫苗，避免触摸眼睛或挖鼻孔，并且远离生病的人。[61]但这些步骤可能不足以完全防范疾病于未然，因为呼吸道感染常常都是由潜伏在体内的病毒重新活化所诱发的，例如导致感染性单核球增多症（mononucleosis）的EB病毒（人类疱疹病毒第4型）。因此，即使你从来没有跟任何人接触，只要你的免疫功能下降，这些休眠的病毒就会重振旗鼓，让你生病。

庆幸的是，有些食物可以帮你维持免疫力，让病菌远离。

首先是绿藻（chlorella）★，这种单细胞的淡水绿藻通常以粉末形式或制成片剂出售。日本的研究率先证明，服用绿藻的母亲，母乳中的IgA浓度增加了。[62]虽然绿藻提取物的补充剂无法提高整体免疫功能[63]，但证据显示，食用完整的绿藻提高免疫力是有效的。在2012年日本的一项研究中，研究人员在训练营期间，找来了一群有感染风险的运动员。没有额外补充吃绿藻的对照组，IgA浓度在激烈运动后显著下降。相反，那些补充了绿藻的运动员，在激烈运动后IgA浓度仍然维持稳定。[64]

但要注意的是，最近美国内布拉斯加州的奥马哈市（Omaha）公开了一个令人不安的病例报告，名为《绿藻诱发的精神病》。[65]一名48岁的女性在开始服用绿藻后两个月患了精神分裂症。医生告诉她要停止服用绿藻，并开了抗精神疾病的药物，一个星期后就痊愈了。在此之前，绿藻从未与精神疾病有过关联，因此研究人员最初推测，这只是巧合。换句话

★编者注：又叫小球藻。

说，这位女性开始服用绿藻之后，凑巧精神疾病发作；而在停止服用后，病情好转可能只是使用治疗精神疾病的药物的缘故。7周后，该名病患重新开始服用绿藻，同时也没有停掉精神病药物，但精神分裂症再度上身。一旦停用绿藻，她的精神疾病又痊愈了。[66]或许，问题不在于绿藻本身，而是其中有毒或掺假的杂质，我们无从得知。鉴于营养品市场假货充斥、管理混乱的情况，即使你买了一瓶标示为"食品"的营养补充剂，也很难知道真正买到的是什么。

想要维持免疫功能的运动员，还有另一种选择：营养酵母（nutritional yeast）。一项发表于2013年的研究报告指出，摄取在面包、啤酒和营养酵母中发现的一种特殊膳食纤维，可能会让你在运动后更有效地维持白细胞数值。[67]啤酒酵母很苦，而营养酵母则有类似奶酪的愉悦味道，跟爆米花一起吃，特别美味。

研究发现，在两个小时的激烈运动后，受试者血液中的单核球（monocytes，免疫系统的另一种白细胞）数量急剧下降。但是在运动前服用大约3/4茶匙营养酵母的人，运动后的单核球数量却比开始运动前还要高。[68]

就实验室的报告来看，数据都很不错，但摄取酵母纤维真的能减少生病吗？当加利福尼亚州举办卡尔斯巴德马拉松赛（Carlsbad Marathon）时，研究人员就针对这个问题做了试验。

比赛后的4周内，每天服用相当于1汤匙营养酵母的跑者，比起只服用安慰剂的跑者，上呼吸道的感染率少了一半。值得注意的是，服用酵母的跑者反映，他们的情绪也变得更好了。当研究人员要求所有受试者以1~10分来评价他们的感受时，服用安慰剂的人大约给了4~5分；而服用营养酵母的受试者，给分平均为6~7分。优秀运动员常常在马拉松前后会有情绪恶化的情况，但该研究的结果显示，只要一点点营养酵母就能提升各种情绪状态，减少紧张、疲劳、困惑及愤怒的情绪，同时还能增加活力。[69]

要提升免疫力，多吃点菌菇

你有季节性过敏症吗？流鼻涕、眼睛痒、打喷嚏？虽然过敏可能会让你情绪低落，因为你的免疫系统正忙得不可开交，但是这种同步升高的警觉状态，可能对你的整体健康有好处。

有过敏症的人，似乎能降低某些癌症风险。[70]没错，你的免疫系统可能对花粉或灰尘等无害的东西反应过度，但是同样的过度警惕也会用在体内萌芽的肿瘤上。如果我们能够提升免疫系统里对抗感染的部分，并放松对导致慢性发炎（和那些烦人症状）部分的管控，那就太好了。

菇类或许能帮你达成这个愿望。

正如藻类被当成是单细胞植物一样，酵母菌也被看成是单细胞的真菌类。自然界存在好几千种自然生长的食用菌，还有全球每年商业化生产的数百万吨菌菇。[71]但查看菇类包装纸盒上的营养标签，除了B族维生素和矿物质之外，几乎看不到其他成分。菇类的营养素就只有这些吗？其实不然。大量能够提高免疫功能的微量营养素并未列出。[72]

澳洲的研究人员将受试者分为两组，一组采取日常饮食，而另一组则在日常饮食之外，每天再另加一杯煮熟的白蘑菇。仅仅一周后，吃了蘑菇的人，其唾液中的IgA抗体增加了50%；这些抗体持续增高了大约一个星期才开始下降。[73]因此为了维持健康效益，请让蘑菇成为日常饮食中的常客。

慢一点。如果菇类能引发这么剧烈的抗体增殖，我们是否应该担心它们也可能会加重过敏或自身免疫性疾病的症状？恰恰相反，菇类似乎具有抗炎症的作用。体外研究显示，各种菇类（包括纯白色的洋菇）不仅不会加重炎症，反而还可能减弱炎性反应，还有增强免疫力和抗癌能力的潜在功效。[74]第一个随机双盲的临床试验发表于2014年，研究对象是有上呼吸道反复感染病史的儿童，结果证实菇类有明显的抗过敏作用。[75]

食物中毒

★编者注：病原体的英文 athogens，是从希腊文的 pathos（受苦）和 genes（制造者）而来的。

病原体★就存在于你所吃的食物中。食源性疾病（或称食物中毒），就是进食受污染食物所导致的一种感染病。根据美国疾控中心的资料，每年大约每6个美国人中就有1个食物中毒。

换算过来，每年约有4800万人因此生病，这个数字比加利福尼亚州和马萨诸塞州的人口总和还要多。其中超过10万人需要住院治疗，还有数千人死亡，全都是因为他们食用的东西出了问题。[76]

就生命损失年数而言，前几大最具破坏性"病原体—食物"的组合，包括家禽中的曲状杆菌（Campylobacter）和沙门氏菌（Salmonella）、寄生在猪肉中的弓浆虫（Toxoplasma），以及熟食肉类和乳制品中的李斯特菌（Listeria）。[77]动物性食物之所以成为罪魁祸首，原因之一是大多数的食源性病菌都是粪便病原体。由于植物不排便，你从菠菜得到的大肠杆菌，实际来源并不是菠菜；大肠杆菌是存在于肠道的一种病原体，而菠菜当然没有肠道。研究发现，粪便施用于农作物上，会让大肠杆菌污染的概率增加50倍以上。[78]

鸡蛋和沙门氏菌

在美国，就食物中毒方面，最大的公共卫生负担就是沙门氏菌。这是食物中毒入院治疗的主要原因，也是食物中毒致死的首要原因[79]，而且数字还在持续上升中。过去十年，沙门氏菌病例增加了44%，尤其是儿童和老人特别多。[80]在感染后的12～72小时，会出现最常见的症状，如发烧、腹泻，以及严重的腹部绞痛。[81]这种食物中毒通常会持续4～7天，但如果中毒者是儿童和老人，可能会严重到需要住院治疗，甚至危及生命。

很多人会把沙门氏菌和鸡蛋联想在一起，这是有原因的。例如2010

年，有超过5亿个鸡蛋因为沙门氏菌疫情被召回。[82]然而，蛋业的生产商却死咬不放：别再嚷嚷，蛋绝对安全无虞！为了响应发表在《今日美国报》（*USA Today*）中呼吁全面回收鸡蛋的专栏文章，美国蛋业团体的主席坚称："蛋只要完全煮熟，不存在安全问题。"[83]但究竟怎样才是"完全煮熟"呢？

蛋业一直都在资助沙门氏菌和各种鸡蛋烹调法的研究。他们有什么发现呢？不管是炒鸡蛋、单面煎荷包蛋还是双面煎荷包蛋，沙门氏菌都能存活。半生不熟的单面煎荷包蛋被认为是最危险的。蛋业资助的研究人员直言不讳地总结道："单面煎荷包蛋应该被列为不安全的烹调方式。"[84]换句话说，即使鸡蛋业者自己也知道，他们的产品，用全美数百万人常见的烹调方式是不安全的。事实上，这个真相好久以前就已经被揭露了。20年前，普渡大学（Purdue University）的研究人员发现，沙门氏菌能在煎蛋卷和法式吐司中存活下来。[85]即使在煮了8分钟之久的鸡蛋里，还是能找到活的沙门氏菌。[86]

难怪根据美国食品药物管理局（FDA）的估计，每年有14.2万名美国人因为吃了被沙门氏菌污染的鸡蛋而生病。[87]美国境内，每年都会发生这种鸡蛋疫情。但是，要论最糟糕的"病原体—食物"组合，鸡蛋"只"能排到第10名。

禽肉与沙门氏菌

吃鸡肉（而非鸡蛋），实际上才是沙门氏菌最常见的感染来源。[88]全美曾爆发特强毒株沙门氏菌疫情，其罪魁祸首就是第六大禽肉生产商佛斯特农场（Foster Farms）。这波严重的疫情，从2013年3月开始一直持续到2014年7月。[89]为什么会持续这么长的时间？最主要的原因是这家公司大量生产受到污染的鸡肉，无视美国疾控中心曾经发出的多次警告。[90]虽然官方统计只有几百件受害案例，但疾控中心估计，每确诊一个沙门氏菌病例，就有另外38个漏网之鱼。[91]这代表佛斯特农场生产的鸡肉，其受害者超过1万人。当美国农业部官员亲自去佛斯特禽肉加工厂调查时，发现采样的鸡肉里有25%受到同样来源的沙门氏菌污染，与死鸡身上发现的粪便检验结果相同。[92]

墨西哥禁止佛斯特农场的鸡肉进口，但在美洲各地还是可以买到。[93]想想看，当汽车制造商发现自家生产的车子有刹车失灵的问题时，基于安全考虑会立即宣布召回有问题的车款。但为什么被沙门氏菌污染的鸡肉没有被召回呢？美国农业部曾试图关闭沙门氏菌屡次超标的公司，却反成被告，而且该公司最后还胜诉了。负责该案的法官下了这样的结论："由于肉品和禽肉的正常烹调方式足以消灭沙门氏菌的有机体，因此存在于肉品中的沙门氏菌，不会危害人体健康。"[94]

假如适当地烹调就能杀死这种病菌，为什么每年还会有成千上万的美国人，因为禽肉受到沙门氏菌污染而生病呢？这跟半熟汉堡中可能残留大肠杆菌的情形还不一样，因为有谁会吃没煮熟的鸡肉呢？这里的问题，在于交叉污染。新鲜或冷冻的鸡肉从店里被拿出来到送进烤箱之前的这段时间，鸡肉上的细菌就可能会污染到手、餐具及厨房台面。研究显示，把新鲜鸡肉放在砧板几分钟，就有高达80%的概率传播病菌。[95]然后，假如你把煮熟的鸡肉再放回同一个砧板，大约有30%的概率鸡肉会再次被污染。[96]

佛斯特农场对疫情荒腔走板的响应，事实证明可能是最有远见的："不论是哪家厂商生产的生禽肉，有沙门氏菌的情形并不罕见。"他们还引述新闻稿："消费者在处理肉类时，在备料、处理及烹调时都要使用适当的方法。"[97]换句话说，鸡肉受到沙门氏菌污染，应该被视为正常情形。反正是你要吃的，后果自负。

为什么美国消费者会被置于如此高的风险之下？一些欧洲国家已经把禽肉的沙门氏菌污染率降到2%，这是怎么做到的？答案是销售感染沙门氏菌的鸡是违法的。做得好！他们不准销售带有病原体的家禽，反观美国，因为这种病原体而生病的消费者每年多达百万人。[98]阿拉巴马州的一位禽类学家在肉品业的贸易刊物上，解释了为什么美国没有采取这种"严厉"的政策："美国消费者不想付更多钱。就是这么简单。"如果肉品业者不得不付钱让产品更安全，价格就会上涨。他说："事实上，就是因为价格昂贵，才不得不卖带有沙门氏菌的鸡肉。"[99]

肉类上面的粪便细菌

肉品污染，当然不是只有一家禽肉生产商有问题。在2014年发表的《消费者报告》（*Consumer Reports*）中，研究人员公布了廉价鸡肉的真实成本。他们发现，在零售店贩卖的鸡胸肉中，有97%受到可能会致病的细菌污染。[100]在所发现的沙门氏菌中，有38%对多种抗生素具有抗药性；美国的疾病预防与控制中心认为，这类病原体对公共卫生会是很严重的威胁。[101]

梅奥医学中心（Mayo clinic）★相当直白地做了以下说明："大多数人都在吃了遭粪便污染的食物后，感染了沙门氏菌。"[102]这是怎么发生的？在屠宰厂，禽类通常用金属钩吊挂着，这样做往往会戳破它们的肠子，排出的粪便就沾到了肉上。根据美国食品药物管理局最新的零售肉商调查显示，90%的零售鸡肉都被粪便污染。[103]

★编者注：创立于1863年，是全美规模最大、设备最先进的综合性医学中心。

如果把粪肠球菌（E. faecalis）和屎肠球菌（E. faecium）这一类病菌作为粪便污染的指标，那么全美的肉品零售，有90%的鸡肉、91%的火鸡绞肉、88%的牛绞肉和80%的猪排都受到了污染。[104]

尽管沙门氏菌的感染事件越来越频繁，但源自牛粪的大肠杆菌感染却有减少的趋势。[105]为什么牛肉越来越安全，而鸡肉的风险却越来越大？[106]一个可能的原因是，美国政府制定了一个紧急应对政策来禁止销售遭大肠杆菌污染的牛肉。但为什么销售有可能被致命病原体污染的牛肉是非法的，但贩卖同样遭污染的鸡肉却是合法的呢？毕竟，鸡肉里的沙门氏菌远比牛肉里的大肠杆菌害死的人更多。[107]

这个问题，可以追溯到一个1974年的著名案例。当时美国公共卫生学会（American Public Health Association）控告美国农业部，居然把许可证授予遭到沙门氏菌污染的肉品。为了袒护肉品业，美国农业部指出，由于"有太多的污染源可能造成这个问题"，因此"单单挑出肉品业，并要求（美国农业部）命令肉品业者要甄别其未加工的产品是否对健康有害，是不公平的。"[108]换句话说，因为沙门氏菌也跟乳制品和鸡蛋有关，只要求肉品业把自家产品弄得更安全，似乎有失公允。这就像金枪鱼业者辩称，在金枪鱼罐头上标注含汞提示是多此一举，因为你也可能因为咬破温度计而遭到汞污染。

华盛顿特区的巡回上诉法院支持肉品业者的观点，声称美国农业部可以通融肉品中可能含有致命的沙门氏菌，因为"美国的家庭主妇和厨师并非无知或愚蠢，他们备料及烹调的方式通常不会让沙门氏菌有致病的机会。"[109]这种论调就像在谈论休旅车不需要安全气囊或安全带，孩子也不需要汽车安全座椅，因为"足球妈妈"们★通常都不会发生车祸。

★编者注："足球妈妈"是指美国中产阶级的全职妈妈，一般都住在郊区，开着休旅车接送小孩去参加足球课等课外活动。

不想尿道感染，就不要吃鸡肉

尿道感染究竟从何而来？早在20世纪70年代，一直以来所做的多项女性研究发现，尿道感染是因为细菌从直肠进入阴道所致。[110]又花了25年时间，才由DNA指纹技术证明寄居在肠道的大肠杆菌菌株，是尿道感染的源头。[111]

接着科学家又花了15年，才追查到某些尿道感染最根本的罪魁祸首。原来在直肠中造成感染的细菌的初始来源，竟然是鸡肉。加拿大麦基尔大学（McGill University）的研究人员，在屠宰厂里找到造成尿道感染的大肠杆菌后，一直循线追踪到肉品供货商，最后从被感染妇女的尿液检体里检验出来。[112]因此，我们有直接证据，尿道感染可能是人畜共通的疾病——由动物传染给人类的疾病。[113]这是一个重要的发现，因为在美国每年患尿道感染的妇女多达几千万人，总花费超过了10亿美元。[114]更糟的是，事实也证明许多在鸡肉里会引起尿道感染的大肠杆菌菌株，已经对目前一些最强效的抗生素产生了抗药性。[115]

难道我们不能简单地通过发放肉类温度计让大众彻底煮熟鸡肉，来解决这场危机吗？答案是不能，问题就出在交叉污染。研究显示，即便你没有吃下任何鸡肉，光是处理生鸡肉就可能导致细菌感染和肠道移殖（intestinal colonization）。[116]在这种情况下，不论你烹调鸡肉时再小心，都不能免除感染。即便将鸡肉烧成灰，也仍然会受到感染。而且研究也发现，感染后，这些具有抗药性的细菌会大量增殖，直到成为肠道里的主要菌群。[117]

你家厨房的水槽里，能找到的粪便细菌比马桶座圈上还多[118]，原因可能是因为大家都是在厨房里处理鸡肉，而不是在浴室里。如果我们在处理鸡肉时更小心呢？《论全美厨房卫生对预防鸡肉交叉污染的有效性》（*The Effectiveness of Hygiene Procedures for Prevention of Cross-Contamination from Chicken Carcasses in the Domestic Kitchen*）是一项里程碑式的研究，该项研究就针对这个问题做了测试。研究人员走访了60个家庭，给每家一只生鸡并请他们烹调。在鸡肉煮好后，研究人员回来检查，发现所有家庭的厨房里都找得到沙门氏菌和曲状杆菌（这是两种能导致严重腹泻的病原体，都藏在鸡粪里），砧板、餐具、橱柜、冰箱把手、烤箱把手和门把手上等都检测得到。[119]

显然，这些人都在不知情的情况下按照日常的方式处理及烹调鸡肉。因此，研究人员重复上述实验，但这次则给了这些受试家庭具体的防范提示。在烹调好鸡肉后，要用热水和清洁剂清洗厨房用具的表面，特别是砧板、餐具、橱柜、各个把手和门把手。然而，事后研究人员仍然发现，致病的粪便细菌还是到处都是。[120]

你在读这篇研究报告时，可以看得出来研究人员有点恼怒了。最后，他们坚持要所有家庭使用漂白剂：把抹布先浸泡在漂白水里消毒，然后在所有表面上喷洒漂白水，静置5分钟。大面积消毒后，研究人员在一些餐具、抹布、水槽周围的台面和橱柜上，还是发现了沙门氏菌和曲状杆菌的踪迹。[121]虽然厨房污染的程度减轻很多，但还是没办法彻底清除，看来除非你把厨房比照生物危害实验室来处理，否则很难确保不会在厨房里留下粪便病原体。唯一的解决办法就是，一开始就不要把这些病菌带进家门。

不过，好消息是：不是只要吃过鸡肉，肠道就会一直被这些病原体占据。研究证明，一些受试者仅仅因为处理鸡肉就受到感染时，试图占据他们肠道的鸡肉病菌，似乎只维持了10天左右。[122]因为人体肠道中的好菌似乎能够把坏菌赶走。问题在于，人们吃鸡肉的频率往往比每10天一次要多，因此，他们可能会不断地把这些鸡肉病菌带进身体里。

猪肉中的耶氏杆菌（鼠疫杆菌）

每年，有近10万名美国人因为耶氏杆菌（Yersinia）生病。[123]在每场已确认来源的疫情中，罪魁祸首都是被污染的猪肉。[124]

在大多数情况下，耶氏杆菌造成的食物中毒仅会导致急性肠胃炎，但症状可能会很严重，类似阑尾炎，因而造成不必要的紧急手术。[125]不过，感染耶氏杆菌的长期后果，则会导致眼睛、肾脏、心脏和关节的慢性炎症。[126]研究发现，在感染耶氏杆菌引发食物中毒的一年之内，患者出现自体免疫性关节炎的概率是常人的47倍；[127]而这种病菌，也可能是引发被称为葛瑞夫氏症（Graves'disease）的自体免疫性甲状腺亢进的原因。[128]

美国猪肉产品的污染情况有多严重？《消费者报告》（*Consumer Reports*）对来自全国各城市的近200个样本进行检验，结果发现，超过2/3的猪肉都遭到耶氏杆菌污染。[129]这可能是因为如今大多数的生猪养殖产业，都采用空间拥挤的集约化养殖方式。[130]《全国猪农》（*National Hog Farmer*）有一篇文章《密集养猪所付出的代价》明确指出，养猪户可以通过限制每头猪只有6平方英尺的活动空间来获取最大利润。基本上，这意味着将一头200磅的动物塞进一个面积只有2英尺乘3英尺（0.6米×0.9米）的空间里。该文作者承认，猪满为患所造成的问题，包括通风不足及增加健康风险，但他们所得出的结论是，有时候"让猪挤一点点，会让你赚更多的钱"。[131]

遗憾的是，这种情况近期内不可能改变。为什么？因为耶氏杆菌不会让猪生病。[132]换句话说，这是人类的公共健康问题，而不是动物养殖问题。耶氏杆菌不会影响养猪户的成本，因此与其让这些动物多点喘息的空间，养猪业宁愿让社会付出巨大的成本：估计每年有数万名美国人因此生病，医疗花费约2.5亿美元。[133]

肉品中的超级病菌：梭状芽孢杆菌

有一种新的超级病菌出现了：梭状芽孢杆菌（Clostridium difficile）。这是人类最迫切要解决的病菌威胁之一，估计每年约有25万名美国人被感染，数千人致死，每年花费的医疗费用高达10亿美元。[134]这种病菌会导致一种称为"伪膜性大肠炎"的症状，表现为带有疼痛及痉挛的严重腹泻。一直以来，人们认为梭状芽孢杆菌是在医院感染上的，但最近发现，只有约1/3的梭状芽孢杆菌感染病例是跟感染患者接触有关。[135]这究竟怎么回事？

因为另一个感染来源，可能是肉品。美国疾控中心发现，在3家全国连锁超市出售的包装肉类产品抽样检查中，42%含有产生毒素的梭状芽孢杆菌。[136]事实证明，美国肉品受到梭状芽孢杆菌污染的比例，是全世界最高的。[137]

在鸡肉、火鸡肉和牛肉中也发现了梭状芽孢杆菌，但猪肉污染得到了卫生官员最多的关注，因为在与医院无关的人类感染找到的菌株，与猪肉污染的病菌类型最为吻合。[138]自2000年以来，有越来越多的报告指出，梭状芽孢杆菌是幼猪肠道感染的主要原因之一。[139]而在屠宰时，遭受这种病原体侵袭的猪，被认为是零售猪肉最可能的污染来源。[140]

一般情况下，梭状芽孢杆菌不会对人体造成影响。即使它进入肠道，肠道中的好菌通常会制服它。不过，它会潜伏以待，等到好菌离开后再伺机而动。由于抗生素会扰乱正常的肠道菌群，因此当你下一次必须服用抗生素时，梭状芽孢杆菌就会卷土重来，引起一系列发炎性的肠道症状，包括一个名字听起来就相当危险的疾病：毒性巨肠症（toxic megacolon）。这种疾病的死亡率高达50%，就跟丢硬币论输赢的概率一样高。[141,142]

那么，把肉煮熟后再吃呢？是否能消灭掉大部分的病菌？遗憾的是，梭状芽孢杆菌跟大部分的病菌不一样。烹调大部分肉类时，建议的食物内部温度是71℃，但困难梭状芽孢杆菌可以在这样的温度下存活2小时。[143]换句话说，你在建议的烹调温度下烤了2小时的鸡，仍然无法杀死这种病菌。

你可能看过含酒精的免洗洗手液广告，宣称能杀死99.99%的细菌，梭状芽孢杆菌就属于这杀不死的0.01%。它们被称为超级病菌，不是没有原因的。研究显示，病原体残余的孢子即便在使用免洗洗手液后，仍然能经由握手轻易传播。[144]正如在美国肉类供应系统中发现的另一个超级病菌——抗药性金黄色葡萄球菌（MRSA）[145]的重要研究者所建议的[146]，处理生肉的人应该戴手套。

一个危机四伏的后抗生素时代

世界卫生组织前总干事陈冯富珍博士曾警告，我们可能会面临一个许多奇迹药物不再起作用的未来。她说："事实是，一个后抗生素时代，意味着我们所知的现代医学走到尽头了。一些再普通不过的毛病，像是链球菌性喉炎或孩子的膝盖擦伤，未来可能都会像以前一样致命。"[147]我们这一个充满奇迹的时代，可能很快就会消逝了。

陈冯富珍博士针对这种医疗灾难所开出的处方，包括呼吁全球"在食物生产过程中，限制抗生素只能用于治疗上"。换句话说，在养殖业上，抗生素只能用来治疗生病的动物。但是，这个呼吁并未落实。在美国，肉品生产业者为了对抗产业化畜牧业常见的高压及不卫生环境，每年把好几百万磅的抗生素拿来喂食动物，以促进动物生长或预防疾病。没错，医生也会过度使用抗生素，但美国食品药物管理局估计，每年美国销售的抗生素药物有80%都进了肉品业。[148]

这些抗生素最终会残留在你所吃的肉品中。研究发现，像Bactrim、Ciproxin和Enrofloxacin一类的抗生素残迹都可在吃肉者的尿液中检测出来，即使这些人并未服用这些药物。研究人员的结论是："牛肉、猪肉、鸡肉和乳制品的摄取量，能够用来解释尿液中的几种抗生素的每日排泄量。"[149]然而，只要在日常饮食中5天不吃肉，这些抗生素的数值就下降了。[150]

几乎所有的大型医疗和公共卫生机构都站出来反对肉品业者给动物喂食大量抗生素的危险做法。[151]然而，农商企业及制药业的庞大政治力量，却有效地打击了任何相关的立法或监管行动，而这一切作为都只是为了让每磅肉的成本少1分钱而已。[152]

健康生活、活得健康，可以保护你免除通过空气和食物传播的疾病。多吃蔬果、多运动，可以提升免疫能力，帮你对抗感冒一类的呼吸道感染。而坚持以蔬食为主的饮食结构，则可以帮你大幅减少接触到致命粪便病原体的概率，避免成为食物中毒的统计数字之一。

在我帮欧普拉赢得肉品诽谤官司的6年之后，我收到了针对自己的法律威胁。阿特金斯公司指控我，在我的《碳水化合物恐惧症》（*Carbophobia: The Scary Truth About America's Low-Carb Craze*）一书中，出现了"诽谤"该公司的内容。他们的律师声称我所说的话"持续危害阿特金斯的声誉，导致对阿特金斯公司的伤害。"但我的书肯定不会比阿特金斯医生（Robert Coleman Atkins）的饮食对他伤害更大。2003年，他意外身亡，体重超标，验尸报告还显示他一直都有心脏病、充血性心脏衰竭及高血压等毛病。★[153]

★编者注：阿特金斯是美国心脏病医生和营养学家，以发明吃肉减肥法（低碳饮食）而著称，2003年4月死亡。关于阿特金斯医生的死因，外界众说纷纭。

然而，律师们的焦点却是阿特金斯公司所蒙受的损失。为了不让他们的目的得逞，我将他们的法律威胁张贴在网上，并逐点反驳。[154]最后，阿特金斯的律师并未从他们的威胁中获得任何好处。在我的书出版后4个月，★阿特金斯公司提出了破产申请。

★编者注：阿特金斯公司于2005年7月宣告破产。

第 6 章

/

远离糖尿病

几年前，在我的网站"能救命的营养学"（NutritionFacts.org）社群里的会员米兰，慷慨地跟我分享了她的故事。她30岁时被诊断出患了Ⅱ型糖尿病，终其一生都在对抗肥胖，多年来她因忽高忽低的体重备受折磨。她几乎试过了每一种她能找到的流行减肥方法，但是毫无意外，减掉的体重短期内又会回来。她对糖尿病并不陌生，她的父母、兄弟和姑妈都患有糖尿病，所以她认为自己被诊断出糖尿病是命中注定的，就是年纪到了，就是先天遗传，她根本无力改变。或者说，她是这么想的。

米兰早在1970年就被诊断出患有糖尿病，20年来，一直都以糖尿病患者的身份生活着。直到20世纪90年代，她开始完全蔬食，这样的转变，完全改变了她的生活。如今，她的精力比以往任何时候都好，外貌和感觉上都更年轻，而且，她终于能够维持健康的体重了。在被确诊为糖尿病的40多年后，米兰如今已经70多岁了，但身体还十分硬朗，甚至还能开课教授高强度的尊巴舞（Zumba）！她并不是找到了某种神奇的药物，或者采用了哪个品牌的专利减重方式。她所做的，只是决定吃健康的食物而已。

糖尿病（diabetes mellitus）的英文源自两个单词：希腊文的diabetes（意思是"通过或虹吸"，表示多尿）和拉丁文的mellitus（意思是"像蜂蜜一样甜"）。糖尿病的特征，就是长期的血糖升高。这是因为胰脏无法分泌足够的胰岛素（控制血糖的一种代谢激素），或者身体对胰岛素产生抵抗反应。胰岛素不足的糖尿病，称为Ⅰ型糖尿病；而胰岛素抵抗的糖尿病（胰岛素分泌量够，但无法被身体善加利用），则被称为Ⅱ型糖尿病。万一过量的糖在血液里（血糖）积聚，就可能使得肾脏无法负荷，而让糖出现在尿液之中。

在没有现代化的实验室技术之前，是如何测试尿液的呢？用嘴巴尝。糖尿病患者的尿，尝起来味道甜如蜜，因此得名"糖尿病"。

Ⅱ型糖尿病，因为以下两个原因而被称为"21世纪的黑死病★"：其一是在全世界各地的快速传播，其二是对健康的毁灭性影响。不同于20世纪之前的黑死病鼠疫，肥胖症和Ⅱ型糖尿病的致病原因已确定为"高脂肪与高热量的饮食"，而其传播媒介当然也不是跳蚤和老鼠，而是"导致不良生活方式的广告和诱惑"。[1]目前，有超过2000万名美国人被诊断出患有糖尿病，比1990年增加了3倍。[2]依照这个速度，美国疾控中心预测，到21世纪中叶，将会有1/3的美国人患上糖尿病。[3]目前在美国，糖尿病导致每年约50000人肾衰竭、75000人下肢截肢、650000人视力减退[4]，以及约75000人死亡。[5] ★

人体的消化系统会将碳水化合物分解成一种名为葡萄糖的单糖，这是身体所有细胞的主要能量来源。而要让葡萄糖从血液进入细胞，需要胰岛素的帮忙。我们可以把胰岛素当做打开细胞大门的钥匙，让葡萄糖进入。你每吃一顿饭，胰岛素就会从胰脏中释放出来，帮助把葡萄糖运送进入你的细胞。没有胰岛素，细胞就无法接收到葡萄糖，而且，葡萄糖会因此在血液里积聚。久而久之，血液中这些额外的糖，将会损害身体里所有的血

★编者注：黑死病是1347年开始在欧洲爆发的一次大型瘟疫，夺去了数千万人的生命，曾使欧洲人口减少了超过1/3，是人类历史上最严重的瘟疫之一。

★编者注：根据国际糖尿病联盟（IDF）的统计数据，中国是全球糖尿病患者数量第一大国，2015年我国糖尿病患病人数已达1.09亿，相比2013年增加了1120万人，呈现快速增长态势。

管。这就是为什么糖尿病会导致失明、肾衰竭、心脏病及中风。高血糖还可能破坏神经，造成被称为神经病变的症状，引起肢体麻木、刺痛和疼痛感。因为糖尿病患者的血管和神经受损，他们的下肢可能会因为血液循环和缺乏感觉，而导致伤口愈合不良，最后可能面临不得不截肢的命运。

I 型糖尿病，之前也被称为幼发型糖尿病（juvenile-onset diabetes），在所有确诊的糖尿病患者中约占5%。[6]在大多数 I 型糖尿病患者中，自体免疫系统错误地破坏了在胰脏中负责分泌胰岛素的B细胞，以致无法分泌胰岛素，于是血糖就会上升到不安全的浓度。因此，I 型糖尿病的对应疗法就是用注射方式来补充胰岛素，这是一种激素替代治疗，以弥补身体产量不足的缺陷。导致 I 型糖尿病的确切原因至今仍然不明，不过遗传倾向加上接触病毒感染或牛奶等环境诱因，可能都发挥了一些作用。[7]

II 型糖尿病，之前也被称为成人型糖尿病（adult-onset diabetes）或非胰岛素依赖型糖尿病，约占糖尿病病例的90%～95%。[8]在 II 型糖尿病中，胰脏虽然可以分泌胰岛素，但身体却无法正常使用，所以血糖值仍不正常。这是因为累积在肌肉和肝脏细胞内的脂肪干扰了胰岛素的作用。[9]如果胰岛素是打开细胞大门的钥匙，那么饱和脂肪就是填满锁孔的黏胶。肌肉是葡萄糖的主要消费者，一旦葡萄糖无法进入肌肉之内，血糖就会上升到具破坏性的程度。这些囤积在肌肉细胞内的脂肪，来自你所吃的食物或原本的体脂肪。因此，是否能预防、治疗和逆转 II 型糖尿病，取决于饮食及生活方式。

美国疾控中心估计，有超过2900万名美国人患有确诊或未确诊的糖尿病，约占美国人口总数的9%。换句话说，你认识的100个人里面，就可能有6个是已知的糖尿病患者，还有3个已经患了糖尿病却还未被确诊★。每年，有超过100万个 II 型糖尿病的新病例被诊断出来。[10]

好消息是：II 型糖尿病几乎完全可以预防，大部分也可以治疗，有些甚至可以通过改变饮食及生活方式而被逆转。就像其他的主要杀手（尤其

★编者注：根据2013年宁光教授发表在JAMA上的流行病学研究，我国糖尿病病患知晓率仅为30.1%。同时，中国成年人中"准糖尿病患者"人群可能高达50.1%。

是心脏病和高血压）一样，Ⅱ型糖尿病同样是饮食选择下的不幸后果。但是，即使你已经有糖尿病及相关并发症，仍然可以怀抱希望。即便你已经患病数十年，通过改变生活方式，还是可以让Ⅱ型糖尿病得到缓解。事实上，当你改变成健康的饮食习惯后，你的健康就会在短短几小时之内开始改善。

什么原因导致胰岛素抵抗

Ⅱ型糖尿病的特征，就是发生在肌肉里的"胰岛素抵抗"。正如我们已经知道的，胰岛素在正常情况下会使血糖进入细胞，不过一旦发生细胞抵抗，且对胰岛素没有做出应当的反应时，就会导致血糖浓度飙到危险值。

那么，一开始的胰岛素抵抗是什么原因造成的呢？

近一个世纪前的研究，注意到了一个惊人的发现。1927年，研究人员将年轻健康的医学院学生分成好几组，来测试不同饮食的影响。他们给一些人橄榄油、奶油、蛋黄、鲜奶油所组成的高脂饮食；而另一些人则是糖果、糕点、白面包、烤土豆、糖浆、香蕉、米和燕麦粥的高碳水化合物饮食。令人惊讶的是，高脂饮食组的胰岛素抵抗情况快速增加，短短几天内，他们的血糖值翻倍，远远超过高碳水化合物的对照组。[11]科学家花了整整70年的时间来解开这个谜团，而答案将能提供关键线索，带领我们找到导致Ⅱ型糖尿病的主要原因。

要了解饮食所扮演的角色，我们必须先了解身体是如何储存能量的。

当运动员在比赛前谈论所谓的"肝糖超补法"（carb loading）★时，指的就是在肌肉中建立能量供应，预先储存能量。肝糖超补法，就是把你每天所做的事极端化：消化系统把摄取的淀粉分解成葡萄糖，进入血液循环系统成为血糖，最后储存在肌肉中，成为需要时所用的能量。

★编者注：肝糖超补法是长跑运动员为了增加体内肝糖含量而使用的方法。运动时会消耗大量的肝糖，但正常的肝糖含量仅能提供短时间的热量，因此从事马拉松等运动的选手必须通过特别的饮食提高体内的肝糖含量，以适应长时间的体力消耗。

不过，血糖有点像吸血鬼，需要受到邀请才会进入细胞★。而"邀请函"就是胰岛素，它是打开肌细胞大门的钥匙，让葡萄糖可以进去。当胰岛素附着在细胞的胰岛素受体上时，就会活化一组酶，护送葡萄糖进入。假如没有胰岛素，血糖只能从血液中伸出手敲打细胞大门，却不得其门而入。于是，血糖值会升高，然后在这个过程中破坏重要器官。在 I 型糖尿病中，由于胰脏中负责制造胰岛素的B细胞被破坏，因此只有少量的胰岛素能让血糖进入细胞中。而在 II 型糖尿病中，胰岛素的产量不成问题。钥匙已具备，但有东西堵住了锁孔。这就是所谓的胰岛素抵抗，肌细胞对胰岛素产生了抗拒性。

★编者注：有些传说认为，吸血鬼有领地意识，除非获得邀请，否则不能进入他人的屋子。

那么，究竟是什么堵塞了肌细胞的"门锁"，不让胰岛素打开门放葡萄糖进去呢？答案就是脂肪。更确切地说，是细胞内脂（intramyocellular lipid），即肌细胞内的脂肪。

在血液中的脂肪，无论是自身所储存的还是源于饮食的，都能在肌细胞里堆积，并会产生有毒物质和自由基，阻断胰岛素信号传导的过程。[12]如此一来，不论制造了多少胰岛素，被脂肪损害的肌细胞都不能有效地使用它。

这种脂肪干扰胰岛素功能的机制，已经由两种方式证明：一种是将脂肪注入人体血液中，观察到胰岛素抵抗提高[13]；另一种则是人体血液中脂肪含量降低后，看到了胰岛素抵抗下降[14]。我们现在甚至可以利用核磁共振影像技术，直观地观察到肌肉中的脂肪量[15]。如今，研究人员能够一路追踪脂肪从血液进入肌肉，并观察胰岛素抵抗增加的情形[16]。一次摄取的脂肪在160分钟之内，就能让进入细胞的葡萄糖大为减量。[17]

要注意的是，研究人员根本不用对研究对象施以静脉注射来实现高脂肪。他们所做的，只是给受试者高脂食物而已。即使对健康的人，高脂饮食也会损害身体处理糖的能力。相反，你也可以通过减少脂肪的摄取量，来降低胰岛素抵抗。研究表明，饮食中的脂肪含量越低，胰岛素的作用越好[18]。遗憾的是，由于美国儿童当前糟糕的饮食结构，肥胖症和Ⅱ型糖尿病的发生年龄越来越早。

儿童中的糖尿病前期

按照医学定义，所谓糖尿病前期（prediabetes）是指血糖高于正常值，但未达到糖尿病的诊断标准。在过去，糖尿病前期的症状，常见于超重及肥胖的人身上，他们被视为糖尿病高危人群，但这个状态本身并不是疾病。不过，我们现在已经知道，糖尿病前期的人，器官有可能已经受损。

糖尿病前期的人，甚至在诊断出糖尿病之前，肾脏、眼睛、血管和神经可能已经因为血糖过高而受损了[19]。目前已有大量的研究结果显示，Ⅱ型糖尿病的慢性并发症，在糖尿病前期就已经开始了[20]。因此，为了防止糖尿病对身体的侵害，我们必须提早防范糖尿病前期，而且越早开始越好。

在30年前，几乎所有的糖尿病儿童患者都被假定为Ⅰ型；但从20世纪90年代中期以来，我们开始看到，患Ⅱ型糖尿病的儿童有增加趋势[21]。这种一度被称为"成人型糖尿病"的疾病，现在改称为Ⅱ型糖尿病，因为小至8岁的儿童也会患上这种疾病[22]。这种趋势可能会引起灾难性的后果：一项连续追踪Ⅱ型糖尿病儿童15年的研究发现，当这些孩子进入青壮年后，失明、截肢、肾衰竭及死亡都有惊人的发生率[23]。

为什么儿童糖尿病患者会急剧增加？答案可能是儿童肥胖的人数在不断攀升[24]。近几十年来，被认定为超重的美国儿童人数，增加比例超过了100%[25]。6岁就是小胖子的人，可能终其一生都是这种体态；75%～80%的肥胖青少年，会在成年后持续肥胖。[26]

儿童肥胖症，是成人疾病和死亡的一项强力预测因子。例如研究发现，在青少年时期超重的人，可以预测他们55年后的疾病风险。这些人死于心脏病的风险可能会加倍，而患其他疾病，包括大肠癌、痛风和关节炎的概率也比较高。研究人员还发现，根据青少年时期的超重状态来预测疾病风险，可能比通过成年肥胖预测更有效。[27]

因此要防止儿童糖尿病，就不要让孩子过胖。所以，我们应该怎么做呢？

2010年，加州罗马林达大学（Loma Linda University）的营养系主任发表了一篇论文，认为规避肉类是防治儿童肥胖症的有效途径，因为根据人口研究显示，蔬食者通常比肉食者更瘦。[28]

要衡量肥胖程度，我们通常依据的是身体质量指数（BMI）。对成年人而言，BMI超过30即可视为肥胖。25～29是超重，18.5～24.9是理想体重。在医学上，我们习惯称BMI在25以下的为"正常体重"。★

★编者注：在中国，对成人来说，BMI超过28即判定为肥胖，24~27.9为超重，18.5~23.9为理想体重。

要如何计算你的BMI？上网就能找到BMI自动计算程序，你也可以拿起计算器自己计算，方法是：体重（kg）除以身高（m）的平方（kg/m²）。比如说，如果你的体重是65千克、身高1.6米，你的BMI就是$65/(1.6)^2=25.3$。BMI为25.3，这个数字告诉你，你明显超重了。

到目前为止，在蔬食、肉食与肥胖率的相关研究中，规模最大的首推北美洲发表的一个研究报告。肉食者以平均28.8的BMI居于图表首位，这个数值已经非常接近肥胖边缘。而只摄取少量肉食的弹性素食者（flexitarians，每周吃肉而非每天）的BMI稍好一些，为27.3，但仍然偏高。鱼素者（pesco-vegetarians，不吃鱼类和海产类以外的肉食）的BMI值更好，平均值是26.3。素食者（vegetarian）★仍然轻微超标，BMI值是25.7。唯一达到理想体重的膳食组是维根组（vegan），BMI值平均为23.6。[29]

★编者注：对多数西方人而言，vegetarian更像蛋奶素，基本上能够吃蛋、奶酪及牛奶等乳制品。

问题在于，如果结果这么明确，为何父母不考虑用蔬食来养育孩子呢？大家有一种成见，觉得蔬食会妨碍孩子的成长与发育。而事实却正好相反。罗马林达大学的研究人员发现，吃素的孩子不仅比吃肉的孩子瘦，平均个头也比他们高出约一英寸。[30]相比之下，摄取肉类只会让身体横向发展，同时还发现，摄取动物性食物与肥胖风险有密切关联。[31]

儿童时期患糖尿病，会减少约20年的平均寿命。[32]试问，天下父母心，为了孩子能够多活20年，做父母的谁不期待改变呢？

食物中的脂肪，与身体内的脂肪

体内存有的多余脂肪，是Ⅱ型糖尿病的头号危险因素；有高达90%的患者都超重。[33]这其中有什么关联呢？从某种程度上说，这种现象被称为溢出效应（spillover effect）。

有趣的是，无论你的体重增加或减少，在身体里的脂肪细胞数量在人成年后的变化并不大。脂肪细胞只是填入脂肪而膨胀，身体重量随之增加。因此当你的肚子变大时，不一定是产生了新的脂肪细胞，你只是将更多的脂肪塞进现有的细胞里。[34]对于超重和肥胖的人来说，这些细胞会变得非常庞大，以至于让脂肪溢进血液中，最终可能造成胰岛素信号堵塞，这点和吃下油腻食物的情形一样。

医生可以实际测量血液中游离脂肪的含量。一般而言，血液中的脂肪含量为每升100～500微摩尔（micromoles）。肥胖者的血液脂肪浓度为每升600～800微摩尔。而采用低碳高脂（low carb high fat）饮食的人，脂肪含量也会达到同样高的数值。对于身体偏瘦的人，如果采用高脂饮食，血液中的游离脂肪含量平均也能达到800微摩尔。因此，这样的超高数值，并非专属于肥胖者。采用高脂饮食的人，过多的脂肪从消化道最终进入血液里，因此，其血液中游离脂肪的含量，可能和严重肥胖的人一样高。[35]

同理，如果你处于肥胖状态但开始尝试健康饮食，血液中的脂肪情况仍然会和整天用培根和奶油果腹时类似。因为肥胖的身体可能会不断将脂肪送回血液中，不管你吃的食物是什么。无论你血液中脂肪的来源是什么，只要血脂含量上升，你从血液中清理葡萄糖的能力就会下降，这就是胰岛素抵抗——Ⅱ型糖尿病的起因。

而另一方面，相较于那些以肉食为主的人，以蔬食为主的人，其糖尿病的患病率会低很多。正如图1所示，饮食中的蔬食比例越高，糖尿病患病率越低。[36]根据一项针对89000名加州居民所做的研究，弹性素食者能将糖尿病的患病率降低28%，对那些每周而非每天吃肉的人，这是个好消息；而那些实行鱼素的人，则能将概率再削减一半。那么，完全规避肉类的蛋奶素者，又是如何呢？他们可将患病风险减少61%。至于维根者则更棒了，与每天吃肉的人相比，其糖尿病患病率降低了78%。

为什么会这样呢？

难道仅仅是因为实行蔬食的人，能够更有效地控制自己的体重吗？不完全是这样。即使与一般杂食的人有同样的体重，维根者的糖尿病风险仍不到一半。[37]原因可能在于植物性脂肪和动物性脂肪的区别。

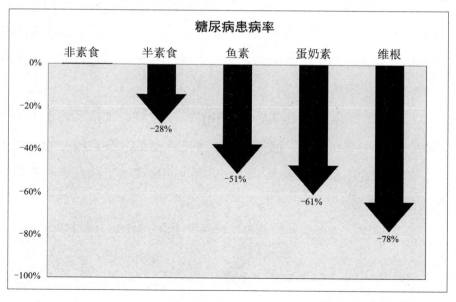

图1　饮食结构与糖尿病患病率

饱和脂肪与糖尿病的关系

并非所有脂肪都会以相同的方式影响肌细胞。例如，棕榈酸酯（palmitate）是一种主要在肉类、乳制品和鸡蛋中发现的饱和脂肪，它会导致胰岛素抵抗。而油酸（oleate），这种多见于坚果、橄榄和牛油果（avacado）里的单不饱和脂肪（MSF），却能降低饱和脂肪的有害影响。[38]饱和脂肪会给肌细胞制造各种麻烦，可能导致自由基和有毒分解产物的累积，如神经酰胺（ceramide）和甘油二酯（diacylglycerol）[39]，从而造成炎症，甚至让线粒体功能失效，也就是干扰细胞内的小发电厂（线粒体）的运作。[40]这就是所谓的"脂肪中毒"（lipotoxicity）[41]，假如我们对人体进行活组织检查（biopsy），就会发现在肌细胞的细胞膜上聚积的饱和脂肪与胰岛素抵抗相关。[42]然而，单不饱和脂肪却能够被身体代谢处理，或者说可以安全储存。[43]

这种差异就可以解释为何蔬食能够更有效地防治糖尿病。研究人员比较了维根与杂食者的胰岛素抵抗和肌肉脂肪含量的关系。平均而言，饮食结构以蔬食为主的人，其体型更苗条。研究人员征集了一批体重相同的维根者和杂食者，以便观察蔬食是否有直接的好处，即是否能帮助瘦身，降低回流血液的脂肪。

结果呢？比起相同体重、体型相似的杂食者，维根者的小腿深层肌肉的脂肪含量明显较少。[44]研究发现，多吃蔬食的人具有较好的胰岛素敏感性、较好的血糖及胰岛素水平[45]，甚至也明显改善了胰岛素的源头——胰脏B细胞的功能。[46]

换句话说，蔬食显然对胰岛素的产生和运用这两方面都有好处。

预防糖尿病，这些东西要多吃

许多人群研究都显示，大量摄取裂豌豆（split peas）、鹰嘴豆、小扁豆及其他豆子的人往往体重较轻。相较于不太吃豆类的人，他们的腰围较纤细，胖子很少，而且血压也较低[47]。但这些好处，也许不是从豆类本身而来，而是因为多吃豆子的人多半采取健康饮食呢？为了找出关联性，研究人员使用了营养学研究中最强大的工具：介入性试验（Interventional trial）。研究人员不仅观察人们吃什么，还改变他们的饮食，看看会发生什么事。在这个试验里，他们用豆类做测试，在相同的热量限制下，看看多吃豆类所带来的影响。

减少腹部脂肪，可能是防止糖尿病前期发展为糖尿病的最好方法。减少热量摄取一直是大部分减重方案的核心，但有证据显示，通过控制食量来达到减肥目标的人，最终都会反弹。让自己挨饿的减肥法，几乎从来没有长期的效果。因此，假如我们能找到一种方法，可以多吃食物来获得同样的减重结果，不就太棒了吗？

研究人员将体重超标的受试者分为两组。第一组被要求吃小扁豆、鹰嘴豆、豌豆或白腰豆等豆类，一周吃5杯，除此之外，原来的饮食结构不做变动。第二组则被要求从每天的饮食中减少500卡路里的热量。猜猜看，最后谁会变得更健康？答案是按指示吃更多食物的第一组。研究证明，吃豆类在减小腰围和改善血糖上，跟减少热量摄取一样有效。而且吃豆类的受试者，还能改善胆固醇及调节胰岛素的分泌[48]。这对于超重又有Ⅱ型糖尿病风险的人，是令人振奋的好消息。他们无须减少食物的分量，也不必少量多餐，而是从改善饮食的质量下手：选择吃富含豆类的餐食。

饱和脂肪也可能伤害分泌胰岛素的胰脏细胞。我们在20岁左右时，身体就会停止制造新的B细胞（beta细胞或胰岛B细胞）。此后，一旦失去胰岛B细胞，就可能再也回不来了。[49]解剖研究显示，当Ⅱ型糖尿病在年龄稍长时被诊断出来时，胰岛B细胞可能已经被杀死一半了。[50]

有直接的证据可以证明饱和脂肪的毒性。如果让培养皿中的胰岛B细胞接触饱和脂肪[51]或LDL坏胆固醇，胰岛B细胞会开始死亡[52]。而坚果等高脂蔬食所富含的单不饱和脂肪，却没有观察到这样的情形[53]。当你吃下饱和脂肪，几个小时之内，胰岛素的工作和分泌都会受损[54]。血液中的饱和脂肪越多，引发Ⅱ型糖尿病的风险就越高。[55]

当然，就像不是每个抽烟者都会患肺癌一样，吃过多饱和脂肪的人也不见得都会患糖尿病。这其中还有遗传因子要考虑。但是，对于那些已经有遗传倾向的人而言，高热量及富含饱和脂肪的饮食，仍被认定是导致Ⅱ型糖尿病的一个原因。[56]

不用再挨饿，吃蔬果即可减重

如前所述，即使你没有吃过量脂肪，但你身上多余的脂肪可能还是会造成溢出效应——过度膨胀的脂肪细胞往往会让脂肪回流到血液里。以全蔬食减重的好处，就是无须严格控制食量或节食挨饿，也无须绞尽脑汁计算热量摄取，因为大多数的蔬食都是天生就营养素密度较高且热量密度较低。

水果和蔬菜平均含有80%～90%的水分。就像膳食纤维可以支撑起食物体积而不增加热量一样，水也是一个道理。实验显示，在不管热量的情况下，人们每餐习惯吃相同分量的食物，可能是因为胃中有"牵张感受器"（stretch receptor），在吃到一定体积的食物后会发送信号到大脑。而当这些食物大部分都是零热量成分的，比如膳食纤维或水，就表示你可以吃更多食物，而体重却不会增加多少。[57]

在图2中，上一排分别是热量为100卡路里的西蓝花、西红柿和草莓，下面一排是热量为100卡路里的鸡肉、奶酪和鱼，你可以比较它们的分量：热量相同，但体积却差很多。很明显，100卡路里的植物会让你更有饱足感，而同样100卡路里的动物性食物或加工食品，却只能让你吃个半饱而已。

这就是为什么全蔬食对于胃口较大的人是最好的选择。基本上你可以想吃多少就吃多少，完全不需要担心热量问题。

一项点对点的随机临床对照试验（head-to-head comparison）发

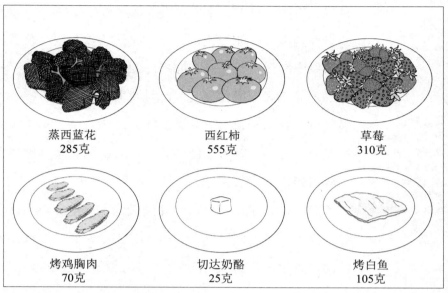

蒸西蓝花
285克

西红柿
555克

草莓
310克

烤鸡胸肉
70克

切达奶酪
25克

烤白鱼
105克

图2 卡路里含量为100时不同食物的相对重量

现，蔬食击败了美国糖尿病协会所推荐的减重饮食。这个结果，是在不限制受试者的饮食、也不计算摄取的热量或碳水化合物的情况下得出的[58]。除此之外，多项相关研究报告也认为，除了减重效果，采取蔬食的人比起吃更多动物性食品的人，同时还改善了血糖水平，患心血管疾病的风险也降低了[59]。这些都是蔬食的好处。

糖尿病患者更容易发生中风及心脏衰竭[60]。事实上，没有心脏病史的糖尿病患者，与有心脏病史的非糖尿病患者可能有相同风险[61]。与常规的糖尿病饮食相比，蔬食更能提高胰岛素的敏感度，还能让LDL坏胆固醇的数值明显下降，从而降低患糖尿病与心脏病这两个头号杀手的风险[62]。话说回来，要在饮食上做出这样重大的转变，人们做何感想呢？就像欧尼斯医生的金句——我们是真的能活得更久，还是看起来活得更久？[63]

显然，将饮食结构改为蔬食的人大都很满意。蔬食有这么多好处，原因之一是，人们不仅是测量指标发生了好转，往往自己也能感觉到好多了。在一项关于减重的随机临床实验中，糖尿病患者被分成两组：一半人采用糖尿病组织所建议的传统糖尿病饮食；另一半人则采用蔬食，主要是蔬菜、谷物、豆类、水果和坚果。6个月后，蔬食组比起传统饮食组，生活质量和情绪评分明显更高。相较于传统饮食组，蔬食组成员感觉自己受到的限制比较少。此外，去抑制（disinhibition）效应★降低，意思是说吃蔬食的患者不太会暴饮暴食，而且也不容易感到饥饿。这两点可以帮助受试者长期维持这种饮食方式[64]。因此，蔬食不仅有更好的效果，还更容易长期坚持。而且，随着情绪的改善，对身体和精神健康都有好处（更多相关内容请参见第12章）。

★编者注：去抑制效应是指解除限制后，行为反而会变本加厉。比如以限制饮食来减重的人，解除限制后往往会变得过度饮食。

想要把糖尿病患病风险降到最低，只吃一点肉是否有影响？中国台湾的研究人员试图回答这个问题。过去，亚洲人的糖尿病发病率一直很低。然而，近年来，糖尿病的扩散程度已经接近流行病情形，这与亚洲饮食的西化情况相吻合。不同于素食者与现代杂食者的对比研究，中国台湾的研究人员要拿来对比的，是素食者以及那些采用亚洲传统饮食的人（通常吃少量的鱼和肉）。亚洲女性平均每周只吃一份肉，而男性则每隔几天就吃一份[65]。

无论是素食组还是传统饮食组都遵循健康饮食，像汽水一类的垃圾食品都不会碰。这4000名受试者除了饮食相似性，研究人员也考虑了他们的体重、家族病史、运动和吸烟等条件，结果发现素食男性和偶尔肉食者相比，患糖尿病的概率只有一半。其中女素食者患糖尿病的概率甚至降低了75%。如果完全规避肉类，不管是糖尿病前期还是糖尿病，患病风险都明显低于蔬食为主、偶尔吃鱼和肉的人。而那些采用更严格蔬食的人，他们的糖尿病患病率是0[66]。

食品污染也会增加糖尿病的发病率

肥胖率的大幅上升，被完全归咎于饮食过量和缺乏运动。但有没有可能，还存在其他跟食物有关的因素？科学家已经开始寻找释出到环境中的所谓"肥胖因子"，也就是那些可能会破坏新陈代谢、更易导致肥胖的化学污染物。被污染的食物，是让我们接触这些化学物质的主要来源，其中，95%可能来自动物性脂肪的摄取[67]。这有什么大不了的？美国一项全国性的研究发现，那些血液中污染物质最多的人，患糖尿病的概率相当惊人，是普通人的38倍[68]。哈佛大学的研究人员发现，特别是"六氯苯"这种化学物质，更是引发糖尿病的高危险因子[69]。

在各超市的调查中发现，沙丁鱼罐头的六氯苯污染最严重，而鲑鱼则被认为是污染最严重的鱼类。在鲑鱼片里，曾经检验出了24种杀虫剂[70]。养殖鲑鱼可能是最糟的，含有比野生鲑鱼多10倍以上的第一类毒性化学物质多氯联苯。[71]

六氯苯和多氯联苯一类的工业毒素，在几十年前就已被全面禁止。那么，它们又为何会成为造成糖尿病患病率上升的原因呢？这个问题的答案，可能与肥胖流行有关。研究人员发现，比起身材消瘦的受试者，这些毒性化学物质和糖尿病之间的关联性，在肥胖的受试者身上更强，因此体内脂肪，很可能就是这些污染物质的温床[72]。超重的人，极可能将有毒的废弃物质储存在臀部，就像随身携带着一个毒物垃圾场。如果没有减掉足够的重量，身上带有鲑鱼污染物质的人，可能需要50~70年的时间才能清除掉体内的这些化学物质[73]。

那些完全不吃肉的人，是否有营养不足的问题？为了找到答案，研究人员观察了分布在全美的1.3万人的一日生活。他们比较了肉食者和素食者所摄取的营养。研究结果发现，在摄取同样热量的条件下，素食者所摄取到的所有营养素几乎都比肉食者多，包括膳食纤维、维生素A、维生素C、维生素E、B族维生素、硫胺素、核黄素、叶酸，以及更多的钙、镁、铁和钾等矿物质。此外，蔬食中许多特别丰富的营养素，是大多数美国人平常摄取不足的，比如维生素A、维生素C、维生素E，更别提膳食纤维、钙、镁和钾了。此外，完全不吃肉的人吃进有害物质的机会也较少，比如钠、饱和脂肪及胆固醇等[74]。

在体重管理方面，完全规避肉食的人，每天摄取的热量比一般人平均少了364卡路里[75]。这是绝大多数采用传统减肥法的人非常渴望减掉的热量，我的意思是，无肉饮食可以当成限制热量摄取的减肥餐的"吃到饱"版本，因为你不必计算热量，也不用限制要吃多少。

那些采用蔬食的人，静止代谢率可以比一般人高出11%。[76]这意味着素食者甚至在睡梦中也能燃烧更多的热量。为什么会这样？可能是因为素食者身上有一种"肉碱酰基转移酶"（carnitine acyltransferase），这是脂肪分解酶的更高基因表现，可以有效地将脂肪运送到细胞的线粒体（这是脂肪的燃烧体）[77]。

所以谈到肉类时，热量就不是那么单纯了。欧洲有一项研究"欧洲癌症和营养前瞻性研究——体育活动、营养、饮酒、戒烟、外食与肥胖"（EPIC-PANACEA），多年来追踪上万名男女的健康状况，堪称是有史以来针对吃肉和体重关联的一项规模最大的研究。研究人员发现，即使在控制热量后，肉类摄取量仍然明显与体重增加有关。这表示，如果有两个人吃了相同热量的食物，吃更多肉的那个人通常体重会增加更多[78]。

逆转糖尿病

得病后，只能认命吃药或动手术？

正如前文所述，Ⅱ型糖尿病的患者，是心脏病、失明、肾衰竭、截肢、骨折、抑郁症和痴呆（dementia）等严重健康问题的高风险人群。血糖值越高，心脏病发作和中风的概率就越大，寿命就越短，得并发症的风险也越高。是否能避开这样的结果呢？一项研究把1万名糖尿病患者随机分为2组：标准治疗组（唯一的目标是降低血糖），和加强降低血糖组（在同一时间，给受试患者多达5种不同类型的口服药物），后者还按是否注射胰岛素进行了划分。该研究的目标不仅是要降低血糖，还要让血糖一直维持在正常范围内。[79]

考虑到 II 型糖尿病的胰岛素抵抗特性，高血糖只是这种疾病的症状而不是疾病本身。因此，即使通过任何必要手段以人为方式降低血糖，事实上并未治本，就像降血压药物并没有治本一样。然而，科学家还是希望能通过降低糖尿病的某种影响来预防其更为严重的并发症。

研究结果发表在《新英格兰医学期刊》（*New England Journal of Medicine*）后，震惊了医学界。强制降低血糖的疗法，反而增加了受试者的死亡率，后来基于安全理由，研究人员甚至必须提早停止研究。[80]多种药物的组合，可能比他们试图治疗的高血糖更加危险。[81]

胰岛素疗法可能会加速老化，恶化糖尿病导致的失明，以及导致癌症、肥胖和动脉粥样硬化的发生。[82]胰岛素会造成动脉炎症，而这可能解释了强制治疗组中死亡率为何会提高。[83]因此，与其注射更多胰岛素，以蛮力克服胰岛素抵抗，何不从根本上摆脱造成胰岛素抵抗的不健康饮食呢？这让我想起以搭桥手术来治疗动脉阻塞的做法，如果病人还是一直吃得不健康，搭好的血管最终还是会堵塞。治本永远胜于治标。

那么，用手术来治疗糖尿病呢？胃旁路手术，能够有效把胃容量缩小90%以上，是 II 型糖尿病最成功的疗法之一，有高达83%的患者得到了长期缓解。这样似乎让人相信，胃旁路手术会改变消化道激素，进而改善糖尿病。但这种解释忽略了一个事实：患者从手术恢复的过程中，有长达2周的时间严格限制饮食。仅仅通过严格限制热量的摄取，就可以逆转糖尿病。因此，胃旁路手术之所以能治疗糖尿病，究竟是手术本身的结果，还是因为饮食限制呢？

为此，研究人员又设计了一项研究来揭晓答案。[84]他们比较了糖尿病患者术前和术后采用同一饮食的结果。令人惊讶的是，他们发现，即使在同一组患者身上，单独的饮食控制比手术效果更好：在没有手术的情况下，受试者的血糖控制得更好。这意味着，可能你永远不必开刀，只要重新梳理内脏器官就能获得与重大手术同样的好处。[85]

最重要的是：只要每天摄入600卡路里热量的食物，血糖就能在1周内恢复正常，因为脂肪被移出肌肉、肝脏和胰脏，让这些器官可以再次正常工作。[86]

要逆转糖尿病有两个方法：你可以自愿性地限制热量摄取[87]；或是非自愿性地接受手术移除大部分的胃，强制缩限饮食。接受手术可能比挨饿容易，但进行重大手术时，不论是手术过程还是术后调养都有极大的风险。这些风险包括出血、渗漏、感染、溃烂、腹内疝气，以及严重的营养缺乏。[88]

所以，究竟该选择手术还是饿肚子？应该还有更好的办法，事实上，的确有。与其限制饮食的分量，不如改变饮食的质量来扭转糖尿病。

养得肥肥的动物，也会让你肥胖

根据EPIC-PANACEA的研究，肉类摄取量和体重增加强关联，甚至与摄取的总热量相关性不大，并且确定禽肉可能最容易让人发胖[89]。这个发现已经被另一项研究所证实。在14年的追踪期间，食用鸡肉的人即使每天只吃1盎司（28克，差不多是两块鸡块的量），BMI值（身体质量指数）也比那些没吃鸡肉的人明显增加很多[90]。不过，只要想想在基因操纵下的鸡有多肥，这个消息或许并不足为怪。

根据美国农业部的资料，大约100年前，1份鸡肉可能只含有16卡路里的热量；而现在，1份鸡肉则含有200多卡路里。如今，禽肉中的脂肪含量，已经从一个世纪前每份不到2克激增到23克。这是10倍多的脂肪。目前鸡肉所含的热量多数来自脂肪，从脂肪来的热量比从蛋白质来的热量多2~3倍，这让营养研究人员忍不住问道："消费者吃了肥肉会变肥胖吗？" [91]就如同牛肉行业所津津乐道的，即便是去皮鸡肉，都比十几种不同部位的牛排含有更多脂肪，以及更多会堵塞动脉的饱和脂肪。[92]

用食物来逆转糖尿病

从1870年普法战争的巴黎围城事件中，我们已经知道 II 型糖尿病可以通过极端减少食物的摄取量来加以逆转。当时巴黎医生记录了在连续数周缺乏食物的情况下，葡萄糖是如何从 II 型糖尿病患者的尿液里消失的。[93]糖尿病专家早就知道，意志坚定、成功减掉体重1/5的病人能够逆转糖尿病，让代谢功能重新恢复正常。[94]

然而，除了饿肚子之外，我们能否找到更好的饮食方式来代替呢？如果糖尿病患者能采取更好的饮食方式，例如90%以上蔬食，绿叶菜吃到饱，加上很多其他的蔬菜、豆类、全谷物、水果、坚果和种子，会怎么样呢？在一项初步研究中，13位糖尿病患者被要求每天至少吃一大份沙拉、一碗蔬菜豆子汤、一把坚果和种子，以及每餐都要吃水果、一磅煮熟的绿叶菜和一些全谷物；同时还要限制动物性产品的摄取量，规避深加工谷物、垃圾食品和油脂。然后，研究人员测量了他们的糖化血红蛋白（hemoglobin A1c）的浓度，这是用来评估一段时间内血糖控制程度的最好指标。

研究开始时，受试者的糖化血红蛋白值平均为8.2。糖化血红蛋白在5.7以下被认为是正常值，5.7 ~ 6.4被认为是糖尿病前期，6.5以上则被认定为糖尿病。美国糖尿病协会（ADA）的目标，是让大多数糖尿病患者的糖化血红蛋白值降到7.0以下。[95]（在使用药物强制降低血糖的试验中，曾试着要将糖化血红蛋白值降到6.0以下，但遗憾的是，有许多糖尿病患者却因此丢了性命。）

　　经过约7个月全蔬食为主的饮食后，受试者的糖化血红蛋白值下降到了非糖尿病范围的5.8，而且这是他们停止服用大多数药物之后的结果。[96]我们已经知道，低热量饮食可以逆转糖尿病[97]；而现在我们知道，非常健康的饮食也能逆转糖尿病，问题在于，是不是因为其热量也很低呢？研究对象在采用富含蔬菜的饮食后，所减掉的体重，跟那些吃液体代餐、处于半饥饿状态的人差不多。[98]不过，哪一种方式更健康呢？你是想选由糖、奶粉、玉米糖浆和油组成的减重代餐，还是选蔬食，不仅可以品尝真正的食物，还能享受大快朵颐的快乐呢？

　　此外，更让人惊讶的是，采用蔬食的受试者，即便在体重暂时没有减轻（或实际增加）的情况下，还是能改善糖尿病的症状。换句话说，蔬食的益处可能不只减重这一项。[99]不过，这个研究所描述的只是少数患者的状况，也没有对照组，而且能够坚持这个饮食计划到最后的人更是不多。要证明蔬食真的可以改善糖尿病，跟减重因素无关，研究人员需要设计一项研究，让受试者换成健康的饮食，并且强迫他们吃非常多，好让他们无法减轻任何重量。

　　事实上，早在35年前，还真的有这样一项研究。研究人员让Ⅱ型糖尿病患者采用蔬食，然后每天量体重。如果体重开始减轻，就让他们吃更多食物，甚至分量多到吃不完！结果是：即使没有减重，蔬食者对胰岛素的需求也减少了大约60%，这代表这些糖尿病患者所需要注射的胰岛素量减少了一半以上。此外，有一半的糖尿病患者完全不用再注射胰岛素，他们的体重没有变化，只是吃了比较健康的食物而已。[100]

　　这样的结果不用等待数月或数年。采用蔬食后，平均只花了16天就得到了这个结果。有些受试者的糖尿病史已经有20年，每天需要注射20单位的胰岛素。然而，在采取蔬食2周内，他们就能够完全不用再注射胰岛素了。一位病患在研究开始时，每天要注射32单位的胰岛素。但18天后，他的血糖值急剧下降，低到不再需要注射胰岛素。即使他的体重变化不大，在采用蔬食且没有使用胰岛素的情况下，血糖值还比日常使用32单位的胰岛素时还要低。[101]这就是植物的力量。

如何治疗糖尿病神经病变？

高达50%的糖尿病患者，最终会发展出神经病变或神经受损。[102]神经病变非常疼痛，且传统治疗通常起不了作用。没有任何治疗对减轻这种症状有效。[103]为了减轻病人痛苦，医生只剩下类固醇、鸦片类药物和抗抑郁药物可以一试。然而，一项名为《素食（维根）逆转糖尿病神经病变》（*Regression of Diabetic Neuropathy with Total Vegetarian Diet*）的重要研究结果发表了。21位忍受十多年神经病变痛苦的糖尿病患者接受了全蔬食饮食的试验。仅仅几天之内，就有17名患者反映他们的疼痛缓解了，同时麻木感也明显得到了改善。此外，所有因全蔬食带来的副作用都是正面的：这些糖尿病患者的体重平均减轻了10磅、血糖值下降，胰岛素的需求量也减少了一半。其中5名患者，不仅疼痛的神经病变被治好了，很明显的，他们的糖尿病也痊愈了。在患糖尿病长达20年后，不到1个月的时间，他们就能停止服用所有的降血糖药物。[104]

最重要的是，这些糖尿病患者的甘油三酯和胆固醇值也改善了。因为血压降了很多，有一半受试者的高血压也不药而愈了。3周之内，受试者对高血压药物的需求降低了80%。[105]（这就是为什么在改变饮食结构时，与医生合作非常重要。因为如果不减少或停止对应的药物，患者的血糖或血压值可能会降得太低而发生危险。）

我们很早就知道，蔬食能够逆转糖尿病[106]和高血压[107]，但通过饮食逆转神经受损的疼痛，却是新发现。

这项研究的住院疗程中也包括为患者提供膳食。那么，他们出院回归到现实世界后，情况又如何呢？研究人员追踪这17名受试者好几年，除了1个人之外，所有患者的神经病变都持续获得缓解，甚至还有进一步的改善。在不受控的环境下，他们如何维持这种高度规范的饮食标准呢？研究人员写道："疼痛和疾病，是最强烈的激励因素。"[108]更准确地说，就是因为吃蔬食真的有效。

想想看，这些患者刚参与实验时，身上忍受着痛苦又令人束手无策的症状；其中3/4的人在使用天然无毒的治疗方式（全蔬食）后，几天之内就获得了缓解。这应该能上头条新闻了吧！

神经受损的疼痛，怎么能这么快就被逆转呢？而且，这似乎跟成功控制血糖无关。因为用饮食来控制糖尿病需要10天的时间，但神经疼痛却是在4天内就消失了。[109]

最有意思的推断是，天然存在于肉类和乳制品中的反式脂肪，可能会导致这些患者的炎性反应。研究人员发现，那些吃肉（甚至吃奶蛋素）的人，皮下脂肪有很大的比例是由反式脂肪组成的；而一直采用严格全蔬食的人，他们的身体组织中没有检验出任何反式脂肪。[110]

研究人员把针插入这些采用不同饮食的受试者臀部，发现维持全蔬食9个月以上的人，他们的身体（或至少是臀部）已经排出了所有的反式脂肪。[111]然而，他们的神经痛不用等到9个月，几天就好转了。这个惊人的逆转，很可能跟血流量增加有关。[112]

神经里的毛细血管可能被堵塞，让神经处于缺氧状态。的确，严重渐进性神经病变的糖尿病患者，其腿部神经活体检查（biospy）显示腓肠神经的动脉有问题。[113]不过，采取健康饮食后，几天之内，血流量就能改善到让病变消失。[114]平均来说，只要两年持续采用以米饭和水果为主的蔬食，有高达32%的糖尿病患者，甚至连视力丧失的并发症都可被逆转。[115]

那么，为何我读医学院时，学校不教这个？因为处方是植物而不是药物，赚不了什么钱。逆转神经痛的这个研究是在20多年前发表的，而逆转失明并发症的研究则是50多年前的事了。正如有位评论家所写的："医学界刻意忽视这么重要的研究成果，真是缺少良知。"[116]

腰围身高比（WHtR）与身体质量指数（BMI）

比起单纯的体重，BMI值更能准确预测疾病，因为BMI需要将身高列入考虑范围。但一直以来，BMI饱受批评的一点是没有考虑到体重的组成与分布，所以不能真实地呈现体型和健康状况。例如，健美先生的体脂率非常低，但BMI值却可能超标，这是因为肌肉比脂肪重的缘故。

如今，广为接受的观念是：体脂肪的相对分布也跟总量一样，都能决定健康风险。[117]所以，哪种体脂分布是最糟糕的呢？答案是腹部脂肪，也就是聚积在内脏周围的那种脂肪。大腹便便，可能是准确性很高的早死预测指标。[118]

图3中的两位男性有一样的BMI值，但有不同的体重分布。苹果体型的人因为体内脂肪集中在腹部，可能寿命更短。[119]

幸运的是，我们还有比BMI更好

图3　拥有相同BMI值但身体组织构成不同

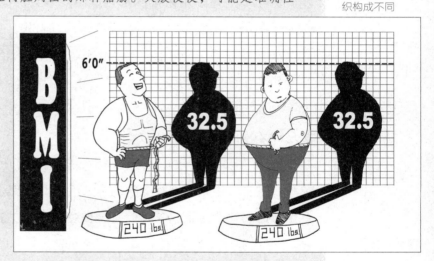

的工具，可以用来衡量人体脂肪的健康风险，也就是所谓的腰围身高比（Waist-to-Height Rati，WHtR）。[120]现在，你需要的不是体重计，而是一条简单的皮尺。身体站直，深吸一口气，然后呼气，把所有的气都吐出来，接着测量你的腰围（以肚脐为参考点，用皮尺环绕过最后一根肋骨最下沿与骨盆侧边上沿连线的中间点）。你的理想腰围应该少于身高的一半，如果你测得的数值超过身高的一半，那么不管体重是多少，都应该要开始吃得更健康，并加强锻炼。[121]

在美国，Ⅱ型糖尿病已达到流行病的程度。据美国疾控中心估计，37%的美国成人（在65岁以上的人群中这一比例为51%），都有糖尿病前期的症状。按这样的比例计算下来等于有8600万人[122]，其中多数会患上糖尿病[123]。幸运的是，Ⅱ型糖尿病可以用健康饮食来预防、遏制，甚至逆转。不过遗憾的是，医生并不打算教育病人防治糖尿病的相关知识。只有约1/3的糖尿病前期患者表示，医生曾经建议他们要多运动或改善饮食[124]。医生不告诉患者的可能原因，包括健康保险不支付这些额外花费的时间、缺乏资源、缺乏时间，以及缺乏相关知识[125]。我们对医生的训练，并没有教导他们如何教育患者，让患者能够主动照顾好自己的健康。

目前的医学教育体系，还没有适应主要疾病已从急性转为慢性的重大改变。医学不再只是用来接回断骨或治疗喉炎，像糖尿病之类的慢性病，才是如今美国人死亡和致残的主要原因，其费用占全美医疗支出的3/4。我们的医学教育还没有意识到，疾病模式的本质已经变化，现在需要把重点放在预防和生活方式的改变上面[126]。医学界究竟与现实脱节多久了？美国国立医学研究院一份关于医学训练的报告得出的结论是，医学教育的基本方法从1910年以后未曾改变过[127]。

不久前我收到了一封电子邮件，总结了我们所处的现状。65岁的美国人托纳，过去27年一直靠补充胰岛素来治疗Ⅱ型糖尿病。医生告诉他，美国人有糖尿病的"遗传倾向"。他对这种疾病只能逆来顺受，包括痛苦的神经疼痛、3个心脏支架以及阳痿（ED，男性勃起功能障碍）。当看过我在"能救命的营养学"网站（NutritionFacts.org）上的视频《逆转死亡之路》（*Uprooting the Leading Causes of Death*）后，他的孙女说服他尝试吃蔬食。

这对他来说，并不容易做到，因为能供应生鲜食品的商店离他家至少有50英里。然而，在实行蔬食不到2周的时间，他的生活开始有了转变。他的神经痛明显减轻了，让他不再彻夜难眠。他在几个月内减掉了30磅，也不再需要注射胰岛素了。他的医生不敢相信，还用CT扫描来反复检查。生病多年以来，现在的他感觉身体比以前还要好。

托纳在邮件最后提到："我很感激，我的孙女不再把我当成一个生病的老人，我也感觉自己变年轻了。"

第 7 章

/

远离高血压

对死亡原因最全面且最系统化的分析，最近发表于世界顶尖的医学期刊《柳叶刀》（*Lancet*）上[1]。这项由比尔与梅琳达·盖茨基金会（Bill & Melinda Gates Foundation）所资助的"全球疾病负担研究"（Global Burden of Disease Study），有来自50个国家、300多个机构及近500名的研究人员，检验了近10万份数据来源[2]。其研究结果让我们能够回答类似这样的问题："如果全世界的人都能减少喝汽水，可以救回多少条生命？"答案是299521人[3]。非酒精类饮料与其中毫无营养价值的热量，不仅无法促进健康，实际上还会导致死亡。但显然的，汽水还是没有腊肉、香肠、火腿和热狗来得致命。加工肉品每年造成的死亡人数超过80万。这比全世界死于非法毒品的人数还多了4倍。[4]

该研究还指出，倘若在饮食中加入某些食物，或许能挽救生命。比如多吃全谷物，一年可以挽救170万条生命；多吃蔬菜呢？180万；坚果和种子呢？250万。研究人员没有提到豆类，但就所有考虑到的食物中，他们认为这个世界最需要的是什么？答案是水果。假如全世界的人能吃更多水果，就可以挽救490万条生命。这意味着近500万人命悬一线，而能拯救他们的不是药物或新疫苗，可能只是更多的水果。[5]

全球头号死亡风险因素是高血压。[6]在全世界，高血压每年造成了900万人死亡。[7]高血压之所以能杀死这么多人，是因为它是许多死因的推手，包括动脉瘤、心脏病发作、心脏衰竭、肾衰竭，以及中风等。

一般人都是在看医生时，才会顺便量血压。护士会读出两个数字，比方说，115和75。第一个数字代表收缩压，即从心脏送出血液时，动脉所承受的压力；第二个数字代表舒张压，即在两次心搏间，心脏休息时动脉所受到的压力。根据美国心脏协会的定义，"正常"血压为收缩压在120mmHg以下、舒张压在80mmHg以下（标记为120/80）。任何高于140/90★的数值，都会被视为高血压。介于两者之间的血压值，则被视为高血压前期（prehypertensive）。[8]

★编者注：美国心脏协会2017年修改了高血压标准，将高血压定义为≥130/80mmHg，取代以前140/90mmHg的高血压诊断标准，这是美国心脏协会（AHA）、美国心脏病学会（ACC）14年来首次重新定义高血压。

血压升高会给心脏带来压力，并可能损坏眼睛和肾脏的敏感血管，引发脑出血，甚至导致某些动脉扩张和破裂。高血压会破坏许多器官系统，并增加患心脏病和中风的风险；这个事实，解释了为什么高血压是全球头号的危险致死因素。

在美国，有近7800万人患有高血压，大约占美国成年人的1/3。[9]随着年龄增长，血压往往会越来越高。事实上，60岁以后，有65%的美国人可能会被诊断出高血压。[10]这导致许多人（包括医生）认为高血压就像皱纹或白头发一样，只是年事渐高的一个必然结果。但是，近一个世纪以来，我们已经知道，这样的看法是不正确的。

20世纪90年代，研究人员测量了1000名肯尼亚当地人的血压，这些肯尼亚人所吃的是以全谷物、豆类、水果、深绿色叶菜和其他蔬菜为主的低钠全蔬食。[11]一直到40岁，这些非洲农村居民的血压，都与欧洲人和美国人相似，大约是125/80。然而，随着年龄增长，西方人的血压值开始超过肯尼亚人。到了60岁，一般西方人都有血压偏高的毛病，血压值超过了140/90。而同样到60岁的肯尼亚人，平均血压值实际上是改善了，大约是110／70。[12]

　　140／90的血压值被认为是一个分界点。[13]就像过多的胆固醇或体脂数值一样，具有比"正常"范围更低的血压对身体是有好处的。因此，即便是血压为正常值120/80的人，当血压降为110／70时也会有好处。[14]但可能做到吗？看看肯尼亚人吧。这不仅可能，而且普遍出现在践行蔬食健康生活的人身上。

　　在两年期间，总共有1800名患者走进肯尼亚的一家农村医院接受治疗。其中有多少高血压的病例？答案是0。此外，也没有发现任何一人患有美国头号杀手之称的动脉粥样硬化。[15]

　　因此，高血压似乎可以说是选择的结果。你可以选择继续吃会让动脉破裂的西方饮食，也可以选择摆脱这一风险。真相是，要消除死亡的主要风险因子，或许很简单，不需要药物也不用做手术。我们需要的，只是一双筷子或一把叉子。

高钠食物会让你的腰围越来越粗

　　世界上导致死亡和伤残的两个最主要的饮食风险因素，可能就是水果吃得不够多，以及吃太多盐。每年有近500万人因为没有吃足够的水果而死亡[16]，而摄取太多盐则毁了多达400万人的健康及性命。[17]

　　我们所吃的盐，是一种由大约40%的钠和60%的氯所组成的化合物。钠是一种必需营养素，但蔬菜及其他天然食物就足以提供身体所需要的少量钠。摄取太多盐会导致水肿，而身体可能会以提高血压来响应，以便把多余的体液和盐分排出体外。[18]

　　在人类进化的前90%时间段，可能一直过着低钠饮食的生活，每天摄取的钠不到1/4茶匙。[19]因为当时人类的主要食物，可能都是植物。[20]长达数百万年下来，人类都过着不需要盐罐的生活，因此身体演变成节钠型的有机体。这一切都运作得很好，直到人类发现盐可以用来保存食物。[21]在冷藏技术发明以前，腌渍技术是人类文明的福音。往食物里添加盐虽然会导致血压普遍升高的问题，但比起因为食物腐烂而被饿死，这根本算不了什么。

然而，如今腌渍技术还能带给我们什么好处？毕竟，我们不再需要靠腌菜和肉干来维持生命了。人类基因的设定，决定了我们所需要的钠比现在所摄取的要少10倍。[22]许多所谓的低盐饮食，实际上都可视为高盐饮食。这就是为什么就钠而言，明白"正常"一词所代表的风险有多么重要。所谓"正常"的盐摄取量，可能会导致"正常"的血压，让我们因为所有"正常"的原因（如心脏病发作和中风）而死亡。[23]

美国心脏协会建议，每人每天应摄取少于1500毫克的钠[24]，大约对应3/4茶匙的盐。然而，一般美国成人每日摄取的盐，却是建议量的2倍以上，大约是3500毫克。[25]仅靠着减少全球15%的钠摄取量，每年就可以挽救数百万人的生命。[26]

如果我们能避免吃过咸的食物、不往食物里加盐，落实每天减少约半茶匙的盐摄取量，就可以减少22%的中风死亡风险及16%的心脏病发作。这可能比降血压药能成功拯救的人命更多。[27]简单来说，减盐是很容易在家进行的介入治疗方式，效果可能比处方药更强大。只要少吃盐，每年就能拯救多达92000名美国人的性命。[28]

已经有证据显示，钠会让血压升高，包括一些可以上溯到几十年前的双盲随机试验。[29]如果让高血压的受试者采用限钠饮食，他们的血压就会自动降下来。如果他们能维持低盐饮食，再给他们安慰剂，血压不会有变动。但是，假如我们给受试者缓释型的钠药剂，他们的血压就会再回升。[30]我们偷偷加的钠量越多，血压升得就越高。[31]

哪怕只是减少一餐的钠含量，都会对高血压有所改善。一个血压正常的人，吃了一碗美国人常见的汤品后[32]，这样一碗汤的盐含量在吃后3小时内会让他的血压升高，比起喝同样的一碗汤但不加盐的人要高得多。[33]类似的数十个研究都显示，减少盐的摄取量就能降低血压；减少的盐量越多，获得的好处也越多。反之，如果不减少盐量，长期的高盐饮食可能会让你的血压一辈子都只能往上爬。[34]

过去，医生常被教育"正常"的收缩压大约是100加上年龄。的确，你出生时的血压差不多就是这样：婴儿的血压值始于95／60。随着年龄增长，到了20多岁时，收缩压会从95上升到120。而到了40多岁，就可能达到140。根据上述高血压的官方定义，年纪越大，血压自然会上升越多。[35]

不过，假如我们只从天然食物中获得钠，而非摄取比身体天生能处理的分量多出10倍的钠，会发生什么事？有没有可能会让血压一辈子都保持在低标准范围内？为了检验这个理论，我们必须找到不用盐、少吃加工食品且不外食的人群。为了寻找这种纯粹的无盐文化，科学家走进了亚马逊雨林的深处。[36]

亚诺玛米印第安人（Yanomamo Indians）是深居雨林、与世隔绝的亚马逊居民，他们对加盐筒（saltshaker）、芝多司（cheetos）和肯德基都很陌生，是人类进化史上有纪录以来，钠摄取量最低的族群。[37]研究人员发现，亚诺玛米人的血压跟青少年的血压值差不多。[38]换句话说，他们出生时以100／60的血压踏出生命的第一步，然后终其一生都保持了同样的状态。在所有的亚诺玛米人中，研究人员找不到一个高血压病例。[39]

为什么我们会认为这是少钠的缘故呢？毕竟，参与研究的亚诺玛米人同时也有不喝酒、吃高纤蔬食、运动量大、不肥胖等多项特质。[40]不过，倒是有一项介入性试验可以证明钠就是罪魁祸首。因为恶性高血压（血压高到失控程度）而濒临死亡的人，会因为动脉严重受损而导致视网膜出血或失明、肾功能丧失，最终导致心脏衰竭。想象一下，假如我们让这些病人实行跟亚诺玛米人一样的低钠少盐饮食方式（这是人类应有的正常盐摄取量），会发生什么事？

我们先来看看沃尔特·肯普纳（Walter Kempner）医生，以及他所倡导的大米与水果饮食。在没有药物介入的情况下，仅仅改变饮食，肯普纳医生就为患者带来令人惊讶的血压变化：从240／150降到105／80。就职业道德来说，他怎能让这种重症患者停药呢？这是因为肯普纳医生早在20世纪40年代就进行过这样的治疗——那时候，现代的降血压药物还没有问世。[41]当时，患恶性高血压的人等于被判了死刑，只剩下大约6个月的寿命。[42]尽管如此，肯普纳医生还是能够用饮食来逆转70%以上病例的持续恶化。[43]不过，除了钠摄取量非常低，他所采用的饮食同时也兼有严格蔬食、低脂肪和低蛋白等特质。无疑的，肯普纳医生是建立起这个饮食概念的人：低钠饮食通常可以降低高血压。[44]

除了高血压，过咸的饮食还会明显损害动脉功能[45]，即使是那些本身血压对盐分摄取量反应迟钝的人也逃不过。[46]换句话说，盐本来就会伤害动脉，跟它对血压的影响无关。而且，这种伤害在30分钟内就会开始发生。[47]

研究人员使用激光多普勒（laser Doppler flowmetry）技术，能够测量皮下微血管的血流。在吃了一顿高钠餐点后，血流量明显变少了，直到皮下注射维生素C后才有改善。维生素C似乎逆转了大部分钠对血管功能的抑制效应。因此，如果一种抗氧化物有助于阻止钠效应，那么盐破坏动脉功能的机制很可能是氧化应激，也就是在血液中形成自由基的过程。[48]研究结果发现，钠似乎会抑制一种称为"超氧化物歧化酶"（superoxide dismutase）的抗氧化活性[49]，这种酶每秒能够消除百万个自由基的毒性。[50]这样一来，摄取过多的钠可能会累积氧化压力而损伤动脉。

在吃了一顿过咸的餐点后，不只血压会升高，动脉也会开始变硬。[51]这可能就是数千年前的古人认为过多的盐对人体有害的原因。例如，中国医书《黄帝内经》就说过："味过于咸，大骨气劳，短肌，心气抑……"[52]我们并不需要一个双盲试验来证明这个事实，只需要喂食某个人一整包炸土豆片后再测量脉搏，就能知道。

　　不出所料，制盐业对减盐的想法并不乐见。早在2009年，美国心脏协会就引用了美国饮食指南咨询委员会（DGAC）主席的话，认为美国人应该减少钠的摄取量。但盐业机构（Salt Institute），一个行业协会，却指控她对盐有"不健康的偏见"，认为她"对盐的问题未审先判"[53]，这就像烟商抱怨美国肺脏协会对抽烟持有偏见一样。当然，盐业机构并不是唯一对此愤愤不平的组织。奶酪被列为美国饮食中钠的主要来源[54]，而全国乳制品协会（NDC）与制盐业站在一起，谴责美国饮食指南咨询委员会的建议。[55]

　　制盐业有自己的公关公司，因此能够跟烟商采用同一策略来淡化产品的危害。[56]话说回来，真正的大魔王不是盐矿大王，而是食品加工业。市值数万亿美元的食品加工业，使用的是廉价的盐和糖添加物，卖给我们的是垃圾。[57]这就是为什么在典型的美国饮食中，你绝对避不开钠，因为你所摄取的盐3/4都来自加工食品而非加盐罐。[58]一旦你的味蕾习惯了超甜和超咸的食物，你就会觉得天然食物尝起来就像厚纸板一样淡而无味。的确，成熟水果的甜度可能不及超市里卖的早餐谷片。

　　但食品业者在产品中添加盐，还有其他两个主要原因。首先，在肉里加盐可以吸水，通过这种方式可以让产品增加近20%的重量，等于只要花一点点成本就能增加20%的利润。其次，大家都知道吃盐会口渴，所以酒吧里往往都会放一篮调味坚果和饼干供客人免费取用。这也是为什么汽水业者常会跨足休闲食品业，百事可乐与土豆片厂商菲多利（Frito-Lay）同一集团，或许并非纯属巧合。[59]

　　来个随堂测验：以下哪种食品含钠量最高？一份牛肉？一份烤鸡？一份麦当劳大薯条？还是一份盐味脆饼（pretzel）？

　　正确答案是烤鸡。禽肉业者通常会往鸡肉里注射盐水来增加重量，却仍然能问心无愧地标上"百分百纯天然"。《消费者报告》发现，有些超市所卖的鸡肉充满了盐，甚至每份鸡肉含有高达840毫克的钠，这代表仅仅一块鸡胸肉，其钠含量就比一天建议的钠摄取量还要多。[60]

比萨是美国儿童和青少年饮食中的主要钠来源。[61]一片必胜客意大利香肠比萨，可能就达到了每日钠盐总摄取量的一半。[62]至于超过50岁的成年人，钠的主要来源是面包；而20～50岁的成年人，饮食中钠的最大贡献者则跟大家以为的不一样，不是罐头、饼干，也不是土豆片，而是鸡肉。[63]

我们要怎样做，才能克服身体对盐、糖和脂肪的渴望呢？事实上，只要花几周的时间，你的味蕾就会开始改变。研究人员让受试者实行低盐饮食，一段时间后，他们越来越能享受不加盐的天然味道，也不再渴望回头去吃先前所热爱的高盐汤品。随着研究进行下去，当受试者被允许在汤里加盐调味时，他们添加的盐会自动变得越来越少，因为他们的味蕾已经适应了符合健康要求的盐量。[64]

糖和脂肪也是一样的道理。这可能是因为人类品尝脂肪，就像品尝酸甜苦咸等味道一样。[65]采用低脂饮食一段时间后，就会开始偏好低脂食物。[66]因为你的舌头会对脂肪更敏感，而舌头越敏感，你就会吃越少的奶油、肉类、乳制品和蛋。相反，如果你吃了太多油腻的食物，对脂肪的味觉可能会变得迟钝，而导致你吃进更多的热量和更多的脂肪、乳制品、肉类和蛋，最后体重一发不可收拾。[67]这样的变化，可能在短短几周内就会发生。[68]

你可以做以下几件事来改变用盐习惯。[69]首先，不要在桌上摆盐罐（有1/3的人会在品尝食物前就随手加盐）。[70]其次，停止在烹调时加盐。一开始，味道尝起来或许很清淡，但经过2～4周之后，你口中的咸味受体就会变得更敏感，菜肴尝起来会更有滋有味。信不信由你，只要两个星期，你可能会更喜欢少盐食物[71]。试着用以下这些很棒的调味料任意组合来取代盐：胡椒、葱、蒜、西红柿、甜椒、罗勒、欧芹、百里香、芹菜、莱姆（lime）、辣椒粉、迷迭香、烟熏红椒粉（smoked paprika）、咖喱、香菜和柠檬。[72]此外，最好尽量避免外出就餐。因为即使是非快餐类的餐厅，往往也会添加过多的盐。[73]最后，尽可能避免吃加工食品。

在大多数做过相关研究的国家，加工食品仅提供钠摄取量的一半，但在美国，大众从加工食品中摄取到更多的钠。因此，即使完全不在烹调时放盐，还是只能减少一小部分的盐摄取量。[74]采购食品时务必要看标签，尽量挑选每份钠含量的毫克数少于重量克数的食品。例如，如果标签上注明每份重量是100克，那么钠含量应该少于100毫克。[75]另外，你也可以用每份钠含量的毫克数少于热量来作为选购标准。这是从我最喜欢的营养专家杰夫·诺维克（Jeff Novick）那里学来的小技巧。大多数美国人每天摄取的热量大约为2200卡，如果你吃下的食物里所含的卡路里比钠更多，说明你摄取的钠大概高于美国膳食指南所列出的最高限值2300毫克/天[76]

不过，最好是购买不带任何标签的天然食物。饮食结构中只有未加工的天然食物的话，不论怎么吃，都不可能超过美国心脏协会对减钠饮食的严格标准：每日钠摄取量不超过1500毫克。[77]

全谷物：降低血压的天然好帮手

平均而言，高血压药物能降低15%的心脏病发作风险以及25%的中风风险。[78]然而，在一项随机对照实验中，每天吃3份全谷物就能帮人们实现降低血压的目的。[79]这项研究显示，富含全谷类的饮食与降血压药物有同样的好处，而且没有药物常见的不良副作用。比如说，服用利尿剂（也称为水平衡丸）会导致电解质紊乱[80]；服用降血压及预防心绞痛的钙离子阻断剂，如活络喜（Norvasc）或怡尔欣（Cardizem），会增加患乳腺癌的风险[81]；服用治疗高血压的β受体阻断剂，如美托洛尔（Lopressor）和纳多洛尔（Corgard），会导致嗜睡和阳痿[82]；服用血管扩张剂，如依那普利（Vasotec）和雷米普利（Altace），会造成可能危及生命的突发性肿胀[83]；

而服用任何一种降压药物，都会明显增加严重跌伤的风险。[84]

全谷类也会有副作用——好的副作用，不是"负"作用！吃全谷物，能够降低Ⅱ型糖尿病、冠状动脉心脏病的患病风险及减重[85]，还可预防大肠癌[86]。不过，我在此要特别强调"全（whole）"的重要性。虽然像燕麦、全麦和糙米一类的全谷类，已经显示出降低慢性病风险的潜力[87]，但深加工谷物却可能会增加患病风险。例如，哈佛大学的研究人员发现，虽然固定食用糙米与降低Ⅱ型糖尿病风险有关，但吃白米却会带来较高的风险。每日三餐都吃白米饭，会让患糖尿病的风险增加17%，如果将其中一餐换成糙米，可能让风险下降16%。如果用燕麦和大麦来取代白米饭，效果看起来更好，可以让糖尿病患病风险降低36%。[88]

有鉴于全谷类的介入性试验，显示出心血管风险因素有所改善[89]，因此定期规律摄取全谷类食物的人，动脉疾病不再持续恶化并不足为奇。在针对人体最重要的两条动脉（喂养心脏的冠状动脉，以及哺育大脑的颈动脉）的研究中，吃了最多全谷类的人，动脉窄化的速度明显慢了下来。[90,91]由于动脉粥样硬化斑块是我们的头号杀手，理论上，不应该只是让它的恶化变慢，而是要让它真正停止，甚至完全逆转整个过程。正如我们在第1章中所见，这需要的似乎不仅仅是更多的全谷类，还需要全蔬菜、全水果、全豆类，以及其他全蔬食，同时大量减少摄取反式脂肪、饱和脂肪和胆固醇等会导致动脉堵塞的食物。

什么是得舒饮食法（DASH Diet）

假如你是7800万名已患高血压的美国人之一，怎么办？要怎么做才能把血压降下来？

美国心脏协会（AHA）、美国心脏病学会（ACC）以及美国疾控中心（CDC），都建议患者先尝试改变生活方式，例如减轻体重、限制钠与酒精的摄取量、多运动，以及采用健康的饮食习惯。[92]

但是，假如他们所建议的生活方式改变没有用，那么接下来，就是药物治疗了。首先登场的一线用药是利尿剂，但高血压患者往往最终会同时服用3种不同的降压药[93]，只有大约一半的人倾向于坚持服用第一线药物[94]（部分原因是药物的副作用，包括勃起功能障碍、疲劳和腿抽筋）。[95]而在经历这些干预之后，药物仍然没能触及问题的根本。高血压不是因为药吃得不够多，真正的原因是你吃的食物以及你如何过日子。

正如我们先前所讨论的，理想血压的定义是再降下去无法再获得额外好处的血压值，大约是110 / 70。[96]真能不靠药物，就达到这么低的血压吗？别忘了，这就是60岁以上肯尼亚农民的平均血压值，他们除了维持传统的蔬食及生活方式以外，没有使用任何药物。[97]在中国农村，我们也发现了类似的结果：这些农民终其一生的血压值，几乎都维持在110 / 70，没有随着年龄增加而上升。[98]我们有理由相信，主要因素就是以蔬食为主的饮食结构；因为在西方世界，能够稳定维持这种血压值的唯一族群，就是素食者。[99]

所以，AHA、ACC、CDC的饮食指南，是否建议高血压患者采用无肉饮食呢？并没有。他们所建议的是得舒饮食法（DASH diet），DASH是"停止高血压的饮食法"（Dietary Approaches to Stop Hypertension）的缩写，是一种专为降低血压所设计的饮食计划。[100]虽然它被视为奶素（包含乳制品，但没有肉或蛋）[101]，但这种说法并不准确。得舒饮食虽然补强了水果、蔬菜和低脂乳制品，但并没有完全剔除肉类，只是建议少吃为妙。[102]

那么，为何不建议转向以蔬食为主的饮食结构呢？几十年来，我们已经知道，"即使排除掉年龄和体重的影响，动物性食物仍然明显与高收缩压和高舒张压有关。"[103]这句话引述自弗兰克·萨克斯（Frank Sacks）医生等人在20世纪70年代进行的一系列研究。但早在20世纪20年代，就有研究证明，在蔬食中添加肉类，几天之内就会让血压明显升高。[104]

有什么理由让得舒饮食非吃肉不可呢？根据萨克斯医生在哈佛大学的研究，美国心脏协会承认"在工业化国家中，所观察到并记录在案的最低血压，出现于维根人群身上……"[105]那么，是不是得舒饮食的设计者不知道萨克斯的研究？并非如此，因为设计这项饮食的委员会主席，就是萨克斯本人。[106]

得舒饮食明显是以素食为模型，但不排除肉类的原因，可能会让你大吃一惊。得舒饮食的主要设计目标，是明确建立一套饮食模式："既拥有素食能降低血压的好处，同时也包含足够的动物性产品，让非素食者也可欣然接受……"[107]萨克斯医生甚至明确表示，素食者吃越多的乳制品，血压就会越高。[108]但是，他认为推动一种很少人会采用的饮食法是毫无意义的。这是官方饮食建议中一再出现的一个议题。与其简单告诉大家科学证据说了什么，然后让民众自己做决定，专家总是选择提倡他们认为迁就大众的可行办法，而非最理想的方式。他们替大众做的这些决定，无形中反而伤害到那些愿意为健康做出更大改变的人。

得舒饮食确实有助于降低血压，但主要的效果似乎不是因为转换成低脂乳制品和白肉，也并非减少了甜食和额外添加的脂肪，而是从增加水果和蔬菜的摄取量而来。[109]如果好处是由于添加了植物性食物，为什么不一开始就在人们的饮食中以这些最健康的食物为主呢？

这个问题，在一项于2014年发表的元分析★中，显示素食对降低血压特别有效之后，变得更加中肯。[110]也许，所吃的植物越多，对身体越好。一般来说，无肉饮食"提供了心血管疾病……以及某些癌症和总死亡率的防护"，但完全蔬食"似乎还能为肥胖症、高血压、Ⅱ型糖尿病及心血管死亡率提供更多防护"。[111]

在你吃了更多植物性食物后，高血压发生率似乎会逐步下降。根据本书第6章所提到的，一项针对89000名加利福尼亚人的研究中，比起每周至少

★编者注：meta-analysis，元分析或荟萃分析，其概念为对以往的研究结果进行系统的定量分析。简单来说，meta-analysis是用统计的概念与方法，去收集、整理与分析之前的学者专家针对某个主题所做的众多实证研究，希望能够找出该问题或所关切的变量之间的明确关系模式。这种分析方式可弥补传统的Review Articles（文献综述）的不足。

吃一次肉的人，弹性素食者（吃很少肉的人，也许每个月只吃几次）患高血压的概率低了23%。而那些除了鱼以外，不吃其他肉类的人，患高血压的风险低了38%；至于完全不吃肉的人，则低了55%。完全规避肉、蛋和乳制品的人，得到了最好的结果，降低了75%的高血压风险。这些采取完全蔬食的人，似乎把这个主要杀手的3／4的威胁都抛到九霄云外去了。[112]

当科学家研究糖尿病和体重的关系时，发现在减少动物性食物摄取量、增加植物性食物摄取量后，也会出现同样明显的逐步改善。那些吃蔬食的人，在排除原本的体重隐患后，糖尿病风险也变得不值一提[113]。那么，高血压呢？平均而言，完全吃蔬食的人比吃传统饮食的人，体重大概轻了30磅（约13.6千克）。[114]所以他们的血压维持得这么好，或许只是因为苗条很多呢？换句话说，跟素食者一样苗条的杂食者，血压是否也能一样低呢？

为了回答这个问题，研究人员必须找到一群实行典型美国饮食且跟蔬食者一样瘦的人。于是，研究人员找来了一群21年来平均每周跑48英里的长距离耐力运动员。如果20多年下来，几乎每周都跑两个马拉松，不管吃什么，大概都能跟蔬食者一样苗条！接着，研究人员将这些运动员与另两组受试者进行比较：一组是每周运动少于1小时的肉食者，一组是主要吃未加工未烹煮的植物性食物、同样也不运动的维根者。

结果如何？毫无意外的，采取典型美国饮食的耐力跑者，比不太运动的肉食者，平均有更好的血压值：122／72比132／79，正好符合了高血压前期的定义。但不太运动的维根者呢？他们血压的平均值，是非常好的104／62。[115]显然，即使你一年跑2000英里，但吃了典型的美国饮食，你的血压还是没办法降到跟一个懒得动的维根者一样低。

哪些食物可以为高血压患者提供额外的保护作用

采取全蔬食为主的低钠饮食，似乎是降低高血压的最佳方法。但如果你已经实行了这种饮食，血压仍达不到110／70的目标，该怎么办？你可以试试看下列这些食物，它们能为你提供额外的保护。

我已经谈过了全谷类的好处，接下来，让我们来看看亚麻籽、洛神花茶和富含硝酸盐的蔬菜。磨碎的亚麻籽粉"是有史以来经由饮食干预降血压最有效的天然食品之一"[116]，每天吃几茶匙的亚麻籽，看来比有氧耐力运动计划更有效2~3倍[117]（两者不矛盾——在饮食中加入亚麻籽，同时也做运动，双管齐下效果更佳）。

不论是摄取生鲜或煮熟的蔬菜，都能降低血压，但生菜的保护作用可能会更好一点。[118]研究还发现，多吃蚕豆、裂豌豆、鹰嘴豆和小扁豆可能也会有帮助[119]，所以别忘了把它们加进购物单。红酒对降血压可能有帮助，但只有不含酒精的品牌才有用。只有额外去除酒精的葡萄酒，才有助于降低血压。[120]

西瓜也能提供保护作用，这是个很棒（也很美味）的消息，但每天可能需要吃大约2磅（约907克）的西瓜才能达到效果。[121]猕猴桃对降血压没用，由猕猴桃公司资助的一项研究显示，猕猴桃在降血压方面无法提供任何保护作用。[122]或许猕猴桃产业应该效法加州葡萄干营销委员会（California Raisin Marketing Board），他们资助了一项专为突显葡萄干降血压功效的研究。为了哄抬葡萄干的好处，研究用来对照的是垃圾食品。所以，得出葡萄干能降血压的结果，是因为那是跟饼干、巧克力饼比较的结果。[123]

亚麻籽的神奇功效

在本书第11章和第13章，我们将会看到亚麻籽如何有效对抗乳腺癌和前列腺癌。但当科学家抛出"神奇"一类的字眼来形容亚麻籽时，比如某医学刊物所发表的一篇名为《亚麻籽：某些重大疾病的神奇防御》的文章[124]，你可能会抱持怀疑的态度。不过在《高血压》（Hypertension）期刊上所发表的一项介入性试验显示，在这个例子中，所谓的"神奇"可能不算太夸大。

很少见到这种等级的饮食研究，这是一个前瞻性、双盲、安慰剂对照的随机试验，在食物研究上，很难做到这种程度。在药物试验中，双盲研究很容易做：只要给某些受试者看起来和药片一样的安慰剂片就行了，无论是研究对象还是给药片的人，都不知道哪个是哪个（因此才称为双盲）。但对食物来说，要如何做到双盲？如果你想悄悄在某人的午餐里加上1/4杯亚麻籽，对方很难注意不到。

所以研究人员用了一个巧妙的策略来克服这个问题。他们制作了一些包括玛芬（muffin）和意大利面的常见食物，事前准备了麸皮和糖蜜一类的食材来作为安慰剂，伪装含有亚麻籽的食物该有的质地和颜色。通过这种方法，研究人员可以随机将受试者分成两组，每天秘密地把几茶匙磨碎的亚麻籽加到一半参与者的饮食中，看看两组的结果是否有所不同。

6个月后，那些吃安慰剂食物的人，如果开始实验前就有高血压，还是维持高血压的状态，尽管他们当中有许多人持续服用各种降血压药物。他们在研究开始前的平均血压是155／81，而结束时则为158／81。至于那些每天不知不觉食用亚麻籽的高血压患者呢？他们的血压从一开始的158／82，下降到了143／75。舒张压降了7mmHg，听起来或许不是很多，但长期来看，预计可以减少46%的中风以及29%的心脏病患病风险。[125]

这个结果，比起服用药物又是如何呢？亚麻籽分别能将受试者的收缩压和舒张压最多降低15及7mmHg。相较之下，一些强力的降血压药物，如氨氯地平、沁尔心、硝苯地平（Procardia）等钙离子阻断剂，仅能分别降低8和3mmHg；而依那普利、贝那普利（Lotensin）、捷赐瑞（Zestril）及雷米普利等血管扩张剂，则只能分别降低5和2mmHg。[126]亚麻籽粉降血压的效果比这些药物好了2～3倍，而且只有好的副作用。除了抗癌特性之外，亚麻籽也在临床研究中证实能帮助控制胆固醇、甘油三酯和血糖值，减轻炎性反应并成功治疗便秘。[127]

洛神花茶的降血压功效，媲美药物

洛神花茶（Hibicus Tea）是用同名植物洛神葵的花所制成的，洛神葵也称为玫瑰茄（roselle）、红酸模（red sorrel）、牙买加（jamaica）和酸菜（sour tea）等。这种花草茶带有和蔓越莓类似的特殊酸味，色泽鲜红，冷热饮皆宜，在世界各地都可喝到。比较280种常见饮品的抗氧化物含量，洛神花茶位居第一，击败了其他重磅级茶饮，包括经常为人称道的绿茶[128]。在饮用洛神花茶后的1小时内，血液中的抗氧化能力会达到高峰，显示茶中的抗氧化植物营养素已经被吸收到身体系统里。[129]这样的结果，对健康有什么影响？

遗憾的是，洛神花茶的减肥功效一直令人失望。研究人员让超重的人喝洛神花茶几个月，结果每个月只比对照组少了半磅。[130]不过，在降低胆固醇方面，初期的研究看起来很有希望：每天喝两杯洛神花茶，一个月后可以降低多达8%的胆固醇。[131]但把所有类似研究整合来看时，结果却让人大失所望。[132]这可能是因为基于某种原因，洛神花茶似乎只对一半受试者有效果。假如你属于幸运的那一半，减掉的胆固醇可以多达12%。[133]

但在高血压方面，洛神花茶真正是大显身手了[134]。一项出自塔夫斯大学的双盲安慰剂对照研究，比较了洛神花茶与人工调色的相似饮料，结果显示，比起安慰剂饮料，每天喝3杯洛神花茶更能明显降低成人高血压前期的血压值。[135]差别有多大？对比其他的介入性措施，结果又如何呢？

PREMIER临床试验选取了数百名血压偏高的男女，随机分为"仅提供建议"的对照组，以及更积极的"生活方式干预"组。研究人员给予对照组的受试者一本小册子，告知他们要减重、减少盐摄取量、做更多运动，以及吃得更健康（采用得舒饮食法）。而"生活方式干预"组除了获得相同指示外，还多了面对面的访谈、小组会议、写食物日记，同时研究人员还监控他们做运动、热量摄取及钠摄取量。6个月期间，"生活方式干预"

组比起对照组，收缩压下降了4mmHg。看起来虽然不多，但以人口规模来看，血压下降5mmHg，每年就可能减少14%的中风死亡率、9%的致命性心脏病发，以及减少7%的死亡率。[136]同时，在塔夫斯大学的研究中还发现，每餐喝一杯洛神花茶的人，比起对照组，可以降低6mmHg的收缩压。[137]

为了降低血压，你还是应该减肥、少盐、吃得更健康，以及做更多运动。但证据显示，在日常生活中经常喝洛神花茶还有额外的好处，甚至媲美降血压药物的效果。与顶尖降血压药物直接比较，每天早上喝两杯洛神花茶（共使用5个茶包），降低血压的效果与一天服用两次降血压药物卡特普利（Captopril）相当。[138]

不同的是：卡特普利可能会有不良副作用，最常见的是皮疹、咳嗽、味觉障碍，甚至会引起致命的喉部肿大（虽然极为罕见）。[139]洛神花茶则完全没有不良副作用，只要你不讨厌它的酸味，以及喝完后记得用清水漱口，以免茶中的天然酸性物质软化牙齿的牙釉质。[140]不过，洛神花茶的锰含量特别高[141]，安全起见，我建议一天不要喝超过1夸脱（约946毫升）。

一氧化氮的神奇功效

一氧化氮（NO）是体内关键的生物信使，所传递的信息是："芝麻开门"。当内皮细胞（动脉血管内壁的细胞）释放出一氧化氮时，就是要通知动脉壁内的肌肉纤维放松，让更多的血液能够流通。硝酸甘油药物就是这样运作的：胸痛的人服用硝酸甘油后，这些硝酸甘油会转化为一氧化氮扩张冠状动脉，使更多的血液流向心肌。还有伟哥（viagra）这类治疗勃起功能障碍的药物，其运作方式也一样：它们会强化一氧化氮的传信能力，放松阴茎动脉来改善流向阴茎的血流量。

不过，你真正需要关心的是血管内皮功能障碍，也就是动脉内壁细胞无法产生足够的一氧化氮来扩张动脉。在生物体内，一氧化氮的生成是通过一氧化氮合成酶（NO synthase）所催生的，这种酶的敌人是自由基。自由基不仅会吞噬一氧化氮，也能劫持一氧化氮合成酶，迫使它开始输出额外的自由基。[142]如果没有足够的一氧化氮，动脉就会硬化而丧失功能，导致高血压和心脏病发作的风险增大。

因此每一天，你都需要用富含抗氧化物的蔬食来填满身体，消灭自由基，让一氧化氮合成酶得以回到它的岗位，保持动脉功能的全面正常运作。研究人员可以使用超声波仪器来测量一氧化氮引起的动脉扩张程度。一项使用这种仪器的研究发现，假如让一些采取典型西方饮食的人吃更少的抗氧化物，他们的动脉扩张程度只会变得差一点。看来动脉功能已经接近谷底了，没有恶化空间了。相反，假如让有些人采取高抗氧化饮食（比如说，将香蕉换成浆果，将白巧克力换成黑巧克力），短短两个星期之内，他们动脉的功能就能得到显著的提升，有能力放松及正常扩张。[143]

想要提高身体产生一氧化氮的能力，除了吃富含抗氧化物的食物之外，还可以吃某些富含天然硝酸盐的蔬菜（如甜菜头）来补充一氧化氮（硝酸盐与亚硝酸盐不一样，不要混淆。详见第10章）。这也解释了为什么受试者在喝了甜菜汁几个小时后，研究人员能够测到他们的收缩压下降了10mmHg，而且效果还持续了一整天。[144]

不过，这项研究的对象是一组健康的受试者。显然，需要在最要紧的对象——高血压患者身上测试甜菜的能力。假如富含硝酸盐的蔬菜在调节人类主要死亡风险因素上有这么强大的能力，为什么会迟至2015年才有这样的研究结果发表？这个嘛，你想想看，有谁会资助这种无利可图的研究呢？再说，制药公司每年从高血压药物上就可获利超过100亿美元[145]；想要靠甜菜赚到这么多钱？当然不可能。这就是为什么我们要感到很幸运，能有像英国心脏基金会（BHF）这样的公益机构资助高血压与甜菜汁的研究。

在4周时间里，研究人员让一半受试者每天喝一杯甜菜汁，而另一半则给他们一杯看起来一模一样的无硝酸盐安慰剂饮料。结果发现，甜菜汁饮用者的收缩压不仅降低了约8mmHg，而且效果一周比一周好，这代表了他们的血压可能会持续获得进一步改善。科学家认为："富含硝酸盐的蔬菜，被证明是符合成本效益、价格实惠且有利于公众健康的高血压疗法。"[146]

甜菜汁的最佳剂量大概是半杯[147]，缺点是容易变质、必须加工且不易取得。常见的15盎司罐装甜菜根，可以提供相同剂量的硝酸盐，但硝酸盐最集中的来源还是深绿色叶菜类。下面是富含硝酸盐的前10名食物名单，如你所见，10种中有8种是绿叶菜。

富含硝酸盐的前10大食物来源★

1. 芝麻菜（Arugula）
2. 大黄（Rhubarb）
3. 香菜
4. 奶油生菜（Butter leaf lettuce）
5. 法式混合绿叶菜（Mesclun greens）
6. 罗勒
7. 甜菜叶
8. 绿卷叶生菜（Oak leaf lettuce）
9. 牛皮菜，即叶用甜菜（Swiss chard）
10. 甜菜头

★编者注：以市场常见的蔬菜来说，高硝酸盐含量的蔬菜有小白菜、青江菜、小芥菜、菠菜、高丽菜、油菜等。

排名第一的芝麻菜，每100克中含有高达480毫克的硝酸盐，比甜菜的含量还多了4倍以上。[148]

要保证硝酸盐的摄入量，最健康的方式就是每天吃一大份沙拉。你也可以服用提升硝酸盐和一氧化氮的补充品，但有安全性[149]及有效性[150]的疑虑，最好能免则免。那么，号称含有甜菜和菠菜的V8蔬果汁★呢？它的硝酸盐含量大概没有太多，你每天得喝18升（以每罐150毫升计算，你得喝上100罐）的V8蔬果汁，才能达到每日的硝酸盐摄取目标。[151]

★编者注：金宝汤旗下生产的百分百蔬果汁品牌，宣称能取代新鲜蔬果。

硝酸盐的好处，或许可以解释为什么吃绿叶菜能降低心脏病患病率[152]、延年益寿[153]及提高性功能等。你没看错，蔬菜摄取量与改善性功能也有关[154]，还能改善身体最重要的器官——大脑的血流量。[155]而用甜菜头保健大脑的唯一副作用，可能就是为你的生活上点颜色——红色的大便和粉红色的尿液。

喝甜菜汁，提升运动表现

兰博基尼跑车比烂车跑得更快，不是因为汽油燃烧的化学方式不同，而是因为跑车拥有更强大的引擎。同样地，运动员拥有更大块的肌肉也能够让肌肉迅速得到更多氧气。但基本上，身体能从"氧"中提取的能量是相同的……或者，我们是这么认为的。

大约5年前，一个运动生理学的福音颠覆了整个学界——全都是因为甜菜汁。

聚集在绿叶菜和甜菜中的硝酸盐，不仅能通过扩张动脉来帮助输送含氧血到肌肉里，也能让身体从氧气提取更多能量——这是我们先前从来没有想过的可能性。例如研究发现，一小杯甜菜汁能让自由潜水员屏住呼吸的时间，比平时多了半分钟[156]；而喝了甜菜汁的自行车手，能够用比安慰剂组少19%的耗氧量，执行同样强度的赛程。而后，当他们加强自行车阻力，挑战所谓"冲刺"的激烈回合时，体力用尽的时间从原来的9分43秒延长至11分15秒。甜菜汁饮用组使用了更少的氧气，却表现出更大的耐力。简而言之，甜菜汁明显让自行车手的身体能更有效率地产生能量。在此之前，没有任何药物、类固醇、营养品或其他方式，被证明能够达到与甜菜汁一样的效果。[157]

食用整颗甜菜也有同样的效果。在另一项研究中，受试男女在5000米比赛开始的75分钟前，吃下一杯半的烤甜菜。这改善了他们的长跑表现，同时维持了相同的心搏速率，甚至疲累的感觉还更少。[158]想要更快又更省力？来杯甜菜汁吧！

为了能将运动表现提升到最佳状态，最理想的剂量大概是半杯甜菜汁（或者3颗小甜菜，或是一杯煮熟的菠菜[159]）；而最理想的补充时机，则是在比赛前的2~3小时内。[160]

体育新闻不时会谈到类固醇和其他非法提高运动表现的药物，

> 为什么就没有人提到这些威力强大、能完全合法提高运动表现的蔬菜呢？甜菜，这真的问倒我了。★

★编者注：此处原文为Beets me，通过Beat me（意思是问倒我了）与Beet（甜菜）相似的字形及发音一语双关。

血压检查很容易被忽视或延迟。不同于其他主要的健康杀手，高血压在患者被抬上救护车或抬进棺材之前，其潜在的危险后果可能并不明显。所以，快到附近的药店或医院去量一下你的血压吧。如果血压太高，坏消息是你已站在10亿名高血压患者的行列之中；而好消息是，你不用成为每年因高血压而死亡的数百万人之一。试试采用健康的饮食和生活方式，几个星期就好，结果可能会让你感到惊讶。以下故事，就是几个过来人的经验之谈。

每天，"能救命的营养学"网站（NutritionFacts.org）都会收到好几百封电子邮件，其中很多人都渴望分享他们主动掌握健康、完全改变人生的经验。以鲍勃为例，他的体重曾经重达104千克，胆固醇值超过200，甘油三酯的数值也奇高。他之前服用过一系列的降血压药物，在开始全蔬食饮食结构后，体重已减到79千克，总胆固醇值变为136，也不再需要服用任何降血压药物了。现在，65岁的鲍勃比数十年前感觉更好，这并不是因为他养成了新的运动习惯，也不是因为服用了最新最热门的药物。他仅仅是改变了饮食习惯而已。

不久前，我才收到派翠西亚的电子邮件。她的弟弟刚刚被诊断出患有严重的高血压和动脉粥样硬化。他的体重超了60磅（约27千克），肤色就像纸一样苍白，不健康的程度甚至让他无法拿到驾照。派翠西亚和弟弟决定一起开始蔬食。现在，他的身材健美修长，体重正常，而且不再需要服用降血压药。派翠西亚说她收到了一个（无糖、无奶、无蛋）蛋糕，作为最好姐姐，她受之无愧。

最后是狄恩。他用标准美国饮食来"填饱"自己，变得肥胖、有高血压，固定吃医生开给他的药。然后，他的胆固醇过高，医生再开给他更多的药。此外，每到冬天，狄恩就会患上严重的呼吸道感染，需要用抗生素治疗。终于他受够了，开始实行蔬食。现在，他体重减轻了22千克，血糖、胆固醇，甚至血压值，都变正常了，开始能无病无痛地度过愉快的冬日时光。在寄给我的信的最后，狄恩许下了一个简单的承诺："在余生里，我将会坚持蔬食。"归功于健康的饮食习惯，他的"余生"可能会是一段相当长的时间。

第 8 章

/

远离肝脏疾病

有一些病人，会让你永生难忘。我在胃肠肝胆科实习的第一天（这意味着我将要面对的是整个消化道的问题，上至口腔下到肛门），一报到就被告知前往胃镜室，观察我们那组资深医疗团队的操作。胃镜室是医生使用内视镜做所有消化道常规检查的地方，我本以为走进去会看到的画面，是用结肠镜看直肠息肉，或者是用消化道镜检查胃溃疡。但我永远不会忘记那天所看到的情景，它也成为我的动力，直到今天仍推动着我往前走，去帮助人们理解生活方式与健康（或不健康）的关联性。

一名已经注射镇静剂的病人躺在病床上，整个医疗团队围着她，正在使用附有镜头的内视镜检查。我看着监视器，找寻着解剖标记来判断内视镜在哪个部位。这个部位绝对在喉咙以下，但食道上蜿蜒着看起来像是在颤动的静脉曲张。这些构造无所不在，看起来就像是试图从食道的光滑表面钻出来的虫。其中有几个已经蚀穿内壁，正在喷血。我眼睁睁地看着越来越多的血随着病人的每次心跳不断涌出。基本上快要失血而死了，血不断流入她的胃中。医生拼命想用烧灼和打结来阻止这些鲜红的"血喷泉"，但就像打地鼠游戏一样，每当有一个被压下去，另一个又会冒出来。

这些就是所谓的食道静脉曲张，是由于肝硬化造成的血液回流所导致的静脉肿胀。看着这个噩梦呈现在眼前，我想知道患者最初是怎样患上肝硬化的。她酗酒吗？她有没有肝炎？我还记得当时想着，当她发现自己是肝癌末期时，打击应该非常大，而她的家人是如何应对的？突然，我的思绪被刺耳的警报声拉回来。她又出血了。

医生的输血速度，比不上病人内出血的速度。她的血压下降，心脏停止。急救人员对她进行心肺复苏术、电击并注射肾上腺素，但在几分钟之内，她就去世了。

告知病人家属是我的工作。我因此得知，她的肝硬化不是饮酒过量造成的，也不是因为从静脉注射毒品。她的肝脏之所以伤痕累累，是因为肥胖导致的脂肪肝。我刚刚所目睹的一切，其实都是可预防的，是不健康的生活方式所导致的直接结果。肥胖可能会遭受社会歧视，可能造成膝盖问题，也可能增加糖尿病等代谢性疾病的患病风险，但这是我看过的第一起因肥胖而流血至死的例子，活生生地发生在我眼前。

病患家属哭了，我也哭了。我对自己发誓，要用尽一切力量来帮助所有我所照顾的病患，防止这种情况再度发生。

你可以只靠一个肾活下去，也可以不靠脾脏和胆囊而存活，甚至在没有胃的情况下，你也能过下去。但是没有肝脏这个人体最大的内部器官，你铁定活不了。

肝究竟有什么作用呢？已有多达500种不同的功能，被认定是来自这个重要器官的贡献。[1]首先，肝脏扮演了贴身保镖的角色，把不速之客阻挡在血液外。所有通过消化道吸收的物质，不会立刻进入整个身体循环。从肠道而来的血液，首先会先到肝脏，在其中代谢营养物质并处理毒素。因此，你所吃的任何食物对于肝脏健康，都至关重要。

每年，大约有6万名美国人死于肝脏疾病，而且在过去5年，肝脏疾病的死亡率每年都在攀升。[2]单就肝癌而言，过去10年的发病率，每年都上涨了4%左右。[3]肝功能异常可能是家族性遗传，就像罕见的遗传性血铁沉着症（身体无法代谢铁质，而导致大量铁质蓄积在体内）一样；但也可能是由感染导致了肝癌，或是源自伤肝的药物——最普通的，就是有意或无意地服用了过量的泰诺止痛片（Tylenol）。[4]然而，最常见的致病原因还是饮食不当：酒精性肝病和脂肪性肝病。

酒精性肝病

根据《美国医学协会期刊》上名为《美国人的实际死因》（*Actual Causes of Death in the United States*）的系列论文，2000年时，美国人的头号杀手是香烟，其次是饮食和运动。第三号杀手呢？答案是酒精[5]。大约有一半与酒精相关的死亡是突然发生的，比如交通事故；而另一半则为慢慢逼近，最主要的就是酒精性肝病。[6]

饮酒过量会导致脂肪在肝脏中累积（脂肪肝），并进一步造成炎症，形成肝瘢痕，最终导致肝功能衰竭。根据美国疾控中心的定义，女性每天固定饮酒超过一杯，男性每天固定饮酒超过两杯，就是过量。一杯的定义是12盎司（约350毫升）的啤酒、8盎司（约227毫升）的麦芽饮品、5盎司（约140毫升）的葡萄酒，或者1.5盎司（42毫升）的烈酒。[7]通常戒酒可以遏制疾病的持续恶化，但有时候可能已经为时已晚。[8]

大量饮酒可以在不到3周的时间引发脂肪肝[9]，但通常在停饮后4～6周就会消失。[10]然而，还是有5%～15%的案例，尽管停止饮酒，病情仍会继续发展，肝脏仍可能留下疤痕。[11]

同样地，即使被诊断出有酒精性肝病的人，在诊断后停止饮酒，3年的存活率仍高达90%。[12]但其中多达18%的患者，会继续发展成肝硬化，亦即形成不可逆转的疤痕。[13]

避免酒精性肝病的最好策略，首先就是不要喝太多酒。但是，假如你已经饮酒过量，还是有救的。我相信大多数喝酒的人都不是酗酒者[14]，可喜的是，令人信服的证据显示，匿名戒酒会的12个戒酒步骤就可以有效解救那些酒精成瘾的人。[15]

适度饮酒，有益健康？

我们都同意，大量饮酒、怀孕期间喝酒和酗酒都不是明智之举，但"适度"饮酒呢？没错，酗酒的人明显会寿命缩短，但滴酒不沾的人似乎也会如此。[16]大家都知道抽烟对身体不好，抽越多越糟糕，但这种逻辑在喝酒这事上似乎不成立。事实上，喝些酒对身体似乎有益，但这个结论看起来只在那些没有把自己照顾好的人身上才会成立。[17]

适量饮酒确实能预防心脏疾病，这或许是因为血液稀释效应[18]，但正如你将在本书第11章看到的，即使是小酌（每天喝少于一杯）都会增加患癌风险。所以，会增加患癌风险的东西，怎么可能也会延长寿命？答案是，因为癌症"只"是人类的第二大死因，心脏病才是第一杀手，这解释了为什么适度饮酒的人可能比戒酒的人活得更久。但这种好处，可能仅适用于那些不做任何健康生活方式调整的人。[19]

为了找出什么样的人可能从适度饮酒中受益，研究人员找来了近10万名男女志愿者，前后追踪17年，评估他们的喝酒及生活习惯。该研究结果，以一篇名为《关于饮酒量的心脏保护作用，谁是最大的受益者，是健康狂人还是懒骨头？》的论文发表。"健康狂人"的条件是什么？根据研究人员的定义，"健康狂人"每天运动30分钟、不抽烟、每天吃至少一份水果或蔬菜。[20]（如果每天吃一个苹果就能成为"健康狂人"，那我们目前的饮食算什么？）

每天喝一到两杯酒，确实能让那些生活不健康的"沙发土豆"*降低心脏病风险；但是，即便是对那些有最低限度健康行为的人来说，都没

★编者注：Couch potato，指的是那些拿着遥控器，长时间蜷在沙发上，就像土豆一样一动不动，跟着电视节目转的人。

有显示出酒精的任何好处。我们学到的教训是：葡萄、大麦和土豆在非蒸馏形式下对身体最好，而"约翰走路"远不如你自己去走路来得好。★

★ 编者注：Johnnie Walker，一种酒的牌子，直译为"约翰走路"。这句话的意思是喝"约翰走路"，不如真正去走路。

非酒精性肝病

脂肪肝最常见的原因并不是酒精，而是非酒精性肝病。你可能还记得风靡一时的纪录片《超码的我》（*Super Size Me*），导演摩根·史柏勒克（Morgan Spurlock）强迫自己连续30天，一天三餐都吃麦当劳。一如预期，史柏勒克的体重、血压和胆固醇数值都上升了，上升的还包括他的肝酶指数。这个迹象显示，他的肝细胞正在死亡，将其中的内容物外溢到血液里。他的饮食为何会造成肝损伤呢？这么说好了：他正在把自己的肝脏转化为"人肉鹅肝酱"。

一些评论家贬抑这部电影，认为太过危言耸听。但瑞典的研究人员却认真看待这部电影，正规地复制了史柏勒克的一人实验。在他们的研究中，一组男女同意每天都吃两餐快餐。实验前，他们的肝酶指数都是正常的，但仅仅在采用这种饮食一个星期后，检验测试结果显示已有75%的志愿者肝功能都不正常了。[21]如果不健康的饮食习惯，能在短短7天就造成肝损害，那么说非酒精性脂肪肝已悄然成为美国最常见的慢性肝病原因，应该就不足为怪了，约有7000万人为此所苦[22]，大概是美国1/3的成年人口。至于那些重度肥胖的人，百分之百都受到了影响。[23]

一如酒精性脂肪肝，非酒精性脂肪肝开始在肝脏堆积脂肪时，并没有任何症状。在极少数的情况下，可能会发展为炎症，久而久之，会在肝脏形成疤痕，变成肝硬化的状态，进而导致肝癌、肝衰竭，甚至是死亡——就如同我在胃镜室中看到的例子一样。[24]

快餐是引发这种疾病最有效的推手，因为非酒精性脂肪肝与汽水、肉类的摄取量有关。仅仅每天喝一罐汽水，就能提高45%脂肪肝的患病率。[25]同样地，每天吃肉量相当于至少14块炸鸡块的人，比起每天最多吃7块炸鸡块的人，患脂肪肝的概率高了近3倍。[26]

非酒精性脂肪肝病已被形容为"脂肪和糖的故事"[27]，但并非所有的脂肪对肝脏的影响都一样。研究发现，患脂肪肝的人摄取了较多的动物性脂肪（及胆固醇）、较少的植物性脂肪（以及膳食纤维、抗氧化物）。[28]这也许可以解释，为什么坚持采用含有大量蔬果、全谷类和豆类的地中海饮食，比较不容易患严重的脂肪肝疾病，即使这种饮食通常算不上低脂。[29]

非酒精性脂肪肝病也可能是由于胆固醇过载所致。[30]鸡蛋、肉类和乳制品中的膳食胆固醇可能会氧化，然后引起连锁反应，导致多余的脂肪在肝脏中堆积。[31]当肝细胞中的胆固醇浓度过高时，就会像冰糖一样结晶，导致炎症。这个过程与尿酸结晶引发痛风很类似（将在第10章中详述）。[32]白细胞会试图吞噬胆固醇结晶，但随后在过程中死去，让炎症产物往外释出。这或许可以解释，初期的脂肪肝为何最终会转变成严重的肝炎。[33]

为了探讨饮食和严重肝病之间的关系，研究人员针对约9000名美国成年人进行了13年研究。他们指出，最重要的发现，可能是胆固醇摄取量成为肝硬化和肝癌的一个强而有力的预测指标。每天至少吃两个麦当劳蛋堡的人[34]，所摄取的胆固醇量会让他们住院或死亡的风险明显加倍。[35]

要避开肝脏疾病最常见的原因——非酒精性脂肪肝，最好的选择，就是避免摄取过多的热量、胆固醇、饱和脂肪，还有糖。

病毒性肝炎

另一种常见的肝病是病毒性肝炎，是由5种不同的肝炎病毒：甲型、乙型、丙型、丁型和戊型的至少其中一种所引发。这5种病毒的传染途径及预后模式都不相同。甲型肝炎主要是"粪口传染"：食物或水被带有病毒的粪便污染后，再进入受感染者的口中；可以通过打疫苗，避免生饮生食、不吃未煮熟的贝类，以及处理食物的人在换尿布或如厕后都要彻底洗手来加以预防。

甲型肝炎是食源性疾病，而乙型肝炎则是经由血液和性行为传播的。和甲型肝炎一样，乙型肝炎也可以注射疫苗预防，每个小孩都应该注射。丁型肝炎病毒是一种缺陷型病毒，只有已经患有乙型肝炎的人才会得丁型肝炎，所以只要不染上乙型肝炎就能预防。因此，别忘了接种疫苗，并避免静脉注射毒品和不安全的性行为。

遗憾的是，到目前为止，对于丙型肝炎这种最可怕的肝炎病毒还没有疫苗可以预防。如果长期接触丙型肝炎病毒可能导致慢性感染，几十年下来，就会导致肝硬化和肝功能衰竭。丙型肝炎是需要进行肝脏移植的主要原因。[36]

绿藻和丙型肝炎

绿藻（Chlorella）可能是丙型肝炎的治疗契机。一项有安慰剂对照的随机双盲研究发现，一天大约2茶匙的绿藻，能够明显增加受试者体内自然杀手细胞的活性，自然而然杀死感染丙型肝炎的细胞。[37]一项丙型肝炎患者的临床研究发现，补充绿藻可降低肝脏发炎的程度，不过这项研究的规模很小，而且没有对照组。[38]

目前迫切需要丙型肝炎的替代疗法，因为较便宜的旧疗法常常会由于令人无法忍受的副作用而失败；而耐受性较高的新药物，售价又高达每片1000美元。[39]绿藻或许可以作为辅助（附加）治疗，或者帮助那些不能忍受副作用或负担不起正规抗病毒治疗的人，但也并非完全没有风险。

丙型肝炎通过血液传染，通常是因为共用针头而不是输血感染，这是因为现在的血液供应都进行过消毒。然而，共享个人卫生用品，例如牙刷和刮胡刀，也可能由于微量的血液污染而发生感染的风险。[40]

曾经有过一个案例，是一名女性与受感染的同事共享超市的切肉机而染上丙型肝炎[41]，但丙型肝炎病毒不会天然存在于肉品上，因为动物中只有人类和黑猩猩才会受到这种病毒的感染。

然而，戊型肝炎病毒完全又是另一回事。

通过饮食来预防戊型肝炎

正如美国疾控中心病毒性肝炎实验室的某个主任，在一篇名为《肉越多，毛病越多：改变对戊型肝炎流行的看法》（*Much Meat, Much Malady: Changing Perceptions of the Epidemiology of Hepatitis E*）的论文所解释的，戊型肝炎病毒目前被认为是一种人畜共通的传染病，能够从动物传染给人类，而猪可能是主要的病毒来源。[42]

这种看法的转变始于2003年，当时日本的研究人员发现，戊型肝炎病毒（HEV）与吃烤猪肝有关。在检验过日本商场的猪肝后，研究人员发现有将近2%的猪肝呈HEV阳性反应。[43]美国的情况甚至更糟：从肉品店买来的猪肝中，有11%遭到HEV污染。[44]

这个结果虽然令人惊恐，但有多少人会吃猪肝呢？那么，猪肉的情况又是如何？

遗憾的是，猪肉也可能含有HEV。专家怀疑，大部分的美国人口都有相当概率接触该病毒，因为在美国献血者具有HEV抗体的概率较高。这种接触，可能是因为吃了受到HEV污染的猪肉所致。[45]

所以，是不是在猪肉越受欢迎的国家，就有越多人死于肝病？看起来就是如此。全美人均猪肉摄取量和因肝病死亡的相关性，与人均酒精摄取量和因肝病死亡的相关性一样，都是紧密相关的。在全美的肝脏死亡风险上，每人吃一块猪排的风险大约跟每人喝两罐啤酒的风险差不多。[46]

　　难道病毒不会因为烹调而丧失活性吗？通常会，但在处理生肉时，常常在双手或厨具表面会出现交叉污染的问题。肉一旦送进烤箱，大多数的食源性病原体都可以通过适当的蒸煮温度而被破坏，不过前提是"适当的温度"。美国国家卫生研究院（NIH）的研究人员，将戊型肝炎病毒放在各种温度下加热，发现病毒能在肉食半熟的烹调温度下存活。[47]因此，当你煮猪肉时，记得使用肉类温度计来确定已煮至熟透，并务必遵照正确的处理方法，包括备好料后要用漂白水来清洗厨房表面。[48]

　　虽然大多数患戊型肝炎的人都能完全恢复健康，但不包括有死亡之虞的孕妇：在妊娠晚期的死亡风险高达30%。[49]因此，孕妇要特别留意猪肉的烹调处理。假如家里有人喜欢吃猪肉中间肉质较嫩的部分（通常未煮至熟透），应该要求他们在使用厕所后必须彻底洗手。

注意减重产品对肝脏的伤害

　　我们都曾见识过各种健康产品的营销手法，在老鼠会或金字塔式的多层次直销中，会员一方面自己卖产品赚钱，一方面招募下线，所以相关信息会传播得非常快。而当宣传背离事实时，也会特别麻烦。

　　事实上，虽然绝大多数由药物引发的肝损伤都由传统药物造成，但某些膳食补充品所造成的肝损伤可能更严重，需要进行肝脏移植和导致死亡的概率更高。[50]这些多层次直销商，即使产品后来被发现有毒性反应，如诺丽（Noni）果汁[51]和康宝莱（Herbalife）[52]，通常还是能举证一些科学研究来支持他们的健康主张。然而，公共卫生审查却发现，这些研究似乎常常是"为了营销目的而刻意设计的"，并用"旨在误导潜在消费者"的方式呈现。一般而言，多层次直销市场的研究人员并未透露其资金来源，但花点工夫抽丝剥茧，就能发现其中多半会交错着利益冲突。[53]

　　这些令人存疑的研究，被用来为这些直销产品的安全作保证。举例来说，一家销售山竹果汁的直销公司，援引了一项他们所支付的研究，来支持他们的产品"对每个人都很安全"。在这项研究中只有30名受试者使用了该产品，以及另外10个人服用安慰剂。产品有可能会造成1%~2%的死亡率，但由于受试者样本数有限，我们无法给出确定结论。[54]

再以瘦身产品Metabolife为例，背后的直销公司为了证明安全性所引用的研究，只有35名受试者。[55]这种减肥药后来被发现跟心脏病、中风、癫痫和死亡有关，已从市面上下架。[56]羟基柠檬酸（Hydroxycitric acid）是燃脂药Hydroxycut等同类产品中的一种成分，也只在40个人身上进行过研究。[57]虽然研究中没有发现严重的不良反应，但结局与Metabolife一样：在出现几十例器官损害（包括肝功能衰竭需要进行肝脏移植，甚至死亡）后，终于下架了。[58]营养补充品的市场高达几十亿美元，在受到更好的管制与规范之前，为了安全起见，你最好还是吃真正的食物，既保证了健康，也保护了你的钱包。

护肝早餐选择

某些植物性食物已被发现能保护肝脏。例如，用一碗燕麦片和（令人意外的）咖啡作为一天的开始，可以帮助我们保护肝功能。

简单的早餐其实不简单，吃燕麦片好处多

大量的人群研究（population studies）显示，摄入全谷物会降低患各种慢性病的风险[59]，但很难分辨是否是因为吃全谷类也是健康生活方式的其中一项。例如，吃燕麦片、全麦和糙米等全谷类的人，比起喜欢以家乐氏甜麦圈（Froot Loops）当早餐的人，往往会做更多的体能运动、更少抽烟，以及吃更多的蔬果和膳食纤维。[60]幸运的是，研究人员可以控制其他的因素，找到具有相似饮食和运动习惯的非抽烟者，有效比较他们的全谷类摄取量。结果出炉了，在排除这些差异性后，全谷类食物仍显示出具有保健作用。[61]

换句话说，证据似乎表明吃燕麦片可以降低患病率，但这并不等于说：假如你开始吃更多的燕麦片，患病风险就会下降。为了证明这样的因果关系，我们需要借助介入性试验：改变人们的饮食，看看会发生什么事。最理想的情况是有安慰剂对照的随机双盲试验：把受试者随机分成两组，一半的人给燕麦片，另一半则给予味道及外观都很像燕麦片的安慰剂。无论是研究对象还是研究者自己，在试验结束前都不知道谁在哪一组。双盲试验通常用在药物研究上，也很容易进行：你可以将糖丸假装成待测试的药物。如前所述，要准备食物的安慰剂并不容易。

然而2013年，有组研究人员发表了第一个随机双盲燕麦片试验，受试者是一群体重超标的男女。[62]他们发现，吃真正燕麦片的那一组，肝脏发炎的情况显著减少，但这也有可能是因为这些受试者比对照组（食用安慰剂）减去更多体重的缘故。在吃真正燕麦片的受试者中，有近90%的人体重下降，而平均来说，对照组没有减去任何重量。因此，全谷物对肝功能的好处有可能是间接的。[63]在2014年的后续研究中，则确认了全谷物能降低肝炎风险，对非酒精性脂肪肝患者具有保护作用。这项研究同时也显示，深度加工谷物类的摄取量跟疾病风险增加有关。[64]所以，不要再吃白面包了，要健康就应该坚持吃真正的全谷物，当然也包括燕麦片。

自己动手制作蔓越莓鸡尾酒

有一种特别的化合物叫花青素，存在于浆果、葡萄、李子、紫甘蓝和红洋葱这一类植物中的紫色、红色及蓝色色素中。体外研究发现，花青素能防止脂肪在肝细胞中堆积。[65]一项已发表的确效性临床研究显示，紫薯比安慰剂更能抑制肝炎。[66]

在抑制肝癌细胞生长的培养皿实验中[67]，蔓越莓击败了美国其他的常见水果：苹果、香蕉、柚子、葡萄、柠檬、橘子、桃子、梨子、菠萝和草莓。其他的体外研究也发现，蔓越莓能有效对抗多种癌症，包括脑癌[68]、乳腺癌[69]、大肠癌[70]、肺癌[71]、口腔癌[72]、卵巢癌[73]、前列腺癌[74]和胃癌[75]。遗憾的是，我们还没有真正在癌症患者身上试验蔓越莓的抗癌效果。

此外，让制药业懊恼的是，科学家一直无法确实找出让蔓越莓具有抗癌效果的是哪种有效成分。所有个别成分的提取物，实验结果都达不到整颗蔓越莓的抗癌作用[76]，因此也无法申请到专利。这又再一次证明，未经加工的全食物才是最好的选择。

对于味道酸涩到不能入口的蔓越莓，要如何整颗食用？市面上，我们一般不易买到天然的蔓越莓。*有95%的蔓越莓都是以加工产品的形式出售的，例如果汁和果酱。[77]事实上，要摄取到与一杯生鲜或冷冻蔓越莓等量的花青素，你必须喝16杯蔓越莓综合果汁或吃7杯蔓越莓干，或者用掉26罐的蔓越莓果酱。[78]蔓越莓的鲜红色植物营养素是一种超强抗氧化物，但是蔓越莓综合果汁中会添加大量高果糖玉米糖浆，这种糖浆却是一种会生成自由基的促氧化剂，因此会抵消掉一些有效成分。[79]

以下是一个全食物版本的蔓越莓饮品简易做法，我把这款顺口又好喝的饮品称为"红粉果汁"。

这个配方的热量只有12卡路里，比一般的蔓越莓饮料的热量足足少了25倍，而有益健康的营养素则多了至少8倍。[80]

如果你想要多补充一些营养素，可以加入一些新鲜的薄荷叶一起搅拌。打好的果汁上面会有看起来怪怪的绿色泡沫，但喝起来会更顺滑，而且你也会很高兴地知道，你正在喝的是地球上最健康的两种东西。一起来干一杯吧！

★编者注：我们日常所买的蔓越莓干或综合果干中的蔓越莓，通常都加有大量白糖等甜味剂，在此特别提醒。

红粉果汁食谱

1 把新鲜或冷冻的蔓越莓
2 杯水
8 茶匙赤藻糖醇（erythritol，这是天然的低热量甜味剂；关于赤藻糖醇和其他甜味剂的更多信息，请参阅本书第2部分）

做法

将以上所有材料放进搅拌机，高速搅打。然后加冰块饮用。

已感染肝炎怎么办？喝杯好咖啡吧！

早在1986年，一群挪威的研究人员就意外发现，喝酒与肝脏发炎有关（其实这并不意外），但喝咖啡却能减少肝炎。[81]在世界范围进行的后续研究中，这些结果都能被证实。在美国，有一项后续研究的对象是肝病高风险人群，例如那些体重超标或酗酒的人。结果显示，比起那些每天喝少于一杯咖啡的人，每天喝至少两杯咖啡的受试者，发展成慢性肝病的风险少了一半以上。[82]

那么，对慢性肝炎其中一种最可怕的并发症——肝癌来说，效果如何呢？肝癌是目前癌症相关死亡的第三大主因，大部分是因为感染丙型肝炎及非酒精性脂肪肝病增加所致。[83]

答案是：对肝癌来说，咖啡也有正面效益。2013年，在重新探讨历年相关研究数据后发现，每天喝最多咖啡的人，患肝癌的风险比起不喝咖啡的人少了一半。[84]而后续研究发现，每天喝至少4杯咖啡能让抽烟者死于慢性肝病的风险降低92%。[85]当然，直接戒烟更好，因为抽烟相关的倍增效应，可能会让丙型肝炎患者死于肝癌的风险提高10倍。[86]同样的道理，与其每天喝至少4杯咖啡来降低肝炎风险，酗酒者倒不如少喝点酒或干脆戒酒，防治效果更好。[87]

肝癌是最能事先预防的癌症之一。通过接种肝炎疫苗、控制丙型肝炎的感染以及减少酒精摄取量这3个措施，原则上就能消除全球90%的肝癌。虽然目前还不清楚喝咖啡是否有正向的附加作用，但这种作用究竟比不上事先预防肝损伤来得重要。[88]

话说回来，假如你已经感染了丙型肝炎，或者是非酒精性脂肪肝病患者（全美国有近1/3的成年人都是）[89]，该怎么办呢？近年来，没有任何临床实验研究咖啡是否能护肝。但在2013年曾经发表一篇研究报告，研究人员将40名慢性丙型肝炎的患者分成两组：第一组每天喝4杯咖啡，第二组完全不喝咖啡，为期1个月。30天后，两组对调。当然，2个月的时间不够长，不足以侦测到癌症变化。但在这段时间里，研究人员能够证明喝咖啡可以减少DNA受损、提高清除被感染细胞的能力，以及延缓肝脏疤痕组织继续恶化。[90]这些结果，多少都可以解释咖啡在降低肝病恶化风险方面所扮演的角色。

在《胃肠病学》（*Gastroenterology*）期刊上，曾经有一篇名为《把咖啡当处方的时代来了吗？》（*Is It Time to Write a Prescription for Coffee?*）的评论探讨喝咖啡的利弊。[91]有些人坚持，我们必须先找出咖啡豆中具有保护性的活性成分，毕竟咖啡中已发现的物质超过了1000种。[92]我们需要更多的研究，但同时，每天适度喝些不加糖的咖啡，对肝功能风险高的人（如脂肪肝患者）应该算是一个合理的辅助疗法。[93]但别忘了，每天喝含咖啡因的饮料会有成瘾问题，如果骤然停喝或突然减量饮用，还会产生咖啡因戒断症状，包括头痛、疲劳、注意力不集中和情绪障碍等。[94]具有讽刺意味的是，对咖啡因的依赖可能不是一件坏事。一旦证实喝咖啡真的有护肝效果，那么每天摄取一定量的咖啡可能最后会被证明是利大于弊。[95]

对于肝脏疾病，还是老话一句，预防才是王道。所有最严重的肝脏疾病——肝癌、肝功能衰竭及肝硬化，都是从肝炎开始的；而引发肝细胞发炎坏死的，不是感染就是脂肪沉积。所幸肝炎病毒可以通过常规方法来预防：不要注射毒品，接种疫苗，以及采取安全的性行为。脂肪肝同样也能通过常规方法来预防：避免过度摄取酒精、热量、胆固醇、饱和脂肪，以及糖。

第 9 章

远离血液性癌症

　　11岁的米雪得了白血病。她正处于缓解期，部分要归功于挂在她点滴架上的黄色化疗袋子。她总是推着点滴架，在医院大厅里走动。米雪是我读医学院时，在东缅因州医疗中心（Eastern Maine Medical Center）儿科实习的第一个病人，这个医院位于班戈市（Bangor）——美国畅销作家史蒂芬·金（Stephen King）的故乡，这里有麋鹿出没的交通标志，还有龙虾冰激凌的广告招牌。

　　在这段时间里，我完全是一副派奇·亚当斯★（Patch Adams）的装扮，头上顶着毛茸茸的粉红色兔耳朵，脚后绑着弹跳前进的塑料彩虹圈。在我的医生大褂上，每颗纽扣上都挂着一个动物玩具，每个扣眼里都塞了一只动物玩具的脚。米雪在我的河马玩具上画了一张笑脸，还给我听诊器上的公鸡取名叫"猫王"。

★编者注：派奇·亚当斯是1998年在美国上演的喜剧电影《妙手情真》中的主角。

　　她喜欢送给我她画的画，每张画都签上英文大写的"米雪"。她的头发剃光了，但在这些画里的她仍然拥有漂亮的棕金色卷发。她拒绝戴假发，这让她的笑容显得更加灿烂。

　　我帮她把指甲涂上淡粉红色，她帮我把指甲涂上可爱的紫褐色。

我还清楚记得，她帮我涂完指甲油后的那个早上发生的事情。在查房后，负责带我的资深住院医师把我拉到一边说："你的指甲碍着别人了。"

"什么？"我问。

"主治医师都在抱怨你的指甲，"他回答。"这是个保守的职业。"

我一方面解释这些不是我自己涂的，一方面又觉得多费口舌解释让人很不舒服。资深住院医师了解这是米雪所为之后，看起来还是漠不关心。他说："当医生不该有私人情感。"

后来科主任找我谈话，告诉我有很多主治医师担心我"太热情""太戏剧化"，以及"太敏感"。

★编者注：医生需要懂得患者的生理和心理活动规律。

我太太的解读是，他们可能只是嫉妒。★

隔天，我低着头走进了米雪的病房。

"对不起，"我告诉她："其他医生要我把指甲油擦掉。"

我把手举起来给她看。她检查了一下，然后不满地说："如果你不能涂指甲油，那我也不涂了！"于是，我帮她擦掉了指甲油，对于这个11岁女孩的同仇敌忾，我又困惑又感动。（不过，我还是让她帮我涂了脚指甲。）

我仍记得自己在米雪的病历中写下的最后一段话。医院的病历记录，都以SOAP的格式书写的，SOAP是主观发现（Subjective Findings）、客观发现（Objective Findings）、评估（Assessment）和计划（Plan）的缩写。我写道："评估：11岁女孩完成了最后一轮的维持期化疗。计划：迪士尼乐园。"

白血病又称为血癌，儿童白血病是在我们对抗癌症的战争中，为数不多的成功案例之一，10年存活发生率高达90%。[1]然而，它仍然比其他癌症影响了更多的儿童，而白血病更常出现在成人身上，确诊病例比儿童高出10倍，但目前医学对成人白血病的治疗效果却相当有限。[2]

那么，我们能做些什么来事先预防这类血液性癌症呢？

血液性癌症有时也被称为液体肿瘤，因为这种癌细胞会（循环）遍布全身，而非集中在单一固体器官中。这些癌症通常始于骨髓（骨骼内部制造红细胞、白细胞和血小板的海绵组织），并难以察觉。身体健康时，3种细胞各司其职：红细胞负责将氧气输送到全身，白细胞抵抗感染，而血小板会帮助血液凝结。大多数的血液性癌症都因白细胞突变所致。

血液性癌症可分为3种类型：白血病、淋巴癌及骨髓瘤。白血病是白细胞生长异常的一种严重疾病，它们滞留在骨髓并失控地繁殖增生。不同于正常的白细胞，这些冒充者并没有对抗感染的能力；反之，它们还会影响骨髓制造正常红白细胞的能力，减少健康细胞的数量，引发贫血和感染，并最终导致死亡。根据美国癌症协会的资料，每年有5.2万名美国人被确诊为白血病，并有2.4万人因此死亡。[3]

淋巴癌是淋巴细胞发生病变造成的血液癌症。淋巴细胞是一种特殊的、分化增殖很快的白细胞，聚集在遍布全身的小型免疫器官——淋巴结中，包括腋下、颈部及腹股沟。淋巴结有过滤血液的功能。与白血病类似，淋巴癌细胞会抑制健康细胞的生长，从而降低人体抵抗感染的能力。非霍奇金氏淋巴瘤（non-Hodgkin's lymphoma）及霍奇金氏淋巴瘤（Hodgkin's lymphoma）是两种常见的淋巴癌，其中霍奇金氏淋巴瘤有可能会发生在青壮年人身上，虽然其概率并不高，好在这种淋巴癌是可以治愈的。至于非霍奇金氏淋巴癌（简称NHL），则是其他几十种类型的淋巴癌的统称。NHL比较常见，但更难治疗，患病风险会随着年龄而增加。美国癌症学会（ACS）估计，每年有7万名NHL的新增病例，导致约1.9万人死亡。[4]

最后来谈谈骨髓瘤，这是浆细胞发生病变的一种癌症。浆细胞是产生抗体的白细胞，抗体这种蛋白质会识别外来的入侵者和受到感染的细胞，然后处理或标记它们，以进一步消灭。癌变的浆细胞在骨髓中会取代健康细胞，并可能制造出异常的抗体，造成肾脏堵塞。90%的骨髓瘤患者，体内的多种骨骼都有可能出现癌细胞，这种情况一般称为多发性骨髓瘤。每年，全美有2.4万人被确诊为多发性骨髓瘤，有1.1万人因此死亡。[5]

大多数患有多发性骨髓瘤的人，确诊后只能存活几年。虽然可以治疗，但多发性骨髓瘤仍被认为是不治之症。这就是说，预防才是关键的原因。幸运的是，改变饮食可以降低所有这些血液性癌症的患病风险。

这些食物，可以降低患血液性癌症的风险

在花了十几年追踪6万人后，英国牛津大学的研究人员发现，综合来讲，以蔬食为主的人得各种癌症的风险都相对较低。要论蔬食最大的保健作用，抵御血液性癌症方面的功效似乎最为明显。吃素的人，患白血病、淋巴癌和多发性骨髓瘤的概率不及肉食者的一半。[6]为什么蔬食比例越高，患血液性癌症的风险明显越低呢？《英国癌症期刊》（*British Journal of Cancer*）的结论是："需要更多研究来了解其这一结论的机理。"[7]研究人员还在找原因，但你何不从今天开始就试着在你的餐盘中增加蔬食的比例呢？

绿叶菜的抗癌效果

预防与治疗癌症的关键，就是要防止肿瘤细胞失控繁殖，同时促使健康细胞正常生长。化疗和放疗消灭癌细胞的效果很出色，却会误伤健康的细胞。有趣的是，植物中的一些物质或许更能鉴别这两者的不同。

以十字花科的蔬菜来说，在多种活性成分中有一种称为萝卜硫素（sulforaphane）的天然物质，在培养皿实验中可以消灭人类的白血病细胞，同时又不危害正常细胞的生长。[8]我们在前面提过，西蓝花、菜花和羽衣甘蓝都是十字花科的蔬菜，这个大家族里还有其他成员，例如甘蓝叶

（collard greens）、豆瓣菜（也叫西洋菜）、小白菜、大头菜、黄色大头菜、芜菁、芝麻菜、萝卜（含辣根）、山葵，以及所有品种的圆白菜。

在实验室中，圆白菜物质的抗癌作用相当令人兴奋，不过重要的是，吃大量蔬菜的血癌患者是否真的能比没吃的病人活得更久。耶鲁大学的研究人员，花了8年的时间追踪调查500多名非霍奇金氏淋巴癌的女患者。那些每天至少吃3份蔬菜的人，存活率比吃较少分量的人提高了42%。其中，绿色叶菜类（包括生食与熟食）及柑橘类水果具有更明显的保健作用。[9]不过，存活率提高的原因，究竟是蔬果具有直接防治癌症的功效，还是提高了病人对放化疗的耐受性，目前尚不清楚。期刊《白血病与淋巴癌》（*Leukemia & Lymphoma*）的编辑建议："就改善饮食习惯而言，淋巴癌的确诊或许是一个很好的'教育'时刻。"[10]但我会建议你，不要等到癌症确诊后再来改善饮食。

爱荷华州妇女健康研究（Iowa Women's Health Study）追踪了3.5万名女性，耗时几十年，该研究发现，多吃西蓝花及其他十字花科蔬菜，会明显降低患非霍奇金氏淋巴癌的风险。[11]同样地，梅奥医学中心的一项研究也发现，比起每周吃不到一份绿叶菜的人，每周至少吃五份绿叶菜的人，患淋巴癌的概率大约只有一半。[12]

蔬食的抗癌作用，部分可能来自水果和蔬菜的抗氧化特性。饮食中所摄取的抗氧化物越多，患淋巴癌的风险就越低。请注意，我说的是饮食摄取量，而不是营养补充品的摄取量。抗氧化物的补充品似乎起不了任何作用。[13]例如，从饮食摄取大量的维生素C可以降低淋巴癌风险，但服用更多的维生素C片，似乎没有帮助。其他的抗氧化物，比如β胡萝卜素等类胡萝卜素也是同样的情形。[14]显然，营养补充品并不具有跟天然农产品相同的抗癌效果。

如果是其他某些癌症，例如消化道癌，抗氧化剂的营养补充品可能会让情况变得更糟。例如维生素A、维生素E和β胡萝卜素等综合性抗氧化补充剂，可能还会增加使用者的死亡风险。[15]营养补充品只含有一小部分挑选过的抗氧化物，但人体其实必须依赖数百种抗氧化物的联动，才能一起打造出有效抵御自由基的体内网络。高剂量的单一抗氧化补充剂，可能会打乱我们体内的这种微妙平衡，反而降低身体的抗癌能力。[16]

因此，当你购买抗氧化剂的补充品时，可能是花了钱还赔了性命。所以，何不吃真正的食物来保护你的健康，还有你的钱包！

巴西莓与白血病

2008年，电视名人梅默特·奥兹（Mehmet Oz）医生在《欧普拉脱口秀》推荐后，巴西莓（acai berries）马上成为欧美家喻户晓的保健圣品，刮起了巴西莓风潮，仿冒的营养品、粉末、饮品和其他可疑产品都贴上了巴西莓的标签，但未必真的含有任何实际成分。[17]不少大公司都赶上了这股热潮，包括百威英博啤酒集团的"巴西莓能量"饮料，以及可口可乐推出的巴萨诺瓦（Bossa Nova）饮料。这是营养补充品和饮料市场上常见的手法，标榜所出售的产品含有"超级水果"，但实际含量可能不到标签含量的1/4。[18, 19]这些产品声称的好处令人存疑，但的确也有一些对于天然巴西莓（不加糖的冷冻果肉）的初步研究结果。

关于巴西莓对人体组织的影响，第一份发表在医学文献上的研究，针对的是白血病细胞。研究人员将巴西莓的提取物滴在取自36岁女性身上的白血病细胞上，似乎触发了高达86%的细胞产生自毁反应。[20]此外，在培养皿实验中，把一些冷冻的巴西莓粉撒在称为"巨噬细胞"的免疫细胞上，这种细胞吞噬了比平常多40%的微生物。[21]

这项白血病研究所使用的巴西莓提取物，相当于食用巴西莓后血液中所发现的浓度，但至今还没有针对癌症患者的临床研究（只是对试管中的癌细胞实验），因此需要更多的测试来证实相关推论。迄今唯一发表过的巴西莓临床研究，是两个由产业资助的小型实验，结果显示，巴西莓对骨关节炎的患者有一点效果[22]，对体重超标的受试者也能在代谢上有些帮助。[23]

如果以每一块钱能买到的抗氧化物为评分标准，选出最物超所值的抗氧化物，巴西莓只能获得荣誉奖章，顺利击败核桃、苹果和蔓越莓等明星食物。但最划算的铜牌要颁给丁香，银牌则要颁给肉桂。至于金牌，根据美国农业部给出的常见食物的相关数据，性价比金牌当颁给紫甘蓝。[24]不过若论美味，巴西莓果昔（smoothie）是一绝。

姜黄素与多发性骨髓瘤

如前所述，多发性骨髓瘤（multiple myeloma）是最可怕的癌症之一。即便采用激进的治疗方案，都难以治愈。由于骨髓瘤细胞接管了骨髓，骨髓无法正常制造出健康的细胞，因此白细胞的数量会持续减少，使得身体越来越容易受到感染；红细胞数量减少会导致贫血，而血小板的减少则可能造成严重出血。一旦确诊，大多数人很少能活过5年。[25]

多发性骨髓瘤并非突然发生，一般开始于被称为"意义不明单株球蛋白血症"（Monoclonal Gammopathy of Undetermined Significance, MGUS）的癌前状态。[26]当科学家首次发现MGUS时，它恰如其名，因为那个时候，还不清楚人体异常抗体值升高所传递的信息。现在我们知道，这是多发性骨髓瘤的前兆。MGUS好发于中年人，尤其是男性，在美国有此情况的50岁以上白种人约占3%[27]，而非裔美国人的比例则可能翻倍。[28]

MGUS没有任何症状，除非在日常血液检验时发现，否则你根本不会察觉。MGUS进展成骨髓瘤的概率大约是每年1%，这表示有很多患MGUS的人，在发展成骨髓瘤以前就可能死于其他原因。[29]然而，由于患多发性骨髓瘤基本上就等于宣判死刑，一直以来，科学家极度渴望能遏止MGUS

进一步恶化。

由于姜黄素能安全有效地对付其他类型的癌细胞，于是得克萨斯州立大学的研究人员把收集来的多发性骨髓瘤细胞放进培养皿中。如果没有任何干预措施，这些癌细胞在几天内就会增殖为4倍——可见这种癌症的生长速度有多快。但是，只要把一点姜黄素加入含有癌细胞的液体，骨髓瘤细胞不是发育不良，就是完全停止发育。[30]

如前所述，在实验室阻止癌症是一回事，真正应用在人体上是另一回事。那么，姜黄素对人体的效果如何呢？2009年，一项先导性的初步研究发现，半数（10人中有5人）有MGUS（异常抗体浓度特别高）的受试者，对姜黄素营养补充品有正向反应；服用安慰剂的受试者，则完全没有（9人中无一人）类似的抗体浓度下降反应。[31]受到该结果鼓舞后，科学家进行了一项有安慰剂对照的随机双盲试验，并在两名MGUS患者以及几个无症状多发性骨髓瘤（此病的早期阶段）患者的身上，都得到了令人振奋的类似结果。[32]这个结果表明，杂货店里头的一种简单香料，在一定比例的患者身上，有能力减缓或遏止这种可怕的肿瘤。在长期研究正式进行之前，我们无从得知这些令人充满希望的生物标记，是否能带给患者实际治疗结果。不过在此之前，用姜黄来调味绝对是有益无害的。

动物病毒与人类血液性癌症

采用蔬食饮食结构的人可以大幅降低患血液性癌症的风险[33]，原因可能在于他们所选用和所规避的食物。为了弄清不同的动物性产品在血液性癌症中所扮演的角色，我们需要进行一项规模庞大的研究。欧洲癌症和营养前瞻性调查（EPIC）就在做这样的事情。正如本书第4章所介绍的，研究人员从各国找来了超过40万名的男女志愿者，追踪他们近9年的时间。结果发现，经常吃鸡肉会增加患胰脏癌的风险。在血液性癌症上，也发现类似的结果。在所有研究过的动物性产品（包括不常见的类别，如动物内脏）中，禽肉看起来与血液性癌症的风险增加有最大的相关性，包括非霍奇金氏淋巴癌、所有等级的滤泡性淋巴瘤和B细胞淋巴癌，例如B细胞慢性淋巴球性白血病（包括小淋巴球性淋巴瘤和前淋巴性白血病）。[34]EPIC研究发现，每50克的禽肉日摄取量，就会增加56%～280%的血癌风险。为了方便比较，一片煮熟的去骨鸡胸肉，重量大约是380克。[35]

为什么食用量并不大的禽肉会有这么高的淋巴瘤和白血病患病风险？研究人员认为，这个结果可能是巧合，也可能是禽类经常被喂食或施打药物的缘故，例如促进生长的抗生素。此外，在某些禽肉中发现的二噁英，跟淋巴瘤的患病风险有关。[36]但乳制品也可能含有二噁英，然而并未发现喝牛奶与非霍奇金氏淋巴癌相关。研究人员推测，禽肉中含有引发癌症的病毒可能是罪魁祸首，因为吃全熟的禽肉患非霍奇金氏淋巴癌的风险，比吃半熟的肉要低很多，因为高温能降低病毒活性。[37]这个结论，与NIH-AARP研究的结果相符。NIH-AARP研究发现，某种类型的淋巴瘤与食用熟的嫩鸡肉有关，而另一种血液癌症风险的降低，则与大量接触熟肉致癌物MeIQx有关。[38]

接触到大量致癌物质，反而会有较少的血癌风险？这是怎么回事？MeIQx是一种多环胺类，会在烘烤、炙烤和油炸等高温烹调肉类时产生。[39]假如禽类病毒是引发血液性癌症的原因之一，那么将禽肉煮得越熟，就越可能摧毁这种病毒。几种致癌的禽类病毒，包括会引起马莱克氏病（Marek's disease）的禽白血病病毒、数种反转录病毒、在鸡肉中发现的禽白血病病毒，以及在火鸡肉中发现的淋巴增生性病毒。这可以解释，为什么养殖户[40]、屠宰场工人[41]和禽肉铺商人[42]患血癌的概率较高。病毒可以直接在宿主细胞的DNA里插入致癌基因，让宿主发生癌症。[43]

动物性病毒还会让处理肉类的人染上不舒服的皮肤病，例如羊接触传染性化脓性口炎。[44]甚至还有一种俗称"屠夫疣"的病症，顾名思义，指出受到感染的是处理肉类（包括禽类和鱼类）的人员。[45]此外，相关工作人员的配偶患子宫颈癌等明确与疣病毒暴露有关的癌症，风险也比其他人高。[46]

研究也显示，家禽屠宰厂的工人有较高的患癌率，如口腔癌、鼻癌、咽喉癌、食道癌、直肠癌、肝癌和血液性癌症。公共卫生方面所担忧的是，在家禽和禽肉产品中的致癌病毒不但会影响到处理生肉的人，也会波及不当烹调及食用鸡肉的一般人。[47]最近还有个大规模的相关研究，在调查家禽屠宰场及肉品加工厂的2万多名员工后，也得出相同的结果。这些研究人员证实了最新的其他3个研究结果：在这些环境里工作的员工，确实增加某些癌症的死亡风险，其中就包括了血液性癌症。[48]

研究人员终于开始串起所有证据，理清头绪。最近发现，在禽类工人身上相关抗体浓度很高，如禽类白血病／肉瘤病毒[49]及家禽网状内皮增生症病毒[50]，这就是人体接触这些禽类致癌病毒的证据。即使只是负责切割，没有接触活禽环境的生产线员工，血液中的抗体浓度也偏高。[51]研究人员认为，这些病毒不仅是职业安全上的隐患，对公众健康造成的潜在威胁也"非同小可"。[52]

血液性癌症的患病率增加，甚至可以追溯到养殖场。一项对超过10万份死亡证明书的分析发现，那些在有养殖动物的农场中长大的人，日后患血液性癌症的可能性更大，而在只种植物（庄稼与蔬菜）的农场长大的人则不会。最糟糕的是在家禽养殖场长大的人，患血液性癌症的概率比一般人高出了近3倍。[53]

接触牛猪环境，也跟非霍奇金氏淋巴瘤有关[54]。在美国加州大学于2003年进行的一项研究中，发现有近3/4的受试者对牛白血病病毒呈现阳性反应，这很可能是因为摄取肉类和乳制品所致。[55]大约有85%的美国奶牛，病毒的检验结果呈阳性反应（如果是工业化养殖的奶牛，则是百分之百）。[56]

然而，只是接触到会让牛得癌症的病毒，并不代表人类本身就会受到感染。2014年，有一项由美国军队乳腺癌研究计划部分赞助的研究项目，研究人员在美国疾控中心的期刊上发表了一份非常令人震惊的报告。报告指出，他们发现牛白血病病毒的DNA会掺入人的正常及癌化的乳房组织中，从而有效证明人类也会感染这种动物致癌病毒。[57]迄今为止，我们仍然不清楚，禽类和其他农场动物病毒在人类癌症发展历史中究竟扮演了怎样的角色。

猫的白血病病毒是否也会对人类产生影响呢？庆幸的是，宠物的陪伴跟降低淋巴癌患病率有关，这让我大大松了一口气，毕竟多年来，我的生活中一直少不了动物的陪伴。研究发现，饲养猫狗宠物越久的人，患癌风险越低。研究发现，养宠物超过20年的人，患淋巴癌的风险最低。研究人员猜测，这和一个事实有关：饲养宠物对提升免疫系统的功能有帮助。[58] ▲

▲编者有感：这个结论使那些喜欢养宠物的大为释怀。

回头说一下饮食与血癌的关系。一组哈佛大学的研究显示，喝无糖汽水可能会增加患非霍奇金氏淋巴癌和多发性骨髓瘤的风险[59]，但这种相关性仅发生在男性身上，而且在另外两个针对阿斯巴甜汽水的大型研究中没有获得证实。[60, 61]当然，不喝汽水对身体也没有任何坏处。

蔬食可以减少近一半的血癌患病风险，其保护作用可能来自：其一，不会吃到会引发液体肿瘤的食物（如禽肉）；其二，比一般人吃更多蔬果。绿叶菜可能对防治非霍奇金氏淋巴癌特别有用，而姜黄则对防治多发性骨髓瘤特别有效。▲至于养殖场中的动物病毒在人类癌症中究竟扮演什么角色，至今仍不清楚，但考虑到公众接触这些肉类的潜在风险，相关研究应该列入未来研究的优先项目之一。

▲编者有感：如果读者没有时间仔细阅读本章全部内容，也请一定要记住本章最后的结论。

第 10 章

远离肾脏疾病

患者寄来的信件和电子邮件，总能带给我许多启示。在写这一章时，浮现在我脑海中的一封邮件，是美国职业橄榄球联盟（NFL）退休球员丹（Dan）写给我的。我第一次见到丹的时候，他42岁，即使在那样相对年轻的年纪，这位前职业运动员已经在服用三种不同的降血压药物。尽管如此，他的血压仍然持续升高。他超重了11千克。在我某场演讲后，他和他的妻子在一旁等着见我。

之前不久，医生告诉丹，由于血压的关系，他的肾脏开始出现受损迹象。我问他的第一件事是，他有没有按照医生处方服药，因为很多人会因为药物的副作用，而不按时服用降血压药。他向我保证，他有。他把随身携带的服药清单给我看，并问我有什么营养补充品可以保护他的肾脏。

我告诉他，不管他在网络上看到什么，世上没有这样的仙丹妙药，但如果他每天都吃很多健康的全食物，可能会停止对肾脏的伤害，甚至逆转已有的伤害。丹把这个建议放在心上，并且允许我分享他的电子邮件内容：

那天晚上回到家后，我们打扫了房子。把所有不是从土里生长出来的东西——所有加工过的食品，都扔了。你猜怎么着？接下来的一年，我减掉了啤酒肚，也甩掉了高血压。不需要药物后，人生是如此美好——这些药总让我觉得好累。而且，我的肾功能恢复正常了。我真的气疯了，为什么没有人早点告诉我这些，让我先前经历了那么难受的过程。▲

▲编者有感：这封邮件与大家分享，真的很好！

我们很容易就把肾脏的运作看成理所当然的，它们夜以继日地工作，就像一个永不停歇的高科技血液过滤器。肾脏每天24小时要过滤多达142升的血量，才能让你每天排出1～2升尿液。

如果肾脏无法正常运作，代谢的废物就会在血液中聚积，最终导致虚弱、呼吸急促、精神错乱和心律异常等症状。不过，大多数肾功能日益恶化的人，根本没有出现任何症状。一旦肾脏功能完全丧失，解决的办法只有两个：换一个新的肾，或者洗肾（用机器过滤血液）。但捐赠的肾脏可遇不可求，而洗肾者也通常拖不过3年。[1]因此，一开始就让肾脏保持健康，才是最好的选择。

尽管肾脏也可能因为某些毒素、感染，或者尿道堵塞而突然丧失功能，但大多数的肾脏疾病，都是随着时间逐渐丧失功能的。一项全美国的调查发现，受试的美国人中，只有41%具有正常的肾功能，比大约10年前的52%下降了不少。[2]64岁以上的美国人，[3]每3人中就有1人有慢性肾脏病。64岁的美国成年人，[4]预计超过半数的人会在余生得慢性肾脏病。[5]

但是，洗肾人口为什么没有数百万之多呢？由于肾功能障碍对身体的其他部位伤害很大，大多数有肾功能障碍的人都活得不会太久，没来得及活到需要洗肾的阶段。在一项追踪1000多名64岁以上的美国慢性肾脏病患者长达10年的研究中，只有1/20的人最后发展成肾衰竭，而其他的人大部分都因为心血管疾病死了。[6]这是因为肾脏对调节心脏功能十分关键，因此45岁以下的肾衰竭患者，死于心脏病的可能性比肾脏功能正常的人高出百倍之多。[7]

那么，好消息呢？最有益心脏的饮食方式，也就是吃未经加工的蔬食，可能也是预防和治疗肾脏病的最好方法。

别让饮食结构伤害你的肾

肾脏是布满血管的器官，这就是它们看起来红彤彤的原因。我们前面已经看到，典型的美国饮食可能会毒害心脏和大脑的血管，那么，这种饮食对肾脏会有什么影响呢？

哈佛大学的研究人员针对这个问题进行试验，他们追踪数千名健康女性的饮食与肾功能超过10年，[8]测算存在于她们尿液中的蛋白质。健康的肾脏会竭力保留蛋白质和其他重要的营养物质，并从血液中过滤出有毒或无用的废物到尿液里。假如在尿液中发现了渗漏出来的蛋白质，就是肾功能开始异常的迹象。

研究人员发现，有3种特定的膳食成分，与肾功能下降的迹象有关：动物性蛋白、动物性脂肪及胆固醇。这3种成分都有同样的来源：动物性产品。研究人员还发现，肾功能减退与植物性蛋白质和植物性脂肪的摄取量无关。[9]

150年前，现代病理学之父鲁道夫·菲尔绍（Rudolf Virchow）首次描述肾脏的脂肪变性。[10]从那时开始，高血脂造成肾毒性（血液中的脂肪和胆固醇可能对肾脏有毒）的假说就被正式确认了[11]，其中部分原因是解剖肾脏时发现了脂肪堵塞。[12]

胆固醇和肾脏病之间的关联性在医学界已被广泛认可，因此用来降低胆固醇的他汀类药物，就成为减缓肾脏病发展的建议用药。[13]然而，通过更健康的饮食来治疗根本病因不是更好吗？而且也更安全、更便宜。

哪种蛋白质对肾脏比较好

从1990年到2010年的20年间，致死和致残主因的排名相对保持稳定。正如本书第1章提到的，心脏病仍是人类失去健康和生命的最主要原因。当然，也有一些疾病的名次下滑（例如艾滋病），但在发病率比上一代增加的疾病中，慢性肾脏病增加的幅度最大，死亡人数也增加了一倍。[14]

罪魁祸首就是"多肉嗜甜"的饮食习惯。[15]不加节制地摄入白糖、摄取高果糖的玉米糖浆都跟血压和尿酸增加有关，从而破坏肾脏细胞。在动物性产品和垃圾食物中所含的饱和脂肪、反式脂肪及胆固醇，也与肾功能受损有关。此外，肉类中的蛋白质也会增加肾脏的酸负荷，提升氨的生成量，很可能破坏敏感的肾脏细胞。[16]这就是为什么医生常常会建议慢性肾病患者限制蛋白质的摄取量，防止肾功能进一步衰退的原因。[17]

不过，并非所有蛋白质都生而平等。你必须了解，不是所有蛋白质对肾脏都有同样的作用。这一点非常重要。

动物性蛋白摄取过多，可能会对肾脏的正常工作产生巨大影响，通过在肾丝球引发一种称为"超过滤"（hyperfiltration）的高压状态，大幅增加肾脏的负荷。假如超过滤只是偶尔发生，不至于危害到身体。人体都有备用的肾，因此只靠一个肾脏就能活下去。人类的身体，为了适应以前的狩猎和采集生活，已经发展出间歇性处理大量蛋白质的能力。然而，现在很多人几乎每天无肉不欢，摄取了大量的动物性蛋白，日复一日，迫使肾脏必须持续召唤这些储备力量。久而久之，这种持续不断的压力会让原本健康的人肾功能恶化，这或许可以解释为什么随着年龄的增长，肾功能会每况愈下。[18]

至于吃蔬食的人肾功能比较好的原因，最初被认为是总的蛋白质摄取量较低。[19]但我们现在知道，更可能的原因是肾脏处理动物性蛋白与植物性蛋白的方法非常不同。[20]

在吃肉后的几个小时内，肾脏就会转换成超过滤状态，不管你吃的是牛肉、鸡肉或鱼肉，都有类似的结果。[21]反之，相同分量的植物性蛋白，对肾脏没有明显造成实质上的压力。[22]吃金枪鱼后的3小时内，肾脏的过滤率高达36%；但在食用含等量蛋白质的豆腐后，对肾脏似乎没有施加任何额外的压力。[23]

用植物性蛋白来取代动物性蛋白，是否有助于延缓肾功能恶化？答案是肯定的。★已有6项临床试验显示，以植物性蛋白替代，可以减少超过滤和蛋白质渗漏的现象[24~29]，但这些研究都是短期性的，试验期都少于8周。一直到2014年，终于有一项长达6个月的有安慰剂对照的随机双盲临床试验，研究肾脏如何处理大豆蛋白与乳制品蛋白。结果与其他研究相符，发现植物性蛋白能帮助生病的肾脏维持功能。[30]

★小提示：看来多吃豆腐，好处可不是一点点哟。

为什么动物性蛋白会造成超载反应，而植物性蛋白却不会呢？这是由于动物性产品会引起炎症。研究人员发现，如果在受试者摄取动物性蛋白的同时，也给予强效的抗炎药，超过滤反应和蛋白质渗漏的情况就都会消失。[31]

减少酸负荷，才能活得更长久

另一个动物性蛋白会损害肾功能的原因是：动物性蛋白通常偏酸性。因为动物性蛋白往往具有较高的含硫氨基酸（例如蛋氨酸），在体内代谢时会产生硫酸。相反地，水果和蔬菜一般都是碱性食物，有助于中和肾脏里面的酸。[32]

膳食酸负荷（Dietaty acid load）是由酸性食物（如肉、蛋和奶酪）和碱性食物（水果和蔬菜）的平衡所决定的，吃蔬果等碱性食物可以对酸负荷产生缓冲作用。2014年，一项对全美超过1.2万人的饮食和肾功能所做的分析发现，膳食酸负荷越高，蛋白质渗漏进尿液（肾脏受损指标）的风险就越高。[33]

远古时期人类的饮食主要以植物为主，因此吃进去的食物在肾脏中所产生的碱会比酸多。在人类进化的数百万年间，大都是摄入这一类的碱性食物。然而，大部分的现代饮食却会在人体内产生过量的酸。这种从碱性到酸性的饮食结构改变，或许有助于解释现在肾脏病为何会流行起来。[34]酸性饮食会伤肾，被认为跟"肾小管酸中毒"有关，换句话说，就是损坏肾脏中制造尿液的精细小管子。为了缓解酸性饮食摄入的过量酸，肾脏会生成碱性的氨来跟酸中和。短期来看，中和酸性对身体有帮助，但长远来看，肾脏中多出的氨可能会产生毒性作用。[35]肾功能逐渐变差，可能就是氨一直生产过剩的后果。[36]肾脏有可能在你20多岁时开始退化[37]，等到80岁时，肾功能可能就只剩下一半了。[38] ▲

▲编者有感：年轻时就要爱护自己的肾，健康是需要积累的。

富含肉类的饮食结构会造成慢性低度代谢性酸中毒[39]，这可以解释为什么吃蔬食的人有较好的肾功能[40]，以及为什么以蔬食为主的饮食结构在治疗慢性肾衰竭中的表现如此出色。[41,42]在正常情况下，素食能够使肾脏碱化，而非素食的饮食则会带来酸负荷。事实证明，素食者同样可能出现酸负荷，如果你大量吃的是深度加工的素肉，如素汉堡。[43]

如果你不想少吃肉，那就应该多吃蔬菜和水果来平衡酸负荷。[44] "不过，"有位肾脏科医生在评论中说："很多患者很难实行富含蔬果的饮食，因此可能会依赖营养补充品。"[45]

那么，研究人员做了什么尝试？他们开的药方是碱性的小苏打（碳酸氢钠）片。他们选择去治疗吃肉的后果，而不去找形成过量酸的根本原因（吃太多动物性产品，吃太少的蔬果）。太酸？就用碱来中和吧。碳酸氢钠的确能有效缓和酸负荷[46]，但是，很明显，碳酸氢钠含有钠，长期使用可能会导致肾脏损伤。[47]

遗憾的是，这种像贴创可贴的做法，就是今日医学的典型模式。摄取高脂饮食而导致胆固醇过高？医生会让你服用他汀类药物，来阻止肝脏制造过

★小提示：多吃健康食品，就能少去医院、药房。

多的胆固醇。吃太多的酸性食物？吞一些小苏打片倒是省事。

同一批研究人员也让受试者多吃蔬果来代替小苏打。结果发现，蔬果不仅提供了类似的保护作用，同时还多了降低血压的好处。因此，在发表该研究结果的医学期刊中，随后的评论就说道："遏止慢性肾脏病的关键，可能是在农产品市场，而不是在药房。"[48]

肾结石：最常见的肾脏病之一

蔬食能碱化尿液，也可能有助于预防和治疗肾结石。当尿液中某些形成结石的物质浓度过高时就会开始结晶，在肾脏形成坚硬的矿物质沉积，也就是肾结石。最后这些晶体可以累积到鹅卵石大小，阻断尿流而引起剧烈疼痛，从一侧下背部扩散到腹股沟。小的肾结石可以随着尿液自然排出体外（通常会很痛），但有些较大颗的结石，必须以手术去除。

从第二次世界大战以后，肾结石发病率急剧增加[49]，即使过去15年间也是如此。时至今日，大约每11个美国人就有1个有肾结石的困扰；而在20年之前，这个数字还是1/20。[50]究竟是什么原因，让肾结石的发病率不断上升呢？回答这个问题的第一条线索，要上溯至1979年。当时科学家发现，肾结石自20世纪50年代开始流行，与动物性蛋白的摄取量不断增加有显著关系。[51]不过，在所有的观察性研究中，研究人员均无法证明这两者的因果关系，因此他们决定进行一项干预性试验：他们要求受试者在日常饮食中增加动物性蛋白的摄取量，大约是一盒金枪鱼罐头的分量。然后两天内，受试者体内形成结石的成分（钙、草酸、尿酸）浓度飙高，肾结石的风险足足增加了25%。[52]

值得注意的是，实验中所谓的"高"动物性蛋白饮食，只是重现了一般美国人的动物性蛋白摄取量[53]，这意味着美国人可以通过降低肉类摄取量来大幅降低肾结石的风险。

到了20世纪70年代，研究人员已经累积了足够的证据，怀疑反复患肾结石的人，是否应该完全停止吃肉。[54]不过一直到2014年，才有一项针对素食者患肾结石风险的研究报告。牛津大学的研究人员发现，完全不吃肉的受试者因为患肾结石住院的风险明显较低；而那些肉食者，吃的肉越多，患肾结石的风险就越高。[55]

那么，哪些肉类更容易致病呢？患肾结石的人，通常会被建议限制红肉的摄取量，但鸡肉或鱼肉呢？直到2014年另一项研究结果出炉，我们才有了答案。该研究分别比较了鲑鱼、鳕鱼、鸡胸肉和汉堡对患肾结石的影响，结果发现，以相等重量而言，鱼肉比其他肉类更容易造成某些肾结石。然而，更重要的是结论：整体而言，"应建议有结石的人限制所有动物性蛋白的摄取。"[56]

大多数肾结石的主要成分是草酸钙。一旦尿液中的钙和草酸盐（oxalate）达到饱和，就会形成像冰糖一样的沉积物。多年来，医生都认定结石是由钙组成的，因此都会建议患者减少钙的摄取。[57]临床的实践常常盲目，缺乏坚实的实验证据支持，这是当今医疗体系的常态。直到《新英格兰医学期刊》上发表了一篇划时代的研究论文，情况开始改变，建议以低钠和低动物性蛋白饮食取代传统低钙饮食。5年后，该研究发现，少吃肉和盐比传统医嘱的低钙饮食有效两倍，能减少一半的肾结石风险。[58]

如果少吃富含草酸盐的蔬菜，对防治肾结石会有帮助吗？最近一项研究发现，增加蔬菜摄取并不会增加患结石的风险。事实上，蔬果摄取量越大，越能降低患结石的风险，这与多吃蔬果的其他益处无关。这意味着出现了额外的理由来支持限制动物性食物，鼓励植物性食物。[59]

减少动物性蛋白的另一个益处是可以减少尿酸堆积，尿酸堆积会成为钙结石种子，本身也可能形成结石。事实上，尿酸结石是第二常见的肾结石类型。因此，为了降低风险，尽量减少过多尿酸的生成是有道理的。这可以通过两种方法来实现：一是吃药，二是不吃或少吃肉。[60]像安乐普诺锭（allopurinol）等阻断尿酸形成的药物可能很有效，但却有严重的副作用。[61]相反，从典型的西方饮食中除去所有肉类，就能在短短5天内减少90%以上的尿酸结晶风险，而且没有任何不良的副作用。[62]

这里的重点是：尿液越趋于碱性，就越不可能形成结石。这可以解释为什么少吃肉、多吃蔬果，会出现这样的保护作用。典型美国饮食会让尿液呈酸性。而一旦实行蔬食后，在不到一周的时间内尿液的酸碱值就会接近中性。[63]

不过，并不是所有的植物性食物都是碱性食物，也不是所有的动物性食物都是酸性食物。为了帮助大众改变饮食以预防肾结石与痛风等相关疾病，肾脏酸负荷评估（Load of Acid to Kidney Evaluation, LAKE）整理了一份食物种类的酸负荷及推荐分量。正如你在图4中所看到的，酸负荷最多的食物是鱼肉（包括金枪鱼），其次是猪肉、禽肉、奶酪和牛肉。蛋其实会比牛肉生成更多的酸负荷，但我们通常不会一次就吃很多蛋。有些谷物也可能会生成一些酸负荷，例如面包和米饭，但有趣的是，意大利面不会。豆类很明显会减少酸性，但效果比不上水果，而蔬菜是碱性最高的食物。[64]

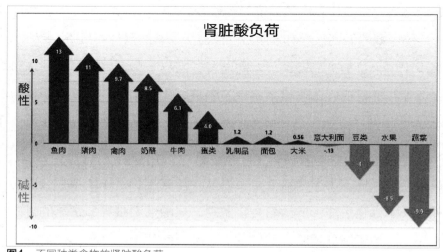

图4 不同种类食物的肾脏酸负荷

改变饮食习惯威力强大，不仅有助于预防肾结石，甚至有些病例还能不药而愈。我们显然可以多管齐下，把尿酸结石完全溶解掉：多吃蔬果、限制动物性蛋白和盐的摄取量，以及每天至少喝10杯水。[65] ★

只要几片紫甘蓝，就能测试你的尿液酸碱值

我们知道，典型的西式饮食会生成酸负荷，而蔬食则能中和酸性。[66]产生酸负荷的饮食结构不仅会提高患肾结石的风险，也可能会在血液中生成过量的酸而导致全身性的慢性代谢性酸中毒[67]；研究认为，持续的代谢性酸中毒跟老年人的横纹肌溶解症有关。[68]

那么，有什么好办法能判断饮食的酸性程度？或许最简单（也最无趣）的方法，就是买pH试纸来验尿。但在这里，要为你介绍一个更简便的方法，主角就是紫甘蓝。紫甘蓝营养又便宜，甚至还能当成检测酸碱值的实验材料。

把一些紫甘蓝放进水里，煮到水变成深紫色；或把生鲜的紫甘蓝加些水用搅拌机打碎，然后滤除渣滓。在你小便后，把上述处理好的紫甘蓝汁倒进马桶里（小便前，马桶里的水越少越好）。然后观察颜色变化，如果马桶里的混合液还是保持紫色或变成更糟糕的粉红色，就代表你的尿液酸性太强。如果是蓝色，那要恭喜你，这表示你的尿液不是酸性而是中性或碱性的。▲

★小提示：每天喝水很重要，建议多喝些绿茶。

▲编者有感：只知道吃紫甘蓝好处多多，没想到紫甘蓝还能作为测酸碱值的材料。

防老化须知：高磷饮食会让你越吃越老

血液中含有过多的磷，会增加肾衰竭、心脏衰竭、心脏病发作和早死的风险★。过量的磷也会破坏血管，加速老化和骨质流失。[69]因此，血磷值升高被视为美国成人动脉硬化的独立危险因子，也是造成一般人早死的原因之一。[70]

磷存在于各种植物性和动物性食物中。大多数美国人的磷摄取量，大约是身体所需要量的2倍[71]，但这不仅跟摄取量有关，还和吸收率有关。如果转向蔬食为主的饮食结构，在矿物质摄取量不变的状况下，你仍然可以

★编者注：根据美国与欧盟的标准，每人每日对磷的最大容忍摄取量为体重每千克对应70毫克的磷。例如，体重60千克的人每日最多可摄取4200毫克的磷。

让血液中的磷浓度显著下降。[72]这是因为动物性食物所含的磷是以一种称为"磷酸盐"（phosphate）的化合物形式存在的；而植物性食物所含的磷，主要是以植酸的形式储存的。相对来说，磷酸盐更容易被血液吸收。[73]你或许还记得，本书第4章曾提过铁的吸收，磷的情况跟铁类似，也是另一个容易摄取过多的必需矿物质。当摄取过量的（非基质）植物铁时，我们的身体比较容易自保；相反，摄取过量的基质铁（主要来自动物的肉或血）时，我们的身体却无法有效阻止过量的基质铁渗透进肠壁。

然而，要说磷最糟糕的形式，莫过于作为食品添加剂的磷酸盐。为了保鲜、增加口感及色泽，很多食物都会添加磷酸盐。[74]例如，可口可乐如果不加磷酸盐，会是难看的黑色。[75]再从吸收率来看，植物来源的磷只有不到一半会被血液吸收[76]，而来自天然动物性产品的磷大约占3/4[77]，但身体对食品添加剂中的无机磷，吸收率却接近百分之百。[78]

对肉品业来说，磷酸盐添加剂特别重要。鸡肉通常会注射磷酸盐来增色、保水加重（在重量上灌水，对论斤卖的鸡肉是常见的做法），还能减少"出水"问题。★[79]问题在于，这种添加剂会把肉品中的磷含量翻倍。[80]对于无法正常排出磷的肾脏病患者来说，磷酸盐添加剂成了"潜伏的真正杀手"[81]；然而，鉴于我们现在对磷的了解，摄取过量的磷对每个人都不是好事，这是所有人都应该关注的问题。

在美国，生肉中合法添加的磷酸盐有11种不同的形式[82]，但这种做法在欧洲却早已被全面禁止了。[83]这是因为在肉品和加工食品中所发现的磷酸盐，被认为是"血管毒素"[84]，在摄取高磷酸盐食物后的几小时内，动脉功能就可能受损。[85]此外，还有一个食品安全问题，在肉品中添加磷酸盐可能会让禽肉出水中含有导致食物中毒的曲状杆菌，数量增加到添加前的100万倍。[86]

要避开加工食品中的磷酸盐添加剂，其实很简单，就是不要买任何成分中写有"磷酸盐"的东西，包括焦磷酸盐（pyrophosphate）和三聚磷酸

★编者注：食品添加剂的磷酸盐有多种形式，作用是缓冲、保水、抗结块、防止变质腐败及当成膨松剂使用。因此几乎无食不添加，面包、奶酪、奶油、饼干、香肠、热狗、面条及海鲜中都可见。选购时，尽量避开色泽亮丽、口感佳，又能存放很长时间的食品。

钠（sodium triphosphate）。[87]生鲜肉品的磷酸盐含量更难判定，因为没有规定生产者必须标示注入的添加剂。磷酸盐添加剂可能会被标示成"香料"或"营养强化剂"，或者根本完全没有标示。[88]肉品本身就已经含有高吸收率的磷酸盐，添加更多的磷只会让肾脏受损更加严重。鸡肉似乎是万恶之首：在一项超市调查中发现，超过90%的鸡肉产品都含有磷酸盐添加剂。[89]

谁来决定食品添加剂的安全性

2015年，美国食品药物管理局（FDA）终于宣布了一个计划：几乎所有加工食品都禁用反式脂肪。[90]其中还引用了美国疾控中心的数据：心脏病发作每年新增2万多例，但可以通过去除不完全氢化油来防止。[91]截至2015年6月16日，反式脂肪仍处于所谓的GRAS状态，意思就是"一般认定安全"（generally recognized as safe）。

为什么这些致命的脂肪，会在一开始被视为安全呢？

猜猜看，是谁决定了"一般认定安全"的标准呢？不是政府，也不是科学研究机构，而是厂商。你没看错。食品业者可以自行决定其产品对大众是否安全，这就是美国食品药物管理局所称的"GRAS自决"的过程。更要命的是，这些业者不需要告知美国食品药物管理局，就可以往我们所吃的食品中合法添加莫名其妙的东西。[92]据估计，有上千件关于食品添加剂安全性的决策，甚至从来没有向美国食品药物管理局报告过，也没有公告大众。[93]

不过，有些食品业者在推出新的添加剂时，确实通知了美国食品药物管理局。这听起来很负责任，不是吗？据推测，他们找了一些独立的第三方调查小组来评估产品的安全性，以避免利益冲突。但真相并不完全是这样的。

所有在1997～2012年自愿送件到美国食品药物管理局做GRAS安全鉴定的，有22.4%是由食品业者直接聘请的人员所做的，13.3%是由业者挑选的公司雇人做的，而64.3%出自专门小组之手，但这个小组要不是业者挑选指定的，就是业者所雇用的公司。[94]所以，你得出结论了吗？没错，其中完全没有独立且公正的第三方。

食品安全监管机构怎么能让企业自己决定产品使用的食品添加剂是否安全呢？答案很简单，就是跟着钱走。据说，华盛顿3个最大的游说公司，现在都在为食品业工作。[95]例如，百事公司1年内用来游说美国国会的钱，就超过900万美元。[96]这些食品添加剂（例如反式脂肪）为什么能够年复一年合法地残害民众的健康？当你挖得越深，就越习以为常。

按照从业者的说法，这些食品添加剂全都安全无虞……

饮食可以防治肾脏癌吗

每年，有6.4万名美国人被确诊患上肾脏癌，而大约有1.4万人因此死亡。[97]在这些人中，约有4%是遗传因素[98]，那其他的96%呢？

从病史来看，肾脏癌唯一被广为接受的风险因素是抽烟。[99]香烟烟雾中有一种被称为"亚硝胺"（nitriosamines）的致癌物，严重危害健康，即使是三手烟也会造成问题。香烟烟雾的风险，不会随着烟的熄灭就消失，残余的烟雾还会附着在墙壁和其他表面上。[100]即使在通风正常的情况下，烟雾中80%的亚硝胺仍会存留在房间里[101]，因此入住饭店时，我们应该尽量选择禁烟客房。在室内抽烟，亚硝胺是你会危害到他人健康的危险因子，即使你抽烟时，并没有其他人在场。正如推动香烟管制运动的一位学者所写的："在任何专门提供给人类消费的产品中，如果发现有这种强致癌物，应该立刻被禁止。"[102]

不过，还有一个跟香烟一样的特例：肉品。

你知不知道1根热狗所含有的亚硝胺及亚硝酰胺（nitriosamides，和亚硝胺的致癌物）[103]，等于4根香烟的量？而这些致癌物也存在于其他肉品中（包括牛肉、鸡肉和猪肉）。[104]这或许可以解释，为什么在过去几十年虽然抽烟率下降，但肾脏癌的患病率仍然节节上升。

硝酸盐、亚硝酸盐和亚硝胺，千万别搞混了

虽然生鲜肉品中也含有亚硝胺，但加工及腌制肉品中的亚硝胺危害更大。世界第二大规模的饮食与癌症前瞻性研究是欧洲的EPIC。EPIC认为，如果把加工肉品的摄取量减少到每天20克以下（相当于一个火柴盒大小的分量），可以减少至少3%的死亡率。[105]在此类调查中，还包括一个更大规模的NIH-AARP研究（追踪50多万名退休美国人），该研究发现，可预防的死亡率还可能更高。例如，研究人员建议，如果吃很多加工肉品的消费者能把食用量减少到每天少于半条培根的话，就能使20%的美国女性避免死于心脏病。[106]难怪美国癌症研究所（AICR）会建议，"尽量不吃加工肉品，例如火腿、熏肉、腊肠、热狗和香肠"。[107]

添加亚硝酸盐，可使加工肉品产生特殊的腌肉风味、色泽更漂亮，还能抑制肉毒杆菌（罕见但严重者会导致瘫痪）。[108]那么"非腌制"的培根呢？包装上的说明写着："未添加亚硝酸盐或硝酸盐。"但是，如果仔细研究会发现包装上的小字，上面写着"除了在芹菜汁自然产生的那些（亚硝酸盐或硝酸盐）……"之类的附带说明。蔬菜中富含的硝酸盐，都可以发酵成亚硝酸盐，因此在培根中加入发酵的芹菜汁，只是一种偷偷摸摸添加亚硝酸盐的方法。即使《肉类科学》（*Meat Science*）期刊的评论者也已经意识到，这种做法无疑是欺骗消费者的。[109]

不过，就算你吃的是天然的蔬菜，舌头上的细菌也会进行相同的发酵作用，把硝酸盐转变成亚硝酸盐。那么，为何来自蔬菜的硝酸盐和亚硝酸盐没有问题，但肉类中的同样物质却会致癌呢？[110]这是因为亚硝酸盐本身并不会致癌，只是会变成致癌物质。当亚硝酸盐变成亚硝胺和亚硝酸胺时，才会对身体有害。也就是说亚硝酸盐必须要跟胺或酰胺结合，而动物性产品中就有丰富的胺和酰胺。这种结合可以发生在肉品本身，或是发生在你吃了肉的肚子里。相反，植物性食物天然存在的维生素C和其他抗氧化物，却会阻止这些致癌物质在体内形成。[111]

这个过程，可以解释为什么摄取加工肉品的硝酸盐和亚硝酸盐会

跟肾脏癌有关，但植物性来源的硝酸盐或亚硝酸盐，却不会增加致癌风险。[112]

不只是加工肉品，所有动物性来源的亚硝酸盐，都跟肾脏癌的风险增加有关。而一些硝酸盐含量高的蔬菜，比如芝麻叶、羽衣甘蓝和芥蓝，却能明显降低肾脏癌的风险。[113]

身负重任的肾脏每天都要全天候过滤血液，对这两个拳头般大小的器官来说，工作量非常大。肾脏虽然富有弹性，但并非坚不可摧。当它们开始出现问题时，身体也会同时开始垮掉。这会导致原本可以过滤掉并排出体外的有毒物质开始偷溜，并在血液中积聚。

为了让肾脏常保健康、让血液中的杂质过滤干净，我们必须慎选食物。多肉多糖的美国饮食习惯会一餐一餐地耗损肾脏，迫使肾脏进入超过滤状态。想象一下，如果你总是让车子运转到极限，引擎的寿命能持续多久？庆幸的是，医学已经证明，你可以通过改变饮食习惯，用更多的蔬果来取代肉类，就能减少肾脏的工作量以及酸负荷。

第 11 章

/

远离乳腺癌

"你得了乳腺癌。"这是身为女性最害怕听到的话，而且也有让人害怕的充分理由。除了皮肤癌，乳腺癌是美国女性最常见的癌症。每年，约有23万名美国妇女被确诊为乳腺癌，并有4万人因此而死亡。[1]

乳腺癌并非一朝一夕就形成的。你在某天早晨淋浴时发现的肿块，可能从几十年前就开始酝酿了。当医生发现乳房肿瘤时，它可能已经存在了40年，甚至更久。[2]癌细胞会一直成长、成熟，并获得数百种优胜劣汰的新基因突变，帮它快速成长，来破坏你的免疫系统。

令人惊恐的事实是，医生所说的"早期发现"，其实大都已经晚了。现代医学影像技术根本不能在最早阶段检查出癌症，因此在被发现之前，癌细胞早就已经扩散了。一名女性在显现出乳腺癌征兆或症状之前，都会被认为是"健康的"。但是，假如她的身体里20年来都一直藏着恶性肿瘤，还能算得上是真正的健康吗?

希望能通过改善饮食结构来预防癌症的人，都是在做正确的事，或许真的能完全治愈癌症。解剖研究显示，年龄在20～54岁、死因与疾病无关（例如意外身亡）的女性，其中有高达20%的人，体内就有所谓的"隐匿性"乳腺癌。[3]有时候，对于起始期乳腺癌（正常乳腺细胞首次变异成癌细胞时）的预防，我们是无计可施的。有些乳腺癌案例，甚至可能早在胚胎时期就已经开始了，▲这跟母亲的饮食习惯有关。[4]基于这个原因，我们都需要选择一种良好的饮食和生活方式，除了可以预防癌症的初期，也能抑制癌症的促进期（肿瘤大到足以构成威胁的阶段）。

▲编者有感：为了下一代，母亲也应该吃健康的饮食。

好消息是，不论你的母亲吃了什么，也不管你小时候是怎么过的，只要你现在愿意吃得健康、活得健康，就可以减缓任何"隐匿性"肿瘤的生长速度。简而言之，你可以和身上的肿瘤一起寿终正寝，而不会因为它们而提早死亡。▲因此，我们才会说用饮食来预防及治疗癌症，其实是同一件事。

▲编者有感：从现在做起，也不晚哟！

单单一两个癌细胞不会伤害任何人。但是，如果有10亿个癌细胞呢？这就是在乳房摄影检查发现乳腺癌时，肿瘤中的癌细胞数量。[5, 6]就像大多数的肿瘤一样，乳腺癌开始时只有一个癌细胞，然后1分为2，2分为4，不断分裂成8个、16个……每次乳腺癌细胞一分裂，肿瘤的规模就会翻倍。[7]

让我们来看看，1个小肿瘤细胞要翻倍多少次才能变成10亿个细胞的肿瘤。拿出你的计算器。用1乘以2，然后再乘以2，重复一样的动作，直到数字变成10亿。不用担心，这不需要很长的时间，只需要你重复做30次而已。仅仅翻倍30次，1个癌细胞就能变成10亿个。

不同的癌细胞，分裂速度也不一样，这称为肿瘤的"倍增时间"（癌细胞数量倍增所需要的复制时间）。肿瘤翻倍一次需要多长时间？乳腺癌肿瘤翻倍时间，最快是25天[8]，最慢则长达千日以上。[9]换句话说，在肿瘤引起健康问题之前的潜伏期，可能是2年，也可能超过100年。▲

▲编者有感：超过100年还有什么可担忧的。

至于这段时间究竟是2年还是100年，可能部分取决于饮食。

在青少年时期，我的饮食习惯非常糟糕。不开玩笑，我最喜欢吃的主餐不是炸鸡，就是牛排。因此我年轻时，可能大肠或前列腺的某个细胞就已经发生变异了。但是，这25年我一直都吃得很健康。我希望，即使我过去的确启动了癌细胞的生长，但假如不推波助澜，或许就能减缓癌细胞的增生。就算100年后会被确诊患有癌症，我还担心什么，到了那时候，我可能已经不在人世了。

关于当前乳房X光检查的成本和效果，一直都有争论[10]，但其中错失了很重要的一点：乳腺癌筛检，顾名思义就不是为了预防乳腺癌，乳腺癌筛检只能发现已经存在的乳腺癌。根据解剖研究，40多岁的女性中有多达39%身上已有乳腺癌细胞，但可能因为太小，乳房摄影检查不出来。[11] ▲ 这就是为什么你不该等到诊断出来之后，才开始吃得更健康，活得更健康。你应该从今天晚上就开始做起。

▲编者有感：这个研究很令人震惊，但是后面作者说的更重要。

乳腺癌的风险因子

美国癌症研究所（American Institute for Cancer Research, AICR）是全世界饮食与癌症研究的领导权威之一。该机构根据现有的研究结果，提出了预防癌症的10项建议。[12]除了不要吸烟之外，基本饮食信息是："全蔬食——蔬菜、全谷类、水果和豆类的饮食习惯，能减少患多种癌症以及其他疾病的风险。"[13]

为了证明生活形态如何戏剧性地影响患乳腺癌的风险，研究人员花了大约7年时间，追踪调查3万名没有乳腺癌病史的停经妇女。研究发现，仅仅做到AICR 10项建议中的3项——节制饮酒、大部分吃植物性食物以及维持正常体重，就能降低62%的乳腺癌风险。[14]没错，3个简单的健康行为，就明显减少了一半以上的风险。

值得注意的是，吃蔬食加上每天走路，就能在2个星期内改善我们的防癌能力。研究人员将受试女性开始健康生活之前和14天后的血液，分别滴在培养皿的乳腺癌细胞上。在开始健康饮食后所取得的血液，抑制癌细胞生长的效果明显比同一名女性2周前所抽取的血液更好，多消灭了

20%～30%的癌细胞。[15]研究人员认为，这样的效果是由于一种称为类胰岛素生长因子（IGF-1，也称为促生长因子）的促癌生长激素减少了[16]，这很可能是因为减少了动物性蛋白的摄取所致。[17]

你想要在体内流动的血液是什么样子的，或者说，你想要怎样的免疫系统？你要的是那种在新癌细胞一出现就被其击垮的血液，还是能顺利循环到身体各部位，并在癌细胞发展时有能力减缓并阻止它的血液呢？

对乳腺癌来说，任何分量的酒精都不安全

2010年，世界卫生组织（WHO）在评估癌症风险时，将酒精正式升级为确定导致人类乳腺癌的致癌物质。[18]而在2014年，WHO更进一步澄清了自己的立场，指出对乳腺癌而言，任何分量的酒精都不是安全的。[19]

那么，"适量"饮酒呢？2013年，科学家发表了一项关于乳腺癌和小酌（最多一天一杯含酒精饮料）的100多个研究汇总报告。研究人员发现，即使是每天最多喝1杯酒的女性，患乳腺癌的风险，仍然有小幅但具有统计意义的增加趋势（或许不包括红酒，参见下文"喝红酒好，还是白酒好？"）。研究人员估计，全球每年有将近5000名乳腺癌患者死亡，而小酌可能就是致病的原因之一。[20]

致癌物质并非酒精本身，罪魁祸首其实是一种叫做乙醛的酒精毒性分解产物；当你喝了一小口酒之后，它几乎立刻就在你的嘴巴里形成了。实验证明，即使将一茶匙烈酒只含在嘴里5秒钟就吐出来，所产生的乙醛也具有潜在的致癌程度，并会逗留超过10分钟。[21]

如果连尝一小口酒，都可能在嘴里产生致癌的乙醛量，那么使用含有酒精的漱口水会怎样？研究人员测试了市面上各种品牌的漱口水和口腔清洁液，得出的结论是：虽然风险很轻微，但最好还是不要使用含酒精的产品。[22]

喝红酒好，还是白酒好？

"哈佛护士健康调查"发现，即使每天喝不到一杯的酒，都可能让患乳腺癌的风险略增。[23]

有趣的是，只有饮用红酒与患乳腺癌的风险无关。为什么？红酒中有一种化合物似乎能抑制雌激素合成酶（estrogen synthase）的活性，这种合成酶会被乳腺癌肿瘤用来制造雌激素，促进乳腺癌细胞的生长。[24]红酒中的这种化合物只存在于酿造红酒的暗紫色葡萄皮中，这也解释了为什么白酒似乎没有同样的功能[25]，因为酿造白酒不使用葡萄皮。

研究人员得到的结论是，红酒可以"改善与酒精摄取有关的高乳腺癌风险"。[26]换句话说，红酒中的葡萄有助于抵消掉部分酒精的致癌作用。但是，我们有个更简单又无害的做法：直接喝葡萄汁来取得跟喝红酒一样的功效，并避开相关的风险；或者更好的方法是直接吃黑葡萄或紫红色的葡萄，最好是连子一起吃。因为这类颜色深的葡萄，似乎最能抑制雌激素合成酶的活性。[27]

你可能会很高兴地知道，草莓[28]、石榴[29]和白蘑菇[30]也能抑制有促癌作用的酶。

褪黑激素与乳腺癌风险

数十亿年以来，地球上的生命都在大约12小时光照和12个小时黑暗的条件下演化着。人类大约在100万年前学会使用火，但使用蜡烛照明的时间却只有约5000年，至于电灯的发明至今也不过一个世纪而已。换句话说，我们远古的祖先，有半辈子是活在黑暗里的。

不过，最近由于光污染，孩子们唯一能看到的银河可能只出现在巧克力的包装纸上。照明电器让我们能够整晚工作，但暴露在这种不自然的夜间照明下，难道不会对健康产生任何不好的影响吗？

哲学上有个"诉诸自然的谬论"，即只要是合乎自然的事物就是好的，反之，某事物不符合自然天性就是不好的。在生物学中，这可能有一定的道理，而不是谬论。我们的身体经过了数百万年的微调，可以为我们提供最佳运作方式。比如说，人类曾光裸着身子在非洲赤道区奔跑进化，因此毫不奇怪，许多现代人都有维生素D（阳光维生素）不足的问题，尤其是生活在高纬度地区的人，或是用衣物把自己包得紧紧的女性。[31]

像灯泡这样普及的东西，也可能有利有弊吗？位于你大脑正中央的松果体（俗称第三只眼），跟你脸上的眼睛连接，它只有一个功能：分泌褪黑激素。白天，松果体不工作；但是，一旦天色开始变暗，松果体就会启动，并开始将褪黑激素送进血液里。接着，你会开始觉得累，放松警戒，有点昏昏欲睡。褪黑激素的分泌通常在凌晨2~5点达到巅峰，然后在天亮时关闭，好让你醒来。血液中褪黑激素的浓度，是让内脏知道生物时间的途径之一。它的功能，如同生理时钟的指针。[32]

除了帮助调节睡眠，褪黑激素被认为还有另一个作用——抑制肿瘤生长。你可以把褪黑激素的作用，想成是让癌细胞在晚上睡觉。[33]为了知道这个功能是否能用于预防乳腺癌，波士顿的布莱根妇女医院（Brigham and Women's Hospital）和其他地方的研究人员想出了一个聪明的办法，就是研究女盲人。因为女盲人看不见阳光，所以她们的松果体从来没有停止过分泌褪黑激素。果然，研究人员发现，女盲人患乳腺癌的概率只有明眼女性的一半。[34]相反，因为上夜班而打断褪黑激素分泌的女性，患乳腺癌的风险似乎增加了。[35]即使只是住在灯光特别亮的街道旁，都可能会影响患癌的风险。一些研究比较了夜间卫星照片与乳腺癌的发病率，发现住在夜间照明较亮的地区，居民往往有较高的乳腺癌患病风险。[36, 37, 38]因此，虽然证据有限，但最好的睡眠环境可能还是关上所有的灯，并拉上窗帘。[39]

褪黑激素的浓度，可以通过测量早晨第一泡尿中有多少褪黑激素来评估。结果显示，褪黑激素浓度较高的女性，患乳腺癌的概率确实较低。[40]除了尽量减少夜间照明，还有其他方法可以增加褪黑激素的分泌吗？的确有。2005年，日本的研究人员发现，蔬菜摄取量越高，尿液中的褪黑激素浓度就越高。[41]那么饮食中，有没有什么食物可能会降低褪黑激素的分泌，而导致患乳腺癌的风险增加？关于这一点，一直到2009年才有人进行饮食和褪黑激素的全面研究。哈佛大学的研究人员访问了近千名女性，了解她们对38种不同食物或食物种类的摄取情况，并测量她们一早起来的褪黑激素浓度。结果显示，肉类是唯一明显与褪黑激素分泌量减少有关的食物，原因尚待调查。[42]

因此，为了减少对褪黑激素的破坏，我们可能需要拉上窗帘、多吃蔬菜，以及别吃太多肉。

运动对乳腺癌的影响

体能活动被认为可以预防乳腺癌[43]，不仅是因为运动有助于控制体重，也因为运动通常能降低血液循环中的雌激素浓度。[44]每周5个小时的高强度有氧运动，就可以将雌激素和黄体素的含量降低约20%。[45]不过，你真的需要花这么长的时间运动，才能获得保护吗？

虽然轻度运动能降低患某些癌症的风险，但对于乳腺癌来说，只是散步似乎没办法减少患病率。[46]即使每天有1个小时花在慢舞或轻松做家务一类的活动上，也对防治乳腺癌没有帮助。[47]根据已发表的最大规模相关研究显示，只有每周至少5次运动到出汗程度的女性，才能得到显著的保护效果。[48]不过，中等强度的活动，也能提供跟高强度运动一样的功效[49]；比如，每天用中等速度走1小时。2013年的一项研究结果也证实，1天至少走路1个小时，的确能显著降低乳腺癌患病风险。[50]

达尔文有句话说得没错：适者生存。所以，赶紧锻炼身体去吧！★

★编者注：适者生存原文为survival of the fittest，而锻炼身体的英文为get fit，这是作者的文字游戏。

致癌物质"杂环胺"是怎么产生的

1939年，在一篇名为《在烤炸食物中存在的致癌物质》的论文中，有一个奇妙的发现。研究人员描述，他用烤马肉提取物涂在小鼠头上，引发了小鼠的乳腺癌。[51]这些"致癌物质"如今已被确定为杂环胺（HCAs），美国癌症研究所描述杂环胺是"牛、猪、鱼、禽等肉类，以高温方法烹调时所形成的化学物质"。[52]这些烹调方式，包括炉烤、油炸、烧烤和烘烤。想吃肉，那么吃水煮的肉可能是最安全的。肉的烹调温度全程不超过100℃，吃这种肉所产生的尿液和粪便，比起吃用高温干烧方式所烹调的肉，DNA受损情形明显少很多。[53]这表示流经血液与大肠的诱变物质比较少。相反，以176℃的高温烤鸡，只需要15分钟就会产生杂环胺。[54]

这些致癌物质，是某些肌肉组织在高温化学反应下所形成的（由于植物中缺乏这些物质，所以即使是高温炸素汉堡，也不会测量到杂环胺）。[55]肉的烹调时间越长，就会产生越多的杂环胺。这个过程，可以解释为什么食用熟透的肉类，会跟乳腺癌、大肠癌、食道癌、肺癌、胰脏癌、前列腺癌和胃癌的患病风险增加有关。[56]《哈佛健康通讯》（*Harvard Health Letter*）称这种两难情况是烹调肉品的"悖论"[57]：把肉煮熟，可以降低食源性感染（参见第5章）；但煮太熟，却有产生食源性致癌物质的风险。

杂环胺会在啮齿类动物身上引起癌症，并不代表就会导致人类的癌症。不过就这个例子来说，人类可能会更容易受到影响。啮齿动物的肝脏有不可思议的解毒能力，能够把科学家塞进它们喉咙里（灌食）的杂环胺分解掉99%。[58]随后在2008年，研究人员发现吃了熟鸡肉的人，肝脏只能解毒一半的致癌物质，这表明人类的患癌风险远高于先前老鼠实验中所推测的数字。[59]

在熟肉中所发现的致癌物质，被认为可以解释2007年"长岛乳腺癌研究计划"的结果：食用较多炙烤、烧烤或熏制肉类的女性，患乳腺癌的概率比一般人高47%。[60]而"爱荷华州妇女健康研究"则发现，食用"熟透"的培根、牛排和汉堡的女性，比起偏爱吃五分熟肉品的女性，患乳腺癌的概率高了近5倍。[61]

研究人员想了解乳房内部究竟发生了什么事，因此他们询问了接受乳腺癌手术的女性烹调肉品的方法。科学家找到了油炸肉品摄取量及乳房组织DNA受损数量之间的关联性[62]，这种损伤可能会导致正常细胞变异成癌细胞。[63]

杂环胺似乎既能引发癌细胞，又能促进癌细胞生长。PhIP是熟肉中最丰富的一种杂环胺，被发现具有强力的类雌激素作用（estrogen-like effects）。大多数人类的乳房肿瘤正是靠着雌激素成长壮大的，而PhIP助长乳腺癌细胞生长的能力，几乎与真正的雌激素不分上下。[64]不过这个结果，是出自培养皿实验。我们无法得知，熟肉中的致癌物质是如何进入乳腺管的（大多数乳腺癌的发生部位）。直到研究人员在非抽烟妇女的母乳中测得PhIP的浓度（香烟烟雾中也含有杂环胺）[65]，这些妇女都是肉食者[66]；相反，在其中一名素食受试者的母乳中，却没有发现PhIP。[67]

在一项比较头发杂环胺含量的研究中，也有类似发现。所有6名肉食受试者的头发样本中，都检测到PhIP；但在6名素食者中，只有1名检测到这种致癌物质。[68]此外，煎蛋中也能找到杂环胺。[69]

一旦停止接触致癌物质，你的身体就能迅速摆脱这些毒素。事实上，假如能克制住不吃肉，24小时内，尿液中的杂环胺浓度就能下降到零。[70]因此，如果你周一全天不吃肉，到了周二上午，你身上的杂环胺就可能已经低到检测不出来的程度了。但是，饮食并非杂环胺的唯一来源。抽烟的素食者，身上的杂环胺浓度可能就很接近那些不抽烟的肉食者。[71]

杂环胺物质PhIP不仅是一个所谓的完全致癌物（既能引发癌症又能促进癌细胞生长），也可能有利于癌细胞的扩散。癌症的发生有三个主要阶段：(1)起始期，不可逆的DNA受损会启动这个过程；(2)促进期，起始癌细胞生长和分裂成肿瘤；(3)渐进期，这个过程可能包括肿瘤入侵周围组织和转移（扩散）到身体的其他部位。

科学家可以测试癌细胞的侵入性（或攻击性），他们使用一种称为侵入室（invasion chamber）的仪器，把某种癌细胞放在仪器中的多孔膜上面，然后测量它穿过多孔膜的渗透及扩散能力。研究人员用来测试的是取自一名54岁妇女的转移性乳腺癌细胞，他们发现能够突破障碍的癌细胞数目很少。但在添加PhIP后的72小时内，癌细胞变得更具侵入性，能以更快的速度通过多孔膜。[72]

因此，存在于肉类中的杂环胺PhIP，可能是相当严重的致癌物质，对乳腺癌发展的每个阶段都有潜在影响。采取典型的美国饮食，想要避开这种致癌物质并不容易。正如研究人员所指出的："接触到PhIP是难以避免的，因为它就存在于许多常见的熟肉制品中，尤其是鸡肉、牛肉和鱼肉。"[73]

告诉你降低胆固醇有多重要

还记得先前我们提过的美国癌症研究所吗？一项研究发现，遵循美国癌症研究所的癌症防治指导，似乎不仅减少了患乳腺癌的风险，也降低了患心脏病的风险。[74]更精确地说，预防癌症的健康饮食也有助于预防心脏病，而预防心脏病的饮食也可能对防治癌症有用。原因是什么？很可能是因为胆固醇也会影响乳腺癌的发生和发展。[75]

胆固醇似乎是癌症的养分。在培养皿中，LDL坏胆固醇会促进乳腺癌细胞的生长，这些癌细胞一口就吞掉了这些坏胆固醇。肿瘤可以吸收非常多的胆固醇，所以在癌症发展时，患者的胆固醇值常常会骤降。[76]这不是个好兆头，当胆固醇吸收量达到最高时，病人的存活率往往是最低的。[77]研究认为，癌细胞会使用胆固醇来制造雌激素或支撑肿瘤的细胞膜，以帮助癌症转移和侵入更多的身体组织。[78]换句话说，乳房肿瘤可能会利用随着血液循环的高胆固醇，供给养分并加速生长。[79]癌细胞对胆固醇如此饥渴，因此有制药公司已经开始效法木马屠城的战略，把LDL坏胆固醇当成木马，用来把抗癌药物送进癌细胞里。[80]

尽管数据好坏参半，目前针对胆固醇和癌症的最大规模研究（参与者有100多万人）发现，总胆固醇超过240mg/dL的女性，比胆固醇在160mg/dL以下的女性，患乳腺癌的风险高出了17%。[81]假如降低胆固醇有助于降低患乳腺癌的风险，那么，服用降胆固醇的他汀类药物，会有什么影响呢？

根据培养皿的实验结果来看，他汀类药物看起来很有希望，但比较他汀类药物使用者和非使用者的乳腺癌发病率，却出现不一致的结果。有些流行病学人口研究发现，他汀类药物能降低患乳腺癌的风险，但其他人口研究则显示风险不降反增。不过，这些研究几乎都比较短期。大多数人认为，使用他汀类药物5年就算是长期用药了，但乳腺癌的发展可能需要几十年。[82]

关于他汀类药物与乳腺癌风险的第一项重大研究成果，发表于2013年。研究发现，服用他汀类药物10年以上的妇女，患浸润性乳腺管癌和侵袭性小叶癌的风险是一般人的2倍。[83]一旦证实降胆固醇药物会让患癌风险加倍，那么对广大群众的影响是非常重大的，因为45岁以上的美国妇女，大约有1/4都在服用这些药物。[84]

美国妇女的头号杀手是心脏病，不是乳腺癌，因此降低胆固醇是首要的任务。但我们还是可以选择足够健康的蔬食来达到降低胆固醇的目的，不必一定要服用他汀类药物来增加患癌的风险。再说，某些蔬食还可能具有特别的保护作用。

为什么吃蔬食可以有效防治乳腺癌

前不久，一直关注"能救命的营养学"网站（NutritionFacts.org）的一位女性网友贝蒂娜，寄给我一封非常感人的信。贝蒂娜被确诊为第二期"三阴性"乳腺癌，这是最难治疗的乳腺癌类型，她接受了包括开刀、化疗和放疗的8个月疗程。乳腺癌确诊的压力已经让她吃不消了，而后续严酷的癌症治疗方案更加重了她的焦虑和抑郁。

然而，贝蒂娜抓住了这个机会积极改变原本的生活。在看过我的一些影片后，她开始吃得更健康了。她实行稍后本章会提到的防止癌症复发的饮食建议，例如多吃西蓝花和亚麻籽。好消息是，现在贝蒂娜已经成功摆脱癌症3年多了。

看过这么多研究报告，我很容易会忘记，这些白纸黑字的统计数据都是一条条真实的生命。类似贝蒂娜的故事，能帮我在所有冷冰冰的事实和数据上，加上鲜活的面孔。当真实的人做出确实的改变后，就能收到最实在无欺的效果。

遗憾的是，即使在乳腺癌确诊后，很多妇女都不会想到要改变饮食结构，而这可能是对她们重拾健康最有用的帮助。[85]或许她们没有意识到（或者医生从来没有告诉她们），健康的生活形态可以提高她们的存活率。例如，一项包括近1500名女性受试者的研究发现，非常简单的日常行为改变，像每天吃5份以上的蔬果加上每周6天每天走路30分钟，对癌症存活率就有明显的好处。遵循这些建议的人，在癌症确诊后的2年内，降低了近一半的死亡风险。[86]

即便有贝蒂娜这样的亲身经历，可以用来鼓舞人心，但最后的定槌还是要回归到科学。长期来看，我们所吃和用来喂养全家人的食物，其实是一种生死抉择。除了最好的科学证据以外，我们还有什么更可靠的选择依据呢？

膳食纤维不足会增加患乳腺癌的风险

膳食纤维摄取不足，也可能是患乳腺癌的风险因素之一。耶鲁大学和其他地方的研究人员发现，若停经前妇女每天至少吃6克水溶性纤维（相当于一杯黑豆的纤维含量），她们患乳腺癌的概率比每天吃4克以下的妇女低了62%。膳食纤维的好处，对于更难治疗的雌激素受体阴性乳腺肿瘤更为明显：采取高纤饮食的停经前妇女，患这种类型乳腺癌的概率降低了85%。[87]

研究人员是如何得出这些数字的呢？耶鲁大学的研究，采取了所谓病例对照研究（case-control study）的方法。科学家比较患乳腺癌妇女（病例组）与未患乳腺癌妇女（对照组）过去的饮食习惯，试图找出会发展出乳腺癌的饮食有哪些特殊之处。研究人员发现，某些患有乳腺癌的妇女所摄取的水溶性纤维，比没有癌症的妇女少了很多。因此，水溶性纤维可能具有保健与防护作用。

要注意的是，这些妇女所摄取的水溶性纤维是从食物而来的，不是靠吃营养补充品。这意味着，摄取高纤维的未患癌妇女可能吃了更多的蔬果，因为这是唯一天然存在膳食纤维的食物。因此，可能不是膳食纤维本身有什么了不起的成分，而是蔬食中有其他成分产生了保护作用。"另一方面，"研究人员指出："纤维摄取量提高，表示植物性食物增加了，也代表动物性食物减少了……"[88]换句话说，也许不是受试者多吃了哪些东西起了作用，而是少吃了哪些东西。所以，高纤摄取量与减少乳腺癌的关联性，有可能是因为吃了更多的豆类，也可能是因为少吃了腊肠。

不论是哪种原因，其他十几个乳腺癌病例对照研究的分析报告都显示了类似的结果：蔬果摄取量的指标，例如维生素C的摄取量就与患乳腺癌风险的降低有关系；若饱和脂肪摄取量（肉类、奶及加工食品摄取量的指标）较高，则患乳腺癌的风险就高一些。根据这些研究，你所吃的植物性食物越多，就会越健康：每天摄取20克的膳食纤维，就能降低15%的乳腺癌患病风险。[89]

　　然而，病例对照研究有一个问题，因为依赖的是过去饮食的记忆，有可能会发生所谓的"回忆偏差"★（recall bias）。比如说，有些癌症患者可能更容易选择性地记住吃过的不健康食物，这种不平衡的记忆会人为夸大某些食物与癌症之间的相关性。前瞻性世代研究★可以避免这个问题，这种研究方法是追踪健康女性日后的饮食和健康状态，看看有哪些人会患癌症。汇总10项乳腺癌和纤维摄取量的前瞻性世代研究的结果，跟上面提到的病例对照研究结果类似：每天20克的纤维摄取量，可以降低14%的乳腺癌风险。[90]不过，膳食纤维和乳腺癌之间的关系似乎不是线性的，一直要到每日至少摄取25克的膳食纤维时，患乳腺癌的风险才会有显著下降的趋势。[91]

　　遗憾的是，一般美国妇女每天吃的纤维量明显少于15克，大约是每日最低建议摄取量的一半。[92]即使是素食者，每日也仅获得约20克的膳食纤维。[93]不过吃得更健康的素食者，平均每天会摄取37克的膳食纤维；而纯素食者，每天摄取46克的膳食纤维。[94]相较之下，用来逆转慢性病的全蔬食，则含有多达60克的膳食纤维。[95]

★编者注：回忆偏差（recall bias）指的是询问很久以前发生的事时可能导致错误的回答，造成我们在收集或揭露信息时产生信息偏差。

★编者注：世代研究是一种具有因果推论效力的研究设计，必须持续长期追踪随机分配的两组受试者，其中一组是暴露组，另一组是未暴露组。然后观察两组所发生的事件（比如疾病），再比较两组的发生概率，从中评估暴露因子是否与发生的事件有关。

连皮一起吃苹果，才能让医生远离你

　　"1天1个苹果，可以让肿瘤学家远离我吗？"这是《肿瘤学年报》（*Annals of Oncology*）某项研究的标题，内容是探讨每天吃至少一个苹果能否降低癌症风险。

　　结果显示：每天吃苹果的人，比起每天平均吃不到1个苹果的人，患乳腺癌的概率减少了24%，而患卵巢癌、喉癌、结肠直肠癌的风险也明显降低。即便排除这些受试者的其他蔬果摄取量，这样的保护作用仍然存在，这显示每天吃苹果不仅是吃得更健康的一个指标而已。[96]

　　苹果所提供的防癌效果，是因为它的抗氧化特性。苹果的抗氧化物都集中在果皮上，这是有道理的：外皮是水果对抗外界侵害的第一道防线。一旦露出果肉，苹果很快就会氧化变色。苹果外皮的抗氧化

能力，是果肉的2～6倍，比如金冠苹果是2倍，而埃达红（Idared，一种产于莫斯科和美国爱达荷州的苹果）则是6倍。[97]

苹果除了能防止自由基攻击DNA之外，苹果的提取物在培养皿实验中，也证明了能同时抑制雌激素受体阳性型和阴性型乳腺癌细胞的生长。[98]我的母校康奈尔大学的研究人员，在癌细胞上分别滴入同一个苹果的果皮及果肉的提取物，结果发现果皮提取物抑制肿瘤生长的效果是果肉的10倍。[99]

研究人员发现，某种在有机苹果（一般苹果应该也是）果皮里的成分，似乎能够重新活化一种称为Maspin的肿瘤抑制基因。乳腺癌细胞会找到方法来关闭这种基因，但苹果皮似乎能够使其重新启动活化。因此，研究人员的结论是："吃苹果，不要削皮。"[100]

多吃绿叶菜来预防乳腺癌

先前我们提过2007年的长岛乳腺癌研究，发现患乳腺癌的风险跟肉中形成的杂环胺有关。研究发现，摄取很多烤肉或熏肉的年长妇女，患乳腺癌的概率增加了47%；而高肉量低蔬果的妇女，患癌概率则高出了74%。[101]

较低的蔬果摄取量，或许只是整体不良生活习惯的一个迹象，但越来越多的证据显示，蔬果中的某些成分可能对乳腺癌有积极的防治作用。例如，西蓝花等十字花科蔬菜可以提升肝脏解毒酶的活性。研究表明，吃了西蓝花和圆白菜后，可以更迅速地清除体内的咖啡因。这意味着假如你吃了很多十字花科的蔬菜，就必须喝更多咖啡才能提振精神，因为人体的净化器（也就是你的肝脏）已经变得马力十足。[102]那么，这个过程对熟肉制品中的致癌物质，是不是同样有效呢？

为了找出答案，研究人员让一组非吸烟者吃用热油煎的肉，然后采集尿液，来测量受试者体内循环的杂环胺浓度。接下来的2个星期，他们在受试者的日常饮食中增加约3杯的西蓝花和圆白菜，照吃同样的肉类主餐。结果发现，虽然摄取的致癌物质分量相同，但尿液中的杂环胺浓度却明显降低了，显示十字花科蔬菜的确提升了受试者的肝脏排毒功能。[103]

但接下来发生的事却始料未及。受试者先停止吃蔬菜2周，同样吃原来肉类为主的餐食。根据原先的推测，他们对致癌物质的排毒能力应该已经回到原来的基准值。没想到，受试者的肝功能在几周后都还在持续增强中。[104]这个发现显示，不仅是吃牛排配西蓝花可以减少致癌物质的暴露，即便你在吃烤肉大餐几天前（甚至几周前）所吃过的蔬菜，也可能帮现在的你提高防癌能力。不过，如果你喜欢吃汉堡，素食汉堡可能还是最安全的选择，因为它没有杂环胺需要你来解毒。[105]

那么，吃大量绿叶菜的妇女是否真的不易患乳腺癌呢？一项针对5万名非裔美国妇女（这是医学研究中常被忽视的族群，但她们往往吃更多蔬菜）的研究发现，每天食用至少2份蔬菜的人，明显减少了很难治疗的雌激素和黄体素受体阴性乳腺癌的患病风险。[106]西蓝花对停经前妇女似乎特别有保护作用，而吃圆白菜却能减少所有年龄层妇女患乳腺癌的风险。[107]

蠢蠢欲动的癌化干细胞

假如你正在对抗乳腺癌或在控制期，要怎么做？吃绿叶蔬菜，对你可能仍然有保护作用。过去10年间，因为干细胞的潜在功能，科学家一直在建立癌症生物学的新理论。基本上，干细胞是人体原始且未特化的细胞，堪称是所有细胞的"父母"，存在于所有多细胞的组织里，能分裂成多种不同功能的特化细胞。因此，干细胞成为人体修复系统的一个重要组成部分，包括皮肤、骨骼和肌肉的再生。自然状态下，乳房组织也储存了许多干细胞，以便在怀孕期间生成新的乳腺。[108]然而，由于干细胞拥有持续分化的神奇特质，因此也可能变成身体的敌人。假如分化的细胞不是用来重建器官而是产生癌变，就会长出肿瘤。[109]

癌变干细胞可能是乳腺癌复发的原因，甚至能在第一次抗癌成功的25年后卷土重来。[110]当病人被告知身上已经没有癌症，这可能代表他们体内的肿瘤都已经消失了；但如果她们的干细胞已经癌化，多年以后肿瘤仍有可能再次出现。遗憾的是，持续无癌10年的人会认为自己已经痊愈，但实际上，可能只是缓解而已。默默潜伏的癌变干细胞，可能只是在等待机会被重新点燃。

目前顶尖的化疗药物和放射疗法都是以动物实验的方式来评估的。要判断某种疗法是否有效，往往是以在小动物身上缩小肿瘤的情况来衡量；但不论在任何情况下，实验室的小白鼠都只能活两三年。现在可能成功缩小肿瘤，但突变的干细胞仍然潜伏在身体里，能够在随后的几年内慢慢重建新的肿瘤。[111]

我们要做的，是直捣癌症的根源。我们应该重新设定治疗目标，不只是要缩小肿瘤的体积，还要瞄准所谓的"肿瘤核心"[112]，也就是癌变干细胞。

这正是西蓝花的战场。

西蓝花等十字花科蔬菜含有一种膳食成分：萝卜硫素（sulforaphane），已经显示出能够抑制乳腺癌干细胞形成肿瘤的能力。[113]这意味着，如果你目前正处于乳腺癌的控制期，理论上，摄取大量的西蓝花有助于让你的癌症不复发。（之所以说"理论上"，是因为这些结果都是从培养皿实验中得来的。）

当你吃下西蓝花时，萝卜硫素要成为抗癌战士，首先必须被血液吸收。然后，它必须在乳腺组织中累积到跟实验室一样的浓度，才能对抗癌变干细胞。这可能吗？约翰霍普金斯大学的一个创新小组，试图找出答案。研究人员要求乳腺癌手术前的妇女，在术前一小时饮用西蓝花芽汁。果然，在术后，研究人员解剖乳腺组织，发现萝卜硫素明显累积的证据。[114]换句话说，我们现在知道，当我们吃下西蓝花时，其中的抗癌营养素都能找到正确的目的地。

不过，为了让萝卜硫素在乳房中达到能抑制乳腺癌变干细胞的浓度，必须要每天吃至少1/4杯西蓝花芽。[115]你可以从市场买现成的西蓝花芽，但更简单又更便宜的方式是自己在家里种。它们吃起来带点萝卜的腥味，因此我喜欢把它混在沙拉里，以淡化这种味道。

虽然目前还没有随机的临床试验，证实吃西蓝花的乳腺癌幸存者会活得比那些不吃的人更长，但因为吃西蓝花没有坏处，所以我还是推荐大家要多吃西蓝花等十字花科的蔬菜。

亚麻籽：深具潜力的防癌大使

亚麻籽是最早被认定的健康食物之一，具有珍贵的疗愈能力。至少早在古希腊时期，当时的名医希波克拉底就已写下利用它们治疗患者的记录了。[116]

亚麻籽最为人熟知的一点是，它富含重要的Ω−3脂肪酸，但真正让它与众不同的，是木酚素（lignan）的含量。木酚素普遍存在于整个植物界中，但亚麻籽的木酚素含量却是其他食物的100倍以上。[117]那么，木酚素是什么？

木酚素是一种温和的植物雌激素，可以抑制人体本身雌激素的不良影响。这就是为什么亚麻籽会被视为治疗经期乳房胀痛的第一线药物。[118]从乳腺癌风险的角度来看，每天吃大约一大匙磨碎的亚麻籽，可让女性月经周期多延一天左右。[119]这意味着，月经的次数会变少，理论上雌激素分泌的机会也会减少，从而降低患乳腺癌的风险。[120]更严谨地说，西蓝花不含有萝卜硫素，而是含有萝卜硫素的前驱物（咀嚼时才会变成萝卜硫素）一样，亚麻籽也不是含有木酚素，而是含有木酚素的前驱物，被活化后才会变成木酚素。而这个接力任务，是由肠道的有益菌来执行的。

肠道菌群对木酚素的作用，可能有助于解释为什么经常尿道感染的女性，患乳腺癌的风险比较高：每一次你所服用的抗生素，都会无区别地杀死所有细菌。这意味着，它也可能会妨碍肠道有益菌从饮食中获得木酚素的能力。[121]所以，只在必要时才服用抗生素，又多了一个理由。

摄取木酚素，可以显著降低停经妇女患乳腺癌的风险。[122]这种效应，被认为是木酚素进一步抑制雌激素的效果。但由于木酚素在草莓、全谷物和深绿色叶菜类等健康食物中都能找到，所以，有没有可能这种效应只是因为你的健康饮食结构？

在培养皿实验中，木酚素确实能直接抑制乳腺癌细胞的增殖。[123]但迄今为止，能证明这类植物营养素有特殊效果的最有力证据，却是来自一些介入性试验，首先就是2010年由美国癌症研究所资助的一项研究。研究人员找来了45名乳腺癌高风险的妇女（乳腺切片检验结果疑似有乳腺癌，或先前曾得过乳腺癌者），每天让她们食用大约2茶匙磨碎的亚麻籽。研究为期 1 年，在实验开始之前与结束之后，分别对受试者做了乳房组织的穿刺切片检验。结果显示，平均而言，这些女性在摄取亚麻籽木酚素1年之后，乳房有更少的癌前病变。其中，80%的受试女性（36人），肿瘤细胞的增殖因子Ki-67的指数下降了。这表明，在燕麦片或任何你所吃的食物中撒上几勺磨碎的亚麻籽，就可降低患乳腺癌的风险。[124]

那么，已经患乳腺癌的妇女呢？不管是血液[125, 126]还是饮食[127]，木酚素含量较多的乳腺癌患者，明显活得更久。这个结果，可能是吃亚麻籽的女性，乳房里的血管增生抑制素（endostatin）浓度也会升高所致。[128]血管增生抑制素是身体所制造的一种蛋白质，可以阻断肿瘤的血液供应。

这类相关研究证据非常有说服力，因此科学家对乳腺癌患者进行了一项针对亚麻籽、有安慰剂对照的临床随机双盲试验；很少有食材会进行这种高规格的研究。研究人员找来了一些已经安排手术的乳腺癌患者，把她们随机分成两组：每天，第一组吃一个含有亚麻籽的玛芬，而第二组也吃一个看起来和尝起来都一样的玛芬，但没有含亚麻籽。实验开始前，研究人员分别从两组采样肿瘤检体，然后在5周后跟手术时切除的肿瘤部位做病理比较。

比较的结果如何呢？食用亚麻籽玛芬的乳腺癌患者，平均比吃安慰剂松饼的乳腺癌患者，有更少的肿瘤细胞增殖、更高的癌细胞死亡率，致癌基因C-erB2的指数也下降了（C-erB2的数值越高，乳腺癌转移和扩散到全身的可能性就越高）。换句话说，亚麻籽显然让受试者的癌症变得较不具侵略性。研究人员的结论是："亚麻籽有降低乳腺癌患者肿瘤生长的潜力……亚麻籽便宜又容易获得，可能是目前正在使用乳腺癌药物的患者一种深具潜力的膳食替代品或补充品。"[129]

大豆对防治乳腺癌的好处

大豆本身含有另一种天然的植物雌激素，称为大豆异黄酮（isoflavones）。乍听到"雌激素"三字，很多人往往会假设大豆具有类似人体雌激素的作用。但其实并非如此。植物雌激素和人体雌激素都会跟相同的受体嵌合，但作用却温和许多，因此可以阻挡作用较强的动物雌激素所造成的不良影响。

人体内有α型受体和β型受体这两种类型的雌激素受体。我们自己产生的雌激素偏爱α型受体，而植物雌激素则较容易跟β型受体结合。[130]因此，大豆植物雌激素对于不同组织的效果取决于α型与β型受体的比例。[131]

雌激素对身体的不同组织有正反两种影响，对某些组织是正面效果，但对其他组织却有潜在的负面影响。例如高浓度的雌激素对骨头很好，却会增加患乳腺癌的可能性。最理想的情况，你当然会希望自己的身体能做到"选择性雌激素受体调节器"，意思就是某些组织有亲雌激素作用，而其他组织则有抗雌激素作用。

这就是大豆植物雌激素所扮演的角色。[132]大豆似乎能降低患乳腺癌的风险[133]，也就是抗雌激素作用；但同时也能帮助缓解更年期的热潮红症状[134]，这就是亲雌激素作用。因此，只要食用大豆就能享受到两全其美的好处。

那么，大豆对乳腺癌患者有什么作用呢？已经有5项研究探讨了摄取大豆对乳腺癌患者的影响。整体而言，研究人员发现，在确诊为乳腺癌的妇女中，吃大豆多的人明显比吃得少的人活得更久，而且乳腺癌复发风险也较低。[135]仅仅一杯豆浆的植物雌激素含量[136]，就可以将乳腺癌复发的风险减少25%。[137]不管是患对雌激素有反应的肿瘤（雌激素受体阳性乳腺癌），还是对雌激素没反应的肿瘤（雌激素受体阴性乳腺癌），这些女性乳腺癌患者在吃下更多的大豆食品后，都提高了存活率，而且不管是年轻还是年长的乳腺癌患者，都有同样的效果。[138]例如，在一项研究中，确诊后摄取了太多大豆植物雌激素的乳腺癌患者，有90%活过了5年；而吃很少或几乎不吃大豆的那些人，有半数撑不到5年。[139]

大豆降低癌症风险、提高存活率的其中一种方式，就是帮助负责DNA修复功能的BRCA基因重新启动。[140]BRCA1和BRCA2就是所谓的"看守基因"或抑癌基因。一旦BRCA基因发生突变，可能会导致一种罕见型的遗传性乳腺癌。著名影星安吉丽娜·朱莉接受预防性的双乳切除术，就是因为身上带有这种突变的BRCA基因。一项全美乳腺癌联合调查发现，大部分的妇女都认为乳腺癌大都发生在有家族病史或有遗传倾向的妇女身上。[141]然而，现实情况是，只有2.5%的乳腺癌病例直接跟家族遗传有关。[142]

如果绝大多数的乳腺癌患者都具有功能齐全的BRCA基因（代表她们的DNA修复机制完好无损），那么她们的乳腺癌又是如何形成、发展和扩散的呢？乳房肿瘤似乎能够通过一种称为DNA甲基化（methylation）的过程，抑制BRCA基因表达。因此，虽然基因本身机制正常，但癌症却能有效地将其关闭或至少减弱其表达，潜在帮助了肿瘤的转移扩散。[143]这一点，正是大豆可以发挥作用的地方。

大豆异黄酮似乎能够重新启动BRCA基因的保护作用，并移除肿瘤设法套在BRCA基因上的甲基紧箍咒。[144]不过在体外实验中，乳腺癌研究人员用来实现此一结果的剂量相当大，大约要吃一杯的大豆。

大豆对女性的好处不止如此，对于其他像MDM2和CYP1B1等乳腺癌易感基因的变化也有抑制作用。因此，具有高乳腺癌基因风险的女性，或许特别能通过多吃大豆获得保健效益。[145]基本上，不论你继承了哪种基因，饮食结构改变都能够影响基因表达，进而增加你抵抗疾病的潜在能力。

为什么亚洲女性较少患乳腺癌？

虽然乳腺癌是全球女性最常见的癌症，但亚洲女性患乳腺癌的概率比起北美女性要低5倍。[146]为什么？

一种可能的原因是喝绿茶。在亚洲饮食文化中，绿茶是很常见的。研究显示，绿茶能将乳腺癌风险降低30%。[147]另一种更可能的原因，则是较高的豆制品摄取量，如果从孩童时期就持续食用大豆，在往后的人生中可以将患乳腺癌的风险减少至一半。不过，假如是在成人时期才开始摄取大豆的女性，大概只能把患乳腺癌的风险降低25%。[148]

虽然绿茶和大豆可能说明了亚洲女性患乳腺癌风险为什么比西方人低，但还是不能完全解释东方人和西方人乳腺癌发病率之间如此大的差距。

或许，要从饮食结构上寻找原因。比起西方人，亚洲人更爱吃菌菇类[149]，我们先前提过在培养皿实验中，白蘑菇有阻断雌激素合成酶的能力。因此，研究人员决定调查菌菇类摄取量与乳腺癌之间的关联。他们找来了1000名乳腺癌患者，还有另1000名在年龄、体重、抽烟和运动状态都类似的健康受试者，比较两组的菌菇类摄取量。结果发现，每天平均吃至少半杯菌菇类的女性，比起完全不吃菌菇类的女性，患乳腺癌的概率减少了64％。因此，如果你每天吃菇类加上喝至少半个茶包泡的绿茶，就能将乳腺癌的患率降低近90％。[150]是不是很棒呢？

由于癌症疗法的进步，肿瘤科医生可以自豪地说现在的癌症患者可以活得更久、更健康，就像肿瘤学杂志一篇评论的标题一样："千万名癌症幸存者，活得坚强又有活力！"而且或许"每年还有100多万名美国人加入这个行列"。[151]这的确是医学上的一大成就，但如果能事先防止这100多万个新增病例，不是更好吗？

医学上，在癌症的确诊后才教育病人改变生活习性。[152]然而，真到了那个时候，是不是为时已晚了呢。

第12章

远离自杀性抑郁症

健康的食物会对情绪产生强而有力的影响。但不要只听我说，也来听听看玛格丽特怎么说。听过我的演讲后，她寄给我这封邮件：

亲爱的格雷格医生：

我10岁时被诊断为抑郁症，整个青少年时期加上20年的青春年华，一直都在吃治疗抑郁症的混合药物。即使吃了药，每天我还是无法摆脱无时无刻浮现出的自杀念头。更糟糕的是，吃药会让我头痛、恶心，还会常常做一些栩栩如生的噩梦。我总是昏昏欲睡，虽然会做可怕的噩梦，但我还是每天都会睡个午觉。我睡得很多：白天总要睡几个小时，然后每晚差不多要睡10个小时。即使有这些副作用，我还是不敢不继续吃药，因为我想活下去；我很害怕，如果不吃药，我很可能会因为抑郁而自杀。

终于，我结了婚，然后离了婚。婚后，我也曾因为抑郁症而多次住院。说实话，我从没有过任何的性冲动，而我丈夫心里因此有了芥蒂。我之所以会失去性欲，究竟是因为药物的副作用，还是抑郁症本身的关系，我想我永远也不会知道了。

大约在9年前，我在教会听了您的演讲。从中我了解到，过去近20年里，我一直活在药物引起的阴霾中。在这些日子里，我没有任何一天真的感觉很好。我跟我的心理医生讨论，我想彻底改变饮食，并试着在她的监督下停用药物。出乎意料地，她很支持我的决定。如今，我已经采取全蔬食9年了，抑郁症不再复发了。但这并不代表我每天都过得无忧无虑，但却没再有过自杀的念头，也不再需要住院治疗。现在，我已经能像个正常人一样好好睡觉了！每个人都告诉我，改变饮食结构后的我，变成了一个完全不同的人。写这封信，我只是想向您说声谢谢，我的未婚夫也很感谢您，是您给了我再生的机会！

要如何避免自杀？那些不了解精神疾病痛苦的人，往往会轻率地回答："不要去做就好了。"事实上，其他的主要死因，例如心脏病、Ⅱ型糖尿病和高血压所导致的死亡，与自杀死亡一样，全都是选择的结果。而精神疾病可能会影响你的判断。每年有近4万名美国人自杀，[1]抑郁症显然是主要原因。[2]庆幸的是，生活方式的干预，有助于同时修复身心健康。

1946年，世界卫生组织对健康所下的定义是："健康不只是没有疾病或不虚弱，而是一种身体、心理与社交的完全健康状态。"[3]换句话说，你可能具有完美的体态——胆固醇低、体重维持良好、体能好，但这未必代表你很健康。心理健康与身体健康，一样重要。

抑郁症是最常被确诊的精神疾病之一。据估计，有7%的美国成年人有严重的抑郁症，这代表每年至少有一个抑郁期的人数大约是16万人。[4]的确，每个人都会有偶尔情绪低落的时候。所有的情绪，不论好坏，都是人性的一部分。然而，抑郁症不只是情绪低落而已，而是低落或悲伤的情绪会持续好几个星期，对曾经喜爱的活动失去兴趣，还有体重增加或减少、感觉疲劳、不适当的罪恶感、难以集中注意力，以及经常出现想死的念头等症状。

没错，重度抑郁症是可能威胁生命的疾病。

然而，良好的心理健康并非"仅仅是没有病"。只是不抑郁，并不代表你很快乐。关于健康和抑郁的研究，比研究健康和快乐多了20倍。[5]不过，近年来心理学发展的新趋势已转向"正向心理学"★，研究的是最佳的心理和身体健康的关系。

★编者注：正向心理学是指让受辅导者改变自己的负面想法，回归到正面的想法。

有越来越多的证据指出，正向的心理幸福感跟降低身体疾病的风险有关，但孰先孰后？人们是因为快乐而比较健康，还是因为健康而比较快乐呢？

长时间追踪个人的前瞻性研究发现，比较快乐的人确实会比较健康。分析70个这类死亡率的相关研究，得出的结论是"不论对健康者或病患而言，正向的心理幸福感都会产生对生存有利的影响。"[6]快乐的人，似乎活得更长久。

不过，别这么快就下定论。虽然正向的心理状态可能与较少的压力和更强的抵抗力有关，但正向的幸福感也可能是伴随着健康的生活方式而来的。一般来说，满意度较高的人似乎不吸烟、较常运动，吃得也比较健康。[7]因此，快乐是否只是健康良好的一个指标，而不是原因？为了找到答案，研究人员开始让人们生病。

卡内基梅隆大学（Carnegie Mellon University）的科学家找来了几百个人，有快乐的，也有不快乐的，然后付给每个人800美元，把常见的感冒病毒滴进他们的鼻子里。即使感冒的人直接对着你的脸打喷嚏，病毒跑进你的鼻子里，你也不会马上生病，要看你的免疫系统是否能对抗。因此，要研究的问题是：哪些人的免疫系统比较能够对抗常见的病毒，是那些最初评定为快乐、活泼和放松的人，还是那些焦虑、敌视和抑郁的人？

具有负面情绪的人，大约有1/3未能成功击退病毒，而患了感冒。但快乐的人里，即使研究人员排除了睡眠模式、运动习惯和压力程度等因素后，生病的也只有1/5。[8]在后续研究中，研究人员甚至将受试者（也给了钱）暴露在更严重的流感病毒中。同样地，正向情绪越高的人，感染率越低。[9]快乐的人，似乎不容易生病。

因此，心理健康确实在身体健康上发挥了部分的作用。这就是你所吃的食物非常重要的原因，因为食物会同时影响你的心灵和身体情况。正如你所见，一般常见的食物，从绿色叶菜类到常见的西红柿，对大脑化学反应都有正向的影响，能帮助你抵抗抑郁症。事实上，即使只是闻一闻普通的香料，就能改善你的情绪状态。

但要避免抑郁，不能仅仅靠吃绿叶蔬菜，还要避开某些食物。因为食物里也可能含有一些会增加抑郁症风险的成分，例如花生四烯酸（arachidonic acid），这是主要存在于鸡肉和蛋里的一种会导致炎症的化合物，是导致大脑发炎而破坏情绪的主因。

好烦躁！都是花生四烯酸惹的祸

针对蔬食者情绪健康和情绪状态的研究表明，少吃肉不只是对身体好，也能帮助改善情绪。研究人员采用了两种心理测试方法，一种是心情量表（Profile of Mood States, POMS），另一种是抑郁、焦虑和压力量表（Depression and Anxiety Stress Scale, DASS）。POMS测量抑郁、愤怒、敌意、疲劳和困惑的程度；而DASS还量度了其他的负面情绪状态，包括绝望、缺乏兴趣、失乐（缺乏快感）、躁动、易怒，以及对其他人不耐烦。实行蔬食的受试者，似乎比杂食者明显有较少的负面情绪。那些吃得更健康的人，给人的感觉是更有"活力"了。[10]

研究人员对这些发现，提供了两种解释。首先，饮食较健康的人之所以会更快乐，是因为他们更健康。[11]吃蔬食的人，除了比较不容易患主要死因的众多疾病之外，似乎也比较不容易得恼人的顽疾，例如痔疮、静脉曲张和溃疡。与普通人比较而言，蔬食者动手术的概率也低，并且较少住院，需要用药的概率也比一般人少了一半，包括镇静剂、阿司匹林、胰岛素、降血压药、止痛药、制酸剂、泻药，以及安眠药。[12]（少了看医生和报销医疗单据的麻烦，确实能让人减少烦躁、压力和抑郁！）

此外，研究人员还提出了更直接的解释：也许在动物性产品中所发现的促发炎化合物——花生四烯酸，会"导致神经发炎的连锁反应，造成对心理健康的不利影响"[13]。当我们的身体代谢花生四烯酸时，会形成一组发炎性化学物质。事实上，这就是阿司匹林和布洛芬（ibuprofen）之类的消炎止痛药减轻疼痛和肿胀的方式：抑制花生四烯酸转化成这些发炎性的最终产物。或许，杂食者的心理健康问题是受到大脑发炎的连累。

当然，发炎并不全是坏事。当伤口周围变得红肿发热，这个现象表明身体正在用花生四烯酸的发炎反应来帮助抵抗感染。但是，我们的身体已经制造了所需要的花生四烯酸，不需要再从饮食获取。[14]在这一点上，花生四烯酸与胆固醇类似：两者都是身体可以自行制造的基础成分，当你从饮食摄取过量时就可能打乱体内系统的平衡。[15]研究人员怀疑，花生四烯酸的不当摄取可能会影响情绪状态。有数据表明，血液中花生四烯酸浓度较高的人，抑郁症发作和自杀的风险明显较高。[16]

典型的美国饮食中，花生四烯酸的五大来源是鸡肉、蛋、牛肉、猪肉和鱼，其中鸡肉和蛋的花生四烯酸含量，就比其他主要来源的总和还要多。[17]每天只要吃一个鸡蛋，就能大幅提高血液中的花生四烯酸浓度。[18]总之，比起蔬食者，杂食者大约要多摄取9倍的花生四烯酸。[19]

证明蔬食能改善情绪和情感状态的研究，是一种横断面研究（cross-sectional study），意思就是某一刻的取样结果。假如反过来，让一些心理健康的人也吃得更健康，会怎样呢？为了显示因果关系，研究人员进行了介入性研究，也就是营养学的黄金标准：找来受试者，改变他们的饮食，看看会发生什么事。同一组研究团队就是这样做的。他们找来了一些每天至少吃一次肉的男女，然后从他们的饮食中排除蛋、鸡肉和其他肉类，看看对他们的情绪会有什么影响。短短2周，受试者所测得的情绪状态就有显著改善。[20]研究人员的结论是："也许少吃肉有助于保护杂食者的情绪，尤其是那些有情绪障碍（如抑郁症）的人。"[21]

鉴于这些结果，另一个研究小组决定在职场上测试健康饮食的影响。研究人员挑中的是一家大保险公司，鼓励一群体重过重和患糖尿病的员工遵循全蔬食的饮食结构，断绝所有肉、油、蛋、乳制品和垃圾食物，但没有食量的限制，也不计算热量，不监控碳水化合物，而且也不用改变运动习惯。研究小组不提供餐点，但员工餐厅提供一些可以选择的日常餐点，比如墨西哥卷饼、小扁豆和蔬菜浓汤。至于对照组的员工，则没有任何饮食限制。[22]

5个多月后，饮食受到限制的蔬食组，满意度反而比对照组高。效果到底有多好？蔬食组的人，体验到了前所未有的身心状态：消化改善、活力增加、睡得更好，不管是生理功能、活力和心理健康都改善了。不出意外，他们的生产力及工作效率也得到了提高。[23]

有了这个成果后，研究人员在全美各地进行了更大规模的蔬食研究，从加州的圣迭戈（San Diego）到佐治亚州的梅肯（Macon），选出了10家企业进行实验。这次实验同样大获成功，不仅改善了受试者的体重、血糖值和控制胆固醇的能力[24]，也改善了他们的情绪状态，包括抑郁、焦虑、倦怠、幸福感，以及日常生活功能。[25]

情绪低落，吃绿叶菜就对了

你可能没有听过以下的统计数字：较高的蔬菜摄取量，能将患抑郁症的概率大幅减少62%。[26]一篇在《营养神经科学》（*Nutritional Neuroscience*）期刊的综述说：普遍来说，吃大量蔬果可能是维持大脑健康的一种非侵入性、自然又便宜的治疗手段。[27]

不过，其中的原理是什么呢？

传统对抑郁症的解释，认为跟大脑的化学失衡有关，这种理论称为单胺假说（monoamine theory）。人脑中有数十亿条神经，彼此透过一种称为神经传导物质的化学物质互相沟通、传递消息。你的神经细胞并没有实际接触，而是制造和利用神经传导物质来联络彼此。其中有一类重要的神经传导物质就称为单胺类，其中包括血清素（serotonin）和多巴胺（dopamine），浓度则由单胺氧化酶（MAO）控制——MAO能分解消除任何过量的单胺。由于患抑郁症的人，大脑里的MAO浓度偏高[28]，因此单胺假说认为，抑郁症是由于单胺氧化酶的浓度增加，使得单胺类的神经传导物质异常减少所致的。

抗抑郁药物的作用，就是试图提高神经传导物质的浓度，以抵消MAO加快分解的速度。但如果是因为过量的MAO导致抑郁症，为什么不开发一种药物来阻挡这种酶呢？这类药物确实存在，但具有严重的风险，其中最可怕的是"奶酪效应"：奶酪中的成分碰到这种药物后，会造成致命性的高血压，其他有相同作用的食物还有腊肠、培根和发酵食品。[29]

那么，没有更安全的办法可以抑制MAO吗？其实是有的。事实证明，许多植物性食物，包括苹果、浆果、葡萄、洋葱和绿茶，以及像丁香、牛至、肉桂和豆蔻一类的香料，都含有能自然抑制MAO的植物营养素。[30]这可能有助于解释，为什么长期吃蔬食的人患抑郁症的概率比较低。[31]

即便单就一天一天来看，也有研究指出，哪一天吃得蔬果越多，那一天就会感觉更快乐、更平和、更有活力，这些正能量甚至可以延续到第二天。不过，想要让饮食对心理造成有意义的影响，你可能每天需要吃大约7份水果或8份蔬菜才行。[32]

种子与"快乐荷尔蒙"血清素

虽然有些植物性食物含有大量的血清素[33]，也就是所谓的"快乐荷尔蒙"，但血清素无法穿透过血脑屏障。这意味着从食物中取得的血清素不能进入脑中，不过血清素的前驱物质色胺酸（tryptophan），却可以从你的嘴巴进入到血液里，再到达大脑。20世纪70年代进行的色胺酸耗损实验显示，饮食中缺乏色胺酸的人，会感到烦躁不安、愤怒和抑郁。[34]那么，假如给予受试者过量的色胺酸，他们是否会觉得更开心呢？

理论上应该如此。然而，20世纪80年代，某些色胺酸营养补充品却引发了灾难，导致多起死亡案例。[35]不过，既然色胺酸是一种氨基酸，而蛋白质是由氨基酸组成的，那么能否透过摄取高蛋白饮食来提供大脑额外的色胺酸，从而提高血清素的浓度？研究人员试过这个方法，结果失败了[36]，可能是因为富含蛋白质的食物还含有其他的氨基酸，在进入大脑时就把色胺酸挤掉了。然而，如果吃的是碳水化合物却正好相反：它可以让血液中许多非色胺酸的氨基酸进入肌肉，让出空间给较多的色胺酸进入大脑里。比如说，松饼和橙汁这种富含碳水化合物的早餐，比起火鸡肉、蛋和奶酪这种富含蛋白质的早餐，能让受试者体内有更多的色胺酸。[37]

这个原理，或许可以解释为什么女性在经前症候群期间，有时会很想吃碳水化合物。研究显示，甚至只要吃一顿高碳水化合物或低蛋白的餐点，就能改善经前症候群妇女的抑郁、紧张、愤怒、迷茫、悲伤、疲累、警戒和冷静指数。[38]在一项为期 1 年的研究中，随机分配约100名男女采取低或高碳水化合物的饮食。1 年后，高碳水化合物组的受试者，比起低碳水化合物组的人，较少有抑郁、敌对和情绪障碍的情况。其他研究也发现吃高碳水化合物、低脂低蛋白饮食的人情绪更好、更少焦虑。[39]两者的研究结果相当一致。

碳水化合物可以促使色胺酸进入大脑，但你仍然需要从饮食中摄取色胺酸。理论上，色胺酸与蛋白质之间的比值越高，越容易进入大脑。[40]像芝麻、葵花子、南瓜子一类的种子，都符合上述条件。的确，有一项安慰剂对照组的双盲实验，就是研究南瓜子对社交焦虑障碍的影响，结果显示，受试者在食用南瓜子一小时内，所测量到的焦虑指数就明显获得改善。[41]采用蔬食几周后，情绪能获得全面性改善，原因可能跟上述所有因素有关。[42]

藏红花比盐酸帕罗西汀更优

早在3600多年前，就有香料用于医疗的记录，而证据显示，第一个用于治疗的香料就是藏红花。[43]几千年后，科学家终于把藏红花拿来跟抗抑郁药物盐酸氟西汀（Prozac）做临床直接比较。结果是：无论是香料或药物，减少抑郁情绪的效果都同样出色。[44]这样的结果虽然提供的信息不多，但起码就副作用而言，藏红花要安全多了。比如说，服用盐酸帕罗西汀的那一组，20%的人有性功能障碍（这是许多抗抑郁药物常见的副作用），但藏红花那一组就完全没有这种副作用。

不过，使用藏红花可能比药物要昂贵得多，这是自然疗法的特例之一。藏红花是世界上最昂贵的香料，是用干燥的雌蕊柱头碾成粉所制成的，大约要1.5万朵的花才能收集到100克的柱头。所以，生产1磅（约453克）的藏红花香料，就需要超过5万朵藏红花，这个数量足以覆盖一整个足球场。[45]

等剂量的藏红花与盐酸帕罗西汀，前者的价格要比药物高出2倍。然而，后续研究发现，即使只是闻闻藏红花的味道，对心理健康就有好处。即便研究人员将藏红花稀释到无法察觉气味的程度，仍然发现闻了20分钟藏红花的女性，比起安慰剂对照组，压力激素明显下降，焦虑的症状也得到显著改善。[46]

所以，如果你感到焦虑不安，起床时闻一闻藏红花，或许会有帮助。

喝咖啡千万别加糖

说到在宜人的香味中醒来，就不能不提咖啡了。一杯咖啡除了让大脑脱离早晨的混沌状态之外，还有其他作用。哈佛大学的研究人员研究了3项大规模的队列研究数据（总人数超过了20万），结果发现每天至少喝2杯咖啡的人，自杀风险大约只有不喝咖啡者的一半。[47]那么，每天至少喝4杯咖啡的人呢？凯萨医疗机构（Kaiser Permanente）研究超过100多万人后发现，自杀风险似乎随着咖啡剂量的增加而下降。每天至少喝6杯咖啡的人，自杀率降低了80%[48]；然而，每天至少喝8杯咖啡的人，自杀风险反而提高了。[49]

往咖啡里加不同的东西，可能也会有不同的影响。追踪数千名美国人10年之久的NIH-AARP研究发现，常常摄取含糖饮料，可能会增加老年人患抑郁症的风险。事实上，咖啡加糖可能会抵消咖啡对情绪的正面效果，而加入人工甜味剂阿斯巴甜或糖精，则跟抑郁症风险增加有关。[50]

关于阿斯巴甜★对神经系统的影响，引发的争论开始于20世纪80年代。[51]起初，探讨的范围仅限于已有精神疾患的人。美国凯斯西储大学（Case Western Reserve University）的一项早期研究，由于安全原因而提前结束，因为有抑郁症病史的受试者对甜味剂有非常严重的不良反应。研究人员得到的结论是："有情绪障碍的人对这种人工甜味剂特别敏感，因此不应鼓励这一族群使用人工甜味剂。"[52]

直到最近，才有研究调查阿斯巴甜对非精神病患在神经系统的影响。健康的受试者被分成两组，一半被投以较高剂量的阿斯巴甜（相当于喝3升低热量可乐），另一半则接受较低剂量的阿斯巴甜（相当于喝1升的可乐）。然后，两组调换。[53]请注意，这里的较高剂量，只是美国食品药物

★编者注：阿斯巴甜是一种人工甜味剂。

管理局决定的阿斯巴甜每日允许摄取量的一半。[54]仅仅8天后，较高剂量的受试者就表现得更加抑郁和烦躁，并在某些脑功能测试中表现更差。[55]由此可见，阿斯巴甜不仅会对敏感人群造成不利的心理影响，只要有足够的剂量也可能危害大众。

表面上，要避免食用无糖汽水和代糖包看似很容易，但人工甜味剂也存在于其他6000多种产品中[56]，包括薄荷糖、麦片、口香糖、果酱、果冻、果汁、布丁，甚至是营养棒和酸奶。[57]这种盛行程度让研究人员断言，阿斯巴甜"不可能从日常接触中彻底排除"。[58]不过，只要你不吃加工食品就能办到，这也是你应该把钱花在购买农产品的另一个充分理由。现在聪明的消费者买东西前都会先看成分表，但其实最健康的食物是连成分表都没有的。

吃抗抑郁药物，不如去运动

几十年下来，我们已经知道单单一次运动，就能改善情绪[59]，也知道体能活动可以减轻抑郁症状。例如一项横跨全美近5000人的研究就发现，有运动习惯的人，患抑郁症的概率降低了25％。[60]

当然，这样的研究结果不代表运动可以减少抑郁症。或许我们可以反过来看：抑郁症会让人减少运动意愿。换句话说，在你心情低落的时候，可能情绪会糟到连下床去散个步都不愿意。为了测试这个想法，需要设计一项介入性研究：把患有抑郁症的受试者随机分成两组，一组规律运动，另一组不运动。

这就是美国杜克大学研究人员的计划。他们找来了50岁以上、患有抑郁症的男女随机分配，一组人开始有氧运动计划，另一组人则服用抗抑郁药物乐复得（Zoloft）。4个月内，药物组的人情绪明显改善，大抵上抑郁症状都消失了。而没有服用任何药物的运动组，也呈现了同样惊人的效果。看来，运动似乎与药物一样有效。[61]

让我们吹毛求疵一下：在杜克大学的研究中，不用药的运动组每周都会因运动课程而碰面3次，所以说不定他们的情绪提升不是因为运动，而是社交刺激的缘故？由于存在着这样的疑虑，同一组的研究人员随后又进行了有史以来规模最大的抑郁症患者运动实验。这一次，他们增加了一个组别，一组服用抗抑郁药物，一组固定上运动课程，而新的一组则在家自己做运动。结果如何？无论是单独或群体一起运动，对抑郁症的缓解效果都跟服用药物相当。[62]

因此，在医生帮你开抗抑郁的处方之前，别忘了问问看，是否能用每天运动来代替。

抗氧化物、叶酸、自由基

有越来越多的证据显示，造成组织受损和老化的高度不稳定分子——自由基，可能在各种精神障碍（包括抑郁症）的发展中也扮演了重要角色。[63]现代医学影像技术确认了解剖研究的结论：抑郁患者脑部某个情感区域出现萎缩，可能是源于自由基导致该区域的神经细胞死亡。[64]

这种现象或许可以解释为什么多吃蔬果能够抵抗抑郁症，因为蔬果中含有丰富的抗氧化物，可以消除自由基。一项针对近30万名加拿大人的研究发现，蔬果摄取量越多，患抑郁症、心理困扰、情绪障碍、焦虑症与缺乏心理健康自觉的风险就越低。研究人员的结论是，食用富含抗氧化物的蔬食"有可能抑制氧化应激对心理健康的不利影响"。[65]

不过，这项加拿大研究是采用问卷调查的方式，让每个受试者自行报告蔬果的摄取量，准确度不是很高。一项全美的研究，则进一步测量血液中类胡萝卜素植物营养素的浓度。这些植物营养素，包括在红薯和绿色叶菜中所发现的黄色、橙色和红色等天然抗氧化色素。血液中有较多这些营养素的人，不仅患抑郁症的风险较低，也明显有"剂量——反应关系"，意即植物营养素越多，人们的感觉就越好。[66]

在类胡萝卜素中，抗氧化活性最高的是番茄红素（西红柿的红色色素）。事实上，一项针对近千名老年人的研究发现，每天吃西红柿或西红柿制品的人，患抑郁症的概率比1周只吃1次或更少的人少了一半。[67]

如果抗氧化物这么有用，为何不直接补充抗氧化剂片剂就好了？答案是似乎只有食物来源的抗氧化物，才能对抗抑郁症，补充片剂没有相同的效果。[68]这个发现，可能意味着抗氧化物的摄取和传递方式，是维持最佳效果的关键。另外，抗氧化物可能只是植物性饮食富含其他营养成分的一个指标，例如叶酸。

叶酸是维生素B群的其中一员，主要存在于豆类和蔬菜中。关于抑郁症与低叶酸的早期研究，本质上都是横断面研究，也就是这些研究都只是一些时间点的取样。所以，我们不知道究竟是低叶酸摄取量导致了抑郁症，还是抑郁症导致了低叶酸摄取量。[69]不过，近期长时间的追踪研究显示，低叶酸摄取量真的会让严重抑郁症的风险增加3倍。[70]然而，同样地，叶酸补充品（人工合成的叶酸）似乎起不了作用。[71]

由此可见，蔬菜——包括富含抗氧化物的西红柿和富含叶酸的绿叶蔬菜，对身心健康都有好处。

抗抑郁药物真的有效吗

我们已经看到藏红花和运动在治疗抑郁症方面，效果可以媲美药物，但这样的结果又代表了什么意义？数以千计发表过的研究显示，抗抑郁药物的效果似乎很不错。[72]然而，这里的关键词是"发表过"。万一制药公司决定只发表那些有正面效果的研究，而偷偷搁置和掩盖掉那些显示药物没有作用的研究呢？研究人员为了探查真相，根据美国《信息自由法》，向美国食品药品管理局（FDA）申请调阅制药公司所发表和未发表的研究。他们的发现令人震惊。

在已发表的文献中，几乎所有的抗抑郁试验结果都是阳性的。相反的，FDA根据试验数据所做的分析（也包括未发表的研究），证明了大约有一半的试验都显示药物完全没效。把所有发表过和未发表过的数据合并后，在临床上抗抑郁药物并没有比安慰剂糖片有明显的优势。[73]这个发现意味着，抗抑郁药物显著的临床效果只是安慰剂效应罢了。换句话说，情绪的改善可能是病人对药物的信任，而不是药物本身发挥作用。[74]

更糟的是，从取得的档案中也发现，FDA明知道帕罗西汀（Paxil）和盐酸氟西汀这类药物并没有明显比安慰剂有效，却为了维护制药公司而对民众和处方医师隐瞒这些信息。[75]制药公司为何能这样做呢？因为制药产业被认为是美国最有利可图和最富政治影响力的产业之一，而精神疾患则是一直下金蛋的母鸡：慢性、常见，而且经常要使用多种药物。[76]事实上，目前遵循医师处方服用抗抑郁药的人口，占了美国总人口的8％以上。[77]

话说回来，虽然抗抑郁药物的效果可能没有比假药丸好，并不代表它们完全没用。虽然安慰剂效应确实存在，但抗抑郁药物也的确为数百万名抑郁症患者提供了实实在在的好处，缓解了严重的抑郁症状，大约有10％的患者受惠（但不可否认，这个统计数字也意味着处方药对约9成的抑郁症患者来说，效果可能微乎其微）。[78]

有些人认为，如果医生愿意给予患者相当于安慰剂的治疗，那么蒙骗患者给他们实际上是糖片的药物，会比实际给药更好。[79]因为糖片不像药物，不会引起副作用，比如说，有3/4服用抗抑郁药物的患者会引发性功能障碍。其他问题可能包括体重增加和失眠；而大约1/5的人，则会在尝试停药时产生戒断症状。[80]

但或许最悲惨的是，抗抑郁药物可能让人更容易再次抑郁。研究显示，患者在使用抗抑郁药物后，比用其他治疗方法（包括安慰剂疗法）更容易再次陷入抑郁。[81]因此，即使运动提高情绪也是一种安慰剂效应，但至少这个方法只有好处，没有风险。

看研究资料上面的统计数字，你很难去实际体会抑郁症的痛苦。看着数百人在抑郁量表上的好表现，还不如我从电子邮件收到一封分享心得，更能打动我的心。

不久前，有位女士写信给我，讲述她如何跟抑郁症搏斗的故事。40多岁的雪莉，一直是标准美国饮食的爱好者。近年来，她患有严重的偏头痛、难以忍受的便秘，以及月经周期不规律等困扰。同时，她的抑郁症也日益严重，已到她无法上班的程度。当雪莉发现了我的网站后，就开始自学营养摄取的知识。很快地，她明白西方饮食是如何摧残她的健康，还有造成了她的不快乐的。她成了NutritionFacts.org网站里视频的忠实观众。

雪莉决定实行全蔬食，她不再吃动物性产品和垃圾食物，并大量增加蔬果的摄取量。4周后，她的精神变好，排便痛苦也减轻多了。7个月后，她可以轻松排便，曾经让她痛苦到瘫痪的偏头痛也完全消失了，她的经期变得规律、经痛减轻、经期缩短，同时她的抑郁症也不药而愈了。不过几个月前，她感觉人生糟透了，早上甚至起不了床。但改善饮食后，她现在身心都非常健康。

这是一个真实的例子，证明健康饮食的力量有多大。

第 13 章

/

远离前列腺癌

当NutritionFacts.org的一位长期读者东尼听说我在写这本书时，就请我在书里分享他的故事，希望能帮其他人避免重蹈他的覆辙。东尼是个工程师，婚姻美满，已为人父。据他所述，他热爱健身，总是努力做有益身体健康的选择，而且很幸运，他的祖父健康长寿。东尼有跑步的习惯，一直维持着健康的体重，远离烟酒和毒品。20世纪80年代，东尼根据美国农业部的健康建议，说服他的家人以脱脂牛奶取代全脂牛奶，以鱼和很多很多的鸡肉取代牛肉。

东尼是医生喜欢的那种病人，总是会问"我还能做些什么，让自己更健康？"因此，当他在50岁出头时被诊断出侵略性前列腺癌，没有人比他更惊讶了。东尼在世界著名的医学中心寻求治疗，并接受根除性前列腺切除术，成功切除了癌细胞，但手术后遗症却让他每天都要面对日常的挑战——漏尿和勃起功能障碍。

他告诉我，他很希望自己能早点知道，美国农业部的内部利益冲突（详见第5章）如何影响了联邦机构的独立判断，无力提出对公众最有益的建议。

最后，东尼终于接触到你将会在本章读到的科学知识，作为一个科学家，他马上明白了健康饮食可以改善男性健康。过去几年，他坚持蔬食，每天吃亚麻籽，癌症一直没有再复发。正如以下我会提到的，可以预防前列腺癌的饮食，同样可能减缓（甚至逆转）已经确诊的癌症再持续恶化。因此，东尼（和我）希望，本章可以帮助你了解到健康饮食对前列腺健康的重要性。

前列腺位于直肠正前方，是在膀胱和阴茎根部之间一个核桃大小的腺体。它围绕尿道，从膀胱出口，所分泌的前列腺液是精液的一部分。正如乳腺组织可能发生癌变，前列腺的腺体组织也有一样的隐忧。

解剖研究显示，80岁以上的男性大约有一半都患了前列腺癌。[1]但大多数死时患有前列腺癌的男性，并没有意识到自己患此病。筛检的重点问题是，许多被检测出的前列腺癌，即使从未被发现，也可能不会造成伤害。[2]遗憾的是，并非所有男性都这么幸运。每年，有将近2.8万人死于前列腺癌。[3]

喝牛奶会增加患前列腺癌的风险

1983年，美国通过《乳制品与烟草调节法》（*Dairy and Tobacco Adjustment Act*），并成立了一个隶属于农业部的全国乳业推广机构——国家乳品委员会（National Dairy Board）。从成立至今，这个机构已花了超过10亿美元做广告，各种口号也让人朗朗上口，比如"牛奶是天然的"。但真是这样吗？好好想想：人类是唯一在断奶后还继续喝奶的物种，而饮用另一物种的奶，似乎也不能称为自然吧？

那么这个口号"牛奶，对身体好"又如何呢？所有来自动物的食物都含有雌激素等性荷尔蒙；瞧瞧现今基因"改良"过的奶牛，整个孕期都有奶可以挤，这正是它们生殖激素的高峰期。[4]这些荷尔蒙自然存在于牛奶中

（也包括有机牛奶），很可能跟各种由牛奶和其他乳制品所引发的荷尔蒙病症有关，[5]包括痤疮、[6]男性生殖能力降低及性早熟。[7]牛奶中的荷尔蒙含量，或许可以解释为什么喝牛奶的女性，生双胞胎的概率比不喝牛奶的女性高出5倍。[8]但是谈到癌症，更应该留意的，却是生长激素。[9]

根据大自然的设计，牛奶能在几个月内将小牛养胖几百磅。而人类一辈子暴露在这些生长因子下，或许可以解释摄取乳制品和某些癌症的关联。[10]哈佛大学的营养专家对此表示忧心，乳制品中的荷尔蒙和其他生长因子会刺激对荷尔蒙敏感的肿瘤生长。[11]实验证据显示，乳制品也会促进癌前病变，或让突变细胞转化成侵入性癌症。[12]

对于牛奶和其他乳制品的忧虑，首先是从调查人群的数据而来的。比如说，自第二次世界大战以来，日本男性患前列腺癌的人数增加了25倍，这与鸡蛋消费量增加7倍、肉类消费量增加9倍以及乳制品消费量增加20倍不谋而合。[13]虽然日本人的饮食内容相对稳定，而且在其他国家也出现类似的趋势[14]，但在日本，除了吃更多的动物性产品之外，还有其他变化也可能导致患癌率上升。因此，科学家打算更进一步研究。

为了尽可能控制变量，研究人员采用培养皿实验：在前列腺癌细胞上滴入牛奶。他们选择的是有机牛奶，以便排除外来荷尔蒙的任何影响，比如注入奶牛体内的牛生长激素，让它们能生产更多的牛奶。[15]在14个独立实验中，研究人员都发现，牛奶会刺激人类前列腺癌细胞的生长，平均会加快癌症生长速度30%以上。相反，杏仁奶则会压抑癌细胞的生长速度30%以上。[16]

不过，在培养皿发生的现象，未必就会在人体内发生。然而，案例对照研究也得出相同的结论，牛奶会增加前列腺癌的风险[17]，队列研究的结果也一致。[18]2015年的一项元分析发现，乳制品（包括牛奶、低脂牛奶和奶酪，但不含非乳制品来源的钙）的高摄取量，似乎会增加患前列腺癌的风险。[19]

你可能会想，如果不喝牛奶，会不会影响骨骼发展呢？牛奶不是有助于预防骨质疏松症吗？事实证明，这种宣称的好处可能只是另一个空口无凭的营销策略而已。一项针对牛奶摄取量和髋部骨折研究的元分析显示，牛奶并没有显著的保护作用。[20]

即使你在青春期开始喝牛奶，试图加强巅峰骨密度，可能还是无法降低日后骨折的概率。[21]最近有一项追踪10万名男女长达20年的研究甚至认为，喝牛奶反而会增加髋部骨折的概率。[22]

有些婴儿天生带有一种称为半乳糖血症（galactosemia）的罕见缺陷，这是因为先天缺乏代谢半乳糖酶而引发的遗传代谢疾病。这也意味着他们血液中有高浓度的半乳糖，可能会导致骨质流失。[23]一群瑞典的研究人员计算过，即使是可以代谢半乳糖的正常人，天天喝牛奶可能也对骨骼不太好。[24]半乳糖不仅可能伤害骨骼，事实上科学家发现，用半乳糖就能引发实验动物的过早老化。当研究人员塞给实验动物一些半乳糖后，"动物的生命缩短，并表现出神经退化性疾病、智力发育迟缓和认知功能障碍……同时免疫反应与生殖能力也降低了。"[25]而且半乳糖的量不用太多，大约相当于一天喝一两杯牛奶的量，就会发生上述影响。[26]

不过，人类说到底跟老鼠不一样，所以研究人员转而调查喝大量牛奶的人在死亡率和骨折风险的变化。[27]除了骨折和髋骨骨折的概率明显较高之外，研究人员还发现，每天喝1杯牛奶的女性跟较高概率的早逝、心脏病与癌症高发有关。每天喝3杯牛奶的人，早逝风险会增高2倍。[28]至于喝较多牛奶的男性，尽管没有显示出较高的骨折发生率，但死亡率较高。[29]

总之，该研究结果显示喝越多的牛奶，会导致越高的死亡率（男女皆是）和骨折率（仅女性）。但有些乳制品的结果却恰恰相反，例如酸奶。不过，这样的结果仍然符合半乳糖理论，因为酸奶等食品在细菌发酵时，会带走一些乳糖。[30]

发表在医学期刊里的一篇评论强调，有鉴于全球各地的牛奶消费量与日俱增，"如今，我们亟须确立牛奶与死亡率之间的关联性"。[31]

蛋类、胆碱和前列腺癌的关系

目前，全美国有超过200万名的男性患有前列腺癌，能与前列腺癌共存，至少要比因前列腺癌死亡要好。如果发现得早，癌细胞仍局限在前列腺内，未来5年的死亡率几乎为零。然而，一旦癌细胞广为扩散，5年存活率可能就会降低到1/3。[32]为此，科学家拼了命想要找出导致前列腺癌扩散的因素。

为了找出可能的罪魁祸首，哈佛大学的研究人员招募了1000多名患有早期前列腺癌的男性，并追踪他们数年之久。相较于很少吃蛋的男性，1天吃少于1枚蛋的男性，前列腺癌恶化（例如转移到骨头）的风险增为2倍；而比蛋更糟糕的是禽肉：侵略性较强的前列腺癌，如果经常吃鸡肉和火鸡肉，其恶化风险会高达4倍。[33]

研究人员推测，食用禽肉和癌症恶化的强关联性，可能是熟肉中含有致癌物质（如第11章中提过的杂环胺）的关系。不知何故，比起其他动物的肉，这些致癌物质在鸡肉和火鸡肉中聚积得更多。[34]

那么，蛋里的促癌物质是什么呢？每天吃不到一枚蛋，怎么会让侵入性前列腺癌的风险加倍呢？答案可能是蛋里一种被称为"胆碱"的化合物。[35]

血液中含有高浓度的胆碱，与原位前列腺癌的风险增加有关。[36]这或许可以解释蛋为何会促使前列腺癌恶化。[37]但跟前列腺癌死亡率的关联呢？在一篇名为《胆碱摄取与致命前列腺癌的风险》（*Choline Intake and Risk of Lethal Prostate Cancer*）的论文中，哈佛大学的研究人员发现，从饮食中摄取很多胆碱的男性，癌症死亡风险也会增加。[38]每周至少吃2枚半的蛋（基本上是每3天吃1枚蛋）的男性，前列腺癌死亡的风险会增加81%。[39]蛋中的胆碱，就跟红肉中的肉碱一样，也会被肠道菌群转化成一种叫"三甲胺"（trimethylamine）的毒素。[40, 41]一旦三甲胺在肝脏中氧化，就会增加心脏病发、中风和早逝的风险。[42]

讽刺的是，蛋中所含的胆碱正是蛋业大力鼓吹的营养成分，即便大多数的美国人都已摄取过量的胆碱。[43]我要告诉你的是，蛋业的高层对于胆碱与癌症的关联大都心知肚明。多亏了《美国信息自由法》，我得以看到一封蛋业营养委员会（Egg Nutrition Board）执行主任寄给蛋业高层的电子邮件，信中提到哈佛大学的胆碱研究，研究结果显示胆碱是促进肿瘤恶化的元凶。"这绝对值得牢记在心，"他写道："不过我们仍将继续宣传胆碱是一个吃蛋的好理由。"[44]

饮食与运动，防癌哥俩好

内森·普里特金是生活方式干预革命的鼓吹手，也是我祖母的救命恩人，他其实不是营养师，甚至不是医生，而是一名工程师。普里特金在40多岁时被诊断患有心脏病，在自行阅读过现有的所有研究后，他决定试着实行非洲农村饮食，因为那些地方的心脏病极为罕见。他认为，如果停止食用会促进心脏病发展的饮食，就能阻止恶化。结果他发现，一切比他想象得更好。他不只是阻止了心脏病恶化，还逆转了病程。[45]后来，他用一样的方法帮助了成千上万的人。

在打败我们的头号杀手心脏病后，狄恩·欧尼斯医生和普里特金研究基金会的研究人员，开始对付2号杀手：癌症。他们开发了一系列实验，让受试者采用不同饮食，然后把他们的血液分别滴在培养皿的癌细胞上。猜猜看，谁的血液能更有效抑制癌细胞生长？

研究显示，被随机分配到蔬食组的人，比起继续吃典型美国饮食的对照组，所采的血样很明显对癌细胞的生长不利。标准美国饮食对照组所采的血液还是会对抗癌症的（若不是这样，很多人早就死了），但是蔬食组血液的抗癌能力提高了约8倍。[46]

采用标准美国饮食的男性，其血液能把前列腺癌细胞的生长速度减缓约9%。而采用蔬食1年的人，其血液可以把前列腺癌细胞的生长速度减缓70%，比起以肉类为主的饮食，蔬食对癌细胞的阻止力高了近8倍。[47]类似的研究指出，吃蔬食的女性在短短14天内，就可强化身体对抗乳腺癌的防御能力（参见第11章）。[48]仿佛在实行健康的饮食和生活方式几周后，似乎就变成了另一个完全不同的人。

值得注意的是，在所有这些研究中，抗癌能力的增强都牵涉到蔬食和运动两方面。例如，在关于乳腺癌的研究中，受试女性被要求每天要走路30～60分钟。那么，我们要如何确定，是饮食让他们的血液更有效地抑制了癌细胞生长呢？为了辨别饮食和运动对防治癌症的影响，加州大学洛杉矶分校的研究小组比较了以下3组男性：蔬食运动组、非蔬食运动组，以及标准饮食不运动的对照组。[49]

蔬食运动组的人，维持蔬食习惯14年，还要做适度运动，例如每天散步。非蔬食运动组的人则采取典型的美国饮食，每天努力在健身房运动1小时，一周至少运动5次，如此保持15年。研究人员想知道，运动够强够久的人，抗癌能力是否能跟散步的蔬食者相抗衡。[50]

为了找到答案，研究人员分别把这3组人的血液滴在培养皿中的前列腺癌细胞上，看看哪组能杀死更多的癌细胞。对照组的血液并非完全没有防御能力，即使你是一个吃薯条的懒骨头，你的血液可能仍然能够杀死1%～2%的癌细胞。令人吃惊的是，15年来努力运动的人，他们血液所消灭的癌细胞竟然是对照组的20倍。但好戏还在后头，蔬食运动组血液的抗癌能力更是对照组的40倍。显然，光靠运动就能产生显著的抗癌效果，但说到底，在健身房花了上千个小时运动，似乎仍不敌蔬食习惯的神奇功效。[51]

光靠饮食，就能逆转前列腺癌？

如果健康的饮食可以把血液变成抗癌利器，那么除了预防癌症之外，是否还能治疗癌症呢？其他几个主要的死因，包括心脏病、Ⅱ型糖尿病和高血压，都可以靠健康饮食来防治，甚至逆转，所以癌症为什么就不行？

为了回答这个问题，欧尼斯医生和他的同事找来了93名选择不接受任何传统治疗的前列腺癌患者。前列腺癌的发展缓慢，加上治疗的副作用又很多，因此被确诊的患者通常会选择称为"观察性等待"或"预期处置"的医疗保留模式。由于下个步骤通常就是化疗、放疗和根治性手术，但可能会留下尿失禁和阳痿的后遗症，因此医生会尽可能将治疗延后。正因为这类患者并没有积极治疗癌症，所以是调查饮食和生活方式介入力量的理想族群。

这些前列腺癌患者被随机分为两组：一组是对照组，没有获得任何医嘱以外的饮食或生活方式建议；另一组是健康生活组，被规定采用严格的蔬食饮食结构，以水果、蔬菜、全谷物和豆类为主，并配合其他健康的生活方式，比如每周6天、每天步行30分钟。[52]

研究人员使用PSA值来追踪癌症的进展。一年后，对照组的PSA值增加了6%，这反映了癌症随着时间生长的特性。但是，健康生活组的PSA值却减少了4%，显示他们的肿瘤平均缩小了。[53]不开刀、不化疗、不放疗，单靠吃得更健康和活得更健康，就能达到这样的效果。

在饮食和生活方式干预前后所做的活体切片检验显示，有500多个基因表达受到了影响。这是第一次证明改变饮食及生活方式可以影响基因，精确来说是改变基因开关的状态。[54]在研究结束后一年内，对照组的患者因为癌细胞生长太快，其中有10%被迫接受根除性前列腺切除术[55]，切除掉整个前列腺和周围组织。此种治疗不仅会导致尿失禁（漏尿）和阳痿，也会造成大约80%的手术患者性功能改变[56]。相反地，健康生活组中没有一个患者上了手术台。

当初研究人员是如何说服一群年长的男性，吃上一年的纯素呢？事实上，他们提供餐点外送到家的服务。[57]我猜想，研究人员了解男人一向懒惰成性，只要把食物放在他们面前，不论是什么，他们都会吃下去——而这的确有用！

那么，回到现实世界又会怎样呢？医生显然无法让多数的前列腺癌患每天吃至少5份的蔬果[58]，所以麻省大学的一组研究人员决定只改变他们饮食中的AV比例，也就是他们饮食中动物性蛋白与植物性蛋白的比例。[59]有没有可能仅仅减少饮食中的肉类和乳制品，并增加植物性食物，就足以让癌症得到缓解呢？

为了验证这个想法，研究人员将前列腺癌患者随机分成两组，一组是吃更多蔬食的健康饮食咨询组，另一组则是没有接受饮食指导的常规护理组。健康饮食咨询组将AV比降低到大约1：1，即分别从动植物中获取各一半的蛋白质。至于对照组，动物性与植物性蛋白的比例还是维持在3：1左右。[60]

结果出来了，采取半素食的受试者，肿瘤生长的速度确实慢下来了。他们平均的PSA倍增时间（肿瘤大小的翻倍速度），从21个月放慢到58个月。[61]换句话说，虽然癌细胞还是在成长，但即使只采用部分蔬食，也能够显著减缓肿瘤的扩展。值得注意的是，欧尼斯医生和同事能够证明，全蔬食饮食可以明显逆转癌症的生长：受试者的PSA值不仅没有成长，还出现下降趋势。因此，理想的动物性／植物性蛋白质比例，应在0到1之间。

对前列腺癌来说，最糟糕的食物与最好的食物

如果实在没有办法让老人家吃素，你只能采取折中的办法。那么，有没有一份简单的食物清单，可以标明什么是他绝对不该吃的，而什么又是他应该吃的？

先前我们提过哈佛大学关于前列腺癌恶化和死亡率的研究，蛋和禽肉可能是最严重的罪魁祸首：每天吃少于一枚蛋的患者，可能会促使癌症以2倍速度恶化；而每天吃少于一份鸡肉或火鸡肉的患者，面临的风险则上升4倍。[62]

相反，如果你只想在饮食中多加一种食物，可以将十字花科的蔬菜列入考虑。只要每天吃不少于一份的西蓝花、抱子甘蓝、圆白菜、菜花或羽衣甘蓝，就能让癌症的生长速度减缓一半。[63]

一般而言，控制动物性／植物性蛋白的比例，可能是预防癌症的一个有效方法。例如一项包括近50万名受试者，探讨饮食和膀胱癌关联的大规模研究发现，仅仅增加3％的动物性蛋白摄取量，就会让膀胱癌的风险增加15％。反之，仅增加2％的植物性蛋白摄取量，就能降低23％的患癌风险。[64]

亚麻籽与木酚素，清除癌细胞的两把剑

前列腺癌的发病率在世界各地的差距非常大。例如，非裔美国人的前列腺癌发生率，在临床上明显比日本男性高了30倍，比中国男性高了120倍。这么大的差距，部分要归因于西方饮食中较高的动物性蛋白质和脂肪。[65]而另一个因素很可能是亚洲饮食中常见的大豆，发生作用的是称为大豆异黄酮的保护性植物雌激素。[66]

我们在第11章还提过一种主要类型的植物雌激素——木酚素。几乎所有的植物中都含有木酚素，尤其亚麻籽的含量特别多，甚至比其他植物高出百倍之多。在前列腺癌患病率相对较低的男性族群中，前列腺液里所发现的木酚素浓度通常较高[67]，而且培养皿实验也显示，木酚素能减缓前列腺癌细胞的生长。[68]

研究人员决定进行木酚素的实验，他们征集了一些预定下个月要进行前列腺摘除手术的前列腺癌患者，每天服用3大匙的亚麻籽。在摘除手术

后，研究人员查验了从这些癌患身上取出来的肿瘤。短短几周内，摄取亚麻籽似乎降低了他们的癌细胞生长速度，同时也增加了他们的癌细胞清除速度。[69]

更好的消息是，亚麻籽还可能有预防前列腺癌发展到必须动手术的阶段。前列腺上皮内瘤（简称PIN）是切片检查中所发现的前列腺癌前期，与前列腺癌的关系类似于乳腺管原位癌与乳腺癌的关系。那些患有PIN的人，具有高患癌风险，在后续的切片检查中，有25%～79%的结果会发现癌症。[70]由于能够通过重复切片检验来监测患者的情况，这个过程提供一个绝佳的机会，可以看看饮食调理是否能够防止这些病变发展成癌症。

受试的15名男性，在第一次前列腺切片检验结果显示PIN为阳性后，被要求在6个月内每天吃3大匙亚麻籽，然后再做下一次切片检查。6个月后，他们的PSA值与切片中的细胞增殖率显著下降，显示亚麻籽确实阻止了前列腺癌的发展。其中有2名男性血中的PSA浓度下降到正常值，甚至根本不需要进行第二次切片检查。[71]

重点是：证据表明，亚麻籽是安全的营养来源，并可能降低肿瘤增殖率。[72]何不试试这种经济又没副作用的方法？只是别忘了，如果你买到的亚麻籽不是粉状的，食用前请先磨碎，否则这些种子可能未经消化就直接随着粪便被排出体外了。

前列腺肥大，试试亚麻籽

假如健康的饮食可以减缓前列腺癌细胞的异常生长，是否也能减缓正常前列腺细胞的异常生长？良性前列腺增生（简称BPH）是一种前列腺肿大的病症，俗称前列腺肥大。在美国，BPH影响了数百万名男性[73]，在50多岁的男性中约占半数，而在80多岁的男性中则占了80%。[74]因为男性的前列腺环绕着膀胱，如果变得太大，就会阻碍正常尿流，并可能引起尿流细弱和膀胱排空不足，让人一直跑厕所。而滞留在膀胱的尿液，还可能会成为感染的温床。

遗憾的是，随着腺体持续增大，这个问题似乎只会变得更糟。为了治疗BPH，在药物和营养品的花费总计已经有数十亿美元，而通过手术治疗的美国男性，更多达数百万人。[75]手术过程包括各种像"通乐式"的技术，不追究手术做法，光看技术的缩写都很无害，例如TUMT（经尿道微波疗法）、TUNA（刺针烧灼手术）和TURP（内视镜刮除手术）；其中的T代表经过尿道（transurethral）。TUMT是用一种叫做切除镜的仪器从阴茎进入体内，过程中，医生会使用一种天线状的工具导入阴茎，以微波烧灼过多的前列腺组织。[76]在TUNA疗法中，医生使用的是一对加热过的针头，一次烧灼一排前列腺组织。这些，就是所谓的微创技术！[77]而TURP则是前列腺肥大的标准手术，外科医生利用电刀经由尿道内视镜将前列腺组织一片片刮除。而副作用包括所有的"术后不适"。[78]你怎么想？

一定有更好的疗法。

由于BPH太常见了，因此多数医生可能都认为这只是老化的必然结果。但事实并非如此。例如，北京一所医学院的报告指出，在20世纪20～30年代的中国，15年来总共只有80个BPH病例，而不是80%。在日本和中国，历年来BPH和前列腺癌都很罕见，主要原因被认为是这两个国家传统的蔬食习惯。[79]

普里特金基金会研究小组想进一步钻研，他们先前进行过蔬食前后人体血液对前列腺癌细胞生长影响实验。这次，他们要针对阻碍尿流的前列腺正常细胞进行同样的实验。短短2周，从蔬食的人身上所采集到的血液，也能抑制非癌性前列腺细胞的异常生长，而且效果似乎不会随着时间消散。那些长期实行蔬食的人，血液中的有益效果能维持长达28年不变。这样看来，只要我们继续吃得健康，前列腺细胞的生长速度将会持续下降，并维持在低点。[80]，换句话说，就不会有前列腺肥大的问题。

有些蔬食可能对前列腺特别有益。研究发现，亚麻籽可用于治疗前列腺肥大。每天吃相当于3大匙的亚麻籽，所得到的缓解效果与服用坦洛新（Flomax）或波斯卡（Proscar）等一般处方药相当[81]，而且没有药物副作用，如头晕或性功能障碍等。

那么，前列腺肥大可以预防吗？研究显示，吃大蒜和洋葱能显著降低前列腺肥大的风险。[82]一般而言，煮熟的蔬菜可能比生菜更有效，而豆荚科植物（豆子、鹰嘴豆、豌豆和小扁豆）也跟较低的前列腺癌风险有关。[83]植物组织蛋白（简称TVP）★是意大利面酱和素辣椒酱经常使用的大豆成分，比起泌尿科所使用的TVP（经尿道前列腺切除术）[84]，我比较建议使用这种TVP。

★编者注：结构性植物蛋白（textured vegetable protein）也称作结构性大豆蛋白或大豆分离蛋白，是一种广泛使用在许多素食汉堡的成分，可用于制造各种素肉产品。

越矮越长寿？这种促生长因子很可怕

为什么活到百岁以上的人，能够逃离癌症魔掌？随着年龄增长，癌症发展和死亡的风险也会逐年增加；不过有趣的是，一旦活到85岁或90岁时，患癌症的风险就会开始下降。[85]事实上，如果到了一定的年龄，你还没有患癌，就可能永远都不会患癌了。为什么活得越老就越不可能患癌？这很可能跟称为第一类类胰岛素生长因子（Insulin-like Growth Factor 1，IGF-1）的促癌生长激素有关。[86]

每年，你都会重生一次。你一年所创造和销毁的新细胞，相当于整个身体的重量。每天，大约有500亿个细胞死亡，又有500亿个新细胞诞生，维持身体的平衡。[87]当然，婴儿期或青春期的你需要成长，在成长过程中，你的细胞不会变大，只会变得越来越多。一个成年人的身体里大约有40兆个细胞，是孩童时期的4倍。

一旦过了青春期，新生的细胞就不再需要比淘汰掉的细胞多很多。当然，你的细胞仍会生长和分裂，持续汰旧换新。但除了取代旧细胞，你的身体不会想制造出更多的细胞。在一个成人体内，额外的细胞生长可能就意味着肿瘤的发展。

那么，身体是如何维持平衡的呢？就是透过发送称为"荷尔蒙"的化学信号给所有细胞。其中一个关键信号，就是IGF-1生长激素。这个听起来像《星际大战》机器人的名字，实际上是调节细胞生长的关键因子。当你还小时，为了促进发育，促生长因子IGF-1的值会上升；一旦成年后，IGF-1值就会减少。这是身体所给的提示，以阻止新生细胞比杀死的细胞数量更多。

然而，如果成年后，IGF-1值仍然过高，细胞就会不断收到生长和分裂的指示，并持续分裂和成长。我们可以预见，如果在血液里有更多的IGF-1，发展出癌症（例如前列腺癌）的风险就会越高。[88]

莱伦氏综合征（Laron syndrome）是一种生长严重迟缓的罕见疾病，就是身体无法正常分泌IGF-1引起的。患此病的人身材比例正常，但特别矮小，而且几乎终生不会患癌症。[89]莱伦氏综合征有点像是人类的一种抗癌突变，引起了科学家的好奇：如果童年时期能正常得到所需要的IGF-1，成长到正常身高后，在成年期往下调节这种荷尔蒙以截断多余的生长信号，可以做到吗？事实证明，你可以不靠手术或药物，仅通过简单地改变饮食结构，就能做到这一点。

摄取动物性蛋白质似乎会触发IGF-1分泌。[90]这或许能解释为什么在你开始蔬食的短短几周内，就能显著加强血液中的抗癌能力。还记得从吃健康饮食的人所抽取的血样，可以用来杀死更多癌细胞的实验吗？如果你将蔬食者身上所失去的IGF-1量又加回到癌细胞身上，猜猜会发生什么事？结果是，健康饮食和运动的抗癌效果消失了，癌细胞又会回归到蓬勃生长的情况。这就是我们推测蔬食能提高血液抗癌能力的原因：通过减少动物性蛋白的摄取，减少了体内IGF-1的浓度。[91]

在规避动物性蛋白仅仅11天后，IGF-1的浓度会下降20%，而IGF-1结合蛋白的浓度则跃增50%。[92]你可以把IGF-1结合蛋白看成是身体的紧急刹车系统，这是身体保护自己免受癌症（细胞快速生长）侵犯的方式，也就是释放结合蛋白进入血液中，与过量的IGF-1结合。即使你已经由于饮食成功地将新产生的IGF-1往下调降，但别忘了，你两周前吃下去的培根和蛋里还有多余的IGF-1仍在体内循环着，该怎么办呢？别担心，肝脏所释出的结合蛋白缉捕大队，就足以将它们带离循环。

那么，饮食中的植物分量究竟要到什么程度，才能降低IGF-1浓度？动物性蛋白——无论是肉类的肌肉蛋白质、蛋的蛋清蛋白或是乳制品中的乳蛋白，都会刺激IGF-1分泌。吃奶蛋素的素食者，并不能显著减少IGF-1浓度。不论男女，只有限制所有动物性蛋白的摄取，才能让IGF-1这种促癌激素显著下降，并提高保护性结合蛋白的浓度。[93, 94]

总归一句话，前列腺癌并非不可避免。我曾在纽约州的贝尔波特（Bellport）演讲，呼吁通过饮食来预防慢性病。演讲过后，有一名叫约翰的听众寄给我一封电子邮件，讲述他跟前列腺癌的战斗过程。约翰在52岁时被确诊为前列腺癌，先后做了6次粗针切片活体检测（治疗前的诊断方法），结果全都显示癌症极具侵略性。医生建议他立刻动手术，切除整个前列腺。

约翰决定先不动手术，而是把饮食改为全蔬食。8个月后，他又做了一次切片检查。医生非常惊讶，因为他的癌细胞只剩下10%。更重要的是，至今他的PSA测试完全正常。

约翰在1996年被诊断出癌症，在改变饮食后，他的癌症消失了，而且没有再复发。

当然，约翰可能只是运气好。我也不建议人们忽视正常的医疗措施。无论你和医疗团队的共同决定是什么，健康的饮食和生活方式都只是辅助方法。这就是生活方式干预的好处：无论你选择哪种治疗方式，都能同时并行。虽然在研究方案上，这个特点可能会使问题更复杂，因为你不知道哪些行为可能造成何种改善。但是，在面对癌症时，你会想获得所有可能得到的帮助。无论癌症患者选择的是化疗、放疗或动手术，他们永远都可以从改善饮食做起。对前列腺有利的饮食，也是对乳房有利的饮食，同时也是对心脏健康有利的饮食，对于维持身体健康来说，更是万中选一的饮食。

第 14 章

远离帕金森症

在20世纪60年代民权运动最高峰的时期，我父亲经常在布鲁克林的暴动中一边躲子弹，一边找寻最合适的角度捕捉母亲在抗议活动被逮捕与拖走的影像。他最著名的作品，是《君子时代》（*Esquire's*）1963年的年度照片之一，照片中是我们的家族友人布兰莱特（Mineral Bramletter）以基督相仿的姿态悬吊在两名白人警察之间，而另一名警察则用手扣住了他的喉咙。

对一个著名的摄影记者来说，患一种会导致手抖的疾病，是命运残酷的捉弄。多年来，我父亲一直为帕金森症所困扰。在疾病一点点的发展下，他逐渐失去了照顾自己的能力，也完全无法像过去一样生活了。他卧床不起，并在能够想象到的各方面都受到了损伤。

在与疾病抗争16年后，他最后一次进了医院。慢性病经常会引起并发症，不同的并发症接踵而来。他得了肺炎，最后几个星期都得依赖呼吸器，让他经历了一场痛苦而漫长的死亡。他去世前在医院病床上度过的几个星期，不论是对他或是对我而言，都是一生中最艰难的时光。

医院是个活着受罪、死也受罪的地方。这就是为什么我们每个人都应该照顾好自己身体的原因。

正如家父的故事，帕金森症有可能导致悲惨的结局。它是继阿尔茨海默病之后，第二常见的神经病变疾病。帕金森症是一种失能障碍，会影响到行动的速度、质量和灵活度。它的典型症状，包括了手部抖动、四肢僵硬、平衡受损与行走困难，会随着病情的发展而日益加重。帕金森症也会影响情绪、思考和睡眠。到目前为止，这种病无法治愈。

这种病是因大脑控制活动区域的一些特化的神经细胞逐一死亡所引起的，通常发生在50岁以后。头部外伤会增加发病风险[1]，这或许可以解释为什么一些重量级的运动明星都沦为帕金森症的牺牲品，例如拳王阿里及美国职业橄榄球联盟球星佛雷斯特·葛雷格（Forrest Gregg）。然而，大多数人更可能从环境的有毒污染物质中发展出帕金森症，这些毒物会在食物链中累积，并最终影响到我们的大脑。

美国癌症研究所在2008年及2009年美国白宫癌症研究小组的报告中，指出了我们被工业化学物质淹没的程度。以下是他们所得到的结论：

> 一直以来，美国人都被这些危险物质的无数组合持续轰炸，甚至从出生前就已经开始。本小组强烈地希望您（总统先生）能运用白宫办公室的力量，从我们的食物、水和空气中除去致癌物质与其他有毒物质，以避免增加不必要的医疗成本，削弱国家的生产力，并摧残美国人的生命。[2]

工业污染物质除了会增加许多癌症风险，也在帕金森症一类的神经病变上插了一脚。[3]而这些毒素，积存在大多数人的体内。

每隔几年，美国疾控中心就会测算全美国各地数千名美国人体内的化学污染物质。根据该机构的调查结果及美国生物学家瑞秋·卡森（Rachel Carson）1962年的畅销书《寂静的春天》（*Silent Spring*）所载，大多数美国妇女的身体都受到各种污染，包括重金属、有毒溶剂、内分泌干扰物质、化学阻燃剂、塑料化学物质，多氯联苯PCB，以及像是DDT一类的禁用杀虫剂。[4]

许多案例里均发现，数百名受试女性中，高达99%～100%的人，血液中有可测量的污染物质；甚至孕妇身上平均还残留着多达50种不同的化学物质。[5]这些潜在的有毒物质，是否也会转嫁到婴儿身上？研究人员决定用实验来回答这个问题。他们取样新生儿的脐带血（只要在脐带被剪断时，取一点喷出的血到小瓶中即可），查验其中的污染物质浓度。研究人员在300多个样本里，发现有95%的脐带血样本有DDT残留。[6]可怕的是，这样的结果竟是发生在DDT已被禁用了几十年后的今天。

那么男性的情况又如何呢？男性体内某些污染物质的浓度，通常比女性要高。解决这个谜团的线索，就藏在哺乳史里。没有哺喂母乳的女性，体内某些有毒物质的浓度与男性相当；而哺乳时间越长，体内有毒物质的浓度越低，这显示女性会透过哺乳将污染物质传给子女，把毒素排出体外。[7]

女性血液中某些污染物质的浓度，似乎会在怀孕期间降低近一半，[8]部分原因就是母体会将这些有毒物质透过胎盘传递出去。[9]或许这就是为什么在怀第一胎时，母乳中污染物质的浓度会比后来几胎都要高。[10]这也可以解释，为什么出生顺序会被认为是年轻人体内污染物质浓度的主要预测指标。基本上，第一胎的孩子可能会优先取得母体内积存的有毒废物，而剩余的部分则会留给弟妹们。[11]

自己在婴幼儿时期吃母乳的母亲们，长大后自身分泌的乳汁通常含有更多的污染物质，显示这些化学物质能够代代相传。[12]换句话说，你现在所吃的食物，会影响到你的子孙辈体内有毒物质的浓度。当然谈到哺育婴儿，母乳绝对是最好的[13]，但为了不要把有毒物质传给孩子，首先我们要做的，就是尽量不要"毒害"自己。

2012年，加州大学戴维斯分校的研究人员发表了加州2～7岁儿童的饮食分析（儿童在饮食上特别容易受到化学物质的影响，因为他们仍在成长，饮食摄取量相对于体重来说比成人高）。研究发现，在儿童体内从饮食取得的化学物质和重金属，确实比成人的安全标准超出更多。单就患癌风险来说，就超过了100倍。几乎每个受试儿童，体内的砷、禁用杀虫剂地特灵（dieldrin）及二噁英的基准值都超标，DDE（DDT的衍生物）浓度也过高。[14]

究竟哪种食物含有最多的重金属？就学龄前儿童来说，砷的主要食物来源是禽肉；而对他们的父母而言，则是金枪鱼。[15]铅的主要来源呢？答案是乳制品。汞呢？答案是海鲜。[16]

所有担心孩子可能接触含汞疫苗的家长应该要知道，即使是怀孕期间，每周只吃一份鱼，都可能让胎儿体内的汞含量，比直接注射一打含汞疫苗还要多。[17]你的确该努力将汞的暴露量减到最低，但接种疫苗的好处远大于风险。但同样的道理却不适用于金枪鱼，因为不吃金枪鱼不会让你有感染风险。[18]

这些污染物质，到底是出现在食物供给链的哪个环节？如今，大多数的DDT都来自肉类，尤其是鱼肉。[19]本质上，海洋无疑是人类的下水道：一切最终都会流入大海。饮食中的多氯联苯PCB（这是另一组被禁用的化学物质，一度被广泛用做电气设备的绝缘油），同样来自鱼肉。一项横跨18个国家、包括1.2万多种食物和饲料样品的研究发现，鱼和鱼肝油中有很高的多氯联苯污染，其次是蛋、乳制品，然后是其他肉类。而污染程度最低的，则出现在食物链底部，也就是植物性食物。[20]

另一种在近半个世纪前被禁用的杀虫剂六氯苯，如今主要存在于乳制品、肉类和鱼类中。[21]全氟化合物（PFC）呢？答案同样是鱼类和其他肉类。[22]在美国，二噁英最主要的来源是奶油，接着是蛋及加工肉品。[23]蛋中的二噁英高含量，或许能解释为何有研究发现，每天只要吃半个蛋，患口腔癌、大肠癌、膀胱癌、前列腺癌和乳腺癌的风险比完全不吃蛋的人会高出2~3倍。[24]

那么，假如女性希望通过饮食在怀孕前清除身上的污染物质，究竟需要多久时间？为了找出答案，研究人员请受试者每周都吃一大份金枪鱼或其他汞含量很高的鱼类，提高他们体内的重金属含量，连续吃14周后停止。接着，科学家开始测量受试者体内汞含量的减少速度，以便计算出汞的半衰期。[25]受试者似乎在2个月内，就能清除掉体内一半左右的汞。这样的结果显示，在停止吃鱼的1年内，身体差不多可以排除99%的汞。然而，要排掉其他从鱼类而来的工业污染物质，我们的身体可能需要更长的时间。例如某些二噁英、多氯联苯和DDT副产品，半衰期可能长达10年。[26]因此，想要把这些有毒物质99%清除掉，可能需要超过1世纪的时间。想要完全排毒后才怀第一胎，这可是一段很长的时间。

现在，你可能会想知道，这些化学物质一开始是如何进入到食物里头的。其中一个原因是，我们已经将地球污染得非常彻底了，所以这些化学物质会随着雨水落下来。例如，科学家在落基山国家公园冰雪覆盖的峰顶上，就发现了8种不同的杀虫剂污染。[27]一旦污染物质进入土壤，就会在食物链中累积，一级一级往上增加浓度。想想看，在乳牛被屠宰成牛肉前，要吃掉相当于7.5万磅（约3.4万千克）的植物。植物中的化学物质会在奶牛的脂肪里慢慢累积，因此，每当你吃下一个汉堡，实际上就等于吃下组成这个汉堡的所有成分所含的一切东西。减少接触到工业毒素的最好办法，或许是尽可能采用食物链底层的食物，也就是蔬食。

避免祸从口入，慎防可怕的二噁英

二噁英是藏在动物脂肪中的高毒性污染物质，约95%的人体暴露源自所食用的动物性产品。[28]部分原因是动物饲料受到污染。例如，20世纪90年代的超市调查发现，人工养殖的鲶鱼含有高浓度的二噁英。[29]很明显，用来喂养鲶鱼的饲料中可能混入了一些防结块剂，其中含有源自污泥的二噁英。[30]

同样的饲料也用来养鸡，当时受影响的鸡大约占5%的全美禽类总产量。[31]这也意味着，美国民众吃了上亿只受到污染的鸡。[32]当然，鸡里头有的，鸡蛋里头也会有。事实上，美国生产的鸡蛋里也发现了升高的二噁英含量。[33]据美国农业部估计，受污染的饲料不到1%，但1%的鸡蛋产量却意味着每天有超过100万枚鸡蛋被污染。鲶鱼的污染更是普遍，美国有超过1/3的养殖鲶鱼被检测出受到二噁英污染。[34]

1997年，美国食品药物管理局呼吁饲料厂商停止使用这些受到二噁英污染的成分，并指出"持续让动物接触含有高二噁英的饲料，会对动物健康造成不利影响，同时对食用动物性产品的人也会有健康疑虑。"[35]那么，我们能寄望饲料业者会自行整顿吗？

每一年，美国仍有多达5亿磅的鲶鱼持续从养殖场被"粗制滥造"地推向市场[36]，但直到10多年后，美国政府才后知后觉地去查验这些产品是否符合规定。美国农业部的研究人员，检验来自全国各地的鲶鱼样本，并在2013年报告有96%的样品仍含有二噁英和二噁英类的化合物。而当他们回头去检查饲料时，猜猜他们发现了什么？有超过半数的样品都受到了污染。[37]

换句话说，这20多年来，饲料业者用来喂食动物（最终进入我们大多数人的肚子内）的饲料[38]，可能都含有二噁英。显然，饲料业者对这种做法一点都不知收敛。

美国国立医学研究院已经提出了如何减少二噁英暴露的建议，减少从肉类（包括禽肉和鱼肉）摄取脂肪，以及避免从肉汁回收动物性脂肪。[39]由此看来，减少饮食中的动物性食物，才是更谨慎的做法。研究人员估计，蔬食饮食结构可以避免约98%的二噁英摄取量。[40]

抽烟可以预防帕金森症？其实，你还有更好的选择

美国疾控中心最近刚庆祝了1964年卫生总署吸烟报告满50周年。这个具有里程碑意义的报告，首次公开表明吸烟会导致癌症，被视为这个时代

公共卫生的伟大成就之一。[41]回头读一读烟业对这个报告的反应，还满有意思的。例如，一位烟业业内人士反驳卫生总署对于抽烟花费美国数十亿美元的说法："抽烟让越来越多的人在退休后不久就身亡，为国家节省了大笔支出。"[42]换句话说，应该感谢香烟，帮我们节省了很多医疗保险和社会安全的花费。

烟业还批评卫生总署的吸烟报告"没有平衡报道抽烟的好处"。[43]当他们在国会接受质询时表示，抽烟"对健康的正面好处"，包括"幸福感、满足感及快乐，当然还有其他种种好处"。除了批评卫生总署报告中试图抹灭的幸福感，烟草协会所提出的"其他种种好处"，甚至包括预防帕金森症。[44]

令人意外的是，在过去半个世纪里，有超过52项研究都不约而同地表明，抽烟的确跟帕金森症的低发生率有关。[45]无论再大胆的假设，都无法解释这些发现。公共卫生科学家反驳，或许这是因为吸烟者在患帕金森症前就已经死亡了？不对，吸烟的保护作用出现在所有年龄层。[46]或许是因为吸烟者也喝较多的咖啡（已知咖啡可以预防帕金森症）？[47]也不对，即使研究人员排除了咖啡，香烟的保护作用仍然不变。[48]而同卵双胞胎的研究，也排除了遗传因素。[49]甚至只是在父母吸烟的家庭里长大，似乎也可以对预防帕金森症有用。[50]难道烟业的说法是正确的？两者真的有关系？

从1964年卫生总署发表那份开创性的报告以来，已有超过2000万名美国人因为吸烟而死。[51]即使你不介意死于肺癌或肺气肿，只想保护你的大脑，你仍然不该抽烟，因为抽烟是导致中风的主要危险因子。[52]但有没有可能，我们只获得吸烟的好处，而不必承担抽烟的风险呢？

或许真的有这么好的事。香烟中可以保护神经的成分，似乎是尼古丁。[53]烟草是茄科植物的一员，同科成员还包括西红柿、马铃薯、茄子和各种椒类。这些蔬菜都含有尼古丁，只是非常微量，比一根香烟少了几百倍，因此其保护能力被认为微不足道。[54]但后来我们发现，仅仅抽一两口烟，就能让大脑一半的尼古丁受体呈饱和状态。[55]我们从研究中了解到，即使抽二手烟也可以降低帕金森症的风险[56]，而坐在烟雾缭绕的餐厅中，所获得的尼古丁量跟你在禁烟餐厅里吃一顿健康膳食其实没有差别。[57]所以吃大量的茄科蔬菜，究竟能不能帮你预防帕金森症呢？

华盛顿大学的研究人员决定一探究竟。他们在测试尼古丁含量时，发现茄子完全没有，马铃薯只有一点点，西红柿倒是有一些，而青椒则有可观的含量。这些检验结果，跟他们针对近500个帕金森症新病例所做的双盲研究相符。吃富含尼古丁的蔬菜（尤其是椒类），可以显著降低帕金森症的风险。[58]要注意的是，这种保护效果仅出现在非抽烟者身上，因为香烟中大量的尼古丁很可能会覆盖掉任何健康饮食的效果。这项研究，可以解释为什么富含西红柿、马铃薯及茄科蔬菜的地中海饮食有助于预防帕金森症。[59]

华盛顿大学研究人员的结论是，在个人考虑以饮食干预方式来预防帕金森症之前，还需要更多的研究来验证。但是，当这种饮食介入只是让你享受更健康的菜肴，例如西红柿酱加甜椒，我看不出你有任何理由需要等待。

乳制品与帕金森症的关系

研究发现，帕金森症患者的血液中含有较高的有机氯杀虫剂，这是一种含DDT、已被禁用的杀虫剂。[60]解剖研究也发现，在帕金森症患者的脑组织中，杀虫剂含量较高。[61]在他们的大脑中，同时还发现相当量的其他污染物质，比如多氯联苯PCB，而且某些多氯联苯的含量越高，与帕金森症有关的大脑部位（位于脑干的黑质）的损害程度就越高。[62]如前所述，尽管许多化学物质在几十年前就已被禁止，但仍然存留于环境中。透过饮食中被污染的动物性产品（包括乳制品），你会持续接触这些物质。[63]事实证明，不吃乳制品的蔬食者，能够明显降低血液中多氯联苯的浓度，从而减缓帕金森症恶化。[64]

一项包括30多万名参与者的元分析发现，整体的乳制品消费量与帕金森症的风险增加有关。研究人员估计，每天喝一杯牛奶会增加17%的帕金森症风险。[65]他们的解释是："受到神经毒素污染的牛奶，可能就是最重要的关键。"[66]例如某些神经毒性化学物质，像是在实验室研究中用来诱发灵长类动物患帕金森症的物质四氢异喹啉（tetrahydroisoquinoline）[67]，就主要存在于奶酪中。[68]虽然发现的浓度很低，但是它们在一生的时间内会慢慢累积[69]，最终导致在帕金森症患者大脑中所发现的明显剂量。[70]有人呼吁，乳业应该针对这类毒素进行筛选[71]，但至今仍没有得到响应。

一份营养期刊新近的评论认为，以上发现已经尘埃落定："对此唯一可能的解释，就是牛奶受到神经毒素的污染。"[72]但对于乳制品和帕金森症之间"确定"的关联性，还有其他解释。[73]例如，污染物质的浓度无法解释为什么乳糖跟帕金森症的关联性更密切，而不是牛奶中的脂肪[74]；也无法解释为什么牛奶会比奶油更容易引发帕金森症。[75]或许罪魁祸首是半乳糖（在牛奶中发现的糖，会增加骨折、癌症和死亡的风险；参见第13章）。[76]无法分解半乳糖的人，喝牛奶不仅会破坏骨骼，大脑也会受损。[77]这就有助于解释牛奶与帕金森症的关联性，同时可能也跟另一种神经退行性疾病——亨丁顿舞蹈症有关。事实上，较高的乳制品摄取量，似乎会让亨丁顿舞蹈症的发病风险提高1倍。[78]

还有另一种解释，喝牛奶会降低血液中的尿酸。尿酸是一种对大脑很重要的抗氧化物[79]，能保护神经细胞免受杀虫剂导致的氧化应激的影响。[80]尿酸有助于延缓亨丁顿舞蹈症[81]和帕金森症[82]，最重要的是，还能降低帕金森症原发的风险。[83]然而，过多的尿酸却可能导致关节处的结晶，造成让人苦不堪言的痛风，尿酸可以说是一把双刃剑。[84]过多的尿酸也跟心脏病和肾脏病有关；而尿酸量太少，则可能会引发阿尔茨海默症、亨丁顿舞蹈症、帕金森症、多发性硬化症和中风。[85]不过，那些蔬食者规避了乳品，其体内的尿酸似乎能达到长寿最适合的浓度。[86, 87]

牛奶对身体不利，至少对骨骼和大脑而言。

要避开恐怖的污染物质，蔬食是唯一选择

正如我们所讨论的，有机氯是一组包括二噁英、多氯联苯和DDT等杀虫剂的化学物质。虽然这些化学物质大都在几十年前就被禁用了，但它们恒久存在于环境中，还会潜入食物链，蛰伏在我们所吃的动物性脂肪之中。

假如完全不吃动物性产品，会怎样？研究人员在测量血液中的有机氯（包括各种多氯联苯和孟山都★被长期禁用的一种多氯联苯化合物）浓度时发现，素食者受到的污染明显比杂食者要少很多。[88]这个发现，与肉食者的体脂肪[89]和母乳[90]中含有较高浓度的有机氯杀虫剂的研究结果相符合。

★编者注：孟山都（Monsanto）是美国一家跨国生物科技公司，制造过许多争议性的产品，例如多氯联苯、DDT、橙剂和重组牛基因的生长激素，部分已被禁用。目前是全球最大的基因改造种子商。

研究发现，完全实行蔬食的人，体内二噁英浓度明显较低[91]，多溴联苯醚（PBDEs）*（加注解多溴联苯醚是电气用品所添加的一种防火物质）的污染也较少，后者是一种阻燃性化学污染物，也和神经问题相关。[92, 93]：这点不必惊讶，美国食品供应链中内阻燃剂含量最高的食物是鱼肉，不过，主要来源是禽肉，其次是加工肉品。[94]这就可以解释为何规避肉食的饮食结构，体内多溴联苯醚明显更低。[95]蔬食比例越高，规避动物性食物的时间越长，体内的污染物含量就会越低。[96]目前没有规定限制食品中的PBDEs含量，在评估全美肉品与禽肉和阻燃化学物的关系后，美国农业部的研究人员指出："规避饮食结构中不必要且持久的有毒物含量，绝对是值得采取的做法。"[97]

健康的饮食，也能减少体内的重金属浓度。研究发现，蔬食者毛发中的汞含量，比吃鱼肉的人要低10倍。[98]在转换成蔬食后的3个月内，毛发中的汞、铅和镉含量显著下降了（一旦又吃肉和蛋后，就会

回升）。[99]可怕的是一些有机氯污染物，它们不同于重金属，可以残留在体内数十年之久。[100]肯德基里头的DDT，会跟着你一辈子不离不弃。

浆果：体内残留杀虫剂的反抗军

帕金森症是以詹姆斯·帕金森（James Parkinson）医生的名字命名的，百年前他首先发表了记录此疾病的一篇文献，在这份原始手稿中，他描述了帕金森症的特征：排便"迟缓"或便秘。此后许多年，这个症状成为优先诊断的依据[101]；甚至从肠道蠕动的频率，还可预测帕金森症。例如，没有每天排便习惯的男性，被发现在日后发展出帕金森症的风险高达4倍。[102]而反向因果关系则建议：或许不是便秘导致了帕金森症，而是帕金森症（甚至在确诊的几十年前）导致了便秘。这个想法受到逸闻证据的支持：许多帕金森症患者表示，他们从来不觉得口渴；或许因为如此，他们喝水量不够多而导致便秘。[103]

换个角度来看，既然已知饮食中的污染物和帕金森症有关，那么便秘就很可能有直接的促进作用：粪便停留在肠道的时间越长，饮食中的神经毒性化学物质就会被吸收得越多。[104]目前已有100多项研究，将杀虫剂与帕金森症的风险联结在一起[105]，但其中很多都是因为受试者的职业或环境暴露的原因。在美国，每年喷洒的杀虫剂量高达10亿磅[106]，而仅仅在高喷洒地区生活或工作，就可能增加患帕金森症的风险。[107]即使是使用普通的家用杀虫剂，也会显著提高患病风险。[108]

那么，杀虫剂为什么会提高患帕金森症的风险呢？科学家认为，杀虫剂可能导致DNA突变，增加疾病易感性[109]或影响大脑中某些蛋白质的折叠★方式。为了有效发挥作用，必须保持蛋白质的正确构形。当细胞制造新蛋白质时，如果折叠方式错误，就会被分解回收，再让身体重新制

★编者注：蛋白质的基本单位为氨基酸，而蛋白质的一级结构指的就是其氨基酸序列，蛋白质会由所含氨基酸残基的亲水性、疏水性、带正电、带负电等特性通过残基间的相互作用而折叠成一立体的三级结构。虽然蛋白质可在短时间中从一级结构折叠至立体结构，研究者却无法在短时间中从氨基酸序列计算出蛋白质结构。因此，蛋白质折叠的过程就是依靠折叠密码（folding code）的过程。

造。然而，某些错误折叠的蛋白质，会构成身体无法分解的形态。如果这类的脱序情形持续发生，畸形蛋白质就会逐渐累积，导致大脑神经细胞的死亡。例如，蛋白质错误折叠后形成的类淀粉蛋白，与阿尔茨海默症有关（见第3章）；普利昂蛋白（prion proteins）错误折叠会引起疯牛病，而不同的畸形蛋白则会引发亨丁顿舞蹈症；α突触核蛋白（alpha synuclein proteins）错误折叠，则会导致帕金森症。[110]根据迄今为止在这方面最完整的研究，在12种受试的普通杀虫剂中，就有8种能触发培养皿中的神经细胞出现α突触核蛋白的沉积。[111]

正如我先前所说的，帕金森症是由于大脑控制运动区域的特殊神经细胞死亡所致的。一开始出现症状时，这些关键性的细胞可能就有70%已经死亡了。[112]杀虫剂对杀死这些神经细胞相当拿手，因此科学家经常在实验室使用杀虫剂，试图在动物身上重现帕金森症，以找出新疗法。[113]

如果杀虫剂会杀死脑细胞，那么除了减少接触杀虫剂之外，我们还能做什么来阻止这个进程？没有任何已知的药物可以防止这些错误折叠的蛋白质沉积，但存在于蔬果中的植物营养素"类黄酮"，可能具有保护作用。研究人员测试了48种能够穿越血脑屏障的不同植物化合物，看看是否有任何一种能够阻止α突触核蛋白沉积在一起。结果令他们大吃一惊，有多种类黄酮化合物不仅能抑制这些蛋白质沉积，还能破解已经存在的沉积。[114]

这项研究显示，健康饮食不仅能减少接触污染物的机会，同时也能对抗其影响。就对抗杀虫剂而言，浆果可能特别有用。在一场杀虫剂和浆果的肉搏战中，研究人员发现，预先用蓝莓提取物培养的神经细胞，能够更有效抵御常见杀虫剂的破坏性。[115]但这些研究大都是培养皿实验，那么有没有临床证据能证明浆果的效果呢？

几十年前发表过的一项小规模研究，得出蓝莓和草莓或许能预防帕金森症的结果[116]，但其中仍存在着不少疑问。直到哈佛大学一项包括近13万人的大型研究发现，多吃浆果的人似乎真的不会患帕金森症。[117]

《神经学》（*Neurology*）期刊在一篇相关研究的评论里总结说道，虽然还需要更多研究证实，但"在那之前，1天1个苹果可能是个好主意。"[118]苹果确实有预防帕金森症的作用，但效果仅限于男性。而蓝莓和草莓则能让每个人都获得好处，它们也是此研究所使用的两种浆果。[119]

如果你决定按照我的建议每天吃浆果，我劝你千万不要加鲜奶油。不仅因为乳制品已被证明会阻挡浆果的某些有益效果[120]，还因为乳制品本身可能就含有一些化合物会造成严重的细胞受损，就如我们前面提过的。

同类相食的生物放大作用

假如只吃食物链底部两层的食物——植物以及吃植物的动物（喂食谷物和大豆的牛、猪和鸡），为什么美国民众还会受到这么多污染？如果你还记得疯牛病，或许知道答案。在现代农业中，基本上已经没有草食动物了。

在美国，每年有数百万吨屠宰场的副产品被拿来喂食农场动物。[121]我们不仅把这些动物变成了肉食者，更让它们变成了同类相食者。当我们拿数百万吨的肉和骨粉来喂食农场动物时，也同时喂给它们这些饲料可能包含的任何污染物质。然后，当那些牲畜被屠宰后，剩余部分又被拿去喂养下一代的牲畜，默默地让污染物质的浓度越来越高。[122]最终，我们就会像北极熊或老鹰一样处在食物链的顶端，遭受污染物质被生物放大作用的后果。当我们吃下这些农场动物后，几乎也吃了它们所吃的每种东西。

把屠宰场的副产物当成动物饲料，会同时将有毒的重金属和工业化学物质回收到食物供应链中。铅会沉积在动物的骨头中；而汞则会在动物性蛋白质里聚集[123]，所以蛋白的汞浓度才会是蛋黄的20倍。[124]持久性亲脂有机污染物（PLOP）[125]会沉积在动物性脂肪里，因此减少肉类摄取量可以帮助减少污染物的暴露。但要小心的是，这些污染物质可以通过各式各样

★编者注：这里特别指出蛋奶素的健康价值会因为蛋奶降低蔬食带来的好处。

的动物性产品回到我们身上。"虽然素食★的饮食方式有助于降低PLOP、汞和铅等污染物质对身体的负担，"一位毒理学家说："但这样的好处，会因为摄取受污染的奶蛋制品而遭到破坏。用受到污染的动物性产品来喂养家禽家畜，会生产出受污染的奶类及蛋类产品。"[126]

如果你想要降低体内的PLOP，请尽可能吃食物链中最底层的食物。

咖啡在预防及治疗帕金森症上的效果

早晨来一杯咖啡，是否有助于防止甚至治疗人类最沉重的神经退化疾病呢？目前看起来是如此。

咖啡对帕金森症的抑制作用，至少已经有19项相关研究，总体的结果是：喝咖啡大约能降低1/3的风险。[127]关键因素似乎是咖啡因，因为茶叶似乎也有同样的保护作用[128]，但喝低咖啡因的咖啡则没有效果。[129]就跟浆果的植物营养素一样，咖啡因在培养皿实验中也显示出保护神经细胞的能力，可以避免杀虫剂或其他神经毒素伤害神经细胞。[130]

那么，咖啡对帕金森症的疗效又如何呢？在一项随机的对照试验中，每天给帕金森症患者相当于2杯咖啡（或相当于4杯红茶或8杯绿茶）的咖啡因，3周内，就可改善病人的活动能力。[131]

咖啡能够做到的，也只有这么多了。所以制药公司突发奇想，试着将咖啡因掺入Preladenant及Istradefylline等试验新药中。但事实证明，这些药物对治疗帕金森症似乎没能比普通咖啡更有效，而普通咖啡更便宜也更安全。[132]

你可以做一些简单的事来预防帕金森症。比如，戴安全帽、系安全带以避免头部遭到撞击；经常运动[133]，避免体重超标[134]；多摄取彩椒、草莓和绿茶，以及减少接触杀虫剂、重金属，规避乳制品和其他动物性产品。这一切都是值得的。相信我，没有一个家庭应该忍受帕金森症造成的悲剧，远离帕金森症，我们都能做到。

第 15 章

/

如何不死在医生手上

俗话说预防重于治疗。但预防到底有多重要呢？如果现代医学可以解决我们的所有毛病，为什么要费心去改变我们的饮食结构和生活习惯呢？

遗憾的是，现代医学并不像大多数人所想的那样神通广大。[1]医生擅长治疗急症，例如骨折和感染，但对于会导致死亡和残疾的慢性病，现代医学并没有占很大的优势。事实上，有时反而会造成更多伤害。

例如，医院处方药物所产生的副作用，每年就造成了大约10.6万名美国人死亡。[2]单单这项统计，就能让医疗成为美国的第6大死因。而这个数字，仅仅反映的是因服用指定药物而死亡的人数。此外，每年有7000人死于因失误而接受错误的药物治疗，还有2万人死于其他的医疗疏忽。[3]这样看起来，医院的确是个危险的地方，而这还没有算上每年估计约有9.9万人死于医源性感染。[4]但这些感染致死的责任，要算在医生头上吗？有可能，假如医生连手都不好好洗的话。

19世纪40年代以后我们就已经知道，洗手是防止医源性感染的最好方法，但会严格遵守的医护人员却不及50%。▲医生是最大的罪魁祸首。[5]一项研究发现，即使是在重症加护病房（ICU），即便到处张贴着"接触注

▲编者有感：美国遵守规定的不及50%，我国呢？看来要求勤洗手的不仅仅是我们，还必须有医生。

▲编者有感：有很多医院医生的门诊室都没有安装水龙头。

意事项"的标示（表示感染风险特别高），在治疗患者时，能够正确洗手或使用洗手液的医生还是不到1/4。[6]你没看错。4位医生中，甚至只有不到1位会在看病前洗手。▲许多医生担心，如果每年被医生无意中杀死的人数广为流传，可能会"破坏公众的信任"。[7]但是，如果医生连洗手都懒得洗，又值得多少人信任呢？

这个不良（且恶心）的情况意味着，当你进医院做一项简单的手术时，可能会带着危及生命的感染出来——如果你还出得来的话。每年，有1.2万名美国人死于手术并发症，而这些手术甚至不是绝对必要的。认真计算下来，总共有超过20万人由于所谓的"医源性原因"而死亡。而这个数字，仅仅是住院患者的统计数字。在门诊中，光是处方药的副作用就可能导致额外的19.9万人死亡。[8]

★小提示：是10万人加上前面处方药副作用引起的额外20万死亡人数。

据美国国立医学研究院估计，医疗失误导致的全美死亡人数可能更多，高达了9.8万人，[9]将每年的死亡总人数提高到接近30万人。★这个数字，比纽瓦克（Newark）、水牛城（Buffalo）或奥兰多（Orlando）等城市的总人口还多。即使采用更保守的估计方式来计算医疗失误导致的死亡人数，医疗保健仍稳居美国的第3大死因。[10]

对于这种谴责性结论，医学界怎么响应呢？答案是如死寂般的沉默。[11]第一个这类报告出现在1978年，文中暗指约有12万件发生于医院的死亡案例是可以避免的。[12]而16年后，刊登在《美国医学协会期刊》的另一篇文章，暗示医源性致死人数可能"相当于每2天就有3架巨型喷射客机坠毁"。[13]就在这2个报告相隔的16年里，可能有多达近200万名美国人死于医疗失误，但医学界却拒绝对此悲剧发表意见，也没有做出任何实质性的努力来减少死亡人数。[14]在另一项60万人的死亡估计后，德高望重的美国国立医学研究院发布了具有里程碑意义的医疗失误灾难性后果报告[15]；但同样地，医学界几乎没有做出任何回应。[16]

终于，几个改变应运而生了。比如说，实习和住院医师1周再也不能工作超过80小时（至少在记录上），而轮班时间也不能连续超过30个小时。这听起来可能不像是重大改变，但当我开始在医院实习时，每隔3天就要进行36小时的轮班，加上其他工作日的时数，1周总共要工作117个小时。研究显示，当实习和住院医师被迫熬夜，可能会导致36%的严重医疗失误、5倍的诊断错误，并造成2倍的"缺乏注意力"情形（例如在手术过程打瞌睡）。[17]外科手术时，该睡着的是病人，绝对不该也不能是医生。▲因此，过劳的医生可能会造成300%与疲劳相关的医疗失误，导致患者死亡，这并不令人意外。[18]

▲编者有感：这里真是美国式的幽默。

假如每天都有客机坠毁，造成数百人的重大伤亡，我们预期美国联邦航空总署将会介入调查，并采取一些相关措施。然而，为什么没有人用同样的标准管理医学界呢？像美国国立医学研究院这一类的机构，除了发表报告以外，明明还可以要求医师和医院采取最低限度的预防措施，例如药物都贴上条形码以避免混淆。[19]（这就像店家会在商品上贴条形码一样，连奶油蛋糕Twinkies的外包装上都有。）

话说回来，只有吃药的人才会因为用药错误或药物副作用而死亡；只有实际去医院的人，才会因医疗失误而死亡或受到感染。好消息是，大多数必须到医院求诊的疾病，都可以用健康的饮食和生活方式来加以预防。[20]

要避免医疗检查和治疗带来的不良影响，最好的办法不是逃避看医生，而是事先预防疾病。▲

▲编者有感：这句话最靠谱。

少照 X 光，放射线对身体的伤害

不仅是治疗，有时连诊断也会有风险。2001年，一篇出自哥伦比亚大学、标题为《儿科计算机断层辐射所引起的致命癌症风险评估》（*Estimated Risks of Radiation-Induced Fatal Cancer from Pediatric CT*）的论文发表，人们开始担忧医疗诊断中因辐射导致的风险。CT使用了多种X

光，从不同角度照射来建立截面图像，使身体所接触的辐射量会比单纯照X光片高出几百倍。[21]基于接触的辐射量类似广岛原子弹爆炸，而广岛幸存者具有超高的癌症风险[22]，估计接受过腹部或头部CT扫描的儿童中，每年有500人"可能最终因为CT辐射导致的癌症而死亡"。[23]针对这样的事实，顶级放射学期刊主编都承认："在没能照顾好孩子的问题上，放射科医生可能和其他人一样难辞其咎。"[24]。"

以女婴来说，在单次断层扫描后患癌症的风险可能高达1/150。[25]平均而言，医疗诊断辐射在1年中估计造成了2800名美国女性的乳腺癌，以及2.5万名其他癌症病患。[26]换句话说，医生每年可能造成了数万个癌症病例。

然而，经历这些扫描的病人却很少被告知这些风险。例如，你可知道进行一次胸部断层扫描所造成的癌症风险，大约和抽700根香烟差不多？[27]全球每270名中年妇女里，就有一名由于单次血管摄影而致癌。[28]断层扫描和X光或许能拯救生命，但可靠的证据显示，有1/5到一半的断层扫描是完全不必要的，可以用更安全的成像技术取代，甚至根本不需要。[29]

许多人对机场安检中使用背向散射X光全身扫描仪的辐射量表示忧心[30]，所以这些机器都已被淘汰了。然而，千万不要忽略搭飞机的辐射风险。在高空中会接触到更多来自外层空间的宇宙射线，仅仅一趟跨国的往返飞行，就可能让你遭受相当于一次胸部X光的辐射剂量[31]。（根据我过去演讲的行程表，我现在应该会在黑暗中闪闪发光！）▲

▲编者有感：真没想到，坐飞机也有辐射风险！

那么，我们可以做什么来降低辐射风险呢？答案与其他大多数的健康问题相同：吃得健康点。

在一项由美国癌症研究所资助的调查中，研究人员针对每天不断受到辐射的飞行员进行研究，检查了他们的饮食和染色体完整性，看看哪些食物可能具有保护作用。他们发现，摄取最多膳食抗氧化物的飞行员，身体所受到的DNA损伤最少。请注意上述所说的是"膳食"。抗氧化剂补充品，例如维生素C和维生素E片，似乎没有帮助。相反地，从蔬果中摄取很多维生素C的飞行员，似乎就受到了保护。[32]服用抗氧化剂补充品，或许只是白白浪费钱而已。每天吞500毫克维生素C片的受试者，发现DNA氧化损伤更高。[33] ▲

▲编者有感：看来要从蔬果中获取营养，而不要从补品中获取。

别忘了，食物中的天然抗氧化物，其保护效果是由许多不同的化合物综合而来的；而营养补充品中，却只有高剂量的单一抗氧化物。事实上，从多种植物性食物（如柑橘类、坚果、种子、南瓜和彩椒等）摄取植物营养素的飞行员，在每天的宇宙辐射冲击中，DNA的损伤最轻微。[34]

研究小组发现，比起其他蔬果，菠菜和羽衣甘蓝这一类的绿叶菜具有更好的防辐射保护作用。[35]因此一直以来，我在搭飞机时都会带一些羽衣甘蓝脆片，不只是因为携带方便，也因为它可以保护我的DNA。

同样的植物性保护作用，不仅让飞行员获益，也出现在原子弹爆炸幸存者身上。几十年来，研究人员一直持续追踪3.6万名广岛和长崎的原子弹爆炸幸存者。那些饮食中偏重蔬果的幸存者，约减少了36%的患癌风险。[36]在乌克兰的切尔诺贝利核事故之后，我们也看到同样的结果：摄取新鲜蔬果的儿童，免疫系统的保护效果明显提升了；而蛋和鱼肉的摄取，则明显增加了DNA损伤的危险。研究人员认为，这个结果可能是他们所吃的动物性食物受到放射性元素的污染，也可能是动物性脂肪在自由基形成中所起的作用。[37]

核灾事件固然不幸，但也提供了人类对辐射影响的研究机会，显而易见，故意让人体暴露在辐射中是不道德的。然而，正如我们从美国冷战时期辐射实验的解密文件所了解的，这样的道德约束没能阻止美国政府将钚注射到"有色"人种身上[38]，或者把放射性同位素加在"智能障碍"儿童的早餐麦片中。[39]尽管五角大楼坚持，这些是为了保护人们免受辐射所发展出的"唯一可行方法"[40]，但研究人员早已提出不违反纽伦堡公约的一些方法。

其中一种方法，就是在试管中研究辐射对人类细胞所造成的影响。研究发现，预先以生姜提取的植物营养素处理过的白细胞，在被γ射线照射时，所遭受的DNA损伤较少。生姜化合物对DNA的保护作用，几乎与顶尖的抗辐射药物相当[41]，但剂量低了150倍。[42]那些吃生姜来防止晕机的人，或许防止的不仅是头晕恶心的症状而已。

其他对辐射损伤可能有保护作用的常见食物，还包括大蒜、姜黄、枸杞子和薄荷叶[43]，不过都未经过临床测试。那么，我们要如何在培养皿以外，测试食物对身体的保护能力呢？研究饮食对宇宙射线的保护作用时，科学家选了飞行员当研究对象。猜猜看，他们研究食物对X光的保护作用时，挑中的研究对象是谁？答案就是操作X光的技术人员。

比起医院其他员工，经常操作X光机的医院员工遭受更多的染色体损伤，也有较高的氧化应激。[44]为此，研究人员招募了一批X光技术人员，要求他们持续1个月每天饮用2杯柠檬香蜂茶（这是一种薄荷类的药草茶）。即使在这样短的时间里，柠檬香蜂茶似乎能增加受试者血液中的抗氧化酶，同时也能有效减少DNA损伤。[45]

吃菜比吃药好，饮食与药物实际效果的比较

根据一项包含10万多名明尼苏达州居民的研究，有7/10的人在1年中至少服用过1种处方药。半数以上的人被开过2种以上的药物，而20%则被开过至少5种药物。[46]总的来说，在美国，医生每年约开出40亿张用药处方。[47]这相当于每人每年约有13张处方笺，包括成年男女和儿童。

医生最常开的两种处方药，是降胆固醇药物辛伐他汀（simvastatin），以及降血压药赖诺普利（lisinopril）。[48]由此可见，很多医生开出的药物都是为了防止疾病。但是，这数十亿粒药片的效果有多好呢？

过于相信药物和医疗手段的防病能力，很可能是医生与患者低估

健康饮食和生活方式干预价值的原因之一。调查结果显示，人们往往会高估乳房X光摄影和大肠镜检查预防癌症死亡的能力，也会高估福善美（Fosamax）治疗骨质疏松症的能力，或立普妥防止致命性心脏病突发的效果。[49]事实上，就像他汀类药物在预防心脏病发作的表现一样，患者想象的功效比实际功效要放大了20倍。[50]难怪大多数人会依赖药物来拯救他们！但一个秘而不宣的真相是，受访的大多数人纷纷表示，要是他们早知道这些药物的实际效益，可能就不愿意服用了。[51]

一些美国最常见的药物，效果到底有多差？以胆固醇、降血压和血液稀释的药物来说，即使是高风险的患者，连续使用5年的受益机会通常小于5%。[52]大多数患者被询问时都表示，他们希望能得知真相。[53]然而，身为医生的我们知道，假如透露这样的信息，愿意每天服用这些药物的病人将会变得很少，而这将影响到极少数真正从中受益的人。这就是为什么知情的医生和制药公司会过度夸大这些药物的好处，而不提这些好处其实相当有限。而在慢性病治疗上，临床使用的常规药物可以当成临床欺骗性药物来看待。

对于成千上万服用药物却未受益的人而言，这不单单是花钱和忍受副作用的问题。对我来说，真正的悲剧是失去解决病情根本原因的所有机会。当人们大大高估处方药的保护作用，就不太可能改变原有的饮食结构，去实行能够大幅降低患病风险的健康饮食。

以降低胆固醇的他汀类药物为例，在减少后续心脏病发作或死亡的绝对风险上，这类药物所能提供的最好效果，6年内大约只有3%。[54]对比之下，全蔬食的效果大概高出20倍，在不到4年的期间，就能将绝对风险降低60%。[55]2014年，卡尔德威尔·埃塞斯汀（Caldwell Esselstyn Jr.）医生发表了近200个严重心脏病的系列病例，显示足够健康的饮食结构或许能阻止99.4%的心脏病持续恶化。[56]

如果你可以自由选择，你是要选健康饮食还是选择服用药物来防止心脏病发作呢？实际上，你也不用太挣扎，因为在近97%的案例中药物并没有发挥作用。当然，饮食和药物也可以双管齐下。在埃塞斯汀医生照料下的许多病人，可同时服用心脏病药物。你只需要认清现实，明白药品柜比起冰箱，对疾病的预防和治疗更显得作用有限。如果医生继续依靠药物和心脏支架来治疗心脏病，那么这个头号杀手可能会继续成为成年男女的主要死因，而最终也将会成为我们后代的死敌。不过，如果你采取足够健康的饮食，或许可以逆转心脏病这个魔鬼。这是医生可以自信地告知病人的信息。

阿司匹林是灵丹妙药吗

那么，成药的效果又如何呢？以阿司匹林为例，阿司匹林药片已问世超过一个世纪，可能是世界上最常使用的药物之一。[57]它的有效成分水杨酸在自然形态下（柳树皮提取物），早在数千年前就被用来缓解疼痛和发烧。[58]尽管现在已经有更好的消炎止痛药，但阿司匹林仍然非常受欢迎，其中一个原因就是有数百万人每天都把它当血液稀释剂使用，以减少心脏病发作的风险。正如第1章中所见，心脏病发作通常都是由于某条冠状动脉的粥样硬化斑块破裂，造成血块凝结而发生的。服用阿司匹林，有助于阻止这种情况。

阿司匹林也能够降低患癌风险。[59]阿司匹林能够抑制血小板和环氧化酶的结合，达到抗凝血的作用，同时也阻碍癌症的生长和扩散。同时，阿司匹林也会抑制前列腺素这种会诱发炎症的化合物，来减少疼痛、肿胀和发烧症状。前列腺素会扩张肿瘤内的淋巴管，促使癌细胞扩散。科学家认为，阿司匹林之所以有助于预防癌症，其中一种方式就是打消肿瘤想逃出淋巴牢笼以传遍全身的企图。[60]

为了保健起见，每个人是不是应该每天服用"婴儿"剂量的阿司匹林呢？（请注意，婴儿或儿童都不应服用阿司匹林）[61]并非如此。真正的问题在于，阿司匹林会引起副作用。防止心脏病发作的抗凝血优点，也可能会引发出血性中风。此外，阿司匹林也会破坏消化道内壁。然而，对那些有过心脏病发作病史，还在继续保持导致第一次心脏病发作的相同饮食结构的人来说，再次发作的风险非常高。风险效益分析很清楚：服用阿司匹林所阻止的健康问题，可能会比它引发的健康问题多6倍。相反地，对未曾有过心脏病发作的一般人来说，服用阿司匹林的风险与效益，几乎一样。[62]因此，一般不会建议每天服用1粒阿司匹林。[63]不过，只要再加上降低10%的癌症死亡率这个优势，就可能将风险效益打平的状态扭转成阿司匹林胜出。[64]最新研究发现，服用低剂量的阿司匹林可以减少结肠直肠癌1/3的发生率及1/4的死亡率[65]，这听起来很吸引人，似乎每个人都应该来一粒。如果完全没有风险，何乐而不为。

说不定，你真的可以做到。

柳树不是唯一含有水杨酸的植物。事实上，水杨酸广泛存在于植物界的众多蔬果中。[66]因此，即使未服用阿司匹林的人，其血液中也经常会发现阿司匹林的活性成分。[67]你所吃的蔬果越多，体内的水杨酸就可能越多。[68]事实上，实行蔬食的人，体内水杨酸的浓度不输给服用低剂量阿司匹林的人。[69]

我们都知道阿司匹林很伤胃，这是因为含有水杨酸成分，所以你可能会认为吃蔬食的人会有更高的胃溃疡发生率。但实际上，遵循蔬食饮食的人，肠胃溃疡的风险明显降低了。[70]这怎么可能？因为植物中的水杨酸会被保护肠道的营养素包裹起来，例如从膳食硝酸盐摄取到的一氧化氮，会通过增加血流量以及在胃壁制造保护性黏液来保护胃，预防阿司匹林引发消化道溃疡。[71]因此，对一般人而言，用蔬食来取代阿司匹林，不仅能没有任何风险地取得阿司匹林的效果，也能得到吃蔬食的综合效益。

有过心脏病发作病史的人，确实应该遵循医嘱，其中可能包括每天服用阿司匹林。但其他人呢？我认为，每个人都应该摄取水杨酸，但不是吃阿司匹林，而是考虑蔬食饮食结构。

植物中的水杨酸含量，可能有助于解释为什么蔬食有很好的保护作用。例如，日本人在饮食西化前，动物性产品只占一般日本饮食的5%左右。[72]在20世纪50年代，日本的大肠癌、前列腺癌、乳腺癌和卵巢癌的标准年龄死亡率比美国低了5～10倍，而胰脏癌、白血病和淋巴癌的发生率则低了3～4倍。这种现象并不只限于日本。正如本书所述，西方世界的癌症和心脏病高患病率，在饮食以植物性食物为主的人口中明显低很多。[73]

如果这个保护作用，有部分是源自阿司匹林所含的植物营养素，那么有哪些植物的含量特别多呢？水杨酸普遍存在于蔬果中，尤其以草药和香料所含的浓度最高。[74]辣椒粉、红椒粉（paprika）和姜黄都富含水杨酸，但都比不上孜然。仅仅一茶匙的孜然粉，水杨酸的浓度就相当于婴儿剂量的阿司匹林。这可能就是为什么饮食中富含香料的印度，会是全世界大肠癌患病率最低的国家之一[75]，因为阿司匹林预防大肠癌的效果最为突出。[76]

越辣越好！辛辣的印度咖喱，水杨酸含量是不辣的马德拉斯（Madras）咖喱酱的4倍。只要吃一餐，你就可以让血液中的水杨酸浓度提升到跟吃一粒阿司匹林一样。[77]

水杨酸的好处，是你应该尽量选择有机农产品的另一个原因。水杨酸是植物的防御激素，当植物被虫咬时，水杨酸的浓度就会增加；▲反之，喷洒杀虫剂防虫害的植物，产生的水杨酸就少得多。在一项研究中发现，有机蔬菜汤含有的水杨酸，比非有机食材的蔬菜汤要高出5倍。[78]

▲编者有感：看来大家选择买那些带有虫眼的蔬菜还是很有科学道理的。

另一种获得水杨酸更划算的方法，就是选择全谷物。例如，全麦面包不仅能提供更多的水杨酸，还比白面包多了百倍以上的植化素——大约是800∶8的差距。[79]

由于有阿司匹林的大量研究数据做后盾，水杨酸一直备受瞩目，但其实已知有数百种其他的植物营养素，也同样具有抗炎和抗氧化的活性。尽管如此，阿司匹林的有力证据，让公共卫生界人士注意到普遍的"水杨酸摄取不足"问题，而建议将水杨酸这种化合物命名为"维生素S"。[80]说到底，无论是水杨酸或全蔬食中其他的有益成分，解决方案都是一样的：多吃点。

做大肠镜检查前你要知道的事

你很难找到比大肠镜检查更可怕的常规医学检查了。每年为了检测大肠和直肠的异常变化，所做的大肠镜检查超过1400万次[81]。在检查过程中，医生会从肛门插进去一条5英尺长、装有微型摄影机的软管，并用空气膨胀大肠，以利观察大肠内壁。任何可疑的息肉或其他异常组织，都可在检查过程中进行切片检验。大肠镜检查能协助医生诊断直肠出血或经常性腹泻的原因，但最常见的原因可能是大肠癌的定期筛检。

医生发现，很难说服病人回来做大肠镜检查的原因，包括事前必要的清肠（病人要喝很多强力泻药），以确保在开始检查前能将肠道完全清空，还有检查过程中要忍受的疼痛及不适感[82]（虽然医生会特意让你服用抗焦虑和失忆效果的药物）[83]、困惑和脆弱，以及担心并发症的恐惧。[84]这些担心并非杞人忧天。尽管大肠镜检查是例行检查，但每350个案例中，大约就会出现 1 例严重并发症，包括肠穿孔和致命性出血等问题。[85]当大肠镜的尖端刺穿大肠壁、大肠过度膨胀，或者当医生烧灼切片部位止血时，都可能出现肠穿孔。在极少数的情况下，烧灼过程会点燃一些残余气体，导致大肠真的爆炸。[86]

因大肠镜检查导致的死亡很罕见，大约每2500次检查才会发生一次。[87]然而，这也意味着大肠镜检查每年可能会害死数千名美国人，让我们不禁要问：这么做，真的利大于弊吗？

大肠镜检查并非筛检大肠癌的唯一技术手段。干预工作小组（Preventive Services Task Force）认为大肠镜检查只是3种可接受的大肠癌筛检策略之一。从50岁起，每人都应该每10年接受1次大肠镜检查，或者每年接受粪便潜血检查（完全不需要内视镜），或者是每5年接受1次乙状结肠镜检查，加上每3年1次的粪便常规检查。虚拟大肠镜检查及粪便DNA检测，已被认定无法充分筛检（较微细的病变有时无法检查出来）。[88]虽然常规筛检在75岁时就不再建议使用，不过这是假设25年来的检测结果都呈阴性的情况。假如你现在75岁，但从来没有做过筛检，那么在80岁前进行一下检查会比较好。[89]

乙状结肠镜比大肠镜采用了更小的内视镜，并发症也少了10倍。[90]然而，因为乙状结肠镜仅能进入体内大约2英尺，可能查不出更深入身体内部的肿瘤。因此，整体评估下来，哪种筛检方式比较好？答案可能要等到2020年以后，大肠镜随机试验研究的结果出来之后，我们才会知道。[91]不过，其他大多数的发达国家，都不建议任何内视镜的侵入性检验，对于大肠癌的定期筛检，仍然以非侵入性的粪便潜血测试为主。[92]

这3个筛检选项，哪个更适合你？干预工作小组建议，你应该与医生按照个人实际情况权衡利弊之后，再做出决定。

话说回来，关于这些选择，医生应该对病人说明到什么程度呢？研究人员把就诊的过程录音下来，试图找出答案。他们要找的是告知决策模式的9大要素，其中包括解释每个选择的利弊、描述替代方案，以及确保患者充分了解这些选择。[93]

遗憾的是，在大多数情况下，医生和专业护理师并没有传达任何关于大肠癌筛检的重要信息，也完全没有符合9大告知决策要素中的任何一个。[94]正如《美国医学协会期刊》一篇评论所说的："患者要考虑的可能性和不确定性太多了，而临床医生与病人讨论的时间却太少了。"[95]因此，医生往往只是替患者做决定。那么，医生又是怎么做选择的呢？一项由美国癌症研究所资助的研究，调查1000多位医生后发现，几乎所有的医生（94.8%）都会建议患者做大肠镜检查。[96]为什么当世界上大多数国家宁愿选择非侵入性的其他方法时，美国医生仍然推行大肠镜检查[97]？或许，这是因为在其他国家，大部分的医生不会从这种检查中获利[98]。正如美国一位肠胃科医生所说的："大肠镜检查……是会下金蛋的母鸡。"[99]

《纽约时报》的一篇报道，揭露了急剧上升的医疗成本。文中指出，在许多发达国家做大肠镜检查只需花几百美元；而在美国呢？这个筛检程序可能要花数千美元。记者的结论是，这与提供顶级医疗服务没有多大关系，更可能的原因是医院要挣大钱，或是用在营销上。[100]那么又是谁负责制定收费标准的？答案是美国规模最大的医生组织——美国医学协会（American Medical Association, AMA）。《华盛顿邮报》的调查揭露，神秘的AMA委员会决定了每年常规医疗的收费标准。结果就是严重高估了大肠镜检查等经常性医疗服务的时间。正如《华盛顿邮报》指出的，假如AMA的标准是可信的，那么有些医生每天就必须工作超过24小时，才能完成他们对医疗保险和私人保险公司所申报的医疗程序。所以，一个肠胃科医生每年收入近50万美元，又有什么好奇怪的呢？[101]

不过，你的家庭医生或内科医生并不是实际操作的人，为什么他们也会建议你这么做呢？许多将病人介绍给肠胃科的家庭医生，都会收到一笔回扣。美国政府审计总署（Government Accountability Office, GAO）说明这种所谓"自我转介"的做法：医疗提供者将患者转介给有利益关系的机构。GAO估计，假如医生不涉及这种利益关系，他们每年所做出的转诊决定将会减少近百万件。[102]

做大肠镜检查前，该吃些什么

你是否曾在餐馆大吃一顿后，含一颗薄荷糖？薄荷糖不只会让你的口气清新，也有助于减少胃结肠反射（gastrocolic reflex），即饭后立刻想排便的冲动。饭后，胃里的神经会被伸展，使身体能容纳更多食物进入，但也会引发结肠痉挛。而含一颗薄荷糖可以放松结肠肌肉，减少这些痉挛。[103]

这和大肠镜检查有什么关系？如果在手术过程中，切除一小圈的结肠放在桌子上观察，发现它每分钟会自发收缩3次左右。是不是令人毛骨悚然？但是，只要你滴上几滴薄荷醇（薄荷糖中的成分），收缩力道就会明显减弱很多。[104]在做大肠镜检查时，这种痉挛会阻碍内视镜往前伸展，并导致患者的不适。吃颗薄荷糖会让你放松结肠肌肉，让整个检查过程更顺利进行。

医生已经实验过在大肠镜的顶端喷上薄荷油[105]，并在开始检查之前，使用手泵将薄荷溶液灌满结肠。[106]但最简单的方法，可能才是最好的：让患者吞服薄荷油胶囊。研究发现，医生在大肠镜检查4个小时前，让患者吞下相当于8滴薄荷精油的胶囊，比起安慰剂更能显著减轻结肠痉挛与患者的疼痛，并让内视镜更容易插入与抽出。[107]

如果你真的需要做大肠镜检查，可询问医生这个简单的植物疗法是否可行。这对医生与病人双方来说，都有好处。

★编者注：初级医疗或社区医疗又叫community care，范围是指一般的医疗保健，即病人在转诊到医院或专科前的一些医疗，属于常见的初级医疗（primary care））。社区医疗为提供整合的便利的医疗保健服务；医生的责任是满足绝大部分个人的医疗需求，与病人保持长久的关系，在家庭和社区的具体背景下工作。

显而易见，在美国，患者所获得的医疗照护可能比他们真正需要的更多。这是为初级医疗★写了一本书的芭芭拉·史塔菲尔德（Barbara Starfield）医生说过的话。[108]史塔菲尔德医生是美国最具声望的医生之一，她在《美国医学协会期刊》发表严厉的评论，指出医疗已成为美国的第三大主要死因。[109]

史塔菲尔德医生的初级医疗工作广被接受，但她坦率指出美国医疗无效、甚至有害的本质，却几乎没能引起注意。她后来在接受采访时说："美国大众似乎已被误导，相信更多的医疗干预会带来更好的健康。"[110]

正如一位医疗品质顾问所述，史塔菲尔德医生提出的证据受到普遍漠视，"让人想起乔治·奥韦尔（George Orwell）著名小说《一九八四》的反乌托邦，在其中，所有不光彩的事实都被'记忆洞'吞噬了，好像从来不曾存在过。"[111]

讽刺的是，史塔菲尔德医生的过世可能跟她声嘶力竭警告我们的药品不良反应有关。在医生对她使用2种血液稀释剂以防止心脏支架堵塞后，她告诉心脏科医生她身上的淤伤变多了，而且流血不止的时间也变长了——期望用药风险永远都不要盖过药效。后来史塔菲尔德医生显然在游泳时不慎撞到头，导致脑部出血而死亡。[112]

我会问自己的问题，不是她不该使用2种血液稀释剂这么久，或者一开始就不该安装支架。相反，我所想的是她能否在一开始就不要得心脏病，那么就不会有后续的用药和手术问题。研究认为，采用健康饮食和生活方式的女性可以避免96%的心脏病发作。[113]对于女性来说，这个头号杀手不该存在。

第 2 部分
今天要怎么吃?
吃什么?

第 16 章

/

养成健康吃的好习惯，就从现在开始

本书第1部分探讨的是和蔬食相关的科学证据，主要谈的是以蔬食为主的饮食结构如何能预防、治疗，甚至逆转15项主要死因。对已经诊断出疾病的患者，本书第1部分提供的信息可能是救命仙丹，但对其他只是担心自己的家族病史或单纯想靠饮食更健康长寿的人，最重要的问题可能还是每日饮食。我讲过上千场演讲，最常听到的一个问题就是："格雷格医生，你每天都吃什么？"

第2部分，就是我给出的答案。

说我爱吃甜食，倒不如说我偏爱油腻食物。意大利辣肉肠比萨、一整篮鸡翅、酸奶洋葱洋芋片，还有高中时期几乎每天1份的哈帝汉堡培根起司堡，只要是高热量的油腻食物我来者不拒，最后再灌下一瓶冰凉的Dr. Pepper可乐。我也爱吃草莓糖霜甜甜圈（doughnut），所以我应该算爱吃甜食吧。

虽然我奶奶的心脏病神奇地不药而愈，让我因此立志当个医生，但我也是在读过狄恩·欧尼斯医生1990年出版的代表作《心脏病生活疗法》

（*Lifestyle Heart Trial*）后，才改掉原本的饮食习惯。高中时期的我是个书呆子，整个暑假都泡在大学图书馆，在那里我找到一本世界最具威信的医学期刊，并证实了我奶奶的情况并非偶然：心脏病确实可以逆转。狄恩·欧尼斯医生和他的团队对人类动脉进行X光前后比对，说明不用血管修复术就能疏通动脉。你不用做手术，也不需要神奇的灵药，只需要蔬食和健康的生活方式。这就是让我改变饮食习惯、爱上营养学长达25年的转折点。从那一刻起，我就决定要资源共享，分享能让大家变健康、保持健康，甚至恢复健康的食物力量。

为了这本书，我打造了两种简易工具，将我的毕生所学融入你的日常饮食：

一、快速辨识健康食物的红绿灯系统。

二、将必需食物融入理想饮食的每日十二清单。（参见286页图6）

那么，什么食物对你有好处？什么食物对你有害无益？

这问题听起来很简单，但其实不好回答。每次演讲时有人提问哪种食物健不健康时，我都一成不变地回问："看你跟什么比？"举个例子，鸡蛋健康吗？跟燕麦比绝对不健康，那么跟香肠比呢？鸡蛋要健康多了。

土豆呢？土豆是蔬菜，肯定健康了吧？在哈佛大学研究人员提出烤土豆和土豆泥的疑虑后[1]，几年前曾有人问过我这个问题。所以说健康吗？跟薯条比，当然健康；但跟烤地瓜或地瓜泥比呢？不够健康。

我知道有的人只是想知道到底该不该吃土豆，而以上回答差强人意，但唯一的好答案，还是你要问问自己其他的选择有哪些。比方说在快餐店，烤土豆可能是最健康的选择了。

"看你跟什么比"，不只是我跟病患或学生之间的苏格拉底式练习。饮食其实就是一场零和博弈：当你选择吃一样东西的同时，等于选择不去吃另一样。当然你也可以选择饿肚子，可是接下来你就会大吃大喝，借此达到平衡，所以我们选择吃任何一样食物都有机会成本。

健康吃，会不会很花钱

哈佛大学研究人员想要找出最划算的吃法，于是比较美国各种食物的价格和健康程度。他们发现，如果希望摄取符合经济成本的营养，应该多购买坚果、大豆食品、豆类和全谷物类，少吃肉类和乳制品。结论是："蔬食是对饮食健康最好的投资。"[2]

唯有以每卡路里热量的成本为基准来进行计算，不健康食品才可能胜出，但这也是十九世纪测量食物价格的方法；当时强调的是廉价热量，而不去看热量的摄取来源。那时豆类和白糖同样价钱（都是一磅五分钱），但美国农业部却推广白糖具有纯"热量值"[3]，因此更划算。

当时还没有人发现维生素，所以美国农业部（USDA）低估了豆类和白糖的营养差异，或许情有可原。但现在我们知道得更多了，也能依照食品的营养内容进行比价。一份蔬菜的价格平均是一份垃圾食物的4倍，可是蔬菜计算出的营养却平均多出24倍。所以以每份营养的成本为基准，一美元的蔬菜营养价值是高度加工食品的6倍，肉类价格约是蔬菜的3倍，但从集成营养密度角度，却整整少了16倍。[4]肉类不营养又贵，同样一美元，蔬菜的营养价值是肉类的48倍。

如果你想用尽量少的钱把热量送入嘴里，那健康食品就出局了；但如果你想要尽可能在花最少钱的情况下，把最多营养塞进嘴里，就别错过超市的农产品区。每天只要多花50美分买蔬菜水果，就能降低10％的死亡率。[5]你说这不划算吗？试想要是下一个十年出现一种可降低10％死亡率的新药，又不会带来任何副作用，你觉得制药公司会卖多少钱？肯定超过50美分。

每一次当你随便把东西塞进嘴里，就损失一次把健康食物送进嘴里的机会。假设你每天的热量账户都存有两千元，你想怎么花？你可以用同样的热量吃一份大麦克汉堡、100颗草莓或一桶五加仑的沙拉。当然这三者的定位与价值都不同（你想吃汉堡就去吃，我也不期待马上就能在麦当劳的菜单中看见几千克的草莓），我只是想说明你可以用同样多的热量摄取到堆积如山的营养素。

　　这里说的机会成本不只是你能摄取到的营养成分，还包括你可以避开的不健康食材。你上一次听到朋友被医生诊断出恶性营养不良、坏血病或糙皮病是多久以前的事？传统的营养缺乏疾病让我们发明出营养学，但直到今日，营养学和饮食行业仍把重心放在我们可能缺少的营养素上，偏偏大多数慢性病反而是跟我们过度摄取某样食物有关。那么，你认识的人之中有谁患有肥胖症、心脏病、Ⅱ型糖尿病或高血压？

依据红绿灯法则进食

　　美国政府推出的官方国民饮食指南（*Dietary Guideline for Americans*），其中一章提到"应减少摄取的食物成分"，洋洋洒洒列出添加白糖、卡路里、胆固醇、饱和脂肪、钠和反式脂肪[6]，另外还列出9种至少1/4美国人摄取不足的营养素，包括膳食纤维、钙、镁和钾等矿物质，以及维生素A、维生素C、维生素D、维生素E和维生素K。[7]但你吃的不是"食物成分"，而是"食物"本身，超市里也不会有卖镁元素的食品专区。那么，哪种食物的好处最多、坏处最少？在此我简单制成一张红绿灯图来说明（见图5）。

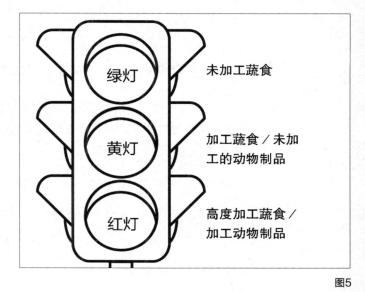

图5

　　就跟在马路上的红绿灯标示一样，绿灯代表可以走，黄灯代表注意，红灯则代表"停"（这里的意思是指把食物放进嘴巴前先停下来思考）。理想状况应该是要大量摄取绿灯食物，减少黄灯食物，避开红灯食物。

"避开"两个字是否太重了？毕竟美国国民饮食指南只是鼓励你"适量"摄取不健康食品[8]，像是"少吃糖"之类的[9]，但为了健康着想，不是本来就应该尽量避免吃糖吗？再说公共卫生机构没有只要求你减少抽烟吧？而是要你戒烟。虽然我们都知道很少有瘾君子会听话，但告诉大家什么对自己最好，再让他们自己做决定，不就是公共卫生机构的责任吗？

这就是为何我欣赏美国癌症研究所（AICR）的做法。美国癌症研究所不怕美国农业部，直言不讳地说出饮食背后的科学。最猛的是癌症研究所完全不放水，他们的防癌指南不是建议你"少喝汽水"，而是"避开含糖饮料"。[10]美国癌症研究所也不是要大家减少食用培根、火腿、热狗、香肠和午餐肉，癌症指南直截了当地告诉你"避开加工肉品"。多简单明了。原因何在？因为"科学数据无法支持加工肉品零风险"。[11]

最健康的吃法就是多摄取全蔬食，减少摄取动物性食物和加工性垃圾食物。简单来说，就是多食用绿灯食物，黄灯食物少量，而红灯食物还要更少。就跟在真实世界闯红灯一样，偶尔闯闯还没事，但不建议你养成习惯。

你在第1部分读到的，现在来看就很有道理。未加工的天然蔬食往往含有许多美国人所欠缺的保护性营养素，引发疾病的因子也较少。怪不得最能控制食源性疾病流行的饮食结构，就是全蔬食。毕竟食物是整体交付的，你要好坏全收。

所有营养概念中，这是最重要的一点。奶酪里有钙质，猪肉里有蛋白质，牛肉富含铁质，但伴随这些营养素的都可能是负担。例如，乳制品中的荷尔蒙、猪油、饱和脂肪，该怎么说？即使汉堡王声称"随你怎么吃"，但你总不可能走到柜台点一份汉堡，说你不要饱和脂肪也不要胆固醇吧。食物确实是"整体交付"的。

乳制品是美国人的首要钙质来源，也是饱和脂肪的第一来源。那食用绿叶蔬菜会有哪些"负担"呢？膳食纤维、叶绿素、铁质和抗氧化物，这些都是牛奶没有的营养素。从天然植物蔬食中获取绝大多数的营养，你得到的是额外好处，不是负担。

美国猪肉委员会（National Pork Board）推广火腿是"优良的蛋白质来源"时[12]，我不禁想起麦当劳某位副总说过的营销名言，他在法庭发誓，可口可乐富含营养，因为它"供应水分"。[13]

美国饮食指南为何不说 NO

健康倡导闪着绿灯要你"多吃蔬果"，可是政治策略却让黄灯和红灯变得昏暗朦胧。也就是说，饮食指南在"多吃建议"上非常明确（例如多吃新鲜农产品），但在"少吃建议"上的声音就变得含混不清，变成生化成分而非食物（像是"少吃饱和脂肪和反式脂肪酸"）。国家级别的健康专家很少会直接说"少吃肉类和乳制品"，这就是为何你会觉得我的绿灯建议很耳熟（"多吃蔬果"——这你我都听过），但黄灯和红灯听起来就比较有争议。（"什么？肉要少吃？真的吗？"）

美国农业部的任务之一就是"推广农产品市场"[14]，而美国联邦局的任务则是协助发展美国国民饮食指南，维护公众健康。这就是为何这两个机构倡导应该"多吃"的食物，会明确地异口同声要民众"多多摄取水果"、"多多摄取蔬菜"。[15]但当这两个机构的立场发生冲突时，比如"改善营养和健康"跟"推广农产品"不一致时[16]，饮食指南的"少吃"信息又得重新包装，最后仅仅指向生物化学成分："减少摄取固态脂肪（主要是饱和脂肪和反式脂肪酸）"。

那么，一般消费者应该怎么看待小小的模糊区块？当饮食指南告诉你少吃添加糖、卡路里、胆固醇、饱和脂肪、钠和反式脂肪时，意思是要你少吃垃圾食物、肉类和乳制品、蛋和加工食品。但这点却无法明确说出口，过去曾经引发众议。美国农业部员工电子报建议一周有一天无肉午餐，作为响应约翰霍普金斯大学公共卫生学院的"周一无肉日"计划[17]，这却在肉品业掀起一场政治风暴，美国农业部只好在几小时后就撤回建议。[18]《食品与药品法期刊》（*Food and Drug Law Journal*）分析后，做出以下结论："饮食指南有时会因保护食品和药物产业的利益，而牺牲公众期望的准确公正的饮食建议。"[19]

这让我想起美国国家科学院（National Academy of Sciences）下属的医学研究所的一份指向性报告。[20]这间国内最具威信的机构认为任何分量的反式脂肪都不安全，"任何分量的反式脂肪酸，都会增加患冠状动脉心脏病的风险"。[21]而反式脂肪天然存在于肉品和乳制品之中[22]，这点让他们很为难："因为普通的非全素饮食无法避免反式脂肪，若想要反式脂肪零摄取，大幅改变饮食结构势在必行。"[23]

既然肉品和乳制品含有反式脂肪，完全不摄取才是唯一安全的做法，意思不就是医学研究所鼓励大众食用蔬菜？不，他们才没有呢。哈佛心血管疾病流行病学系主任有个知名的解释："我们不能要大家别再吃肉和乳制品，"他补充道："好吧，是可以叫大家吃素。要是一切都以科学为基础，倒是可以这么倡导，但这么做只怕有些极端。"[24]

我们当然不希望科学家凡事都讲科学啊！

标准的美国饮食有多可悲？

虽然对美国的饮食和营养现状有些不满，但当我读到国家癌症研究所（NCI）2002年的报告，了解到美国的饮食现况时，我还是大吃一惊。例如，每4个美国人就有3个一天吃不到1块水果，10个美国人中近9个人的蔬菜摄取量没有达到最低标准。

96％的美国人每周吃不到最低绿叶菜或豆类摄取量（成人一周建议3份），98％的人没有达到橘色蔬菜最低摄取量（一周两份），99％的人未达到全谷类最低摄取量（一天约3~4盎司）。[25]

再来说说垃圾食物。联邦饮食指南宽松到容许25％的热量可以是

"自由支配的热量"，也就是所谓的垃圾食物。这25％的热量可能是一份棉花糖以及一瓶激浪（Mountain Dew）汽水，而这仍然在指南范围之内。令人惊讶的是，仍有95％的美国人所自由支配的热量超标。1000名2~8岁的美国小孩之中，仅有一个符合标准——一天摄取的热量少于12匙的糖。[26]

情况都这样了，我们还想不通肥胖怎么会流行起来？怪谁？

"综上所述，"研究人员写道："几乎全美国人的饮食都不符合建议值，不得不让人对日渐浮现的美国饮食危机堪虑。"[27]

不营养的食品不是为了让你生病才上市，他们只是想要赚你的钱。举个例子，可口可乐的利润约是零售价的1/4，所以软性饮料制造和香烟成为最赚钱的产业。[28]而让人更难理解的是，公共卫生团体居然放任不管。

"在解决肥胖问题的世界史中，"耶鲁大学路德食品政策与肥胖中心（Rudd Center for Food Policy & Obesity）主任写道："最大的败笔可能就是与食品业合作，姑息养奸。"[29]例如全球最大的乳腺癌防治组织——苏珊科曼乳腺癌防治基金会（Susan G. Komen），就和快餐业龙头肯德基合作，贩卖粉红桶子装的炸鸡。[30]

救助儿童会（Save the Children）曾经带头推动开征汽水税，抵消部分解决儿童肥胖问题的费用，但后来该组织却突然一百八十度大转弯，撤回先前的行动，声称这样的活动"不符合救助儿童会的作风"。但巧合的是，他们正在向可口可乐申请赞助基金，还准备收取百事可乐的500万补助。[31]

尽管比起抽烟习惯，饮食习惯残害更多的美国人[32]，但我还是经常听到公共健康小团体老调重唱，说我们应该要跟这些公司合作，而不是与他们作对，因为香烟可以不抽，但饭还是得吃。[33]嗯，也对，我们是需要呼吸，但不必要吸二手烟；饭还是得吃，但也不必要吃垃圾食物。

我如何定义"加工"

我提出的红绿灯食物系统，强调的是两个普遍的重要概念：蔬食有更多的营养素具有保护功能、更少的致病因子，所以说蔬食比动物性食品更健康，而未加工食品则比加工食品健康。这说法百分之百正确？未必。我有说所有的蔬食比所有的动物性食品都好吗？没有。事实上，货架上最不健康的就是部分氢化的植物奶油——这种产品居然还有"植物"两个字！有些未加工的蔬菜（如蓝绿藻）可能有毒[34]，曾经吃野葛（ivy）出过问题的人都知道，植物不见得都能食用。但一般的原则是吃植物性食物／不吃动物性食物，挑选未加工食品／避开加工食品。畅销书作家麦可·波伦（Michase Pollan）在《杂食者的两难》（*The omnivore's Dilemma*）一书中就说："是植物长出来的，就吃；是在工厂制作出来的，就别吃。"[35]

我所说的"加工"是什么？典型例子就是谷物经过研磨后制成白面粉，取名"精制"谷物不讽刺吗？"精制"不是改良过或更精致的意思吗？十九世纪时，上百万人死于一种维生素B缺乏症（脚气病），把米从棕色研磨成白色就是促发脚气病的原因[36]，我想死于脚气病的人应该不觉得精制吧。（现在的白米都有额外添加维生素，以弥补"精制化"的后果。）米糠是米粒被移除的棕色部分，缺乏米糠所含的营养成分正是脚气病的病因，而揭开脚气病奥秘并治愈脚气病的医生后来更获得了诺贝尔奖。脚气病可能造成心肌受损，导致心脏衰竭死亡。当然这种情况已不可能再发生。但如今心脏病也快成了流行性疾病，能靠改变饮食来防治吗？当然（见第1章）。

然而，有时加工反倒让食物更健康。例如西红柿汁，就是一种可能比新鲜西红柿更健康的常见果汁；而西红柿加工产品甚至还多出5倍的抗氧化物——茄红素。[37]去除油脂制成的可可粉，营养价值也跟着提升，这是因为可可脂是少数可能增加胆固醇负担的饱和植物脂肪（其他还有椰子油和棕榈仁油）。[38]

所以，以红绿灯模式来说，我认为"未加工"是指没有添加不良物质，同时也保留了好的物质。上述例子中，西红柿汁就可能算是未加工食品，因为就连西红柿纤维都保留下来了，除非另外添加盐，我才会将它列为加工食品，不列入绿灯食物。巧克力也一样（不是可可粉），因为添加了糖，所以是加工产品。

依照"没有添加不良物质，同时保留好物质"的定义，燕麦粒、燕麦片，甚至一般的即食燕麦都是未加工食品。杏仁是全蔬食，而原味杏仁酱也是绿灯食物，但未加糖的杏仁奶因为营养流失，所以算加工食品。不过，我可没有说杏仁奶对身体不好。食物没有绝对的好与坏，只有比较好或比较不好。我要说的是，未加工食品比加工食品更健康，你可以这样想：直接吃杏仁比喝杏仁奶健康。

依我看，黄灯食物在健康饮食扮演的角色，就是促进绿灯食物的摄取。例如，如果加杏仁奶是唯一能让病人心甘情愿吃早餐燕麦的方式，那我会要他们放心加杏仁奶。红灯食物的道理亦同。要是少了辣酱，我可能就不会大口吃深绿色蔬菜。我知道市面上出了很多不含钠、带有异国风味的醋，确实更健康，有一天我或许会戒掉辣酱，但对目前的我来说，只要是为了多摄取一些绿灯食物，我就会大方地吃红灯食物。如果你只有在撒上Bac-Os酱后才肯吃一大碗沙拉，那就放心撒吧。

高度加工的Bac-Os酱不含营养成分，也不像是从地面生长出来的植物，而且还含有不良添加物，像是反式脂肪、盐、糖以及好几个欧洲国家禁食的四十号红色色素。[39]这种酱料跟红灯食物一样，都是我们应该避开的东西，但如果要在肯德基和淋上Bac-Os酱的大份沙拉之间做个选择，还是吃Bac-Os酱的沙拉比较健康。吃Bac-Os酱就像良药入口后的一块糖，碎培根也一样。

我知道有的人因为宗教或民族背景完全不吃动物食品（我是犹太人，

小时候住在密西西比西部规模最大的猪肉工厂附近，所以特别有共鸣）。可是为了身体健康，整体饮食结构更值得关注，而不是一概排斥动物性食品及加工食品。

"全蔬食"指的是什么

有些人有自己的饮食信仰，我还记得曾有个人告诉我，他这辈子无法只吃"蔬食"，因为他不能不喝他奶奶炖的鸡汤。啥？那就继续喝吧！我请他代我向他奶奶问声好，然后告诉他只要其他时候吃得健康，偶尔享受奶奶的爱心鸡汤也不是问题。"要么吃，要么干脆都别吃"，这种"零或一"思维大有问题，让人往往连第一步都跨不出去。要是你心想"以后永远都不吃"腊肠比萨，最后就会变成每周都要点腊肠比萨的借口。何不退而求其次，变成每月一次或留在特殊场合再吃不就好了嘛！不要让这种"追求完美"变成你养成健康习惯的敌人。

我们每天吃的东西才是最重要的。跟你平日吃的东西一比，特殊场合偶一为之所吃的东西根本不重要。所以要是你想在生日蛋糕上插根可食用的培根口味蜡烛，也别太苛责自己（真的有这种蜡烛，我没有胡扯！）[40]。我们的身体有强大的修复能力，可以修复偶尔发生的损害，只要别习惯性拿起叉子就没事了。

这本书不是要谈素食主义、全素主义或任何"主义"。有人会为了宗教或民族背景完全放弃动物性食品，最后很可能造成反作用。[41]但从人类的健康来看，你很难理直气壮地说96%以蔬食为主的传统冲绳饮食，会比典型100%的西式纯素饮食不健康。[42]在凯萨医疗机构的指导手册《蔬食：吃得更健康》里头，作者就把蔬食定义为完全排除动物性产品的饮食结构，但他们也加注："如果你无法遵从100%的蔬食，就设定80%，只要多摄取蔬菜、少吃动物性食品，就能促进健康！ "[43]

从营养的角度来讲，我不喜欢素食和纯素这类的专有名词，因为这些名词是以我们不吃的东西来定义的。我在大学校园演讲时，就遇到过吃薯条喝啤酒的纯素食者。严格来说是纯素没错，但对健康却没太大帮助，这就是为何我比较喜欢"全蔬食营养"这种说法。我理解的是，最均衡的饮食就是未加工、以蔬食为主的健康饮食法。每日吃的天然蔬食越多、加工和动物性食品吃得越少，对身体就越好。[44]

从现在起，养成健康吃的好习惯

首先，你要先了解自己的心理状态。有的人是要全心投入才做得好，而如果你是倾向"成瘾"型人格，或者属于行事极端的类型（如平时滴酒不沾，但只要一喝就过量），那对你来说最好的做法就是按表操课。不过，有的人抽烟是属于"社交型"，一年只点几次烟，也不会对尼古丁产生依赖性。[45]身为医生，我们鼓励瘾君子完全戒烟，不是因为我们觉得偶尔一根烟会造成无可逆转的损害，而是因为我们怕一根烟最后会变两根，不用多久不健康的习惯就会找上你。同理，一个汉堡不会害死你，每天吃的东西才重要，因为会日积月累。你得综观你个人的饮食倾向，知道自己是否能克服溜滑梯般的堕落风险。

心理学有个概念叫"决策疲劳"，这是营销人员用来剥削消费者的做法。人类在短时间内无法做出许多决策，因此做决定的质量会衰退，最后做出完全失去理性的抉择。你有想过为何超市在结账柜台边堆放垃圾食物吗？在充满40000件商品的超市走一圈后，抵抗冲动性购物的意志力会跟着衰退。[46, 47]所以你要给自己定下规矩，好好遵守，长期下来做出更有理智的选择。例如，严守烹调不用油、避开所有肉类，或者只吃全谷物，这些都能让你的人生有更健全的改变。家里不摆放垃圾食物，你就没得选，也少了诱惑，像我如果肚子饿了，吃个苹果就解决了。

另外有一派生理学论点建议，不要太悖离已规划好的饮食。刚从邮轮之旅回到家，在习惯船上的大鱼大肉后，你的味蕾可能会麻木到一周前还觉得美味的天然食物却变得很难入口。某些人可能只需要一段时间就能调整回来，但对有些人来说，这种偏离健康饮食的吃法，很可能让他们重返添加盐、糖和脂肪的饮食习惯。

对我们这些在SAD（Standard American Diet，美国标准饮食）下长大的人来说，吃得健康是大改变。对我来说就是如此，虽然在家时我妈会尽量让我们吃对身体好的食物，但跟朋友在一起就会吃小黛比（Little Debbie）布丁卷，大啖中国餐馆的油腻餐点，还会点小排骨或有大块炸肉的菜，至于我最爱的零食则是吉姆瘦子（Slim Jim）的烤干酪玉米片。

幸好在健康出现严重问题之前，我成功逃离了SAD的魔爪。那已经是25年前的事了。回想当初，就觉得这是我这辈子做过最棒的决定之一。

有的人一鼓作气改变饮食结构，有的人则是运用各种方法慢慢改变。我建议病人使用的方法是凯萨医疗机构的三步骤法。大多数的美国家庭习惯在同样的8道或9道菜色间轮替，所以在这里，第一步就是找出三种你喜欢吃的蔬食主菜，例如你可以轻而易举地换成全谷物意大利面、加入蔬菜的意大利面和意式西红柿酱面。第二步可以想想能调整成绿灯餐点的三餐，像是把牛肉辣酱换成五豆辣酱。第三步也是我最喜欢的：找出新的健康菜色。[48]

有意思的是，报告显示许多实践健康饮食的人，比先前"不节制"时吃得更多元。在网络普及之前，我曾鼓励大家去公立图书馆借本烹饪书回家看。但现在你只要去网上搜寻蔬食食谱，就会跳出很多条的搜寻结果。

找出3样你喜欢的新菜色，就可以轻轻松松准备，第三步就这么完成了。你现在有9种餐点可以轮替，那就开始吧！之后再准备早餐和午餐就容易多了。

如果你讨厌下厨，只想用最便宜简单的方式制作健康餐点，我强力推荐饮食学家杰夫·诺维克（Jeff Novick）的快速饮食系列（Fast Food）DVD。杰夫用常见的罐装豆、冷冻蔬菜、快煮全谷物和综合香料等食材，示范如何每人每天只花4美元，在最短时间内健康又营养地喂饱你和家人。这套DVD也能带你逛商店，提供购物秘诀，还有如何解读营养标示的信息。快到 JeffNovick.com/RD/DVDs 上看他的烹饪作品吧。

如果你希望更组织化，获得社群的协助，华盛顿的非营利组织，提倡严格素食及预防医学的美国责任医师协会（PCRM）有个很棒的3周启动课程，教你如何实行蔬食计划。快上21DayKickstart.org，免费的营养课程每月1号开始，提供完整的餐饮计划、食谱、诀窍、资源、餐厅指南和社群论坛，目前共有4种语言，已经有几十万人受惠，去尝试看看吧。

我常鼓励病人把健康饮食当成实验。毕竟光是想到要彻底大改变，都会让人怯场，所以我只要求他们给我3周时间。我发现，如果我的病人纯粹把这当成实验，可能会从中发现健康饮食的好处，全力进行到底。但这只是我的手段，因为我知道要是3周挺过去了，他们就会感觉健康很多，实验就有了意义，他们的味蕾也会开始改变。只要长期坚持下去，健康食物就会变美味。

我还记得我跟尼尔·巴纳德医生聊过这件事。他是美国责任医师协会（PCRM）的创办主席，发表过为数可观的健康饮食研究，经手过各种常见的疑难杂症——从青春痘、关节炎到痛经和偏头痛都有。他常用所谓的"A—B—A"研究设计，从日常饮食切换至治疗饮食，对参与者的健康进行基线评估。确认过参与者在尝试全新饮食后的健康改善不是巧合后，就可以回到平时的饮食，看看改变是否会消失。

这种研究设计的结果更有效力，但巴纳德医生说尽管如此还是有个问题，有时人们经过几周的蔬食后觉得身体好很多，所以就算研究草案规定要切换回原本的饮食，他们还是拒绝回到基线饮食。[49]由于无法如期完成研究，研究数据就得舍弃，无法当成最终论文发表。好笑的是，健康饮食居然还有效到能让这种饮食研究失去效力。

请问格雷格医生，我要怎么吃？

每天都有人问我这个问题，我都不知道要如何回答，这有几个原因。第一，不管是我或谁吃什么、说什么或做什么都不重要。科学就是科学，营养学界分成太多不同派别，每一派都有自己追随的大师。但有哪种严肃的科学研究是这样的？不管你最喜欢的数学家怎么想，2加2永远都等于4，也没有哪个获利上万亿元的产业是靠让大家算数算到头昏脑涨大赚一笔的。如果你从各方听到相互冲突的简单数据，很可能会想随便挑一个专家跟着他就好，然后默默希望那个专家提供的研究完全正确有用。毕竟谁会有空去阅读和解读所有的原始数据？

执业初期我就决定不仰赖别人的诠释，因为这么做攸关我病人的生死。我有途径、资源和背景可以诠释科学，每年总结自己的营养学论文时，我都会想起自己只一心想成为更好的医生，所以我发现丰富的信息宝库后知道我不能自己独享，我希望尽可能跳脱公式，散播信息，但不想宣传我个人的饮食法，而是呈现最好又有用的实证饮食，尽可能减少个人诠释的声音，所以我才会在"能救命的营养学"网站（NutritionFacts.org）的视频中公开原始论文、图表、曲线图和引言。但坦白说，有时我真的克制不了自己！

选择处理信息的方式是很个人的，往往要看目前的人生状态而定，同时也要看自己如何面对风险。同样的信息到了不同的人手里，最后做出的决定可能截然不同，但同样有效。因为这样，我才不愿分享个人的方法，因为我担心我的选择会不恰当地影响别人，让他们做出对自己不好的决定。我宁愿让大家看科学资料，自己做决定。

再说每个人的味蕾不一样，我可以想象得到某人在内心暗想："他说他在上面加辣酱？"我大谈阔论鹰嘴豆★泥有多好，而不是茄泥蘸酱（中东烤茄子酱）有多优时，读者或听者可能会产生一种印象，以为鹰嘴豆泥比茄泥蘸酱更健康。有可能（确实很有可能）是这样没错，但我喜欢鹰嘴豆泥的理由其实很简单：我纯粹就是不喜欢茄子的味道。

反过来说，只因为我吃某样食物，并不表示那样食物特别健康，例如别人听到我使用碱化可可粉时都很吃惊。这种可可粉经过加工后，超过一半的抗氧化物和黄烷醇植物营养素都不见了[50]，既然如此我为何要用？因为我觉得它的味道比未加工的可可好吃。虽然我鼓励大家用天然可可，却无法当大家的楷模，所以，有时按我说的去做，而不是跟着我做会比较好。

再说，要是我分享的食谱让别人觉得恶心反胃，怎么办？我不想让对方觉得，要是这就是健康饮食，那我宁可不要吃！只要你慢慢改变，吃得健康，味蕾也会跟着改变。这个转变很好，味蕾会不断调整——事实上，每一分钟都在改变。例如你现在喝柳橙汁是甜的，但如果先吃糖再喝柳橙汁，味道就会变苦了。只要持续吃得健康，健康食物就会变得越来越好吃。

我还记得我第一次喝绿蔬果昔（green smoothie）的惨痛经验。那时我在密西根参加一对可爱的医生夫妇举办的演讲，他们告诉我他们早餐都喝"搅拌过的沙拉"。我很喜欢这说法，绿叶菜本来就是地球上最健康的食物，现在甚至还变成方便饮用的蔬果汁了。我想象着自己每天早上在上班途中喝一碗沙拉的景象，但我真正一喝却感觉自己像在喝谁家的草皮，忍不住干呕，差一点就在主人的厨房餐桌上吐了出来。

绿蔬果昔是需要时间适应的，果昔有谁不爱，冷冻香蕉和草莓就很美味。不可思议的是，就算将一大把嫩菠菜加进果汁机搅拌，也几乎吃不出味道。试试看吧！结果会让你很吃惊的。如果你觉得加入一大把很美味，那加两大把如何？你的味蕾会慢慢适应更多的绿叶菜。你的感官也一样，

★编者注：鹰嘴豆是一种蝶形花科草本植物，又称鸡心豆，是印度和巴基斯坦的重要作物，在欧洲食用也十分普遍。

走进一间黑漆漆的房间，眼睛会慢慢适应；泡进热水浴时，一开始觉得很烫，但身体会逐渐习惯，找回平衡的温度。这里也一样，短短几周，你就会开始习惯、甚至爱上你现在认为恶心到不行的搅拌食物。

话虽如此，我还是要跟你分享我吃什么、喝什么、做什么，还有怎么做。接下来的每一章，我会深入探讨我的每日十二清单，告诉你我最爱的绿灯食物，以及我准备食物的诀窍和技巧。我不会仔细探讨我吃的每种豆子、水果、蔬菜、坚果或香料，我只会在各个分类中探讨几样我最爱的食物背后的有趣科学。

请记住我的策略只是实践方法之一，不是唯一的方法。要是正好适合你，那太好了。如果不适合你，我也希望你利用这些经过证实的信息，找到其他延年益寿的方法。

第 17 章

格雷格医生的每日十二清单

　　全蔬食营养，光听名字就不用再解释了。但绿灯食物也分好坏吗？比如说，你可以好一阵子只吃土豆[1]，照理说土豆应该算全蔬食，但有些吃法并不健康，不是所有蔬食都一样健康。

　　经过好几年研究，我逐渐了解到健康食物未必要替换，有些食物和食物种类的特殊营养素在其他食物中的含量并不高，比如我在第9章和第11章提到的超强化合物萝卜硫素（可以诱发肝脏中的解毒酶），几乎只有十字花科的蔬菜才有。你一天内可能吃了其他种的绿叶菜，但只要没吃到十字花科的蔬菜，就摄取不到足够的萝卜硫素。亚麻籽和具抗癌功效的木酚素化合物也一样，我在第11章和第13章提过，亚麻籽的木酚素含量平均是其他食物的100倍，而蘑菇不是植物，属于另一种生物分类——蕈★类，含有植物界所没有的营养素（如麦角硫因）。所以严格说起来，或许我应该讲全蔬食和蕈类饮食★，但听起来又觉得拖泥带水。

　　每次我从医学图书馆带着令人振奋的新数据回到家时，我的家人都会翻白眼叹气，然后问我："这下又不能吃什么了？"或说："等一下，为什么每样菜里突然都加了香芹？"我可怜的家人，他们真的对我太包容了。

★编者注：蕈，高等菌类。

★编者注：通常讲豆谷蔬果是蔬食营养的四大金刚，还有蔬食八仙，豆谷蔬果，菇藻种坚，把菇类算做蔬食。

我的每日食物清单渐渐变长，我做了一张核对清单，写在冰箱的白板上，然后我们就当做在玩游戏勾选项目一样，这张核对清单最后就变成了每日十二清单（见图6）。

所谓的豆类（bean）就是豆科植物特有的豆荚（legume），包括各式各样的豆子，有大豆、豌豆、鹰嘴豆和小扁豆。虽然喝豌豆汤或胡萝卜蘸鹰嘴豆泥听起来不像是在吃豆子，但其实也算。一天应该要尽量摄取到三份豆类，一份的分量是1/4杯鹰嘴豆泥或其他豆泥，或是半杯煮熟的豆子、豌豆、小扁豆、豆腐或天贝，再不然就是一整杯新鲜豌豆或扁豆芽。虽然花生也算豆科植物，但因为营养成分不同，我把它归为坚果类。另外，我觉得绿色豆荚（如四季豆）比较适合归在其他蔬菜类。

每日十二清单

份数

☑☑☑ 豆类
　　☑ 浆果
☑☑☑ 其他水果
　　☑ 十字花科蔬菜
　☑☑ 绿蔬
　☑☑ 其他蔬菜
　　☑ 亚麻籽
　　☑ 坚果
　　☑ 香料
☑☑☑ 全谷物
☑☑☑☑☑ 饮品
　　☑ 运动

图6

一份浆果的量是半杯新鲜或冷冻浆果，或者1/4杯的果干。但在生物学上，我会把牛油果、香蕉甚至西瓜都视为浆果类，而一般也把小巧的水果称为浆果，所以金橘和葡萄（还有葡萄干）也归为浆果类。另外，一般人认为是浆果，但严格来说不算的黑莓、樱桃、桑葚、覆盆子和草莓也涵盖在内。

至于其他水果，一份等于整颗水果的一半，或一杯切好的水果，或1/4杯果干。这里用的同样是一般的习惯说法，而不是植物学的定义，所以我把西红柿分到其他蔬菜类。（好玩的是，美国最高法院在1893年还针对西红柿验明正身，最后阿肯色州决定保留水果及蔬菜两种分法，西红柿既是阿肯色州的代表性水果，同时也是阿肯色州的代表性蔬菜。）

常见的十字花科蔬菜有菜花、圆白菜、芥蓝和羽衣甘蓝，建议食用量是一天至少一份（通常是半杯），每天至少再摄取两份绿色蔬菜，十字花科蔬菜或其他蔬菜都可。其他绿色蔬菜和一般蔬菜的分量是生菜一杯、半杯生菜或煮过的蔬菜，以及1/4杯的干菇。

除了每天吃一份坚果或其他种子外，最好在饮食中加入一匙亚麻籽粉。1/4杯坚果算一份，两汤匙坚果酱或种子酱（包括花生酱）也算一份。（栗子和椰子因为营养成分不同，不归在坚果类。）

我另外建议每天要摄取1/4茶匙的姜黄香料，还有其他你自己喜欢的无盐香草和香料。

一份全谷类可以是半杯热早餐麦片，像是燕麦粥或米饭之类的煮熟谷物（包括"类谷物"的苋籽、荞麦和藜麦）、煮熟的意大利面或玉米粒，或一杯即食冷麦片、一份墨西哥薄饼或一块面包、半份贝果或玛芬，或者三杯爆米花。

饮料类每份是一杯（12盎司或340毫升），建议一日喝5杯，但你从食物中摄取的水分不算在内。

最后，我建议每天也要来"一份"运动，一天内分次进行，建议是每天90分钟的中度运动，像是快走（每小时4英里），不然就是40分钟的激烈活动（例如慢跑或动态运动）。为什么要做这么多运动？在运动那一章中，我会再解释原因。

听起来好像有很多选项需要勾选，但是一次勾掉几项并不难，一份简单的花生酱香蕉三明治，就能让你勾选四个。想象一下你坐着吃一大碗沙拉，一碗沙拉就有两杯菠菜、一把芝麻叶、一把烤核桃、半杯鹰嘴豆、半杯甜红椒和一颗小西红柿，这样一份餐点就能在七项中打钩。撒上亚麻籽，加入一把枸杞子，再搭一杯白开水，把水果当点心吃，光这一餐就几乎把每日十二清单都钩掉一半了。如果你还能在跑步机上边跑边吃……开个小玩笑别当真！

我有把每一杯喝掉的水钩掉吗？其实不用这么麻烦了。因为我已经没在使用核对列表了，列表只是一开始让我适应这种饮食的工具而已。每次坐下来吃饭时，我都会问自己："这道菜可以加点绿叶菜吗？可以加点豆子吗？"（我的冰箱里一定会有即食的罐装豆子）。"可以撒上亚麻籽或南瓜子吗？或撒一点果干？"清单的目的只是让我习惯用这种方式思考：我要如何让自己吃得更健康？

买菜时，核对清单也很好用。虽然我的冰箱一定找得到冷冻浆果和绿叶蔬菜，但我想到超市买一周份的新鲜食材时，只要比对清单就知道我还需要买多少芥蓝菜或蓝莓。

核对清单也让我对一餐的内容多少有些概念，看着清单时，你会看到豆类、水果和全谷类各三份，还有超出其他食材两倍分量的蔬菜。望着餐盘，我可以想象盘子里1/4是谷类、1/4是豆子，还有半盘摆的是蔬菜，另外可能还会有一小份沙拉和当点心吃的水果。我比较喜欢一个大碗里应有尽有，全部混在一起，而清单能让我想象餐盘里的东西有什么。我想到的不是一大碗意大利面上面堆着少量的蔬菜和小扁豆，而是一大碗混入少量意大利面和小扁豆的蔬菜。我想象的画面不是一大盘盛着少许蔬菜的糙米，而是一盘几乎全是蔬菜的餐点，而且你看，米饭和豆子只是点缀而已。

话说回来，每日十二清单也不必非彻底执行不可。旅行舟车劳顿，我吃光零食之后，会尽量在机场餐厅东凑西凑出一份健康餐，要是我运气够好，有时能吃到目标的1/4。如果你一天都没好好吃，隔天再补回来就行。我希望核对清单可以当成一种有用的提醒，让你记得每天要补充各种健康食物。

不过说到蔬菜，是生吃还是煮熟吃比较好？需要选有机蔬菜吗？还是一般的蔬菜就可以了？那转基因的食品呢？麸质呢？接下来几章，在细谈每日十二清单时，我会一一回答这些问题。

第 18 章

/

豆类，蛋白质的最佳来源

美国联邦政府发布的最新饮食指南"我的餐盘（MyPlate）"，把一个盘子区分成四个色块，鼓励美国人民摄取均衡的饮食。餐盘应该要堆满蔬菜和谷物，而且最好是全谷类，其他则是水果和蛋白质类。豆类的身份比较特殊，横跨蛋白质和蔬菜类，豆类富含蛋白质、铁和锌，可以取代动物性蛋白质来源，同时也含有蔬菜的特有营养素，包括膳食纤维、叶酸和钾。吃豆荚或豆子可以兼得动物界与植物界的最佳营养素，饱和脂肪与钠都低，也不用担心胆固醇。

2007年，美国癌症研究所（AICR）公开史上最全面的饮食和癌症分析，由9组全球独立研究团队、21位世界级顶尖癌症研究员合力审查筛选50万份研究，打造出这一份犹如里程碑的科学共识报告。对于防癌，他们其中一个建议就是每餐都要食用全谷物和豆类（豌豆、裂荚豌豆、鹰嘴豆或小扁豆）。[1]不是每周或每天，是每一餐！

早餐吃燕麦粥很容易就做到吃全谷类的目标，但豆类呢？谁早餐会吃豆子？其实世界上很多人都这么做。传统英式早餐有很多种搭配，像是吐司配烘豆、蘑菇和烤西红柿。传统日式早餐有味噌汤，印度小朋友每天早

★编者注：白腰豆俗称四季白芸豆，属于我国古老的一种名贵食用豆类。

餐都吃蒸过的小扁豆饼——米豆蒸糕（idli）。美国人熟悉又符合防癌指南的早餐选择，则有夹着鹰嘴豆泥的全谷贝果。我朋友保罗会在燕麦粥里加入白腰豆★泥，他发誓绝对看不到也吃不出白腰豆的味道，何乐而不为？

大豆

格雷格医生最爱的豆类

黑豆、黑眼豆、白凤豆（黄帝豆）、白腰豆、鹰嘴豆（雪莲子）、毛豆、豌豆、北美腰豆、菜豆、小扁豆（黑扁豆和红扁豆）、味噌、白豆、花豆、小红豆、裂荚豌豆（黄色或绿色）和天贝

食用量

1/4杯鹰嘴豆泥或豆子蘸酱
1/2杯煮熟的豆子、裂荚豌豆、小扁豆、豆腐或天贝
1杯新鲜豌豆或扁豆芽

每日建议食用量

一日三份

★编者注：天贝又称丹贝，是由脱皮大豆添加根霉属真菌发酵而成的。

大豆可能是美国人最习惯在早餐吃的豆类，例如豆浆就很受欢迎。豆浆和豆腐都是加工食品，在大豆制成豆腐后，大豆的营养素——膳食纤维、铁、镁、钾、蛋白质和锌都少了一半。但豆子是非常健康的食物，就算流失一半的营养，还是很健康。要吃豆腐的话，请选用富含钙质的豆腐（可以看成分表），每一块（3盎司）豆腐就有550毫克的钙质。[2]

但全豆食品比豆腐更优，例如豆类发酵食品的天贝★。如果你仔细观察天贝，可以看见小小的大豆。我早餐不常吃天贝，不过我很喜欢切成薄片，蘸浓稠的亚麻籽蛋液，混入迷迭香全谷面包粉或粗粒玉米粉，再用吐司机以华氏400度（摄氏205度）烤至金黄，然后沾水牛城辣酱，就变成我小时候爱吃的鸡翅健康版本。

味噌是另一种发酵全豆食品，这种浓稠的酱料加热水可以调制成美味的汤，这是日本人传统的食物之一。如果想试试，我建议你选用白味噌，白味噌的味道比红味噌温和。味噌汤很好做，只要用一汤匙味噌兑两杯热水，再加入你想吃的蔬菜就完成了！

转基因大豆，该不该吃

近期一份知名期刊有篇社论指出，虽然我们有大量关于转基因作

物的信息，来自争论双方，但内容大都不实。社论讽刺地指出："但这种不正确的信息多半复杂，大都有讲得头头是道的正规研究在背后撑腰。"转基因食物的说法之所以多方谬误，很可能是因为"发表的语气太斩钉截铁"。[2]

孟山都公司一种品牌名为"抗农达"（Roundup Ready）的转基因大豆就是首屈一指的转基因作物，可以抵抗年年春除草剂（也是孟山都产品），当农民把年年春除草剂喷洒在农作物上，除去杂草的同时又能保留大豆植株。

虽然转基因作物可能带来的风险争议不断，但人类健康的更大隐忧还是转基因作物可能藏有高剂量的杀虫剂残留。[3]2014年，在转基因大豆残留高含量的嘉磷塞杀虫剂（非转基因大豆或有机大豆没有这个问题）问题被披露后，证实了这种恐惧是空穴来风。[4]杀虫剂剂量以当时最高残留限量来说确实很高，不过真的有高到对食用者产生反效果吗？

反转基因运动人士指出，研究显示嘉磷塞杀虫剂可能影响胚胎发育，干扰荷尔蒙。但研究的实验对象是海胆胚胎[5]及老鼠睪丸[6]。博客口号高喊"男人们救救自己的睪丸吧！"还引述了标题令人忧心忡忡的文章，像是"青春期前暴露于市售年年春嘉磷塞除草剂下，恐将改变睪固酮浓度和睪丸组织形态"[7]。但该份研究的对象是老鼠，我怀疑要是文章标题改为"男人们救救青春期前的老鼠睪丸吧！"博客点击率是否还会这么高。

是我太苛刻吗？毕竟科学家要上哪儿去找人类组织做实验？有个研究团队就想出一个聪明的解决妙方——研究人类胎盘！美国每年有好几百万名女人生产，胎盘只是子宫内用来培育胚胎的临时性器官，等到生产完便会火化处理。既然如此，何不用人类胎盘组织来测试嘉磷塞？结果研究员发现，喷洒在农作物上的杀虫剂浓度，确实会伤害人类组织。[8]

这项发现或许能解释，少数实验性研究提到杀虫剂工人及他们孩子可能遭到的毒害[9, 10, 11]，但杀虫剂进入食物时早已经过高度稀释，食物中的杀虫剂浓度只有百万分之几，吃进体内后恐怕就只剩下十亿分之几。但研究人员却发现，即便只有兆分之几的浓度，杀虫剂依然可能有效果。即使非常微量，研究人员还是在试管实验中发现嘉磷塞杀虫剂会对雌激素造成影响，诱发雌激素受体出现阳性型乳腺癌细胞。[12]

我们在第11章曾提到过食用大豆可降低乳腺癌风险，提高乳腺癌存活率。或许是因为美国的转基因大豆多半用于喂鸡、猪和牛，而主要的大豆食品制造商多半使用非转基因大豆，但也可能只是因为食用任何种类的大豆所带来的好处远远超过风险。不管怎样，当你能自由选择有机大豆产品，又何必委屈自己去承担风险呢？

更重要的是，目前尚无人体实验数据直接证明食用转基因作物会造成健康损害，也没有出现相关研究（评论家说这就是重点）。所以转基因产品的强制标示很有帮助，如此一来公共卫生研究人员就能追踪观察转基因食品，是否会对身体带来任何危害。

不过，我相信用正确态度看待转基因非常重要，就像我也试着让大家了解，我们可以借由改变饮食和生活方式，来根除大部分的心脏病、中风、糖尿病和癌症，挽救上百万人的生命。生化科技产业对转基因食品引发的疑虑表示愤愤不平，对此我无话可说，毕竟就算不吃转基因食物，我们也一样难逃一死。有则评论做出以下结论："食用转基因食品所带来的风险，跟吃传统食物的风险差不多。"[13]换句话说，即使你买的是非转基因原料制成的Twinkie奶油蛋糕，对你的健康也不会好到哪里去。

★编者注：相良布海藻又称荒布，是一种深棕色的海带。

★编者注：Sriracha译为"拉差"，是泰国春武里府的一个小城。

味噌可能含有益生菌[14]，最好不要下水煮，以免好菌被煮到所剩无几。煮味噌汤时，我会拿一个锅子先下水煮干香菇、一小把相良布海藻★（又称荒布）、几颗油渍干西红柿和绿叶蔬菜，然后用勺子捞出约1/4杯的热汤，注入大碗中加味噌搅拌至剩一层薄薄的酱，再把剩余的汤倒入碗中搅拌即可。我吃什么都要加辣酱，所以还会加一点Sriracha★辣椒酱来增加风味。最近我迷上新鲜烤好的芝麻，我会倒一层去壳的生芝麻放进电烤箱，烤到颜色金黄，再热腾腾撒入汤里，整间厨房香味四溢。

毛豆也是全豆食品，因为豆子还包在豆荚里，你可以买冷冻毛豆，想吃健康零嘴时抓一把丢进滚水里煮五分钟就行。接下来就只要沥干水分，如果你跟我的口味接近，可以撒上新鲜的胡椒粉，直接咬开豆荚吃豆子。（你也可以买已经去壳的毛豆，但这样吃起来就少了很多乐趣。）

位于加工食品另一端的是植物原料制成的素肉，例如素汉堡，唯有在取代真正的肉类时才算是比较健康的产品。例如，超越鸡肉（Beyond Meat，美国公司Beyond Meat的一个产品）就具有膳食纤维、零饱和脂肪、零胆固醇等优点，蛋白质也跟真正的鸡胸肉一模一样，卡路里还更低（同时也少了食物中毒的风险）。但跟大豆、黄豌豆和"超越鸡肉"所使用的原材料苋籽（amaranth）一比，超越鸡肉的营养价值还是相形失色。当然选择这些肉类替代品的人，不会站在超市的走道上苦恼，究竟是买超越烤鸡柳条好，还是吃一碗豆类和全谷物更好。所以，要是想吃墨西哥烤肉，那么选择植物原料制成的素肉当然还是比真肉好。我认为这种替代真肉的食品，就是帮大家摆脱标准美式饮食的过渡健康食物。即便之后你还是无法全部吃天然蔬食，买素肉还是比吃真肉好。越多的全蔬食营养，就会越好。当然，你也不希望自己永远卡在黄灯食物吧。

豌豆

就跟毛豆一样，豌豆也是一种很棒的天然零食。我还小时，某年夏天和哥哥一起去了农场，那是我第一次从藤蔓上摘下豆荚，从那刻起我就爱上豌豆了。豌豆就像糖果，每年我都期待着能买到新鲜豌豆的那几周。

味噌汤：大豆杠上钠

在制造味噌的过程中会添加盐巴——大量的盐，光一碗味噌汤所含的盐，可能就直逼美国心脏协会每日建议摄入量上限的一半，所以我会下意识避开菜单上的味噌汤，但后来认真研究后的发现让我非常惊讶。

避开盐巴的主要原因有两个：胃癌和高血压。过度摄取盐"可能导致"胃癌[15]，美国每年都有好几千件因摄取盐分过量的胃癌案例。[16]胃癌风险提高跟盐的摄取有关，几乎与抽烟或酗酒的风险不分轩轾，但可能只有吸食鸦片或每天吃肉的一半危险。[17]一份近50万人参与的研究发现，天天吃肉（约一张纸牌的大小）导致胃癌的概率高达5倍之多。[18]

或许这就是吃蔬食的人，患胃癌风险明显较低的原因。但胃癌高风险不只跟高钠的加工肉品和咸鱼等肉类息息相关，腌渍蔬菜也一样脱不了关系。[19]香辣的腌渍泡菜是韩国饮食中的主角，说明了韩国的胃癌发生率为何会居世界之冠。[20]

但发酵食品味噌却不会提高患癌风险[21]，大豆的抗癌效果可能抵消了盐的致癌效果。例如，食用豆腐会降低50％的胃癌风险[22]，而盐会增加50％的罹癌风险[23]，所以两者彼此抵消了。葱属植物（包括洋葱）的保护能力[24]，可以让加入蒜头或青葱的味噌汤增强抗癌效果。

但我们饮食少盐的主要原因，不是为了预防癌症。来看看味噌汤和高血压的关系又如何？情况应该也很类似。味噌汤里的盐分会让血压升高，而味噌汤的大豆蛋白质则可降低血压。[25]例如，如果你拿豆浆和脱脂牛奶（除去饱和乳脂后比较，更公平）做比较，豆浆降低血压的功效是脱脂牛奶的9倍。[26]不过，大豆的好处足以抵消味噌盐分的后遗症吗？日本研究人员决定找出答案。

四年来，他们研究追踪60岁血压正常的男女性，把他们分为两组：一组是一天喝至少两碗的味噌汤，另一组是一天只喝一碗以下，然后观察哪一组比较可能诊断出高血压。一天两碗味噌汤的人就像每日饮食多加了半茶匙盐，然而结果是一天喝两碗味噌汤的人得高血压的风险却降低了5倍。研究人员的结论是："味噌汤的研究结果指出，味噌的抗高血压功效很可能压过盐分带来的高血压风险。"[27]结论就是味噌汤可能具有保护作用。

小扁豆

小扁豆是形状如镜片的豆荚类。小扁豆的英文lentil源自拉丁文，lens 在拉丁文就是小扁豆的意思。1982年发现所谓的"小扁豆效应"：小扁豆 是低GI （升糖指数）的食物，食用小扁豆后的下一餐，好几个小时都能 控制血糖高峰。[28]小扁豆因此声名大噪。小扁豆含有丰富的益菌生（肠道 益生菌所需要的特殊营养素），简直就像一场乳酸菌飨宴，会带来丙酸盐 等对身体有益的化合物，让你的胃放松，减缓血糖被吸收的速度。鹰嘴豆和 其他豆荚类都有类似的效应，这个现象后来又称为"第二餐效应"（上一餐 食物降低血糖的作用，会影响下一餐身体对糖类食物的反应能力）。[29]

小扁豆是营养素最丰富的豆荚类，但发芽后小扁豆的抗氧化能力会双 倍增长（鹰嘴豆芽甚至高达5倍）。[30]发芽后的小扁豆是最健康的天然零 嘴，我第一次种豆芽时被吓到了，原本状似小颗硬卵石的豆子不到几天就 变成柔嫩的小零嘴。果昔中加入小扁豆芽，就不用再加入蛋白质粉了。在 专用的发芽罐或玻璃罐盖上一层粗棉布，再以一条橡皮筋固定住，让小扁 豆在水里浸泡一整晚，接下来几天每天都用水冲洗再沥干两次即可。我觉 得豆子发芽就像打了类固醇一样，只要短短3天就可以种出一片新鲜嫩巧的 小"丛林"。（当然，如果你直接开一罐小扁豆，3秒内就可以享用了。）

鹰嘴豆泥蘸蔬菜也是一举两得的零嘴吃法，但别忘记其他豆子也能 搅拌磨碎，制成蒜味白豆抹酱、花豆泥酱和辣黑豆蘸酱。另一种美味至极 的零嘴是烤鹰嘴豆（看得出我多爱吃零食了吧），你可以Google一下做 法。来说说我的最爱，不意外的就是家乡农场口味（你可以去Kid Tested Firefighter Approved的博客参考做法）。记得使用方便的硅胶烘焙垫。

餐点选择包括豆子墨西哥卷饼、墨西哥炖辣肉酱、意式面豆汤、红 豆饭、意式蔬菜汤、托斯卡尼炖白豆，以及黑豆、小扁豆或豌豆汤等。 我妈则让我爱上了预煮的脱水真空包装豆子汤，我找到含钠量最低的是约翰·麦克杜格尔（John McDougall）医生的系列食品。只要用滚水浇灌脱水汤包和冷冻绿叶蔬菜，稍微搅拌一下就完成了。在美国全食超市（Whole Foods Market）有卖价格合理、已经切好的袋装冷冻蔬菜，每包都一磅重，混合芥蓝、羽衣甘蓝和芥菜，是再简单不过的选择！我出远门时会将脱水豆汤收进行李，重量很轻，可以用饭店房间的咖啡壶煮来吃。

我最喜欢的快速简餐，就是先烤墨西哥玉米饼，接着把罐装豆放在玉米饼上用叉子压碎，再加入一两匙罐装莎莎酱★。若是还能在上面撒点新鲜香菜、绿色沙拉或牛油果会更好。如果运气够好，家里有新鲜的羽衣甘蓝，我就会蒸上好几片当墨西哥卷饼来吃。在家里我们都称它为羽衣甘蓝卷饼，绿叶菜和豆类一起吃，再也没有比这个更健康的食物了！

那么，如果想吃点心呢？给你五个字：黑豆布朗尼。我没有自创的食谱，但上网就能找到很多不错的食谱，比如乔·傅尔曼（Joel Fuhrman）医生在《奥兹医师秀》（*The Dr. Oz Show*）节目分享的食谱就很不错。他用杏仁酱当符合绿灯的脂肪来源，椰枣则是绿灯的糖分来源。

我多半会在自己煮的料理中加豆子，尽量在冰箱里摆一罐打开的豆子提醒我，我们家买黑豆也都是论箱买的。（黑豆含有的植物营养素比其他豆类多[35]，但最好的豆类，还是你最常吃的那一种！）

★编者注：莎莎酱是一种以西红柿和墨西哥小辣椒为主要原料，加入蒜、洋葱等打碎制成的调味酱。

罐装豆也可以吃得很健康吗

罐装豆很方便，但跟自己煮的一样营养吗？最近一份研究发现罐装豆确实跟自己煮的豆子一样健康，只除了一点，那就是钠含量。罐装豆往往会添加盐，钠含量最后会比自己煮的不加盐豆子高100倍。[31]罐装豆沥干水分后再用清水冲洗，就可去除一半左右的盐分，但同时也会流失部分的营养。我建议选购无添加盐分的原味罐装豆，然后利用罐子里的汤汁来做菜。

自己煮的豆子味道可能更好，口感尤佳。罐装豆有时会比较软烂，如果豆子经过正确浸泡和煮过，味道也许会更好，口感也更扎实。用干燥豆也比较便宜，有些精打细算的研究人员发现比起自己煮，罐装豆要贵上3倍，但每份豆子的价差可能只有20美分。我家人宁可多花20美分，省了花几小时来煮豆子的时间。

唯一让我有耐心慢慢从头开始煮的豆子就是小扁豆。小扁豆很快就能煮开，也不必事先浸泡。你可以像煮意大利面那样，将装满水的锅子转小火，煮半个小时左右。其实要是做意大利面的时间充足，可以水煮小扁豆二十分钟后再丢入意大利面。小扁豆跟意大利酱很搭，我煮饭或煮藜麦时就是这么做的：先把干扁豆丢进饭锅里，饭煮熟扁豆也好了。水煮扁豆用搅拌机打过调味后，也是一种很棒的素食蘸酱，一举两得！

世上不只有大豆好

大豆产品的健康益处，享有十多年罕见的"美国食品药物管理局认证"食品标章认可，指出大豆可以让人远离心脏病。亿万产业"大大豆"（Big Soy）砸大钱宣扬大豆好处的研究，但大豆真的是最好的豆类吗？还是其他豆类其实也一样好？研究结果发现，非大豆的其他豆类，比如小扁豆、黄帝豆、白豆和花豆等，在降低坏胆固醇的功效上并不输大豆蛋白。[32, 33]有份研究就发现持续两个月每天吃半杯花豆，可以降低19％的胆固醇。[34]

吃豆会放屁？疑云退散！

豆子对你的心脏好，吃越多，活得越久。据说豆类是全球"预测老人长寿的关键"[36]，不论是日本人吃大豆制品，瑞典人吃棕豆和豌豆，地中海地区的人吃小扁豆、鹰嘴豆和白豆，吃豆类一向都跟长寿息息相关。研究人员发现每天多吃20克豆类，早死率会降低8％，才两汤匙的分量，作用就这么大！[37]

既然如此，你应该好好把握这种犹如"青春之泉"的饮食习惯。有人质疑说，吃太多豆子肠胃会胀气。难不成你真的只有这两个选择？排气或断气？放屁或噎屁？

不过，豆子会让人放屁的疑虑，是否只是道听途说呢？

研究人员试着在饮食中多加半杯豆子，结果发现多数人都没异状，即使确实有排气现象，70%以上的人都说第2或第3周后情况就减少了。研究人员的结论是："果然是担心肠胃胀气的人夸大其词了。"[38]

话说回来，即便不吃豆子，肠胃胀气可能都比你想的要常发生。美国人一天平均排气14次[39]，排23次还算在正常范围内。[40]肠胃胀气的主要原因有两个：吞入空气，以及肠子的发酵作用。会让你多吞咽空气的原因包括嚼口香糖、假牙装得不正、吃棒棒糖、用吸管喝饮料、吃得太急、边吃饭边说话，以及抽烟。所以要是肺癌风险还不能让你戒烟的话，或许担心肠胃胀气可以让你成功向香烟说再见。

气体会产生主要还是因为糖分无法消化，因此在大肠内变成细菌发酵。乳制品是引起肠胃严重胀气的主因[41]，是乳糖不耐症导致的消化不良[42]。医学文献里，据说只要在饮食中排除乳制品，肠胃胀气最严重的病人便可获得痊愈。而最严重的案例刊登于《新英格兰医学期刊》，还登上金氏世界纪录，事主在食用乳制品后的"4小时内排气70次"。[43]我说真的，把奶酪戒了吧。

长期吃高纤植物蔬食的人，并没有太多胀气问题。[44]而胀气导致浮便，其实可能是因为膳食纤维摄取充足[45]，而豆类无法消化的糖到了大肠可能会变成益生元，来滋养其中的好菌群，让肠道变得更健康。

即便一开始吃豆子真的会让你胀气，但它们还是对健康有益，无论如何都应该尽量找机会加入饮食之中。小扁豆、豌豆和罐装豆子往往不太会发生胀气，豆腐也不太会造成这种问题。不过，要是你自己煮豆子时，可以在水里加小苏打粉（每加仑加1/4茶匙的小苏打粉），浸泡后再把水滤掉，可能会有帮助。试验发现，丁香、肉桂和蒜头似乎最有消除胀气的作

用[46]，其次是姜黄（没煮过的姜黄）、胡椒和姜。最差的选择就是吃含有
α-半乳糖苷酶（α-galactosidase）的便宜营养补充品，这种酶可以分解
豆类的糖，不会让你胀气。[47]

至于气味是另一回事了。出现异味显然是含硫食物消化不良，所以如
果你希望减少臭味排放，专家建议减少肉类和蛋类食物。[48]硫化氢之所以
被人说是"臭鸡蛋气体"，不是没有原因的。或许这就是为何习惯吃肉的
人，产生的硫化物是蔬食者的15倍之多。[49]

但有些含硫食物也很健康，像是大蒜和菜花。如果你在吃过北印度咖
喱料理的香辣土豆、菜花后，就要马上搭乘密闭的长途交通工具，那么消
化胃乳和类似的药品能够中和肠胃里的硫，帮你消除异味。但这招治标不
治本，长期用这招可能会造成铋中毒。[50]

另外，还有高科技的解决方法，比如碳纤维制成的消臭内裤，"包
覆活性炭的衬垫可以吸收滞留肛门的8种含硫气体"，此一科技已经经过
评测。[51] 至于这种炭底衬垫叫什么名字？答案是"屁屁看门人"（Toot
Trapper）。

最重要的是，肠胃产生气体很正常也很健康，就连医学之父希波克拉
底这样的专家都说过："排气是健康的行为。"[52]回顾减少排气的药物和
设备时，肠胃病学主席约翰·法迪（John Fardy）医师写道："或许只要
多容忍胀气的状况就是解决之道，要是一心想减少无害的自然现象，反而
可能害了自己。"[53]是的，法迪医师用的是本名★。

★编者注：法迪（Fardy）发音类似farty（放屁）。

吃豆类会让腰围变小、血压降低，随机测试还显示豆类除了降低卡路
里、减少腹部脂肪等功效之外，甚至还有更厉害的功效：调节血糖、胰岛
素浓度及胆固醇。豆类富含纤维、叶酸和植酸，大豆含有的植物性雌激素
可以预防乳腺癌，增加乳腺癌患者的存活率。怪不得防癌指南会建议你每
餐都不能少吃豆类，而且吃豆子又是这么容易！你每一餐都可吃豆子，当
零嘴或者做成料理，多试试，你可以变出多种花样。

第 19 章
/
浆果，抗氧化物的天生好礼物

本书不断强调浆果的好处，例如浆果具有抗癌的保护疗效（见第4章和第11章）、增进免疫系统功能（见第5章）、保护肝脏（见第8章）和大脑（见第3章和第14章）。美国癌症学会（ACS）研究10万名男女后发现，吃越多浆果的人患心血管疾病的概率越低。[1]

等等，你不会是说浆果不但好吃，还能延年益寿？没错，蔬食就是有这种功效。

绿叶蔬菜是最健康的蔬菜，浆果是最健康的水果，部分是因为所含的不同植物色素。绿叶菜含有绿色的叶绿素，光合作用一触即发，所以说绿色植物肯定富含抗氧化物，可以对付高能电子。（还记得第3章提到的超氧化物吗？）浆果有色彩缤纷、五颜六色的外皮，可以吸引吃果实的动物帮它们散播种子。赋予浆果绚烂外表的分子特性，可能就是它们具有抗氧化能力的原因。[2]

格雷格医生最爱的浆果

巴西莓、刺莓（barberry）、黑莓、蓝莓、樱桃（甜的或酸的都喜欢）、康科德（concord）葡萄、蔓越莓、枸杞子、金橘、桑葚、覆盆子（黑色或红色都好）和草莓

食用量

1/2杯新鲜或冷冻浆果
1/4杯浆果干

每日建议食用量

每日一份

美国人吃的食物颜色多半是苍白的米色系：白面包、白意大利面、白土豆、白米等。色彩缤纷的食物之所以比较健康，是因为含有抗氧化的色素，不论是让胡萝卜和地瓜呈现橘色的 β 胡萝卜素、让西红柿红光满面的番茄红素，或是让蓝莓变成漂亮蓝色的花青素，全都是天然的抗氧化物。光知道这一点，就能让你在农产品区逛一圈时改变你的生活。

猜猜看哪种洋葱的抗氧化物比较丰富：红洋葱或是白洋葱？不用忙着找答案了，瞄一眼就知道了。确实，红洋葱的抗氧化能力比白洋葱多76%，而黄洋葱则居中。[3]既然我们可以自由选择，何必再固执地买白洋葱呢？

紫甘蓝菜富含抗氧化物，可能是圆白菜的8倍[4]。所以，你在我家冰箱绝对找不到圆白菜。

随堂考：以下哪种蔬果可以消灭更多的自由基：粉红色的葡萄柚还是一般的葡萄柚？青苹果或五爪红苹果？球生菜或萝蔓生菜？黑葡萄或是绿葡萄？黄玉米或白玉米？你看，你根本不需要我陪你上市场，你自己就知道怎么挑了。

那么，如果是去皮的紫色茄子和去皮的白色茄子，又要怎么选择？难了吧！你要牢记：色素是珍贵的抗氧化物，所以如果你把皮去掉了，不管是紫色或白色茄子都没有差别了。我们在第11章曾经提过，吃苹果时一定要连皮一起吃，正因为如此，所以连皮都可以一起吃的金橘可能会是最健康的柑橘类水果。

上市场时，记得要挑颜色最鲜艳的草莓、黑得发亮的黑莓、红润可喜的西红柿、绿油油的西蓝花。这些颜色都是可以抗老化、防癌抗癌的抗氧化物。

抗氧化物是我特别为浆果另辟一章的主要原因，浆果含有丰富的抗氧化物，要论排名可以排在前三位，抗氧化物含量仅次于香草和香料。这些水果的抗氧化物比其他蔬果平均要多出近10倍（超出动物性食品50倍）。[5]

浆果的抗氧化能力

就跟其他绿灯食物一样，你最常吃的食物就是最健康的食物。所以，如果你早餐习惯吃燕麦粥，何不选几样含有较多抗氧化物的浆果一起吃呢？多亏了一项针对100多种浆果和浆果制品的抗氧化力研究，让我们知道哪一种浆果的抗氧化能力最强。[6]

美国人最喜欢吃的水果是苹果和香蕉，抗氧化能力分别为60单位和40单位。芒果是美国境外最受欢迎的水果，抗氧化物含量更高，约是110单位（想想看，芒果那黄澄澄的果肉有多诱人）。但这些水果都比不上浆果，一杯草莓的抗氧化能力大约是310单位，蔓越莓是330单位，覆盆子是350单位，蓝莓则是380单位（野生蓝莓的抗氧化物更是高出两倍）[7]，黑莓则高达650单位。除此之外，还有一些生长在北极冻原的野生特殊品种，例如红越橘（red whortleberry）。但要说到你能在店里买到的浆果，还是黑莓的抗氧化能力最强。

以我来说，我会用抗氧化能力第三名的蔓越莓来制作全果饮料。只要你每天吃一份浆果，不管是哪一种，我都很感欣慰。但说到抗氧化能力，吃黑莓的效果比起草莓要好一倍。[8]

水果含有高糖分，该如何取舍

有些热门的瘦身饮食法要大家别吃水果，因为水果含有会让人变胖的天然果糖。事实上，唯有添加糖的果糖才会跟肝功能衰竭[9]、高血压和体重增加[10]扯在一起。

你应该会质疑，同样是果糖，怎么可能作为甜味剂的果糖有事，而水果中的果糖却没事？

好吧！请想想一块方糖和一根甜菜的差别（甜菜是美国的主要糖

来源）。[11]天然的果糖本身富含膳食纤维、抗氧化物和植物营养素，这些都能抵消果糖的负面效果。[12]

研究显示，如果你喝一杯倒入3汤匙糖的水（跟一罐汽水差不多），第一个小时内血糖浓度就会急剧攀升，你的身体会释出大量的胰岛素来回应你摄取过量的糖分，第二个小时后，血糖会变得过低，也就是你的血糖已降到断食的程度。你的身体会察觉到低血糖现象，以为你正处于挨饿状态，于是血液中的脂肪会增加以便作为热量来源让你保住性命。[13]一旦血液中的脂肪量过多，接下来就会引起更多的问题。（详见第6章）

除了摄取糖，再吃一杯综合浆果会更惨吗？浆果本身有果糖（一杯浆果的果糖含量约是一汤匙），所以血糖一定会更往上飙升吧？其实不会，参与研究的受试者除了吃浆果，还喝下一杯糖水，结果血糖不但没有飙升，之后也没出现血糖过低的情况。他们的血糖指数只有上升和下降的变化，血液里也没突然出现脂肪。[14]

摄取水果中的糖分非但无害，还很有益处，例如吃浆果可以抵消白面包等高升糖食物导致的胰岛素分泌增加。[15]这有可能是因为水果中的膳食纤维在肠道里会形成凝胶作用，可以减缓糖分释放[16]；或是因为水果中某些植物营养素明显阻挡肠壁对糖分吸收，不会让糖分子进入血液里。[17]因此，摄取天然果糖的好处高于风险。

低剂量的果糖可能确实有控制血糖的作用，每餐吃一块水果反而可以降血糖，不会提升血糖。[18]那么对Ⅱ型糖尿病的患者来说呢？研究人员随机挑选一组糖尿病患者，限制他们每天不能吃超过两块水果，结果他们的血糖控制也没比每天至少吃两块水果的糖尿病患者好。研究人员总结："不该限制Ⅱ型糖尿病患者吃水果。"[19]

虽然果糖是来自绿灯食物的天然蔬果，但多吃点难免还是会有害处吧？答案不是如此哦。

实验找来17个人，每人每天吃20份水果，持续几个月后，发现吃含大量水果的饮食除了果糖含量明显变高——一天约是8罐汽水的含糖量——研究人员仍只看到对身体有益的结果，整体上并没出现体重、血压[20]、胰岛素、胆固醇和甘油三酯[21]等方面的负面影响。

最近，提出升糖指数概念的研究团队也让研究对象吃水果、蔬菜和坚果为主的饮食——每天吃约20份水果，长达数周——结果也没有在体重、血压或甘油三酯等方面出现负面效应，反倒是低密度胆固醇（坏胆固醇）惊人地降了38％。[22]

胆固醇降低还不是唯一一项他们所破的纪录：除了水果外，参与研究的人还被要求一天要吃43份蔬菜，根据研究人员的记载，这是饮食干预研究有史以来肠胃蠕动最活跃的一次。[23]

冷冻的浆果会跟新鲜浆果一样营养吗？樱桃、蔓越莓和草莓的研究指出[24, 25, 26]，冷冻后依然能完整保存营养。我常买冷冻浆果，一整年都有得用，也比较便宜。如果你看到我家的冰箱，会发现一半都是绿叶菜，另一半则是冷冻浆果。我都怎么用这些浆果？当然是拿来做冰激凌啊！

我们家喜欢的甜点，就是直接把冷冻水果放进搅拌机、食物料理机或果汁机中制成"冰激凌"，马上就是现成的全水果冰激凌，你要亲自尝尝看才会相信它有多好。最简单的水果冰激凌只需要一种食材：冷冻香蕉。剥去成熟香蕉的皮（越熟越好，外皮有褐斑的那种），冷冻后直接丢进食物料理机搅拌，马上就会变成绵密轻盈又细致的甜点，比你去流行的酸奶店买的要便宜、健康又美味。

当然浆果冰激凌或浆果香蕉冰激凌，更健康。我最爱吃的是巧克力风味，食材包括：樱桃或草莓、一汤匙可可粉、你想加的任何奶类（只要少许，如果要制作奶昔可多加一点）、一瓶盖的香草精、少许去核椰枣（如果你这天还没吃坚果，可以加入杏仁酱），一起放进食物料理机搅拌一下，就能做出一份美味奢华的营养巧克力甜点，吃得越多越健康。让我再次重申：越吃越健康。这就是我百吃不腻的冰激凌！

酸樱桃

　　半世纪前的一项研究指出酸樱桃可抗发炎，能成功治愈痛风。[27]不用吃药又美味兼具的疗法当然是最好的。再说，痛风药每份可高达2000美元[28]，况且无毒、有毒和致命的分量之间并无明确界定[29]，有时还会引发罕见的脱皮副作用[30]。所以以蔬食为主的饮食结构，是对付痛风的最好方法，第一时间就尽可能预防。[31]

　　樱桃有惊人的抗炎效果，用在健康的人身上也能减少发炎程度及概率（可用C反应蛋白来测量炎症，C反应蛋白是炎症的指标，身体发炎时很快就会出现，炎症好了就会消失）。[32]我发现有一种绿灯食物整年都买得到时，简直兴奋死了，那就是仅有樱桃和水这两种东西的樱桃罐头。沥干水分（沥出来的水可用在洛神花茶饮），把樱桃加在煮好的燕麦粥里，还可调入可可粉和南瓜子，想吃甜的可用椰枣或藻糖醇来提味，吃起来就像早餐吃了一份裹上巧克力的樱桃一样。

　　注意：妊娠第三期★应该避免服用阿司匹林等抗发炎药物，至于怀孕后期，可可、浆果和抗炎性高的多酚类也要适可而止。[33]

★编者注：妊娠第三期是指孕24～40周。

枸杞子

　　酸樱桃含有天然的褪黑色素，能改善睡眠且不会引起副作用[34]；而枸杞子的褪黑色素含量最丰。[35]就果干来说，枸杞子的抗氧化能力排名第三，比葡萄干多出5倍，只输给石榴子和刺莓（专卖中东产品的超市和香料店通常都找得到这种比较罕见的果干）。[36]枸杞子有让玉米变黄的特殊抗氧化色素：玉米黄素。食用枸杞子，玉米黄素会传送到眼睛后方的视网膜，保护眼睛视力且能预防黄斑部病变。[37]

　　鸡蛋从业者夸口蛋黄也含有玉米黄素，但枸杞子的玉米黄素含量却是鸡蛋的50倍。[38]一个随机、有安慰剂组的双盲试验发现，枸杞子或许还能帮助已经有黄斑部病变的患者改善视力。[39]研究人员使用牛奶促进玉米黄素的吸收（就像所有类胡萝卜素一样，玉米黄素也是脂溶性的），但更健康的做法是使用绿灯食物的脂肪来源，比如坚果和种子。换句话说，就是你可以多吃枸杞子！

枸杞子在天然食品店卖到一磅20美元，但在亚洲却是非常普遍的一种果干，价格比葡萄干还便宜。不论你以前是怎么吃葡萄干的——当零食、烘焙、加入早餐麦片或燕麦粥一起吃，我都强烈建议你把葡萄干换成枸杞子。

黑加仑和山桑子

讲到浆果与视力的关系，就不得不提黑加仑。研究人员曾做过黑加仑的安慰剂、双盲的交叉试验，发现黑加仑能改善计算机眼（以医师的话来说就是"计算机终端机工作诱发的短暂眼睛折射变化"）。[40]美国人吃的通常不是真正的黑加仑，而是香槟葡萄干的冒牌货，因为早在一个世纪前美国伐木业害怕黑加仑会散播一种疾病影响到白松，于是全面禁种这种灌木（但现在已不开采白松了，所以某些州已经取消禁令）。庆幸的是，现在市面上已有真正的黑加仑，就如研究人员所料的，黑加仑所含的有益植物营养素就是花青素，山桑子（欧洲蓝莓）、蓝莓或黑莓等其他浆果也有。一般来说，深蓝色、黑色、紫色和红色的蔬果都含有丰富的花青素。浆果中，花青素含量第一的是野樱莓（aronia berry）和接骨木浆果（elderberry），其次是黑色蔓越莓、蓝莓（尤其是更小粒的野生品种）及黑莓。要说最物超所值，可能还是紫甘蓝。[41]

山桑子在第二次世界大战期间曾经"恶名"远播，英国皇家空军声称他们是"吃了山桑子果酱而改善了夜间视力"[42]，所以能展开夜间突袭。

后来证实这只是他们捏造出来欺骗德军的说法，能在黑漆漆的夜里瞄准纳粹轰炸机的，不是因为吃了山桑子，而是有全新的秘密武器：雷达。

可惜的是，浆果经过加工制成果酱后，花青素就大大流失了。草莓一旦制成草莓果酱，97%的花青素都流失了。[43]不过，冷冻浆果或果干就能有效保留营养素。[44]我还记得小时候去太空博物馆时曾经吃过"太空冰激凌"，对我来说冷冻草莓的味道就是那样，入口即化、可口、营养，可惜不便宜。

当然能吃新鲜的浆果最好，我家人喜欢去野外采浆果。很多人都知道我会在家附近的公园找桑树，然后在树下铺一块布，再用扫帚柄轻轻敲下熟透的桑葚。几乎所有北美野生的"集生型"聚合果（有许多小单果聚生在同一花萼上所形成的果实，例如黑莓、覆盆子和桑葚）都可以吃[45]，但为安全起见，还是先确定是否为可食性的品种再采摘。

各种浆果的色泽、甜度和风味都不一样，但都是保护健康的抗氧化发电机。你要担心的不是吃不到每日的最低摄取量，而是不知道怎么停下来别再吃了。打成果昔、做成甜点、当点心吃、做成蔬果沙拉，怎么吃都好。

第 20 章

/

一日多水果，疾病真的远离我

**格雷格医生最爱的
其他种类水果**

苹果、杏干、牛油果、香
蕉、哈密瓜、小柑橘、椰
枣、无花果干、葡萄柚、白
兰瓜（洋香瓜）、猕猴桃、
柠檬、莱姆、荔枝、芒果、
油桃、柳橙、木瓜、百香
果、桃子、梨子、菠萝、李
子（尤其是黑李）、杏李
（俗称恐龙蛋）、石榴、黑
枣、橘子和西瓜

食用量

1颗中型水果
1杯切好的水果
1/4杯果干

每日建议食用量

每日三份

来自50个国家、300多家机构的近500名研究人员同心协力，投入数年心血的"2010年全球疾病负担研究（Global Burden of Disease Study）"，由比尔与梅琳达·盖茨基金会所赞助，是史上规模最大的死亡与疾病风险因素分析。[1]在美国，这个大规模的研究确定了最主要的死亡与致残因子是美国的传统饮食，其次是抽烟。[2]那么，美国人饮食结构最大的缺陷是什么呢？答案是水果吃得不够多。[3]

不要觉得水果就是长在树上的果实，是让你摘下来就吃的。当然，便利正是水果能成为美妙零食的优势，但别忘了，有些水果还能拿来当食材。想想看，烤苹果、红酒炖洋梨和烤菠萝，是不是让人垂涎三尺？

如果你喜欢喝果汁，搅拌机会比果汁机好，这样才能完整保留营养成分。果汁机榨掉的不只有膳食纤维，纤维里的多酚这种植物营养素（见第3章）也会一并流失[4]；这些植物营养素会被肠道中的菌群吸收。若是只喝果汁，就太可惜了。即便是含有少量水果纤维的混浊苹果汁，都比清清如水的苹果汁含有近3倍的多酚化合物。[5]

想要摄取完整的植物营养素，就要掌握"全食物"的吃法，尽可能连皮带子吃整个水果，这可以降低患 II 型糖尿病的风险。哈佛大学的研究人员更发现，经常喝果汁的人得糖尿病的风险比较高。所以，当你选择黄灯食物的水果食品（比如果汁或果冻）时，可能错失的不只是营养素，也给自己的健康找了麻烦。[6]

一日一苹果，你做到了吗？

说自己没空吃得健康的人，应该不知道苹果的好处。如果你只知道五爪苹果和青龙苹果，我要开心地告诉你一件事，世上的苹果品种有好几千种。从健康层面来看，野生的酸苹果恐怕拿第一名[7]；但以味道来说，我个人最爱的是甜度及脆度俱佳的脆蜜苹果（Honeycrisp），当然有现摘的苹果更好。如果你没吃过亲手摘的苹果，那真的太可惜了。此外，农贸市场也有质量优良的便宜苹果，我通常一买就是15千克。

橄榄和橄榄油

橄榄和冷压初榨的橄榄油是黄灯食物。用盐水腌渍过的橄榄要少吃，因为12颗大橄榄几乎就快达到一天的钠建议摄取量。橄榄油不含钠，但营养多半已经流失了，冷压初榨橄榄油其实有点像橄榄果汁，橄榄油虽然有营养，但跟一整颗橄榄比起来，除了热量，其他几乎为零。

比起整颗橄榄，压榨过的橄榄汁已经流失部分营养，而橄榄油厂商丢掉不要的橄榄水中含有水溶性营养素，等到冷压初榨橄榄油装瓶后，完整橄榄的营养就只剩下一点点了。还有一种叫"精炼"的橄榄油（不是初榨的）更糟糕。我之所以把橄榄油跟其他蔬菜油归在红灯食物，是因为它们的热量高，营养却相对较少。一汤匙橄榄油的热量就高达100多大卡，却无法让你有饱腹感。

我觉得食用油就像是油脂界里的糖：制造商把甜菜等健康天然的食物拿来制糖，玉米也被搞成了玉米油。就像糖一样，玉米油的卡路里还不如舍弃。我在第1章曾稍微提过，吃完快餐和奶酪蛋糕等红灯食物几小时内，动脉功能就可能受损。摄取橄榄油[8]和其他油脂类[9]也可能发生类似的有害效应，反之，吃坚果等绿灯食物脂肪就不会出现问题。[10]即便是冷压初榨的橄榄油，都可能毁损动脉收缩和舒张的正常功能。[11]所以说，就像所有的黄灯食物一样，油脂类也应该减少使用。

烹调不用油其实非常简单，你可以用葡萄酒、雪莉酒、高汤、醋或清水避免食物粘锅。如果是烘焙，我曾经成功使用过香蕉泥或牛油果泥、用水泡开的西梅，甚至罐装南瓜等绿灯食材来取代油，也会有类似的湿润软绵感。

少吃黄灯食物其实就是减少使用的数量和频率，如果你打算"闯"黄灯和红灯，我的建议很简单：想好再行动。小小纵容自己一下固然无可厚非，但值得浪费在垃圾食物上面吗？我不想像个老妈子，但如果你真的想吃不怎么健康的食物，干脆就放开好好享受。当我想吃橄榄时，我不可能去吃那些黑色的罐装橄榄，我会切一些黑紫色的生鲜卡拉马塔（kalamatas）橄榄，这种橄榄的味道清香不酸涩。如果你偶尔想放任一下，我会说：想好了，就去做吧！

椰枣：生命之果

秋冬时节，我最爱的零食就是苹果片搭配椰枣吃，不论是做成甜点塔或甜食都是完美绝配。小时候我不喜欢吃椰枣，干涩的感觉如同嚼蜡一般。后来我才发现，原来还有软嫩肉美多汁的椰枣，完全没有小时候让我害怕的那种嚼蜡的感觉。比如说，巴海椰枣★（Barhi dates）就很软绵滑顺，冷冻后不论是味道或口感都像焦糖。说真的，跟脆蜜苹果一搭，就像在吃一颗奶油糖口味的焦糖苹果。在专卖中东特产的超市可以找到质量良

★编者注：巴海椰枣又称椰枣，有光滑的黄色外皮，外形像椰榄。

好的椰枣，如果要买软绵润滑的椰枣，可能就要上网找一找了。

芒果：抗氧化能力一级棒

芒果是我春夏最爱吃的水果，你要先明白怎么挑选。好吃的芒果，你应该能在一臂的距离外就能闻到它散发出来的果香。

讲到吃芒果方式，我最喜欢把熟透的芒果放在袋子里，在双手间滚动揉捏，轻轻挤压，直到果肉松软如泥，再用牙齿咬开最上端，就像在吸可沛利（Capri Sun）果汁一样，直接吸食果皮内的芒果肉泥。

吃西瓜可治勃起障碍

某些水果的营养价值比其他水果好？以抗氧化物含量来说，浆果最多，而瓜类跟球生菜差不多。不过，西瓜子的抗氧化物含量不错，所以尽量不要买无子西瓜。一些西瓜子所含的抗氧化物，跟一整杯西瓜小球一样多[12]。无论有子还是无子的西瓜，都含有一种叫瓜胺酸（citrulline）的化合物。瓜胺酸可以促进人体一种酶的活性，而这种酶能让阴茎的血管勃起充血。意大利研究人员发现，一天吃5份红瓤西瓜，所摄取的瓜胺酸可以改善轻微的男性勃起功能障碍，让每个月的性生活频率增加68%。[13]

如果是黄肉的小玉西瓜，瓜胺酸含量是红瓤西瓜的4倍[14]，所以一天大约只吃一片（中型瓜的1/16）也有相同的功效。如果你从来都不知道西瓜还有这种功能，那也在意料之中，因为辉瑞（Pfizer）药厂每年靠卖性功能障碍药物就能大捞好几兆美元[15]，而他们的广告预算是全美西瓜促进委员会总预算的1000倍。[16]

买果干，请避开二氧化硫添加物

我喜欢芒果干，但很难找到没有添加糖的原味芒果干。还记得有次我还傻傻地问一个在食品产业工作的朋友，为何他们会在本来就很甜的水果中加糖。"增加重量。"他解释道。只要是论斤卖的东西，这种在重量上灌水的做法就屡见不鲜，比如鸡肉加工业者往鸡肉注射盐水来灌重，而加工食品用的是糖。

所以，我决定自己做芒果干。我从网上买了一台便宜的食物风干机，我很庆幸做对了。水果有九成是水分，所以想象一下把一个熟芒果压缩成果干，果味浓缩成10倍会是什么样子！芒果皮不好剥，要有点耐心。剥好后，把芒果切成1厘米厚的片，放进食物风干机前撒上奇亚籽★。通常我不会完全风干，只会把表皮烤干（撒上奇亚籽会多了一种酥脆口感），让内里的果肉还有点湿度。不过，如果我要带芒果干去搭飞机或登山，就会完全风干。看影片或看书时千万不能吃这种零食，因为会好吃到让你闭上眼享受。

★编者注：奇亚籽（chia seed）是鼠尾草的种子。

我也喜欢薄薄的脱水苹果片，可以撒上肉桂粉，或是抹上新磨好的姜末。苹果可以风干至有嚼劲的程度，或完全脱水干燥成脆脆的苹果干。一天吃十几片脱水苹果片，三个月内能降低16%的LDL坏胆固醇，6个月内甚至还可降低24%。[17]

如果你要买果干，我建议你不要买用二氧化硫（当漂白剂及防腐剂）处理过的。二氧化硫和葡萄酒使用的防腐剂亚硫酸盐，可能在你的肠道形成硫化氢（一种闻起来像臭鸡蛋的气体），从而造成溃疡性大肠炎等肠道炎症疾病。硫化氢主要是动物性蛋白质的代谢产物，[18]平常要尽量避免暴露在这种有毒气体中，因此不要买添加二氧化硫的水果干（选购前务必细看标签及成分表，或挑选不加防腐剂的有机产品）。相反，十字花科蔬菜所含的天然硫不会增加肠道炎症的风险，[19]所以大可放心地把蔬菜片放进健康零嘴的清单里。

猕猴桃治失眠处方

研究猕猴桃临床益处的文献非常多，猕猴桃真的有那么神奇？还是猕猴桃产业的研究资金数额庞大？要说目前猕猴桃市场独霸一方的国家，就是新西兰了，几乎统揽了所有猕猴桃的相关研究，因此宣传猕猴桃好处的论文也没少过。

我会在失眠患者的处方笺上备注，建议他们多吃猕猴桃（睡前一小时吃两个猕猴桃，对入睡、睡眠持续及睡眠质量都有显著改善）[20]；猕猴桃对便秘型的肠易激综合征也有帮助（一天吃两个猕猴桃似乎能明显改善肠胃功能）。比起用来治疗肠易激综合征的药物，猕猴桃或许是更好的选择。毕竟这种药物出过太多人命，最后终于下架了。[21]

猕猴桃对提高免疫功能也很好，随机分组学龄前儿童，让他们每天吃黄金猕猴桃，结果吃猕猴桃的孩子比吃香蕉的孩子，患感冒或流感的概率少了一半。[22]这个实验也用来测试上呼吸道感染的高危险群：吃香蕉的老人喉咙痛、鼻塞整整持续了5天；而吃猕猴桃的老人则在一两天后就好转了。[23]不过要注意的是，猕猴桃是前三大常见过敏原之一（仅次于牛奶与鸡蛋），每130名儿童就会有一名对猕猴桃过敏[24, 25]，所以猕猴桃不是人人都能吃的。

柑橘类：小心葡萄柚与药物产生交互作用

食物中加入橘皮不仅能增色提味，而且除了表现烹饪技艺外，还有满满的营养。橘皮可让菜肴充满活力，有助于DNA修复。一般来说，人类的DNA每小时会受损八百次。若未能及时修复，可能引起致癌突变。[26]比较过异卵双胞胎和同卵双胞胎后，研究人员确定部分DNA的修复功能是由先天的基因决定的，但其余部分则可以自己掌握。[27]

最能激活DNA修复能力的食物，就是柑橘类水果。[28]食用柑橘类水果后不到两小时，你的DNA就更能应付损伤[29]，这也解释了为什么吃柑橘类水果可以降低乳腺癌风险。[30]对身体有好处的柑橘植化素（可以防治乳腺癌及修复DNA）[31, 32]，大都集中在果皮，这就是为何吃果皮的人患皮肤癌的概率比不吃的人低。[33]

　　我一向强调全食物的优点，你吃整颗水果获得的好处，比如强化DNA的修复能力[34]，营养补充品无法给你，柑橘果汁也无法给你。事实上，如果你每天早上都喝柳橙汁，反而可能增加皮肤癌的风险[35]，最好还是选择绿灯食物。你可以直接吃柑橘类，然后用果皮入菜提味，以未经加工的方式来食用完整的柑橘类水果。以我来说，喜欢把柠檬、莱姆★和柳橙整颗放在冰箱，随时要用就有，做料理时可以磨碎入菜提味。

★编者注：莱姆，日常生活中也被称为青柠、酸柑，是芸香科柑橘属中数种植物的统称。

　　对于柑橘类水果，我的警告只有一个：如果你吃过葡萄柚，请务必告诉你的医生。葡萄柚会抑制肠壁内某种酶的活性（这种酶会代谢掉某些药品），让残留在体内的药物浓度变高[36]，可能的结果包括药物的作用增强、发生副作用的概率提高。比如说，你希望早上喝的咖啡能够更有咖啡因的效果[37]，或是医生想帮你省钱，让药效持续久一点[38]，你就可以吃葡萄柚。不过，体内残留药物的副作用付出的代价可能更高，所以如果你经常吃葡萄柚，还是请医生帮你检查一下处方，或是改变用药量。

进口水果，我的榴莲食记

　　我就读的医学院位于波士顿的中国城地带，我还记得第一次到亚洲超市时，看到长相诡异的火龙果和模样奇特的红毛丹，感觉自己像是来到另一个星球。后来我每周都会去尝试新东西，其中有些东方食物我到现在还是很喜欢（比如，我现在还是会偷偷带着荔枝进戏院），但也有不少东西就真的只是"一日情"了。

　　在此，我要跟你分享我第一次接触榴莲的经验。

　　榴莲是水果中的大魔王。想象一下，一颗5磅重的足球表面布满尖刺犹如中世纪锤矛。有什么水果能在医学文献中被形容"引起严重的身体创伤"；还有论文的标题是"榴莲造成眼球穿刺伤"[39]。喔，我还没讲到这种水果最杰出的特色：它的气味。

　　这种味道可以形容成"猪屎加上松脂和洋葱，再配上健身房的臭袜子"，榴莲在公交车、地铁和机场等密闭的公共场所都被禁止携带，而且连东南亚等榴莲的生长地都不例外。

　　我非试试看这种疯狂的水果不可！超市卖的榴莲一般是冷冻的（不久我就知道原因了），我带了一颗回学校，没刺伤自己就成功地剥下一块果肉。吃起来就像带有焦糖味的洋葱棒冰，然后我把剩下的放在置物柜里。这么做，真是天大的错误！隔天回到学校时，发现医学中心整层楼（包括院长办公室）都围上了封锁线，他们破坏所有置物柜的锁，一一撬开来寻找臭气来源，却徒劳无功。味道强烈到连来源在哪里都找不到，就像一团臭气迷雾，医院员工以为有人从大体解剖实验室偷走了人体部位。到了这个时候我才蓦然惊觉，噢，完蛋了，一定是我买的榴莲化冰了。我发现是我铸下的大错后，连滚带爬地去找院长求情。我永远不会忘记那天院长对我说的话："这件事跟你有关，我一点都不意外！"

　　尽量多吃水果，但也未必要选择这种炸药级味道的水果，当然也不必老吃同样的几种水果。市面上的水果形形色色，尽量拣选本地生长的水果，不管是直接吃、入菜、打成果昔、脱水风干当零嘴，都能得到不同于蔬菜的营养成分。当然，能现场采摘自然熟的水果更棒！

第 21 章

十字花科蔬菜，个个是抗癌防癌高手

我还在塔夫斯大学医学系任教时，曾教过一堂介绍新药"iloccorB"的课，头头是道地讲这种药效的证据、妙处以及绝佳的安全性。当学生打算大肆开买，囤货卖给未来的病人时，我说出了一个天大秘密：请把药名反过来读——Broccoli（西蓝花）。

我在这本书里讲得最多的就是西蓝花，这是有原因的。我们已在第2章讲过西蓝花等十字花科蔬菜能预防DNA受损和转移性癌症扩散，在第5章提到西蓝花能启动防御机制，抵抗病原体和污染源，在第9章说到西蓝花能预防淋巴瘤，第11章讲到西蓝花能提升肝脏解毒酶的能力，还能对付乳腺癌干细胞，第13章讲它能降低前列腺癌恶化的风险。精确来说，带来这种种好处的，是西蓝花所含的萝卜硫素，几乎只有十字花科蔬菜才有萝卜硫素，这就是为何十字花科蔬菜能挤进每日十二清单之中。

除了是效果可观的抗癌剂，萝卜硫素也能保护脑部和视力，减少鼻子过敏性发炎，以及对治Ⅱ型糖尿病，

格雷格医生最爱的十字花科蔬菜

芝麻叶、小油菜、菜花西蓝花、球芽甘蓝、圆白菜、白菜花、芥蓝叶、辣根、羽衣甘蓝（黑色、绿色和红色品种）、芥菜、萝卜、芜菁叶和西洋菜

食用量

1/2杯切好的蔬菜
1/4杯球芽甘蓝或西蓝花芽
1汤匙辣根

每日建议食用量

一天一份

最近还发现萝卜硫素可以成功治疗自闭症。经过对自闭症男童随机进行的双盲安慰剂试验，发现每天食用约2～3份的十字花科蔬菜，所摄取的萝卜硫素就可在几周内改善社交互动、异常行为和口语沟通。来自哈佛大学和约翰霍普金斯大学的研究人员说，疗效可能来自萝卜硫素的"解毒"功能。[1]

一汤匙辣根的功效

每天只要吃到我在书中建议的辣根★食用量，就能有效预防乳腺癌。如你所见，辣根的食用量最少，它是十字花科蔬菜中浓度最高的一种，只要吃一汤匙，你就可以划掉每日十二清单的一项。辣根可以制成酱、佐料或淋酱，口感呛辣，可以加入土豆泥中一起吃。更健康的做法，是加在白菜花泥里。先把白菜花水煮十分钟煮到软，再以叉子或压泥器捣成泥，或使用食物调理机加些煮白菜花的水来打成滑顺的菜泥。我会用胡椒、烤蒜头和辣根来调味，然后淋上蘑菇酱汁，美味又营养!

★编者注：辣根，别名马萝卜，属十字花科多年生草本植物，原产欧洲。

烤十字花科蔬菜

我喜欢吃白菜花泥，但要说我的最爱则是烤白菜花（或西蓝花），烤菜会带有坚果与焦糖味。首先，我会把白菜花切成"肉排状"，然后用华氏400度（摄氏205度）烤半小时，再淋上柠檬白芝麻酱。有时我会走极简路线，只撒上柠檬汁、柠檬皮、酸豆和蒜末。

植化素不流失：西蓝花切好后，等40分钟再煮

十字花科蔬菜所含的萝卜硫素，形成过程就像化学爆炸反应一样。只要在前驱物质跟一种称为黑芥子酶（myrosinase）的酶混合后才

能转化成萝卜硫素，但过度烹煮会让黑芥子酶失去活性（微波处理的西蓝花可以保留部分抗癌力）。这说明了为何生鲜的西蓝花、菜花和抱子甘蓝能有效压抑试管的癌细胞，但煮过后可能不会或很少有任何反应。但有谁会想吃生的抱子甘蓝？幸好后来找到了方法，让煮熟后的西蓝花还能保有生鲜蔬菜的好处。

咬一口西蓝花就像引爆化学爆炸，生的西蓝花（或其他十字花科蔬菜）在切好或咀嚼时，萝卜硫素的前驱物质就会跟黑芥子酶混合，而在砧板上或在上胃部等着被消化时，就会释放出萝卜硫素。虽然过度烹煮会破坏黑芥子酶，但前驱物质和最终产物却能耐热。所以诀窍如下：切好后，先不要下锅。

切好西蓝花（或其他十字花科蔬菜）后，先等上40分钟，然后随你怎么煮都行。因为这时的萝卜硫素已经形成了，所以不怕黑芥子酶会失去活性。（你也可以买袋装、切好的生鲜西蓝花或其他的十字花科蔬菜，这样不用等就能马上煮。）

明白这点后，你就知道有多少人都错失了摄取西蓝花珍贵的植化素了。所以，不应该先煮好西蓝花再用料理机，而是先用料理机搅拌好，等40分钟后再煮熟，这样就能摄取到最多的萝卜硫素。

那么，冷冻的西蓝花和其他十字花科蔬菜呢？如果是已煮过的冷冻西蓝花，无法产生萝卜硫素，因为蔬菜在冷冻前已经先用沸水烫过，破坏当中的酶以延长保鲜期限，这时无论你怎么切、怎么等，都不会形成萝卜硫素。所以试管试验中，生鲜的羽衣甘蓝比冷冻的羽衣甘蓝，抑制癌细胞生长的能力高出10倍。[2]

不过，冷冻、煮熟的十字花科蔬菜依然含有耐热的前驱物质，所以你可以重新加入黑芥子酶来获得大量的萝卜硫素。你要去哪里找黑芥子酶呢？科学家都是跟化学公司买，而你可以走进超市。

芥菜也是十字花科蔬菜，而你要买的是香料区研磨好的芥子粉。只要在煮好的西蓝花上撒少许芥子粉，就能产生萝卜硫素，效果几乎跟生吃的一样！所以要是你没有时间切菜，然后等上40分钟再煮，或说你习惯使用冷冻蔬菜，只要在十字花科蔬菜上撒些芥子粉就行了。白萝卜、辣根和日本山葵等十字花科蔬菜，都可比照处理。

　　只要一小撮的芥子粉就能活化萝卜硫素；你也可以在煮好的西蓝花上加一些生蔬菜来吃，比如说我喜欢加紫甘蓝，不仅好看又有脆脆的口感，还有更多能形成萝卜硫素的酶。

羽衣甘蓝脆片

　　想吃羽衣甘蓝脆片，很简单。食材只有一样：羽衣甘蓝。首先把羽衣甘蓝一片片拔下，撕成大片备用（叶子必须是干的，否则带着水气烤就不脆了）。烤盘铺好烘焙纸或使用硅胶烤盘垫，把叶子铺满，然后低温（约摄氏121度）烘焙，不时查看有没有烤焦。不用20分钟，羽衣甘蓝就会变成香脆又健康的零嘴。你可以在进烤箱前先调味，或在烤好后撒上你想要的香料。

把十字花科蔬菜当配菜吃

　　我前面提过，我会在冰箱里放一罐打开的豆子，提醒我每天都要吃豆子；同样地，我也会在冷藏室里放一颗紫甘蓝，让我餐餐都能吃到十字花科蔬菜。我会切成细条，吃什么东西都加上一些。紫甘蓝能在冰箱放上好几个礼拜，这种生鲜蔬菜比起任何保健食品的抗氧化物都要多，而价钱比起作用相同的蓝莓更是便宜3倍。想要精打细算吃得健康，选紫甘蓝绝对错不了。

　　还有一种更经济实惠的方法：自己种西蓝花芽。你可以上网或在天然食品店买到西蓝花的种子，自己培育的这种芽菜，萝卜硫素大约是西蓝花的4倍之多。

培育西蓝花芽就跟种豆芽菜一样简单，专用的芽菜盒或玻璃罐都可以，先倒入一汤匙的种子浸泡过夜，隔天早上把水倒掉，迅速清洗再沥干水分，一天两次。大多数的人会等5天后种子完全发芽再吃（很像苜蓿芽），但有项最新的科学研究说，在第一次沥干水分后的48小时，萝卜硫素的含量最高。[3]我只要没出远门就会轮流用几个罐子来种。尤其隆冬时节，不用出门就能在自家厨房吃到新鲜的蔬菜，真是令人有满满的幸福感。

买营养补充品？别当冤大头

如果不喜欢吃十字花科的蔬菜，但又想获得萝卜硫素的好处，能用市面上的营养补充品来替代吗？目前市面上有一款知名的补充品"花椰多"（BroccoMax），宣称每颗胶囊的营养等于半磅西蓝花，最近有研究人员测试这种补充品，让研究对象一天吞6颗或吃一杯西蓝花芽，结果证明补充品几乎没有作用，而西蓝花芽却以少于8倍的价格提升8倍的植化素浓度。研究人员的结论是"我们的数据证实，若研究对象吃西蓝花补充品，而不是吃新鲜的西蓝花芽，萝卜硫素的生物可利用率便会大幅降低。"[4]

我要告诉你的是十字花科蔬菜美好到不真实，这些蔬菜可以为健康带来奇迹，从对抗癌症恶化、提升免疫力和对抗污染源，到保护你的大脑、视力，不一而足。这个蔬菜家族可以让你在厨房扮演科学狂人，操控酶的化学公式来让保健效应更加倍。

面面俱到的西蓝花，美好到不真实

既然西蓝花芽便宜又有效，是否可以一天吃好几碗？一份正式的安全分析发现，每天吃一杯半的西蓝花芽不会有明显的副作用，但上限到哪却没人知道。于是，意大利的研究人员想要找到能当化疗使用的分量，又不会造成过量使用的反效果。他们得出的结论是，吃四杯以上的西蓝花芽因为血液中植化素的浓度过高，可能对身体有害[5]，但"可以被身体吸收的植化素浓度"不会对人体造成伤害。然而，这个报告未必为真，因为有人就一天吃四杯的西蓝花芽。（我想，这些研究人员可能不认识养生狂人，我就认识这样的人。）

　　我要分享一个故事。几年前我在迈阿密时，某个人下课后跑来找我，说他听说喝小麦草汁对身体很好。他读到小麦草汁"有净化作用"，所以他想既然对身体有好处就多喝一点。他告诉我，他算过人体消化道的容量，于是连续喝了好几夸脱的小麦草汁，直到从身体另一端排出来。

　　有意思，我问他后来发生什么事。他用一种难以形容的表情看着我："一发不可收拾。"

第 22 章

绿叶菜该怎么吃

大力水手吃菠菜会变得超级强壮，一点也没夸张。深绿色叶菜类是地球上最健康的食物，同为天然健康食物，以每卡路里来计算，深绿色叶菜提供的营养最丰富。《营养与癌症》（*Nutrition and Cancer*）期刊发表的研究强调过这一点，研究标题为"论松针的抗氧化、抗突变及抗肿瘤的效益"。[1]不论形状大小，只要是能吃的绿叶菜几乎都是健康食物。

1777年，乔治·华盛顿将军颁布一条命令，要美国军队搜寻营区附近的野生绿叶菜，理由是"这类蔬菜对健康有益，也能够预防所有讨人厌的毛病"。可是在那之后，美国人就对绿叶菜敬而远之，如今每25个美国人中，只有一个人每个月吃到12份蔬菜[2]，而我建议的食用量是一周吃12份以上。

每天吃绿叶菜是延长寿命最有效的一种方法。经过哈佛大学研究团队的分析，所有食物类别里，就是绿叶菜最具保健效果，可以远离常见的慢性病，每天多吃一份绿叶菜就能降低多达20%的心脏病发和中风

格雷格医生最爱的绿叶菜

芝麻叶、甜菜叶、芥蓝菜、羽衣甘蓝（黑色、绿色和红色品种）、综合生菜叶、芥菜、酸模、菠菜、牛皮菜（swiss chard）和芜菁叶

食用量

1杯生菜
1/2杯煮过的蔬菜

每日建议食用量

一天两份

的风险。[4, 5]

想想看，要是有一种药能够延长寿命，而且有百利无一害，大家都会抢着买吧！只不过，如果这种"药"换成是绿叶菜，人们就兴致缺缺了。

制药公司还在争取西蓝花的专利（孟山都正试着这样做），但医生不用等制药公司送红酒陪吃饭，连哄带骗地请他们开辉瑞牌的菠菜或葛兰素史克牌的芥蓝给病人，他们应该马上要为病人开立像图7这样的处方。

所有植物色素都有保健效益，为何吃绿叶菜最健康？当新英格兰的秋天如火焰般燃烧着绚烂色彩时，那些黄色和橘色是从哪里来的？其实这两个颜色一直都在，但只有叶绿素在迈入秋天开始分解后才看得见。[6]同样的，光是深绿色叶菜这一类蔬菜中就含有多种其他的植物色素。我先前曾提到，这些色彩缤纷的植物色素通常都是蔬果中最丰富的抗氧化来源，换句话说，吃绿叶菜就像吃下了整道的彩虹。

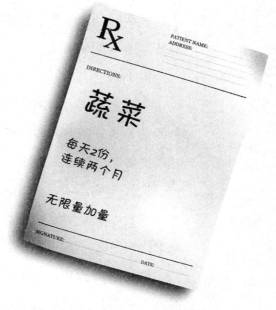

图7

警告：正在吃抗凝血剂的人要注意绿叶菜的食用量

1984年，有位35岁妇女没有告知医生她改变了饮食而发生了一场悲剧。她因为安装金属心脏瓣膜，正在服用抗凝血剂，后来她想要减重而开始以沙拉、西蓝花、芜菁叶和芥菜为主的饮食。结果五周后，她因发生血栓而死亡。[3]

如果你正在服用可迈丁（Coumadin）等抗凝血药物，在增加绿叶菜的摄取量之前请务必咨询过医师。这是因为富含维生素K的食物会降低抗凝血剂的作用而导致血栓，绿叶菜就是富含维生素K的食物。你还是可以继续吃绿叶菜，但要先让医生重新衡量剂量，以配合你平日的绿叶菜食用量。

绿叶菜，吃出美味 + 好脸色

我希望我已经说服你多多吃绿叶菜了。不过，很多人可能会烦恼要怎么让这些绿叶菜变得更好吃。我想，应该有不少人对小时候营养午餐里的绿叶菜还心有余悸。

以羽衣甘蓝来说，这种高纤绿叶菜，吃起来总是带有青草味或苦涩味。一般在超市你可以找到绿色、黑色和红色这三种颜色的羽衣甘蓝，三种的营养成分都差不多，重点是你愿不愿意吃。老话一句，最健康的羽衣甘蓝就是你常吃的那一种。

把买来的羽衣甘蓝用流动的水清洗好叶子，然后撕成一口大小的尺寸，或者卷起来切成细长条状。想更省事，可以买冷冻的羽衣甘蓝。冷冻蔬菜比较便宜，也可以久放，通常都已经先洗好切好了。

你可以依据自己的喜好来调整味道，但事实上，我们的味蕾适应性很强，只要几周后你就能适应这种带点苦涩的青菜原味。研究人员曾拿西蓝花蘸糖，或喷洒糖水或阿斯巴甜，让东西变好吃，但其实这只是欺骗味蕾、遮蔽苦味的一种障眼法而已，许多芥菜食谱的秘密武器就是加一匙糖，用的正是这一招。当然，如果因此能够多吃几口绿叶菜，值得你光明正大地使用黄灯或红灯调味料。以我来说，即使意大利黑醋有添加糖，我还是照加不误，虽然用无花果或苹果丝来提升甜度会更健康。

加糖，也是让绿蔬菜果昔变好喝的诀窍。颜色诡异的绿蔬果昔是让孩子乖乖吃绿叶菜的变通方法，基本的三个材料就是水、成熟水果和新鲜的绿叶菜。一开始的比例，水果与绿叶菜是二比一，然后再慢慢增加绿叶菜的分量。例如，一杯水、一根冷冻香蕉、一杯冷冻浆果和一杯嫩菠菜，就是最经典的101号绿蔬果昔。

我也喜欢加新鲜的薄荷叶增添香气（也多了一种绿色叶菜）。店里卖的新鲜香草可能不便宜，但在自家庭院或窗棂边种薄荷盆栽，能长得跟野草一样好。早餐加点绿叶菜也可以很可口，像是薄荷巧克力燕麦就很好吃，里面有煮熟的燕麦粥、剁碎的薄荷叶、可可粉和健康的甜味剂。

如果你想把绿叶蔬菜跟喜欢的食材配对，好让绿叶菜更可口时，可以考虑混入绿灯食物的脂肪：坚果、种子、果仁酱或种子酱，牛油果也可以。很多绿叶菜的营养素都是脂溶性的，包括β胡萝卜素、叶黄素、维生素K和玉米黄素。绿叶菜跟富含油脂的绿灯食物配对，不但让绿叶菜的味道变得更好，还能促进营养吸收，比如生菜沙拉搭配香滑的白芝麻酱汁，或是在煸炒过的羽衣甘蓝上撒少许烤过的芝麻。

天然的更好！你可以自然生成辅酶Q10

绿叶菜是最健康的绿灯食物，其中一个原因就是它们是绿色的。几十年前有人开始寻找人体对抗癌症的第一道防线——"拦截者"，理论上要是我们能找到与致癌物密切相关的物质，防止它们进入DNA，就可能预防导致癌症的突变。经过几年搜寻后，总算找到了一个拦截者：叶绿素。这种世界上无所不在的植物色素，一直都在我们眼皮底下（前提是你要吃得够健康）。

在培养皿实验中，叶绿素可以"完全瓦解"因接触致癌物而损坏的人体细胞DNA。[7]那么人体实验呢？为了研究需要，志愿者们喝了会致癌的黄曲霉素溶液，然后一组给予菠菜的叶绿素，另一组不给。结果发现，只要6杯菠菜的叶绿素就能阻挡40%的致癌物质。[8]是不是很棒？但叶绿素的效果不止如此。

读了大学，你就知道高中学的生物几乎都不是真的；读了研究所，你又会放弃大学教的生物学。每次以为自己掌握到了，却发现生物学比你想的要复杂得多。例如，有一阵子我们都以为只有植物能够直接利用太阳能。植物有叶绿素可以行光合作用，而动物不能。但严格来说，在食用绿叶菜后，你的体内确实会有叶绿素（虽然是暂时的）。但进入你血液里的叶绿素似乎不可能对阳光产生反应，因为光线无法穿透你的皮肤，不是吗？

错了，曾经拿手电筒照过手指头的小朋友都能告诉你答案。阳光里的红色波长确实会穿过你的皮肤[9]，事实上，要是你在阳光普照时走出户外，充足的光线会进入你的脑部。你的内部器官沐浴在阳光底下，血液里还有流动的叶绿素，虽然这样的光合作用产生不了什么能量，但你的体内却能生成一种重要的分子，那就是辅酶Q10。[10]

辅酶Q10又称泛醌，是一种抗氧化物。当辅酶Q10的还原态（Ubiquinol-10）消灭自由基时会变成氧化态（Ubiquinone-10）。由于只有还原态的辅酶Q10才具有抗氧化作用，想要维持有效的抗氧化能力，身体必须重新把氧化态的辅酶Q10还原回来。重点来了，还原型辅酶Q10在重新被启动前只能使用一次，这时就要仰赖阳光和叶绿素了。

研究人员把氧化态辅酶Q10和膳食叶绿素的代谢物暴露在进入血液的光线下，然后就像变魔术一样，还原态辅酶Q10又回来了。

要是没有叶绿素或光，什么都不会发生。我们先前一直以为阳光对人体的直接效益是形成维生素D，而绿叶菜的好处则是含有抗氧化物，但现在我们推测，这两者的结合还能帮人体制造及保存体内的抗氧化物。

正在服用降胆固醇、降血脂药物的人，更需要实行富含叶绿素的蔬食，因为这些药物会妨碍辅酶Q10的生成。

营养吸收也是重要的问题。研究人员曾经试着让受试者搭配脂肪来吃健康的菠菜、萝蔓生菜、胡萝卜和西红柿沙拉，接下来8小时，他们血液中的类胡萝卜素明显提升了。相反的，若使用的是零脂肪的沙拉酱，类胡萝卜素的吸收力就会降至微乎其微，跟完全没吃沙拉一样。[11]同样的，在莎莎酱里加入牛油果能让进入血液的脂溶性营养素增加3倍（这里指的是西红柿里的茄红素）。[12]不用太多，一整顿热食只要3克脂肪就足以促进吸收，而这样的分量只要一颗核桃、一匙牛油果或一匙椰子粉就够了。餐后再吃几颗开心果，更加妥当，只要让绿叶菜和脂肪同时待在胃里就行。

另一种去除绿叶菜苦味的方法，就是汆烫。比较可惜的是，这样会让部分营养成分跑到滚水里，不过如果是煮汤就没问题了。话说回来，如果汆烫能让你多吃两倍的绿叶菜，营养流失一些也值得了！每次煮意大利面时，我都会在捞出意大利面前几分钟加入一把新鲜的绿叶菜，我知道这样会流失部分的营养素，但把所有东西丢进一锅煮非常省时方便，还能让家人吃到更多的绿叶菜，也算一举两得了。

女人啊！要多吃醋

醋是一种对身体很好的调味料。由糖尿病和无糖尿病的人一起参与的随机对照实验显示，一餐增加两茶匙的醋对血糖控制更为有效，餐后攀升的血糖可下降20％。[13]所以在土豆沙拉或米饭中加醋（像日本人做寿司一样），或者面包蘸意大利黑醋吃，都能减少高升糖指数食物的不良作用。

二十多年以来，我们都知道醋能够对抗血糖上升，却不知道其中的机制。原本我们以为醋能让食物消化得更慢，但就连餐外喝醋都有用。例如，Ⅱ型糖尿病患者在睡前喝两汤匙的苹果醋，隔天早上起床时血糖会比较稳定。[14]不过，吃腌黄瓜或醋制成的药物，似乎不会有这样的效果。要提醒你的是，千万不要直接喝醋，有可能会灼烧食道，而且也不要饮用过量，一天一杯醋持续喝6年（等于喝了2000杯），不是个明智的做法。

醋对多囊性卵巢综合征（PCOS）也有帮助，能改善动脉功能及降低体脂肪。每天喝一汤匙的苹果醋持续数月，7个患有多囊性卵巢综合征的女性中，就有4个人的卵巢功能获得改善。[15]一汤匙的米醋能改善更年期妇女的动脉功能，原因不确定，但醋酸中的醋酸盐或许能促进一氧化氮的生成。[16]喝醋对高血压应该也有帮助，有份研究确实声称每日喝一匙醋，对维持血压有益。[17]

喝醋还能减重。有份双盲安慰剂的交叉比对实验，让过胖的研究对象每天喝一或两匙苹果醋，另一组对照组则喝味道像醋却不含醋酸的饮料，结果喝醋组明显瘦了下来，虽然三个月才掉了4磅，但计算机断层扫描显示喝醋组的人减去了大量的"内脏"脂肪，而这种腹部脂肪跟慢性病的风险有关。

苜蓿芽，你要提防的绿叶菜

虽然绿叶菜是最健康的食物，但你必须小心苜蓿芽。这十几年来，美国就有28件沙门氏菌食物中毒跟苜蓿芽有关。[18]当然，比起鸡蛋引发的沙门氏菌感染，"苜蓿芽中毒"的灾情算不上严重。为什么会发生苜蓿芽中毒呢？因为苜蓿芽种子有各种微小到无法洗干净的小孔穴，受到肥料污染的灌溉水会把细菌藏在里面，就算家里种的苜蓿芽都不安全。

有一回我在波士顿参加一个游戏节目，当晚我把所有健康美味的食物都当礼物分送给观众，后来只剩下苜蓿芽。虽然我才刚告诉观众不要吃苜蓿芽，但我一向讨厌浪费食物。于是，我把苜蓿芽加进我当晚吃的沙拉里。没错，这些苜蓿芽已经放在我的车上一整天，还在录像期间放了好几个小时。但我心存侥幸：一小包苜蓿芽遭污染的概率能有多高呢？哈，不骗你，隔天我就到新英格兰医学中心的急诊室报到了。

除了苜蓿芽之外，绿叶菜真的是地球上最健康的食物了。每卡路里的最高营养密度来源非它们莫属，你吃下的每一口绿叶菜，身体都会感谢你。

尽可能把绿叶菜加进三餐里，比如我会在每道餐点下铺上一层绿叶菜，这样就能混着一起吃，让青菜吃起来更有味道。如果你单纯想吃一盘绿叶菜，可以拌入柠檬汁、调味醋、红椒片、大蒜、姜、低钠酱油或焦糖洋葱来调味。我个人偏爱带点辣味、甜味和烟熏味的蔬菜，所以用的是辣酱、意大利黑醋、匈牙利烟熏红椒粉等佐料。

标榜天然健康食品的市售酱料，往往添加了盐、油或糖，所以我都尽量在吃特别健康的食物时才会使用。把黄灯食物和红灯食物混在一起（比如薯条和麦克鸡块蘸烤肉酱吃）可能更不好，但话说回来，要是不蘸辣味西红柿酱，迷迭香烤地瓜我连一半都吃不完。想找个好借口吃非绿灯的食物，我想就只能是为了吃更多的绿叶蔬菜了。

还在念大学时，我常常叫中国餐外带，而且点的都是蒜蓉西蓝花（不要白米饭）。然后我自己煮饭：把糙米（或藜麦）跟干扁豆一起丢进饭锅，饭锅内同时再蒸一磅的绿叶蔬菜（有时会用微波）。等到外卖送来，饭菜都煮好了，然后全部拌在一起吃，分量很够，有时还吃不完。

你也可以上网买印度料理的即食包，或是去天然食品市场买。我要强调的是，我一般都把这些当酱料使用，而不是当主餐。你自己可以多加些绿叶蔬菜，让吃绿叶菜成为一种享受而不是负担。

帮自己安排一个沙拉日

一天一大碗沙拉是快速勾除每日十二清单的好方法，吃综合生菜（以绿叶蔬菜和芝麻叶为主）时，我会加入西红柿、红甜椒、豆子和刺莓，如果我用的沙拉酱不含脂肪，我还会加炒过的坚果一起吃。建议你使用自制的沙拉酱，目前我最喜欢的沙拉酱食谱是麦可·克拉伯（Michael Klaper）医师的凯萨沙拉酱。

嫩菠菜（baby spinach）的营养价值高过一般的菠菜，但芽菜苗的营养素密度更高。例如，紫甘蓝苗的

凯萨沙拉酱食谱

食材

2汤匙杏仁粉
3瓣压碎的大蒜
3汤匙第戎芥末酱
3汤匙营养酵母片
2汤匙白味噌
3汤匙柠檬汁
1/3杯水

做法

只要把以上食材搅拌均匀即可。如果有搅拌机，或许可以使用整颗杏仁下去打碎。

维生素C就比紫甘蓝多6倍，而维生素K甚至高了70倍。你可以自己种芽菜苗，使用育苗盘就能种好几盘，用剪刀采收就是一盘最健康的沙拉了。更棒的是，只要经过一两周又可再采收一轮。

第 23 章

换换菜色，还有哪些蔬菜值得端上桌

"全球疾病负担研究"发现，典型的美国饮食是美国人死亡与致残的主要原因[1]，而蔬菜摄取不足则是第五大饮食风险因子，几乎跟吃加工肉品一样可怕。[2] "忧思科学家联盟"（The Union of Concerned Scientists）预测，美国人若多摄取蔬果，达到国民饮食指南标准，每年就能拯救十几万人的性命。你应该要像不吃就会死一样地狂吃蔬果，因为搞不好真的就是这样。

格雷格医生最爱的其他种类蔬菜

朝鲜蓟、芦笋、甜菜根、甜椒、胡萝卜、玉米、大蒜、蕈菇类、秋葵、洋葱、紫薯、南瓜、海菜类（荒布、红藻和紫菜）、甜豆、南瓜类、地瓜、西红柿、栉瓜

食用量

1杯生鲜叶菜
1/2杯煮过或生鲜的非叶菜类
1/2杯蔬菜汁
1/4杯蕈菇类

每日建议食用量

一天两份

花园蔬菜：增进蔬菜的多样化

最没争议的营养摄取建议也许就是多吃蔬菜、水果，还有地瓜、大黄★等根茎类蔬菜，以及豆荚类蔬菜如豌豆，更重要的是西蓝花等十字花科的蔬菜。我们已经在绿叶蔬菜的章节里谈过叶菜类，如果深绿色叶菜是最健康的食物，那我们还有"蔬（输）"的理由吗？（没错，我在用谐音玩双

★编者注：不同于中国作为中药材的大黄。欧美的大黄指的是作食用的大黄属品种。

关语）理论上，你应该吃所有彩虹色的食物，但现在你已经知道，绿叶菜已经包揽各种颜色了。

不同于维生素C这种蔬果里常见的化合物，其他营养素的分配并不均匀。柑橘类的水果有其他水果没有的非色素植化素，不同蔬菜也负责提供不同的植化素。菜花不具抗氧化色素，但因为属于十字花科家族，所以是最健康的一种食物。白蘑菇看起来单调，却能提供整个植物界所没有的真菌营养素。

现在我们知道某些植化素，只能与身体特定的受体和不同蛋白质结合。我在第5章提到西蓝花与芳香烃受体，人体内也有儿茶素（绿茶主成分）受体，还有葡萄、洋葱和酸豆等特定植化素的结合蛋白。最近，还发现一种细胞表面受体会结合苹果皮的营养素。但除非你吃下特定食物，否则这些特定蛋白不会被活化。

不同的植化素可能会有不同的临床效果。例如，连续两周蔬果不足而免疫功能受损的受试者，在喝下西红柿汁后情况获得好转，但胡萝卜汁却没有这种功效。[3]就算是同一种蔬菜，只要部位不同都可能具有不同效果。西红柿产品可以保护心脏的原因之一，就是包着西红柿籽的黄色液体具有一种化合物，能够抑制血小板的活性[4]（血小板会触发导致心脏病发作和中风的血栓）。阿司匹林也有类似作用，但不是对每个人都有用，也可能增加出血风险——但西红柿的化合物或许能克服这两个限制。[5, 6]但不要只吃西红柿酱、喝西红柿汁，你可能会错过其他营养素，因为西红柿籽在加工过程中被拿掉了。所以在挑选西红柿罐头时，要选用整颗西红柿压碎制成的产品。

不同的植物，可能会对同一个身体部位造成不同影响。就脑功能而言，某些蔬果能让执行功能、感知速度和语意记忆更优异，而其他蔬果则跟视觉空间能力和自传式记忆有关。[7]换句话说，你吃的蔬果种类要越多越好，才能满足身体功能的所有基本需求。

　　研究可能低估了植物性食物的保护效益，其中一个原因可能是研究往往测量的是蔬果食用量，而不是质量。大家常吃香蕉和小黄瓜，少吃蓝莓和羽衣甘蓝，但多样性非常重要，美国人常吃的水果几乎不外乎这五种：苹果和苹果汁、香蕉、葡萄、柳橙汁和西瓜，而经常吃的蔬菜则是西红柿罐头、土豆和球生菜。

　　针对蔬果多样化的研究不多，其中一份讲到，我们可从蔬果的多样化来预测中年后身体的炎症降低率，而不是吃了多少分量。在排除分量因素后，每周多吃两种不同的蔬果就能降低8%的Ⅱ型糖尿病发生率。[8]这类数据让美国心脏协会在最新一期的饮食指南中，加入了"要多吃不同种类蔬果"的建议。[9]

　　只吃苹果就会错过柳橙的营养素，比如柠檬苦素、柠檬醇或橘皮素。每种蔬果的特殊植物性营养都不一样，所以你才要什么都吃。但从某个角度来看，所有水果都只是果实，而蔬菜则可能是植物任何部位。根茎部位所含的营养素，可能跟枝叶不一样，只从这一点就能知道，多吃不同种类的蔬菜才能摄取到植物的全部有益成分。有份针对近50万人进行的大规模癌症研究，也有同样的发现。[10]最近一份评论说："因为每种蔬菜都含有独一无二的营养素组合，所以什么蔬菜都要吃，才能获得所有的健康效益。"多样化不仅是生命的调味料，也能延长生命。

　　常见的植化素（植物性营养素）有六大类：(1)类黄酮素，例如花青素、儿茶素；(2)植物性雌激素，例如异黄酮、木酚素；(3) 类胡萝卜素，例如叶黄素、玉米黄素、番茄红素；(4)有机硫化物，例如大蒜素、萝卜硫素；(5)酚酸类，例如鞣花酸、水杨酸；(6)其他，例如姜黄素、柠檬苦素。

吃好一点，就能漂亮一点

　　我们都听说过的金黄光泽，通常象征着健康、活力和年轻。但除了躺在日晒机上外，还可以吃绿叶蔬菜达到同样效果。有的动物会利用饮食增加性吸引力。大山雀是一种欧亚常见、橄榄色与黑色相间的鸣禽，它们喜欢吃富含类胡萝卜素的毛毛虫，让胸前的羽毛呈现更明亮的黄色，对求偶的对象更具吸引力。这种现象在人类之间也看得见吗？

研究人员拿出非洲、亚洲和高加索男女生的照片，请大家以指针将照片人物调整至他们认为最健康的肤色，结果是：不管男女生都比较喜欢"金黄光泽"。[11]想要获得这种泛着金黄光泽的气色，可以摄取膳食胡萝卜素。换句话说，吃下蔬果的黄色和红色色素（例如地瓜的胡萝卜素和西红柿的番茄红素），不论男女都能自然而然出现如玫瑰色般的好气色。

研究人员决定进行测试。这份研究由大学生参与，连着六周都能吃每日十二清单里9份蔬果的人，脸色比一天只吃3份的人要健康漂亮。[12]吃得越健康，看起来就越健康。确实，研究发现"原本蔬果吃最少的人，外观获得的改善最显著"。[13]

那么皱纹呢？一项日本研究使用6分式丹尼尔量表，来评比700多名女性眼角的鱼尾纹长度，1分最轻微，6分最严重。研究人员发现"绿色与黄色蔬菜摄取越多，脸部皱纹就越少"。每天食用少于一份绿色和黄色蔬菜的女性获得3分，而一天吃超过两份的女性则不到2分，研究员很开心得知"这些研究可能改善健康饮食结构……"。[14]

我当然不认为外表胜于一切，但我那些年轻病人对饮食结构改变有兴趣，多半是因为饮食能清除脸上的痘痘，而不是可以排除未来得慢性病的风险。所以我很开心能看见这类研究，标题最好是"让你能吃得更美的绿叶菜"。外表亮丽固然好，加上内在漂亮就好上加好了。

蘑菇，含有另一种人体必需维生素

麦角硫因（Ergothioneine）是一种稀有的氨基酸，虽然在一个世纪前就被发现，但一直都没人进行研究。最近研究人员发现人体里存在着一种运载蛋白，专门用来运载食物里的麦角硫因进入身体组织里，这也意味着，麦角硫因一定在生理上扮演重要的角色。但是什么角色呢？第一个线索就是组织分布。麦角硫因都集中在氧化应激大的身体部位，例如肝脏和眼球晶体，还有骨髓和精子等敏感组织。研究人员猜测麦角硫因可能是所谓的细胞保护剂，后来的发现证明确实是如此。[15]

麦角硫因的角色就是细胞的微小发电厂，线粒体内的强力抗氧化物。线粒体内的DNA特别容易受到自由基的伤害，由于很多抗氧化物都无法穿透线粒体膜，而麦角硫因能进入线粒体内部，就弥足珍贵了。

人体细胞要是少了这种氨基酸，就会加速DNA受损和细胞死亡。不幸的是，人体无法制造麦角硫因，我们只能从食物摄取。约翰霍普金斯大学研究人员的结论是："因为来自食物，缺少的话对人体有害，所以麦角硫因可能会成为新种维生素。"若此事成真，麦角硫因就会成为继1948年分离出维生素B$_{12}$后的又一个新种维生素。

那么，什么食物是麦角硫因的最佳来源？目前知道含量最丰富的是蘑菇，比如秀珍菇就含有超过一千个单位的麦角硫因，是黑豆（排名第二）的9倍，而排名第三的鸡肝又跟黑豆差了8倍。鸡肉跟牛肉猪肉一样，麦角硫因约只有10个单位，跟秀珍菇差了100倍。含有45个单位的菜豆是肉类的4倍，但跟蘑菇一比，菜豆依旧相形失色。

麦角硫因耐热，所以煮蘑菇不会破坏麦角硫因。这是好消息，因为蘑菇含有一种叫蘑菇氨酸（agaritine）的毒素，这种毒素煮过后就会消失了，比如放进微波炉30秒就能除掉蘑菇氨酸，冷冻也能达到同样效果，但干菇就不行了（煮干菇时，最好能煮5分钟以上）。比较特殊的是羊肚蕈，毒素浓度较高，即使煮过还是会跟酒精起反应。[16]但我觉得其他煮过的可食菇类都是绿灯食物，而可以生吃的蘑菇则是黄灯食物。但是，生的羊肚蕈，或是煮过的羊肚蕈跟酒一起食用，以及所有野生摘取的蘑菇，对我来说应该都是不建议食用的红灯食物。

不吃蘑菇，就不够健康吗？当然不是。我妈这辈子都没吃过蘑菇，以后也不会吃，她的理由是蘑菇"长得很诡异"。我在第5章和第11章中提到蘑菇可能富有免疫和抗癌功效，所以我还是鼓励把蘑菇加入饮食中。而且老实说，我觉得烤波特菇（波特菇是大型的白洋菇）蛮好吃的，我会淋上少许意大利黑醋，烤到开始滴汁，再撒上碎胡椒后食用。

蘑菇可以当填料、煮蘑菇薏米汤，炖饭、酱汁和意大利面酱更少不了它。你也可以用红酒和捣碎的蒜头开文火慢煮，简单又好吃。

吃蔬菜，永远不嫌多！

我最爱的一种生吃蔬菜的方式，就是把甜椒条、胡萝卜或豆荚蘸鹰嘴豆泥或豆酱吃，而我最爱的烹调方式是烤蔬菜。烘烤可以让蔬菜变得更美味，你可以试试烤红椒、抱子甘蓝、甜菜根或南瓜。你不喜欢有黏液的秋葵？请试试烤秋葵。

春天时，我最喜欢吃烤芦笋蘸牛油果酱。地瓜是我最爱的零嘴之一，在波士顿读医学院时，每到严寒的冬季我会把两颗刚微波好的地瓜塞进外套口袋，当作天然的暖暖包；等到稍凉后，暖暖包就立刻成为好吃的零嘴！当然最好的烹调方式是蒸地瓜，比较能保留营养成分，但无论你用什么方式煮，地瓜皮都要留着。地瓜皮的抗氧化能力比地瓜肉多出10倍，直逼蓝莓的水平。

便宜的地瓜有可能成为地球上最健康的食物之一，也许有一天还会被当成外层空间的健康食物——美国太空总署（NASA）已把地瓜列为未来太空任务的食物。[17]挑选不同品种的地瓜时，请记住地瓜的营养会直接反映在颜色上，地瓜肉颜色越黄或越橘，表示越健康。

地瓜比土豆健康，如果真要买土豆，请记得买蓝皮或紫皮品种，一天吃一颗水煮的紫皮土豆，六周下来可以大幅降低炎症现象，白皮或黄皮土豆没有这种功效。在抗氧化能力方面，紫皮种吃后不到几个小时，血液里的抗氧化能力就会增加；而白皮种的淀粉似乎反而会有促氧化作用。[18]至于蓝皮种的抗氧化力，可以是白皮种的10倍。[19]日前有一项让人振奋的紫皮土豆研究，高血压患者一天吃六至八颗微波过的小紫薯，一个月内血压就明显下降了。[20]

孩子不爱吃蔬菜，怎么办？

要让小孩（和所有年龄层的人）都喜欢吃蔬菜，可以把蔬菜切成条状、棒状或星形，星形特别受欢迎。把卡通贴纸贴在蔬菜上，可以引诱五成小朋友选择吃西蓝花，而不是巧克力棒。如果他们还是不肯好好吃蔬菜，你可以用我拿来骗我家小狗吃药的伎俩：蔬菜蘸花生酱。有项研究发现蔬菜搭配花生酱，能成功让"最抗拒蔬菜的小孩"多吃蔬菜；蘸沙拉酱也有用。

事实上，有时只要把食物摆出来就可以了。在派对上，除了买给幼儿园或学龄前小朋友庆生吃的食物外，研究人员还故意端出好几碗切好的新鲜水果，猜猜发生什么事？根本不用你鼓励，小朋友自己就会去拿水果吃。小朋友在面对一堆诱人的生日蛋糕、冰激凌和起司酥时，真的会去吃水果吗？没错！每个小孩平均吃掉了一份水果。[21]

即使只是帮蔬菜改个名字，也有用。有间小学帮蔬菜想了新名字，让小朋友觉得蔬菜更可口，而吃下平日两倍的分量。要是胡萝卜不叫胡萝卜或"一日蔬果"，而是叫"透视眼"，学生就会吃下两倍分量。那么大人好骗吗？同样很好骗。例如，他们会说"纽奥良风味红豆饭"的滋味比"红豆饭"好吃，但其实这两种根本是同一道菜。

当学校餐厅的餐点名牌摆出"活力满点西蓝花"和"小瓜呆青豆"，或者把西蓝花取名为"好好吃小树顶"，学生点西蓝花的概率会高出110％，点青豆的概率高出近180％。[22]研究人员的结论是"研究证实帮健康食物取个吸引人的名字确实有效，效果也很持久，不需花钱，也不用经验。这些名字没有经过精心构思，也没经过焦点小组讨论和预先测试，只是大家一时兴起取的"。大人只要摆出愚蠢的小名牌，小朋友就会上当，连吃好几周的健康食物。在学校餐厅摆出这种创新有趣的名字，点蔬菜率确实增加近100%，而没有使用名牌的对照组学校，点蔬菜率一直很低，甚至每况愈下。下次在家长会上，你或许可以提个建议。

千万别忘了，你还可以偷偷把蔬菜藏起来。例如，你可以把西蓝花、菜花、西红柿、南瓜和栉瓜*偷偷加进前菜里，样子、味道和口感都看不出来（比如把蔬菜打成泥混入意大利面酱里）。研究也发现，这招对小朋友、大人都有用。研究人员曾经偷偷把一磅蔬菜加进每天的料理中，长达一周都没人发现（吃进去的卡路里少了350卡）。[23]话说回来，让孩子习惯吃完整的蔬菜很重要，毕竟他们总不能一辈子都只在家吃饭吧。想让孩子多吃蔬果，最重要的是父母要以身作则，所以如果你想让孩子吃得健康，你自己就要先吃得健康。

★编者注：栉瓜又被称作意大利瓜，也就是绿皮密生西葫芦，夏季南瓜的一个变种。

最强防癌蔬菜

根据一份美国癌症研究所（AICR）的指标性报告，蔬食的效果"不只在于不吃肉，而是吃多样性的大量蔬食，获得大量的多种防癌成分"。换言之，只减少吃肉是不够的，还要尽量吃健康全蔬食。流行的周一无肉日固然不错，但要是接下来是周二西红柿日、周三西洋菜日会更好。

不同癌症需要不同蔬菜的疗效，有时甚至连同一种器官都需要不同蔬菜。例如圆白菜、菜花、西蓝花和抱子甘蓝都能降低身体中央和右侧的大肠癌风险，而胡萝卜、南瓜和苹果则能降低身体下部及左侧的大肠癌风险。

《食品化学》（*Food Chemistry*）期刊发表一项杰出的研究，利用培养皿实验测试34种常见蔬菜对8种不同人体癌症细胞的作用，包括乳腺癌、脑瘤、肾脏癌、肺癌、儿童期脑瘤、胰脏癌、前列腺癌和胃癌。以乳腺癌为例，茄子、小油菜、胡萝卜、西红柿、菊苣（endive）、茴香球茎和萝蔓生菜这7种蔬菜最多只能控制乳腺癌细胞生长，无法改善病情；橙色甜椒、英国黄瓜、红生菜、墨西哥辣椒、土豆和甜菜根这6种蔬菜几乎能让癌症生长减半，但有5种蔬菜（白菜花、抱子甘蓝、葱、韭葱和大蒜）则能完全让癌症真的"停摆"，阻止乳腺癌细胞继续生长。[24]

这项出色的研究告诉我们两个重要讯息。其一，摄取蔬菜要多样化，以萝卜来说，对于胰脏癌细胞没有作用，却能100%终止胃癌细胞发展；而橙色甜椒无力对抗胃癌，但抑制前列腺癌细胞的能力却超过了75%。研究人员的说法是"想要有效防癌，饮食要多样化，必须吃到好几种不同的蔬菜及植化素"。[25]

如何制作抗癌沙拉

想象你在沙拉吧前排队，选择你要的生菜、配料和淋酱。首先从绿叶菜挑起，假设你要从5种《食品化学》研究的蔬菜中做选择，包括：波士顿莴苣、苦苣、菊苣、红生菜和菠菜。你会选哪一种？从研究结果来看：你应该选菠菜。在这5种选择中，在对抗乳腺癌、脑瘤、肾脏癌、肺癌、小儿脑瘤、胰脏癌、前列腺癌和胃癌方面，菠菜打趴另外4种蔬菜。第二名是谁？红生菜。[26]

菠菜沙拉应该加哪种配料？你只有5种可以选，查看过放在钱包里的每日十二清单表后，你应该马上就能钩出3个：豆类、浆果和坚果。现在你只剩下两种配料可选，这个研究里还剩下32种蔬菜，你应该选以下哪两种？请谨慎作答：

橡果南瓜	芦笋	甜菜根	土豆	小油菜	波士顿莴苣	西蓝花	菊苣
球芽甘蓝	圆白菜	胡萝卜	萝卜	菜花	芹菜	皱叶甘蓝	紫甘蓝
茄子	菊苣	大黄瓜	萝蔓生菜	茴香球茎	嫩蕨叶	大蒜	大头菜
青豆	青葱	墨西哥辣椒	西红柿	羽衣甘蓝	韭葱	橙色甜椒	黄色洋葱

你选了哪两种？如果你选的是抱子甘蓝、圆白菜、皱叶圆白菜或羽衣甘蓝其中之一，以及大蒜、青葱或韭葱之一，恭喜你获得一颗星星！所有测试过的蔬菜中，这几种蔬菜的防癌功效最好。注意到它们的共通点了吗？它们都来自两种天然健康食物家族：十字花科蔬菜和葱属家族，大蒜和洋葱也是葱属的成员。研究人员的说法是"饮食中加入十字花科和葱属家族，是效果出色的化学防癌策略"。[27]

至于其他常见的蔬菜，完全没有上榜，研究人员总结："本研究测试的蔬菜提取物包括西方国家常食用的蔬菜，例如土豆、胡萝卜、莴苣和西红柿，这些蔬菜对抑制肿瘤细胞株的扩散，效果多半不大。"

其中最有效的蔬菜首推大蒜，在对付乳腺癌、儿童与成人脑癌、肺癌、前列腺癌、胰脏癌和胃癌方面都是第一名，而大蒜在防治肾脏癌的功效仅次于韭葱。

大蒜与洋葱超强的抗癌效果

上面已说过大蒜、洋葱、韭葱和其他葱属家族的蔬菜都具有抗癌的特殊成分，但是否也会像化疗一样，不只会杀死癌细胞，也会波及正常细胞呢？研究人员也有过同样的疑虑，所以决定比较大蒜和其他蔬菜对癌细胞和正常细胞的生长有什么效果。答案是：具有80%抗癌效果的大蒜分量，不会抑制正常细胞的生长，其他葱属及十字花科蔬菜的实验结果也一样。换句话说，蔬菜具有选择及判断能力，会杀死癌症细胞，留下正常细胞。

这些都只是培养皿实验的结果，与这类研究直接相关的能接触到食物的消化道癌，如果要抵抗其他癌症，这些食物的抗癌化合物必须被血液吸收，如果是脑瘤的话，抗癌化合物还必须能穿越过血脑障壁才行。所幸，其他人口和实验室的研究都跟这个发现吻合，证明十字花科蔬菜、大蒜和洋葱的抗癌益处。此外，这项研究也说明了各种蔬菜的生物容受力各自不同，进一步强调饮食涵盖多种蔬菜的重要性。

最好的烹调方式是什么

蔬菜要生吃，还是煮过比较好？答案是不管生吃或煮熟都好，要看蔬菜种类及个人喜好。维生素C之类的营养素受热后会流失一部分，例如菜花、西蓝花蒸煮过后的维生素C会少10%。但要是你最多只能生吃6朵西蓝花，而煮过后可以吃7朵以上，就没有多大差别了。

此外，有些营养素经过烹调后反而更容易吸收，以胡萝卜来说，水煮或油炒过的维生素C吸收率会比生吃来得好，甚至可以差到6倍之多。[28]一份研究发现，长期生吃胡萝卜的人，血液里的茄红素浓度非常低。[29]说到底，重要的不是你吃什么，而是你吸收了多少，比如说西红柿煮过后，茄红素吸收率似乎会增加。蒸煮方式也能改善蔬菜的胆酸结合能力[30]，有助于降低乳腺癌风险。[31]

生食意味着你规避了大多数的红灯和黄灯食物，这是标准美国饮食的一大进步，也是蔬食的一大进步。但并没有实际证据可以说明生食一定比生熟并行的全蔬食更健康。

但话说回来，有些烹调方法还是尽量避免。不论是植物（像薯条）或动物（像炸鸡），油炸过后都会增加罹癌风险。油炸肉品，会产生危险的杂环胺（见第11章），而油炸植物性食物则会产生致癌物质丙烯酰胺。小时候就吃薯条的人，每一万人就可能有一或两人有终生的致癌风险。研究人员建议油炸时，尽量将油炸时间和温度控制得越低越好，"同时保留美味的口感"。但对业者而言，他们更关心东西好不好吃，而不是癌症风险。先用水汆烫土豆能降低丙烯酰胺的形成，但洋芋片厂商却反驳，这样做会流失部分的维生素C，而对"油炸食品的营养成分"造成负面影响。但如果你需要靠洋芋片来摄取维生素C，恐怕也不用担心丙烯酰胺了。

如何才能在烹煮蔬菜时保留最多的营养成分？我经常被问到这个问题，但实在不好回答，因为不同种类的蔬菜料理方式不同，结果也会不同。我们需要的是一份以各种烹调方式料理不同蔬菜的研究，谢天谢地2009年终于有了这样一份研究报告。西班牙的一支研究团队，用20种蔬菜和6种烹调方式进行了300多次的实验，同时用3种不同的方式来测量抗氧化活性。6种烹调方式包括：烘烤、水煮、油炸、干煎（炒锅里不放油）、微波和使用压力锅焖煮。[32]

我们先从最容易流失抗氧化物的煮法说起：水煮和使用压力锅。水煮时，部分营养素会流失至水中，但流失的营养没有我们想的那么多，研究人员发现水煮流失的抗氧化物大约14%。所以，如果你要煮玉米条时，可以多加1/4条玉米下锅煮（$6\frac{1}{4}$条的水煮玉米，所含的抗氧化物相当于$5\frac{1}{4}$的生玉米、烤玉米或微波玉米）。在上述那6种煮法中，干煎和微波是最温和的煮法，蔬菜微波后平均可以保留95%以上的抗氧化物。[33]

这是20种蔬菜的平均值，其中有些蔬菜比较不会流失养分，或者用煮的反而增加某些蔬菜的抗氧化能力。那你猜猜最禁不起煮的蔬菜（也就是最适合生吃的蔬菜）是哪一种？答案是甜椒。甜椒放进烤箱烤，失去的抗氧化能力高达七成，但我会继续烤甜椒，因为我真的太爱烤甜椒的口感，虽然我明白我吃进去的营养素变少了。但不要紧，我只需要在烤好的红椒意大利面酱上撒一些牛至香料，就可补回来了。

另外，有3种蔬菜几乎完全不会受到烹煮方式的影响：朝鲜蓟、甜菜根和洋葱，甚至水煮后的抗氧化能力还多达97.5%。

最后，有两种蔬菜是煮过后反而更健康的，那就是貌不惊人的胡萝卜和芹菜梗。无论你怎么煮，即使是水煮，胡萝卜和芹菜的抗氧化能力都会增加。青豆则能获得荣誉奖，除了水煮或压力锅外，不论是哪种煮法，抗氧化能力都不减反增，比如说微波过的青豆，抗氧化物就比生鲜的青豆还要多。所以，就放心煮你喜欢的蔬菜汤，多种食材截长补短，不用怕摄取不到抗氧化物。

有机产品值得掏腰包吗

到超市农产品区走一圈，你会看见很多食物标签写着"有机"，但这两个字究竟什么意思？

根据美国农业部规定，有机农产旨在维护环境，避免使用杀虫剂和抗生素等合成物质。其他要求，还包括有机农地每年必须接受检验，而且只能使用美国农业部核准的原料，不能使用转基因作物。想要挤进获利350亿美元的美国有机市场，商品必须贴上美国农业部的有机标章。

事实上，标榜有机的食品未必一定健康，毕竟有机食品业者不是靠卖胡萝卜来赚钱的。例如，你现在买得到不含杀虫剂的土豆洋芋片和有机里根糖，甚至还找得到有机的奥利奥（Oreo）饼干，但垃圾食物终究是垃圾食物，就算有机也不会改变，有机标章并不能把红灯食物变成绿灯食物。

很多人得知几百项研究的发现后都感到很震惊（我就是其一），没想到有机产品含有的维生素和矿物质也没有想象得多。但有机的天然蔬果，确实含有更多非传统营养素，例如多酚抗氧化物。[34]原因可能是以高剂量合成氮肥进行传统栽种的植物，会把肥料用在生长而不是用来抵抗病虫害[35]，这或许说明了我们在第4章读到的，在培养皿实验中，有机浆果比传统浆果更能抑制癌细胞生长。

有机产品的抗氧化力提升，可能也连带提升了20%～40%的保健效果。但有机产品也贵了四成左右，你大可用同样的钱去买更多的传统农产品。以平均每美元所买到的营养素来看，有机产品不见得更好。话说回来，人们不是因为有机食品更健康才买的，而是有机产品更安全。

传统产品的镉含量可能比有机产品高两倍。镉是粮食作物的有毒重金属前三名之一，仅次于汞和铅。[36]镉主要来自传统作物使用的磷酸肥料，但传统农作物最让人忧心的还是杀虫剂残留。

不过，一般人不但高估了有机食品的营养益处，也高估了杀虫剂危害。调查发现，许多消费者误信传言，真的以为有不少人因为吃了杀虫剂残留的传统食物而死亡，仿佛吃非有机食品就跟一天抽一包烟一样可怕。这样的想法很危险，可能会导致蔬果摄取量的大幅降低。

要是有一半的美国人每天多吃一份蔬果，每年新增的癌症病例预期将会少两万件。这个预估数字是以食用传统农产品来计算的；反观多吃农产品所带来的杀虫剂威胁，估计每年可能会带来十起新癌症病例。这份研究要说的是，如果有半数的美国人每天能够多吃一份蔬菜，每年癌症新增病例就能减少19999件。对我来说，这是个好消息！

遗憾的是，这份研究的操刀者是美国传统农产品业者付钱找来的，这样的科学只会夸大农产品的好处，并且避谈风险。[37]无论如何，我觉得最重要的还是健康。食用传统蔬果的好处实在太多了，多到我们可以不计杀虫剂的风险。但如果你有能力买有机产品，就去买吧！只要做得到，我家人都会尽量买有机产品，但我们也会尽可能吃大量的蔬菜水果，即便对杀虫剂残留仍心有疑虑。

你的餐盘上至少要有一半是蔬菜，以下有个简单的法则：不论吃什么都要加蔬菜，越多越好。墨西哥卷饼加豆子比墨西哥炖猪肉好多了，但更棒的是包满蔬菜的墨西哥卷饼加豆子。与其吃番茄酱意大利面，不如吃加了一堆蔬菜的番茄酱意大利面。番茄酱绝对比奶油酱好，然后再加入一堆你爱吃的蔬菜，这样的番茄酱更优喔！

第 24 章

亚麻籽该怎么吃

　　我先前曾提过亚麻籽的神奇疗效，包括对付高血压（见第7章）、乳腺癌（见第11章）和前列腺癌（见第13章）。还记得亚麻籽为何对某些重症有"奇迹似"的效果吗？

　　很好，所以你都记住了，但是亚麻籽要上哪里买呢？又要怎么用呢？

　　在健康食品店就能以每磅几美元买到一堆亚麻籽，亚麻籽拥有最天然的包装：让亚麻籽保持新鲜的天然硬壳。不过大自然把它们包装得太好，所以如果你吃的是完整的亚麻籽，营养素就会原封不动地排出体外。为了获得最高效益，先用搅拌机、咖啡机或香料研磨机磨碎亚麻籽，或是买已经磨好或"碾磨过"的亚麻籽（还有一个做法，那就是靠自己细嚼慢咽）。多亏丰富的抗氧化物，研磨过的亚麻籽至少能在常温中保存四个月。[1]

　　磨好的亚麻籽粉充满了坚果的香气，可以撒在燕麦粥、沙拉和汤品里——坦白说只要是吃的都能撒，甚至还可烘烤，木酚素或Omega-3脂肪酸不会遭到破坏（这点跟亚麻油不一样）。读医学院时，我曾经一口气烤几

**格雷格医生最爱的
亚麻籽**

| 黄金亚麻籽或棕色亚麻籽

食用量

1汤匙研磨的亚麻籽

每日建议食用量

一天一份

十个亚麻籽玛芬，然后冰在冰箱，每天早上冲出家门前微波一个，然后偷偷在地铁上吃早餐，摄取每日所需的亚麻籽分量。

减重者禁区，水果棒和坚果棒热量超高？

市面上有好几款全用绿灯食材做成的能量棒，成分有果干、种子和坚果。消费者喜欢买这种能量棒是因为当零嘴吃很方便，可以随手塞进公文包、背包或小包包里，边走边吃。

果干、种子和坚果都是富含营养素的食物，但热量也很高。光一根小小的能量棒就有很高的热量，会不会让人越吃越胖？为了找出答案，耶鲁大学的研究人员将约100名超重的男女生分成两组，所有参与者都照常吃饭，但有一半的人必须每天吃两根水果与坚果能量棒。两个月后，即使每天多摄取340卡路里，食用能量棒那组的体重并没有增加。[2]

果干和坚果很有饱足感，吃了后不容易觉得饿，自然就能减少其他卡路里的摄取。同样的实验换成苹果干、无花果、黑枣和葡萄干，结果也很相似。以苹果的研究报告来说，更年期妇女每日增加与两颗苹果分量相当的苹果干，六个月后非但没有变胖，LDL坏胆固醇还降低了[3]（效果直逼降血脂药）。一般来说，7％的美国人平均一天吃至少一汤匙的果干，反而没有超重或肥胖的问题，腰围也比果干吃较少的美国人更纤细，金枪鱼肚也没那么严重。[4]

当然在买能量棒时，一定要先阅读标签，要留意很多品牌都有添加糖。不然你也可以省点钱，选买传统的综合坚果。那么，换吃新鲜的水果呢？当然更好了。不过想吃零嘴时，要你在能量棒和棒棒糖之间挑一个，你应该知道要选哪一个了。

亚麻籽的其他吃法

除了把亚麻籽粉撒在早餐麦片、沙拉或汤里面，或是烤玛芬之外，你还有其他的方法可以吃到每日食用分量的亚麻籽。市面上有很多便利的亚麻籽能量棒、饼干和零嘴，其中几款用的还都是绿灯食材。

其实自制亚麻籽饼干很容易。把两杯亚麻籽粉和一杯水混合后，加入你想要的香料和香草，在烘焙纸或硅胶烤盘垫上铺一层薄薄的面团，切割成32块，然后推进烤箱以华氏400度（摄氏205度）烤20分钟左右。我一般会用各半匙的匈牙利烟熏红椒粉、大蒜粉和洋葱粉来调味，但你应该尽量尝试多种口味，直到找到你最喜欢的（无盐）香料为止。切成32等份的饼干，刚好每一块都达到了每日十二清单的食用量。

我也会用我最信赖的食物风干机做生亚麻饼干。只需要混合一杯亚麻籽和一杯水，再倒入晒干西红柿和罗勒等调味食材，静置一小时变硬后，就会变成像果冻般的浓稠质地，然后抹一层薄薄的拿去风干脱水。试试看吧！这种亚麻饼干拿来蘸鹰嘴豆泥或其他豆泥一起吃，一口气就能把每日十二清单钩掉两项。由于用的是完整亚麻籽，所以要注意完全咬碎，效果才会最好。

亚麻籽很黏稠，适合用来制作像奶昔般浓稠的果昔。把一汤匙亚麻籽粉倒入搅拌机，再放入冷冻浆果、无糖豆浆和半根成熟香蕉、芒果或几颗椰枣一起搅拌，这样就能一次喝到两种保护性植物雌激素——亚麻籽的木酚素和大豆异黄酮（见第11章），还有天然的甜味。你也可以加可可粉，就成了可防治乳腺癌和前列腺癌的巧克力奶昔。

亚麻籽的黏稠，也让它成为取代玉米粉的绿灯黏稠剂。我都用亚麻籽做我最爱的快速炒菜酱，先从小白菜和新鲜蘑菇开始：小油菜洗好后会有水残留，加上蘑菇烹煮时释出的水分，已经足以在热锅上快速蒸煮蔬菜，不用再倒油。

小白菜煮至微软、还保有脆度时，我会淋上一杯混合白芝麻酱、亚麻籽粉和蒜蓉豆豉酱（各一汤匙）的水，等酱汁变稠后，可以撒上新鲜的胡椒粉（爱吃辣的人，还可以加辣酱），然后就可盛好上桌了！

烘焙时也可以用亚麻籽粉来取代蛋。想要把食谱里的一颗蛋替换掉，只要把一汤匙亚麻籽粉和三汤匙的水一起拌到质地变浓稠。这种"亚麻蛋"跟鸡蛋不同，不但不含胆固醇，还满满都是水溶性纤维素，不怕胆固醇上升，反而还能降胆固醇。

小小的亚麻籽居然含有对身体好处多多的成分，你是不是很惊讶？一天只需要一小汤匙的分量，而且又有这么多美味简单的方式可以将亚麻籽粉融入饮食中。所以，别跟我说你找不到方法可以吃每日十二清单里的亚麻籽哦。

第 25 章

长寿之钥：坚果与种子

有时候总感觉时间不够用，事情忙不完。别想着怎么把一天延长，想想要怎么让人生延长两年吧！常吃坚果，寿命就能延长——每周至少五天吃一把坚果（约1/4杯），[1]这个简单又美味的行为就能办到。

"全球疾病负担研究"的数据显示，坚果和种子摄取不足是世界第三大死亡与致残的饮食风险因子，因此致死的人数比起食用加工肉品还要多。坚果和种子摄取不足每年会导致几百万人死亡，这个数字是过量服用海洛因、可卡因和其他禁药总死亡人数的15倍。[2]

坚果酱的健康效益

坚果是简便又好吃的零嘴，但我个人最喜欢把它们当做绿灯脂肪来源——制成浓郁滑顺的坚果酱。腰果酱、姜——花生酱或白芝麻酱，不论是用来当蘸酱或淋

格雷格医生最爱的坚果与种子

杏仁、巴西坚果、腰果、奇亚籽、榛果／榛子、火麻籽、夏威夷果、山核桃、开心果、南瓜子、芝麻、葵瓜子和核桃

食用量

1/4杯坚果或种子
2汤匙果仁酱或种子酱

每日建议食用量

一天一份

酱，都能最大化吸收坚果和种子的营养成分，滑顺的口感还能让人一口接一口吃下更多的蔬菜，摄取到更多不同的植物营养素。

坚果还有个经常被人忽略的用途，那就是拿来煮汤，例如非洲花生炖汤。腰果经过搅拌加热会变得浓稠，可以制成口感特别滑顺的汤底。坚果和种子抹酱跟蔬果也很搭，我想应该没人不喜欢西芹或苹果蘸花生酱吃吧。我最爱的点心之一，就是草莓蘸巧克力酱，巧克力酱的做法如下：半杯植物奶、一汤匙奇亚籽、一汤匙可可粉、一茶匙杏仁酱和甜味剂（我加的是一汤匙的赤藻醣醇）。混合所有原料后，加热到杏仁酱融化、甜味剂溶解，然后倒进碗里，搅打到质地变细腻，最后放进冰箱冷藏。可可粉中的奇亚籽和纤维会让质地变浓稠，成为引人垂涎的点心（你可以用奇亚籽粉，但我更喜欢整颗的奇亚籽，吃起来带点珍珠粉圆的质地）。

吃哪种坚果最好？首推核桃

哪种坚果最健康？通常我会说就是你肯吃也最常吃的那一种，但核桃显然值得我大力推荐。核桃是抗氧化物和Omega-3最丰富的一种坚果，在抑制癌细胞生长的试管实验中打趴其他坚果，但核桃在实验室外的真实人生中也能遥遥领先吗？

在全球规模最大的长期饮食干预追踪实验——地中海饮食预防医学研究（PREDIMED）中，研究人员经过不断的主要研究后，得出吃坚果的人往往能活得比较久，也比较少人因为癌症、心脏病和呼吸疾病而死亡。但这个结论还存在着一个未解决的问题：这些发现显示出因果关系吗？还是只是相关性？或许吃坚果的人生活习惯本来就健康，对健康也更重视。相反的，如果科学家随机指定几千个人吃不同数量的坚果，而得出吃最多的人最健康，那么我们就能有信心地说坚果不只跟健康有关，还能带给你健康，这就是PREDIMED的目的。[3]

在这个大型研究中，超过7000名心血管高风险的男女被随机分成不同的饮食类组，其中一组几年来每周收到半磅免费坚果，除了食用更多坚果外，研究人员还建议他们改善其他的饮食习惯，像是多吃蔬果、减少肉类和乳制品，但比起对照组，他们在这方面做得没有比较成功。尽管如此，四年来每周收到的半磅免费坚果，还是成功让他们多吃了一些坚果（研究人员没有顺便偷塞一些免费的西蓝花实在太可惜了）。

研究开始之前，坚果组的几千名参与者每天都会吃半盎司坚果，现在多亏免费福利，他们吃的坚果量多达一盎司（约一把）。如此一来，研究结果就能断定，持续实行原先饮食习惯的心脏病高风险族群，如果每天多吃半盎司坚果会如何。

由于受试者没有大幅改变肉类和乳制品的摄取量，所以饱和脂肪或胆固醇摄取并没有改变，他们的血胆固醇浓度或心脏病发作概率也没有明显变化，这点并不意外。但多吃坚果，却让中风概率明显降低了。事实上，所有受试者一直以来都在吃会诱发中风的饮食，几年下来所有人都曾中风过。照理说，他们应该选择可以终止或逆转疾病的饮食，但如果不愿改变饮食结构，多吃一点坚果也能减少一半的中风风险。[4]多吃坚果的类组还是会中风，但发生率只有一半。要是这个方法奏效，那么光美国一年内就能预防89000例中风，等同于一小时少了10起中风。而这样的结果，只是因为每日饮食多出4颗核桃、杏仁和榛果而已。

研究发现：不论参与者被分配到哪个类组，整体来说每天多吃坚果，早死风险都有明显降低。[5]改吃橄榄油或冷压初榨橄榄油等红灯和黄灯脂肪来源，不会增加存活率。[6]地中海饮食之父安赛尔·基思（Ancel Keys）对橄榄油的看法，也是如此。他觉得橄榄油的好处只有取代动物性脂肪，让人少吃猪油和牛油而已。[7]

在所有PREDIMED研究的坚果中，研究人员发现核桃的益处最多，尤其能预防癌症死亡。每周至少吃三份核桃，癌症死亡风险会少一半。一份科学文献的评论总结："以核桃等蔬食为主的饮食结构具有深远的正面效益，可能就是给大众最重要的信息。"[8]

吃花生，防乳腺癌

你知道花生不属于坚果吗？正确来说，花生是豆科植物，但花生在饮食调查和研究中经常被归类为坚果，因此很难厘清它们的保健效益。不过，哈佛大学研究人员透过"护士健康调查"的研究终于得出了一个结果。他们调查受访者吃多少花生酱，结果发现心脏病高风险的女性每周至少五天吃坚果或一汤匙花生酱，跟一周只吃一份花生酱的女性相比，心脏病发的风险能够降低一半。[9]真正的坚果和花生的交互保护作用，能预防乳房纤维囊肿疾病，青春期的高中女孩每周至少吃一份花生，似乎比较不会出现乳房肿块；而乳房出现肿块是乳腺癌风险的一个指标。[10]所以，女孩们，多吃点花生果酱三明治吧！

坚果与肥胖不等值

坚果和坚果酱富含营养，当然卡路里也很多，两汤匙坚果酱或种子酱可能含有将近200卡的热量。尽管如此，吃200卡路里的坚果酱可能还是比大多数美国人从其他食物摄取到的200卡热量要好。坚果的热量浓缩，你要吃下一整颗圆白菜才会摄取到同样的热量，所以每日饮食中加入一份坚果，难道不会发胖？

截至目前约有20个相关的临床试验，但没有一个结果显示出你所预期的体重增加，所有研究情况都指出体重既没增加也没减少，就算研究对象每天多吃一两把坚果，结果也一样。[11]但这些研究都只是几周或几个月的短期观察，或许长期吃坚果确实会导致体重增加？不会，有个相关研究持续了8年，分别用6种方式检验这个问题。其中一种没发现到显著变化，其他五种方法则发现多吃坚果反而能明显减重，有效降低腹部肥胖的风险。[12]

热力学第一法则指出，热量既无法被制造也无法被破坏。所以，如果热量既没有消失，那么这些卡路里都上哪去了？在一项试验中，连续3个月每天下午吃120颗开心果当零嘴的受试者一磅体重都没增加[13]，请问这3万卡路里是怎么凭空消失的？

有个理论套用了"开心果原理"：因为吃坚果很花工夫。开心果买来时通常带壳，吃起来很麻烦，有时间让大脑调节食欲。听起来似乎很可信，但杏仁和腰果这种已经去壳的坚果又怎么说？日本有项研究说明，要是增加"饮食硬度"（意思就是咀嚼困难度）会让腰围变细。[14]或许光多咀嚼几次，就让你够累了？

还有一种"排泄理论"。比如说，咀嚼过的杏仁细胞壁在消化道依然完好如初，直接被排出体外，也就是说许多坚果的卡路里不会被身体消化吸收。有个国际研究团队就针对这两种理论进行测试，他们给受试者半杯去壳花生或半杯磨好的花生酱。要是开心果原理或排泄理论没错，那么吃花生酱的那一组就会变胖，但最后这两组的体重都没有增加，所以肯定还有其他解答。[15]

那么，饮食补偿理论呢？这理论是说坚果具饱足感，也能抑制食欲，因此最后吃下的东西自然就少了。这可用来说明为什么某些研究发现吃了坚果反而会变瘦。为了测试这个理论，哈佛大学研究人员给两组受试者卡路里相同的果昔，其中一杯含有核桃，另一杯没有。即使喝下一样的卡路里，对照组（没有坚果）的果昔饱足感却比含有核桃的低。[16]没错，坚果确实比某些食物更让人有饱足感。

所以，似乎坚果的七成卡路里都消失在饮食补偿中，而有一成则被当成脂肪由粪便排出。但最后还有两成的卡路里跑哪去了？除非所有的卡路里都消耗排出，否则体重应该会增加才是。答案显然就是坚果可以促进新陈代谢。吃坚果能让你消耗更多的体脂肪，研究人员发现饮食对照组每八小时消耗的脂肪约20克，摄取同样卡路里和脂肪的另一组，饮食中多了核桃后，他们燃烧掉的脂肪甚至更多，大约31克。[17]如果有药物办得到这点，制药公司绝对不会错过这个机会大捞一笔！

重点是什么？没错，坚果的卡路里含量很高，但经过综合饮食补偿机制，你的身体无法吸收坚果的部分油脂，加上新陈代谢促进燃脂，坚果就能在不让你腰围增加的情况下救你一命。

开心果，重振男性雄风

勃起功能障碍意指周期性或反复性无法勃起，有此困扰的美国男性有3000万人，而全世界约有一亿男人为此所苦。[18]等一下，美国人口不到全球的5%，但性无能的比率却高达30%？

原因可能出在阻塞动脉的饮食结构。勃起功能障碍和头号杀手冠状动脉疾病是同一种疾病，都是动脉炎症、栓塞和损伤，只是两者症状不同、受影响的器官不同罢了。别紧张，美国人还有万艾可等红色、白色和蓝色小药丸呢！问题是这些药丸只能改善血管疾病的症状，无法改变潜在的病变。

动脉粥样硬化是一种全身性失调，会影响全身所有的主要血管。动脉粥状硬化会导致阴茎软化，因为变硬的动脉无法放松扩张让血液流通，因此勃起功能障碍可能只是全身性失调的冰山一角，2/3因为胸部压迫痛而去急诊室报到的男人，阴茎好几年前早就在警告他们血液循环出问题了。[19]

动脉粥样硬化为何会先找上阴茎？阴茎动脉的尺寸只有心脏冠状动脉的一半，因此会阻塞一半阴茎动脉的血小板数量，对冠状动脉来说根本毫无所觉。这就是为什么勃起功能障碍被称为"阴茎的心绞痛"。事实上，医生要是用超音波测量男人阴茎的血流量来预测病人心脏压力，准确度可高达八成。就像阴茎压力测验一样，男性的性功能是"男性心脏的一扇窗"。[20]

在医学院时，我们学过一个"4040原则"：年过40岁的男性，40%有勃起功能障碍。年届40、有勃起困难的男人，心脏出问题的风险（像猝死）可能增加50倍。[21]

我们过去以为青壮年男子（40岁以下）若有勃起功能障碍，都是"心因性"的，也就是说问题出在内心那个关卡。但是，现在我们知道勃起功能障碍比较像是血管疾病的前兆，有专家甚至认为患有勃起功能障碍的男人即便没有心脏病征，"除非经过检查证实不是，否则应该视为心脏病患……"[22]

即便是年轻男人也应该留意他们的胆固醇，因为胆固醇要是高，人生后半段很可能会导致勃起功能障碍，更可能引起心脏病发作、中风和短命。有份医学期刊强调，请切记：勃起功能障碍（Erectile dysfunction, ED）等于早死（Early Death）。[23]

所以，这跟坚果有何关系？一份关键的研究发现，连续三周一天吃3~4把开心果的男性，会感觉到阴茎的血液流动有明显改善，勃起时阴茎也更坚挺。研究人员总结食用三周开心果，"能大幅改善勃起功能……且不会有副作用"。[24]

不只是男性，胆固醇高的女性也明显有性冷感、难以达到高潮、无法润滑、性满意指数低等现象。骨盆动脉硬化会让阴道很难充血，导致"阴蒂勃起不足综合征"，也就是"阴蒂无法充血肿胀"，这是女性性功能障碍的主要原因。"哈佛护士健康调查"告诉我们，每周吃两把坚果可延长女性寿命，效果就跟一周慢跑4小时一样。[25]所以，吃得健康不但能让你的爱情生活更长久，还能延长你的人生道路。

为何豆类、坚果和全谷类可以促进健康？或许是因为这些都是种子。想想看，一颗橡实只需要水、空气和阳光就能茁壮成长为一棵橡树，而成长所需要的养分全在一颗橡实里，所有种子都拥有长成一棵植物或树木所需要的完整保护性营养素。无论你吃的是黑豆、核桃、糙米或芝麻，你都从这些小小的种子吃到整棵植物的营养。有两位知名的营养学专家做了以下结论："饮食建议鼓励大家食用蔬食时，也涵盖了各类种子……"[26]

如果对花生或木本坚果过敏的人，种子和种子酱是安全的选择。但要是你患有憩室症，可以吃坚果吗？过去50年来，医生都要这类肠病患者避免食用坚果、种子和爆米花，但后来进行测试后才发现，这些健康食物更可能有保护作用。[27]所以憩室症不能拿来当不吃坚果或种子的理由，这是一个可以让你多活几年，却不会多长几块肉，既简单又美味的食疗养生法。

第 26 章

/

哪些香草和香料值得你拥有

这里跟你分享一个简单的小贴士：凭感官挑选健康食物。色彩鲜艳的农产品之所以吸引人，是有充足的生物理由的：很多时候天然色素确实都具有抗氧化物，看哪颗西红柿的颜色较深，就知道它所含的抗氧化物比较多。当然也有食品产业利用我们追求缤纷食物的本能，制造出像是家乐氏甜麦圈（Froot Loops）这样的不良食品，但如果你只吃绿灯食物，那么让颜色来指导你挑选食物准没错。我们现在知道，香味也一样。

不仅许多植物性色素都对身体有益，科学家发现许多香料与香草的香味化合物也是强而有力的抗氧化物。你猜抗氧化物"迷迭香酸"是从哪里来的？那么茴香醛、百里酚、生姜醇呢？这些香味都是抗氧化物，知道后在超市买菜时就懂得怎么挑选了。用眼睛看，你就知道红洋葱的抗氧化物比白洋葱多，也吃得出一般洋葱的抗氧化物胜过味道较温和、不呛辣的甜洋葱。[1]

十字花科和葱属家族的刺鼻苦涩化合物对健康很有

格雷格医生最爱的香草与香料

众香子（allspice）、刺莓、罗勒、月桂叶、小豆蔻、辣椒粉、芫荽、肉桂、丁香、芫荽籽、小茴香、咖喱粉、莳萝、葫芦巴、大蒜、姜、辣根、香茅、墨角兰、芥末粉、肉豆蔻、牛至、匈牙利烟熏红椒粉、西芹、胡椒、薄荷、迷迭香、藏红花、鼠尾草、百里香、姜黄和香草

每日建议食用量

1/4茶匙姜黄，搭配其他个人喜欢的（无盐）香草和香料。

好处，强烈的颜色和香味可能就是好处多多的指标，为了健康，你应该多吃色彩丰富和香味四溢的食物。好几个国家的饮食指南确实特别鼓励大家食用香草与香料，不只是因为它们能取代盐，更因为它们本身就含有健康成分。我的健康香料与香草清单中，第一名就是姜黄，而姜黄的颜色和香味都很出色。

为何应该把姜黄加入每日饮食

近年来与姜黄素相关的研究报告已经超过5000篇，姜黄素是让姜黄呈现亮黄色的原因。姜黄素最初是在一个世纪前被分离出来的，但在几千次实验中，有人类参与实验的临床研究只有少数几个。不过，进入21世纪后，关于姜黄素对抗各种疾病的临床试验就超过50个，目前还有几十个研究正在进行中。[2]

我们已经知道姜黄素在预防或治疗肺病、脑部疾病和多种癌症方面（包括多发性骨髓癌、大肠癌和胰脏癌）可能有效果。而且姜黄素也有助于术后恢复[3]，还能有效治疗类风湿性关节炎，效果比吃常见的处方药还好[4]；在治疗骨关节炎、狼疮和发炎性肠病等发炎症状上可能也有成效。[5, 6]最近有个针对溃疡性大肠炎，有安慰剂对照组的随机双盲实验，发现超过五成病患摄取姜黄素不到一个月，就能减轻症状，而给予安慰剂的对照组没有一个病患有好转现象。[7]如果你也认为应该在饮食中加入姜黄来获得姜黄素的好处，那么接下来的问题就是：要吃多少、要怎么吃、有何风险？

每天只要 1/4 匙姜黄

姜黄潜力无限。如果在你的血液样本中加入氧化物，研究人员就能精密计算出DNA单股断裂的数量，量化血球细胞的DNA受到多少损害。接着，我给你一小撮姜黄，要你连续一周每天吃一次，然后抽血检验，再一次将你的细胞混入同样的自由基，你就能看见那一小撮姜黄的作用——受损的DNA细胞数量减少了一半。[8]这不是培养皿实验，而是姜黄在人体内真正消化吸收后的表现。这不是高级的姜黄素保健补充品，也不是姜黄提取物，而是你能在任何一家超市买到的平价香料。食用分量也不多，只有1/8茶匙。

所以，姜黄简直太棒了！

人体临床试验使用的姜黄有多有少，从每日不到1/16茶匙到将近两汤匙都有，即使吃多了也没有副作用，但是研究通常只维持一个月左右，没人知道长期吃下来会怎样。由于姜黄的效果可能强到不输给药物，除非已经有更安全的数据，否则我不建议大家食用超过长期认可的安全烹煮分量。那么安全分量是多少？虽然印度人通常每天会在食物里加入1茶匙左右的姜黄，但他们平均摄取量较接近每日1/4茶匙，所以这也是我在每日十二清单里所建议的分量。

姜黄该怎么吃

原始人类常使用各种方法来使用香料，例如早在疟疾被辨识出来之前，金鸡纳树[★]皮里的奎宁就用来治疗这种病症；在德国商人拜耳（Friedrich Bayer）获得阿司匹林专利之前，阿司匹林的原成分水杨酸就是一种很受欢迎的止痛药。过去25年来发现的新药中，有一半来自天然材料。

南非有种植物叫"鸭嘴花"（adhatoda，味道苦到连山羊都不吃）。爵床科的鸭嘴花，叶子跟胡椒一起浸泡就成了一种能够有效治疗气喘的民间疗法，不过直到1928年科学家才知道：加入大量胡椒能促进鸭嘴花的气

★编者注：金鸡纳树又被称为奎宁树，其树皮和根皮是提取奎宁的主要原料。

喘疗效。现在，我们知道原因了。重量比占5%的黑胡椒，含有一种称为"胡椒碱"的生物碱（胡椒呛辣香气与味道的由来），胡椒碱会抑制其他药物的代谢过程，而提升许多药物或化合物的利用率，这也解释了胡椒与鸭嘴花混合为什么能提高鸭嘴花的气喘疗效。同样的，黑胡椒对姜黄素也有一样的效果。

吃下姜黄一小时内，姜黄素会出现在血液中，但浓度很低，为什么？根据推测，这是因为你的肝脏会很努力排出姜黄，但如果你吃下黑胡椒来抑制姜黄排出呢？假如你吃下等量的姜黄素，同时加入1/4茶匙的黑胡椒，那么你体内的姜黄素会攀升到2000%。[9]即使只是一小撮胡椒（1/20茶匙），都能让血液中的姜黄素浓度变得很高。[10]许多咖喱粉中除了姜黄之外，还有一个共同成分，猜猜看是什么？答案是黑胡椒。印度的咖喱粉，常和脂肪一起料理，这就让姜黄素的生物利用率提高了7~8倍。[11]（遗憾的是，传统认知可能有点问题，在印度料理中往往会使用大量的酥油，充分解释了为何印度人的饮食虽然相对健康，但心脏病发生率却很高。）

就我个人来说，我喜欢使用新鲜的姜黄根，大型的亚洲超市都有卖。姜黄根长得很像生姜的细长手指，折断后会看见荧光橘色。我建议的1/4茶匙姜黄粉，换算成新鲜的姜黄根大约等于1/4寸。姜黄根冷藏可以放上好几周，甚至摆更久一点都没问题。

另外，还有证据指出吃煮过的姜黄和生吃姜黄各有不同功效：煮过的姜黄，DNA保护力似乎更高；而生姜黄则具有更好的抗炎症功效。[12]不管生的或熟的我都喜欢，每天我会研磨1/4寸的新鲜姜黄，加进我的食物里（比如撒在煮好的地瓜上），或是直接把一片生姜黄丢进搅拌机打成果昔。新鲜姜黄的味道比姜黄粉还要淡，所以对不喜欢姜黄味道的人来说，不失是个好选择。不过，要当心姜黄会沾染布料和表面，不只让你的健康发亮，也会让你的指尖发黄。

姜黄跟黄豆一起吃，或许会为骨关节炎患者带来倍增效果。[13]姜黄豆腐是典型的姜黄大豆组合，但我要分享我最爱的两种姜黄料理：一种是南瓜派果昔，不用三分钟就能变得出来，把一罐南瓜泥、一把冷冻覆盆子和去核椰枣充分搅拌后，再加入南瓜派香料调味，以及加入1/4寸的姜黄片（或1/4茶匙姜黄粉），最后倒入无糖豆浆，就能打出你想要的滑顺感。

另一种我喜欢的料理是南瓜蛋羹（或南瓜派）。首先，把一罐南瓜泥、10盎司（约284克）的绢豆腐★、香料（分量由你决定）、10至20颗去核椰枣（看你爱吃的甜度）一起充分搅拌。然后倒入盘子里，以华氏350度（约摄氏176度）烤到表面出现裂痕即可。至于蛋羹的材料，只要用到蔬菜、豆腐、香料和水果。这道料理吃越多越健康。

★编者注：绢豆腐一词来源于日本，指质地细腻的豆腐。

无论是新鲜姜黄或姜黄粉，姜黄都是印度和摩洛哥料理的天然香料，但我几乎煮什么都会加。我发现姜黄跟糙米、小扁豆汤和烤菜花也很搭。外面卖的黄芥末通常已经加了姜黄来增色，但可以试着找无盐的黄芥末——只有用醋、十字花科蔬菜（芥末籽）和姜黄的那一种。再也没有比这个更健康的调味料了。

可以直接吃姜黄保健食品吗

每天吃姜黄保健食品不是更方便吗？除了更花钱外，我还发现了三个潜在的缺点。第一，姜黄素不是姜黄，保健食品厂商通常跟制药公司一样，都会掉入"简化陷阱"。他们觉得香草只含有一种主要活性成分，所以如果能分离和净化香草提炼成药丸，功效会更好。姜黄素是姜黄的活性成分，但不是唯一的活性成分。事实上，这种健康天然食品拥有众多有益健康的成分，姜黄素只是其中一种。

虽然很少有研究比较姜黄和姜黄素的不同，但已有研究说明姜黄的效果可能更好。例如，德州安德森癌症中心的研究人员利用试管实验，拿姜黄和姜黄素对抗7种不同的人类癌症。以乳腺癌来说，姜黄的抗癌能力比姜黄素更强。至于在对抗胰脏癌、大肠癌、多发性骨髓癌、骨髓性白血病等其他癌症方面，姜黄也比姜黄素的效果更好。这些发现均显示，姜黄素以外的成分也有抗癌作用。[14]

虽然姜黄素被认为是姜黄主要的健康活性成分，但过去十年发表的研究指出，去掉姜黄素的姜黄可能一样有保健效果，效果甚至更好。比如姜黄里的姜黄酮（在姜黄素保健品的加工过程中会被移除），可能有抗癌和抗发炎的双重功效。

我的第二个顾虑就是剂量问题。姜黄试验所用的分量很少（都是通过饮食方式取得），而姜黄素试验都是用整杯的姜黄香料，即便你是个咖喱痴也要吃个好几世纪。此外，有些保健食品也会加入黑胡椒来促进效果，等于一天要吃29杯姜黄，根据试管实验的数据来看，血液中姜黄素浓度过高可能会造成DNA受损。[15]

最后一个就是有毒金属污染，例如砷、镉和铅。美国抽查市面上的姜黄粉没有查到重金属污染，但姜黄素保健品就不一样了。[16]

还有一个因素是你需要考虑的，那就是价格。几乎所有的姜黄保健品都是提取的，否则一磅卖不到20美元的香料，怎么可能一小罐药就要卖到20美元？一瓶保健食品可能让你吃一到两个月，但同样价格的姜黄粉以每日十二清单的用量来计算，却够你用上两三年。

事实上，如果你嫌做料理麻烦，也可以自制姜黄胶囊。市面上有卖专用的工具及空心胶囊，你可以自己动手填装姜黄。一颗"00号"的空心胶囊能装下每天1/4茶匙的姜黄粉分量。如果世上真的有单一成分的神奇药丸，姜黄根粉末可能就是最好的选择。

什么人不应该吃姜黄

如果你有胆结石，姜黄可能会诱发疼痛，因为姜黄会促进胆囊收缩，好让胆汁不淤塞。超音波研究显示，1/4茶匙的姜黄会导致胆囊收缩，挤出一半胆汁[17]，这么一来就能预防胆结石发生。但是，如果已经有胆结石阻塞你的胆管呢？姜黄引发的收缩就会带来疼痛。至于其他人，姜黄能够降低患胆结石风险，甚至减少患胆囊癌的风险。[18]

然而，吃太多姜黄可能会引发肾结石。姜黄富含可溶性草酸，会与钙结合而形成最常见的一种肾结石——不可溶草酸钙结晶，约占所有肾结石病例的75%。容易肾结石的人应该限制草酸的摄取量，一天以50毫克为限，意思就是一天最多不超过1茶匙的姜黄。[19]顺带一提，妊娠期食用姜黄很安全，但姜黄素保健品就不见得了。

我所建议的每日1/4茶匙姜黄，不包括你爱吃的（无盐）香草与香料。每日十二清单用意是鼓励大家不要只吃姜黄，还要多吃其他香草与香料。姜黄确实具有独特功效，但其他香草与香料也被证实具有健康益处，例如我提过藏红花能治疗阿尔兹海默病（见第3章）和抑郁症（见第12章）。香料不只让食物更美味，还对健康有好处。我鼓励你在橱柜里储存一些香料，不管吃什么都习惯性地加一些你喜欢的香草和香料。

以下是其他香草与香料的深入检视，这些食材都有最多的科学数据来验证。我会跟你分享某些出色的研究，说明这些香料有何保健益处，以及要怎么用最简单的方式来食用。

葫芦巴

葫芦巴粉是印度和中东料理中的常客，葫芦巴能大幅改善肌力和举重力道。相较于食用安慰剂的人，食用葫芦巴的男性在做重训时能够多推蹬起80磅。根据试管实验显示，葫芦巴可能含有"强效的抗癌成分"。[20]我个人不喜欢葫芦巴粉的味道，所以在种西蓝花种子时，会跟葫芦巴种子一起种，采收芽苗来吃。

不过，吃葫芦巴籽有个副作用：可能会让你的腋下飘出一种焦糖味。我不是在开玩笑，这个现象无害，有害的是枫糖尿症，这是一种严重的先天性代谢异常。要是哺乳的母亲正在服用葫芦巴刺激乳汁分泌，婴儿可能会被误诊出这完全不相关的疾病。所以，如果你在怀孕或哺乳时食用葫芦巴，请记得告知你的产科医师，别让他误诊你的宝宝患有枫糖尿症。

芫荽（香菜）

根据美国人口学的趋势研究，有个迹象是莎莎酱逐渐取代了西红柿酱，成为美国最常见的餐桌调味料。莎莎酱最受欢迎的成分就是芫荽，这是人类史上最有特点又最分歧的食材之一，有人超爱，有人恨之入骨。有趣的是爱吃和厌恶芫荽的人，味觉感受完全不同。喜欢芫荽的人会形容这种香草新鲜、芬芳或带有柑橘香，而讨厌芫荽的人则说吃起来像肥皂、霉菌、泥土或昆虫。我不确定这些人怎么知道昆虫吃起来是什么味道，但很少有对一种香味如此分歧的意见。

各国文化对芫荽的厌恶程度似乎也不一样，最讨厌芫荽的是阿胥肯那斯犹太人（Ashkenazi Jews）。另外还有一条双胞胎研究的线索显示，同卵双胞胎对芫荽的感觉可能一样，而异卵双胞胎就没这么强烈的联系。人类的遗传密码约有30亿个字母，所以我们得分析约一万人的DNA才能找出芫荽基因。想也知道，遗传学研究员应该还有比这更重要的事要做。

但未必如此。有几项超过25000人参与的遗传学研究，就在11号染色体找到不喜欢芫荽的相配基因。到底是哪个基因？这是一种叫OR6A2的嗅觉基因，这个基因对癸烯醛（E-(2)-decenal）化学物特别敏感，这是芫荽的主要成分，也是臭虫防御性分泌物的气味，所以芫荽或许吃起来真的有臭虫味！至于喜欢芫荽的拥护者，可能是基因突变，闻不出这种让人不舒服的化合物气味。[21]

这可能是一项优势，因为芫荽有益健康。如果说大自然是一间应有尽有的药店，那么芫荽就是这间药局最古老的药草处方之一。每天吃20根芫荽，两个月后就能缓解关节发炎、降低一半尿酸，结论就是：吃大量芫荽可能对痛风患者有帮助。[22]

红椒粉

在一份名为"在男性鼻黏膜涂抹辣椒素诱发分泌物、疼痛与打喷嚏"的研究中发现，要是你切一根辣椒，涂抹在鼻孔就会开始流鼻水、疼痛、打喷嚏。用过辣椒的人都知道，要是把辣椒塞进鼻子，就会感到强烈的灼烧感（辣椒素是辣椒粉让人产生灼烧感的成分）。他们为何要做这种实验？因为研究人员发现"这些现象还无人探究"。

研究人员网罗一批医学院学生，在他们的鼻子里滴几滴辣椒素，学生们开始打喷嚏，产生灼热感，鼻涕直流；如果疼痛指数的满分是十分，他们的不适感已经高达八或九分。这不意外，但更有趣的来了，日复一日实验下去会怎样呢？你可能以为学生会对辣椒素越来越敏感，因为前一天的不适已经让鼻子不舒服了，第二天再来一次，结果应该会更痛更不舒服，不是吗？事实上，他们反而没那么痛了。到了第五天，已经没有痛感，就连鼻水都不流了。

难道这些可怜的学生已经麻痹到对辣椒没感觉了吗？不是的，经过一个月左右，在敏感度钝化的情况消失后，当研究人员在他们的鼻子里滴辣椒素时，他们又开始回到痛苦状态。所以，这有可能是痛觉神经纤维耗尽了神经传递素（substance p，又称为P物质）的结果。等数周后又重新制造出更多的P物质后，又会感觉到疼痛了。

这能为医学带来什么贡献呢？有一种罕见的头痛综合征称为丛发性头痛，被形容为人类能感受到最剧烈疼痛，这种头痛有个别称为"自杀性头痛"，因为患者会痛到受不了而自杀。

丛发性头痛可能是由脸部三叉神经的压力所导致，治疗方法形形色色，从神经阻断术、肉毒杆菌到手术都有。但同一条神经也会连接到鼻子，所以要是你让整条神经一次用光P物质会怎样？研究人员试着让丛发性头痛的患者每天进行辣椒素实验，不同于先前的医学院学生，这群已经习惯剧痛的人只为辣椒素引发的疼痛程度打了三分或四分。实验进行到了第5天，他们对辣椒素的疼痛已经无感了。那么，他们的头痛呢？把辣椒素涂抹在头痛那侧的鼻孔，可将头痛发作次数减少一半。事实上，有半数患者的丛发性头痛完全消失了。总之，至少对八成病人有效，辣椒素的效果起码不会比其他疗法的疗效差。[23]

那么，其他疼痛综合征呢？大家普遍认为肠躁症（IBS）是大肠黏膜高度敏感引起的，怎么判断肠子是否过敏呢？富有创新精神的日本研究人员发明出了一种仪器，可以让人感受到"直肠扩张阵痛"，基本上就是将半夸脱气球固定在自行车气泵上，气泵插入人体，并充气到你无法承受疼痛为止。患有肠躁症的人痛阈都很低，"直肠容受性"比其他人低很多。[24]

如果耗尽P物质的库存，让肠子变得不再敏感会如何？在鼻子里抹辣椒已经够惨了，现在要在哪里抹辣椒来治疗肠躁症呢？幸好，研究人员选择的是嘴巴。他们发现让患者服用红椒粉的肠溶性胶囊，可以大幅降低腹痛和胀气的强度，亦即这是一种有用的方法，"能够对付这种令人困扰的机能性疾病……"。[25]

那么，红椒粉对慢性胃弱（消化不良）引起的疼痛有用吗？每天食用1～5茶匙的红椒粉不到一个月，腹痛和恶心感就没那么严重了。[26]效果几乎跟常见处方药西沙必利（Proppulsid）没两样，而西沙必利因为有导致心律失常的风险，现在已经全面下架了。

姜

许多成功的自然疗法都是这样开始的：有医生得知传统的古老医学使用某种植物，于是心想："何不试试？"好几个世纪以来，姜都被用来治疗头痛，有丹麦外科医师建议一名偏头痛病患尝试看看，偏头痛的第一个征兆出现时，就把1/4茶匙的姜粉混入水中喝掉，30分钟内她的偏头痛消失了，而且屡试不爽，也没有副作用。[27]

这就叫个案报告。虽然情节夸大了点，但个案报告在医学史上还是有很重要的地位，从艾滋病的发现[28]，到失败的心绞痛用药却因为副作用而大赚亿万美元的万艾可[29]，这些都来自个案报告。个案报告的证据通常被认定最不具效力，却成了深入探究的一个起因。所以，用姜成功治疗一名偏头痛患者的个案报告虽然没什么帮助，却让研究人员动了进行测试的念头。

后来出现了一个有对照组的随机双盲临床试验，比较姜和全球大卖好几亿美元的处方药舒马普坦（sumatriptan，药品名Imitrex）在治疗偏头痛的功效如何。结果发现，只需1/8茶匙的姜粉就能跟处方药的效果一样又快又好，许多偏头痛患者一开始都是中度或重度疼痛，但吃过药或姜粉后，头痛都转为轻微或完全消失。相同比例的偏头痛患者也说对这两种治疗结果都很满意。

就我而言，姜绝对大胜。不只因为姜便宜了好几十亿美元，更因为姜的不良副作用要少很多。服用舒马普坦后会出现头晕、镇静剂效果、晕眩和胃灼热，但姜唯一的副作用是每25人中，约有一人会感到胃部不适[30]（空腹一口气吞下整整一汤匙的姜粉，任谁都会不舒服，所以别食用过量）。只要服用1/8茶匙姜粉，不但比吃药便宜3000倍，也不怕自己会变成可怕的个案报告，一不小心就成为药物副作用的牺牲品。

偏头痛是"最常见"的疼痛综合征，受影响的人口高达12%。[31]这算常见吗？那折磨九成年轻女性的痛经呢？姜也有用吗？即使只是1/8茶匙姜粉，一天服用三次，就能让满分是10的疼痛指数从8分降至6分，第二个月甚至降至3分。[32]这些女性不是一整个月每天都要吃姜粉，而是在生理期开始的前一天吃，所以即使第一个月帮助不大，还是应该继续吃下去。

那么，疼痛的持续时间呢？每日吃3次1/4茶匙的姜粉，不仅能让经痛从7分降到5分，甚至连19个小时的疼痛都降至15个小时左右[33]，比服用面包粉胶囊的对照组好太多了。如果跟止痛药布洛芬（ibuprofen）比较呢？研究人员拿1/8茶匙的姜粉与400毫克的布洛芬进行一对一研究，姜的效力完全不输给药物。不同于布洛芬的是，姜还能减少经血量，从每次半杯减到1/4杯。此外，经期开始前一周，每天食用两次1/8茶匙的姜粉，就能减轻经前综合征的症状。

我喜欢吃地瓜时撒一些姜粉，或用生姜做柠檬姜汁苹果嚼片，对付恶心想吐的症状（我从小就会晕车）。市面上有很多强效的止晕药，但这些药都有副作用，所以一直以来我都尽量为自己和病人找天然疗法。

传统疗法使用姜已有数千年，印度人称姜为"maha-aushadhi"，意思是"良药"。然而，直到1982年才出现姜与导安宁锭（Dramamine）的一对一测试，导安宁锭是预防及缓解动晕症的成药。受试者蒙住双眼，坐在倾斜的旋转椅转圈，最后姜大获全胜，证实姜具有减缓恶心呕吐的疗效。姜不具毒性，属于广效性的止吐剂，对付晕车、妊娠、化疗和放射线治疗与术后晕眩恶心的效果良好。[34]

你可以试做我喜欢的柠檬姜汁苹果嚼片：用一块手掌大的生姜根去挤压一颗去皮柠檬，压出汁后，再把四颗苹果切薄片裹上柠檬姜汁，然后放进食物风干机，直到苹果风干至你要的脆度。我喜欢苹果稍微带点水分，但你也可以把苹果完全风干脱水制成柠檬姜汁苹果片，这样可以存放更久。对我来说，出发前20分钟吃几片对晕车晕机很有效。

注意：妊娠期吃姜算安全，但怀孕时一天最高用量建议为20毫克（约4茶匙新鲜研磨的姜根），超过20毫克可能就会刺激子宫。有晨吐症状的孕妇想止吐，4颗苹果分量的嚼片必须分好几天吃。

薄荷

哪种香草含有的抗氧化物最高？答案是挪威熊果★（Norwegian bearberry）的干燥叶片，不过非常难找。至于最多抗氧化物的"常见"香草则是薄荷，这就是为什么我会在我最爱的洛神花饮中加入薄荷，我也会尽量找机会把薄荷加入食物中。薄荷是中东沙拉、印度甜酸酱、越式汤品及新鲜越南米纸卷的传统食材。另外，我也喜欢在巧克力食谱中添加薄荷。

★编者注：熊果又称熊葡萄、熊莓，是杜鹃花科熊果属的一种植物。

牛至与墨角兰

牛至是富含抗氧化物的香草，研究人员想测试这种香草是否能减轻放射线对DNA的伤害。有些甲状腺功能亢进或甲状腺癌患者会被投以放射性碘，作用是破坏部分甲状腺或清除术后残留的肿瘤细胞。注射同位素几天后，患者的身体会充满放射线，因此不建议亲吻或跟任何人同房睡觉等亲密行为（就连宠物也一样），并尽量与孩子或孕妇保持距离。这种疗法或许很有效，但所有暴露于放射线的治疗都可能增加日后发展出新癌症的风险。研究人员想要预防放射线治疗带来的DNA损害，于是以体外实验来测试牛至是否具有保护作用，让血细胞的染色体不会受到放射性碘的影响。结果发现，牛至调到最高剂量时，染色体受损减少了70%，因此研究人员总结牛至可能"是有效的放射线保护剂"。[35]

其他的培养皿研究，则显示牛至含有抗癌与抗炎症成分。试管实验中，比较月桂叶、茴香、薰衣草、牛至、匈牙利红椒粉、西芹、迷迭香和百里香等众多香料提取物的功效，看看哪种香草能够抑制子宫颈癌细胞成长，却不会伤害正常细胞。结果除了月桂叶外，牛至压倒性地赢过其他香料。[36]以体外测试115种不同食物的抗发炎成分后，牛至也挤入前五名，另外四名分别是秀珍菇、洋葱、肉桂和茶叶。[37]

墨角兰（marjoram）跟牛至是同一属的植物，实验室的研究结果也前途无量，试管测试显示墨角兰可以抑制乳腺癌细胞的转移与入侵。不过，以牛至属这个香草家族所进行的研究，都不是以人为对象，不清楚要是换成临床实验，效果是否一样明显。我知道唯一的随机对照试验，就是墨角兰茶对多囊性卵巢综合征（PCOS）具有疗效。在传统香草医学中，墨角兰茶有"恢复荷尔蒙平衡"的功效，所以研究人员决定进行测试。他们先请患有多囊性卵巢症候群的妇女每天空腹喝两杯墨角兰茶，持续一个月。研究人员最后总结墨角兰对荷尔蒙的益处："传统医学认为墨角兰能改善荷尔蒙平衡，在此得到证实。"

丁香

含最多抗氧化物的常见香料，还有丁香。丁香的香味强烈，所以通常添加肉桂或姜的料理，在改放丁香时只需要一小撮。丁香粉很适合拿来做炖梨和烤苹果，更添迷人芬芳的热苹果酒香气，而印度奶茶（chai tea）更是摄取香料的好选择，一口气就包办了大量的常见强效香料。

余甘子

　　余甘子（Amla）又称印度醋栗，含有丰富的抗氧化物。除了阿育吠陀★传统医学及一位西方医师用过这种香料之外，我没听过其他人使用过，所以当我发现竟然有400份医学文献探讨这种圆形蒴果时大感讶异，而有些标题更开章明义地写着"余甘子……是防治癌症的神奇蒴果★"。余甘子可能是阿育吠陀医学最重要的一种药用植物，传统用途无所不包，从中和蛇毒到生发水都有。我之所以会吃余甘子，是因为它似乎是地球上抗氧化物最多的绿灯食物。[38]

　　研究人员用氩激光实时追踪类胡萝卜素的抗氧化能力，最重要的发现就是压力导致氧化的两小时内，身体的抗氧化能力就会急剧下降。当你被困在车阵中吸废气、睡眠不足或感冒时，你身体里的抗氧化物库存就会开始耗损，而两小时耗损掉的量需要三天才能补齐。[39]

　　就连普通的身体运作，例如将食物转化为热量的过程都会产生自由基，不过只要你吃的食物充满抗氧化物就没问题，但要是你没能补充抗氧化物，还猛灌糖水，那么血液中的自由基和氧化脂肪在接下来几小时就会升高，维生素E的浓度则会随着身体的抗氧化物消耗而降低。但如果你吃的是柳橙而不是糖水，就不会有氧化问题。研究人员的结论是："这说明每一餐都必须吃含有高抗氧化物的食物，才能预防氧化还原（自由基对上抗氧化物）失衡。"

　　在标准的美国饮食中能摄取到的抗氧化物没多少，某些典型美国早餐的抗氧化物含量如下：培根（7单位）加蛋（8单位）；一碗加了牛奶（10单位）的玉米片（25单位）；一份满福堡（11单位）；淋上枫糖浆（9单位）的美式煎饼（21单位）；或是一个夹有奶酪抹酱（4单位）的贝果（20单位）。平均下来，一顿典型的美式早餐可能含有大约25个单位的抗氧化物。[40]

★编者注：阿育吠陀是梵文"Ayurveda"一词的中文译文，意为生命的科学，被认为是世界上最古老的医学体系。

★编者注：蒴果，干果的一种类型，成熟时会自然裂开，如尤加利、月桃、秋海棠等都属于蒴果植物。

再来看看我今天早餐喝的果昔。一杯水（0单位）、半杯冷冻蓝莓（323单位）和熟芒果肉（108个单位），然后加入一汤匙亚麻籽粉（8单位），还有半杯新鲜的薄荷叶（33单位）和一个手掌大小的散装白茶叶（103单位）。我早餐吃的果昔，所含的抗氧化物超过了500个单位，要是我还加入1茶匙的余甘子粉，就会多出753个抗氧化物单位。想想看，在我还没完全清醒时，已经摄取了超过1000个单位的抗氧化物，比平常人一整周所摄取的量还要多。要注意的是，其中一半的抗氧化物主要来自1茶匙的余甘子粉。

网络上或任何一间印度香料店都买得到余甘子粉，但我建议你别碰阿育吠陀的花草保健食品，这种产品可能受到严重的重金属污染，其中一些重金属还是刻意添加的。但到目前为止，抽验的余甘子粉都没有发现污染；如果想买生鲜的余甘子，可以到印度专营超商的冷冻食品区找找看。不过老实说，我觉得生鲜的余甘子味道酸涩、带有苦味，而粉末也不是很好吃，所以以加1茶匙在果昔里是最好的吃法，或是你也可以填装成余甘子胶囊。每次我出远门巡回演讲，饮食无法如常时，都会尽量把姜黄和余甘子胶囊带在身边。

综合香料

虽然有不少针对香料的研究，但很少人研究增加香料摄取量的结果。不过，宾州州立大学的研究人员倒是进行过一项实验：吃下添加或未添加九种香料香草的高脂鸡肉餐，对人体有何不同影响。他们会选择香草和香料是因为以每盎司来看，它们的抗氧化物比其他食物还要多；同时也是因为该研究背后的金主是味好美（McCormick）香料公司。[41]

并不意外的是，吃香料鸡的这组人血液里的抗氧化能力是没加香料那组的两倍。添加香料的这组，餐后血液里的脂肪（甘油三酯）少了30%，胰岛素敏感性也获得改善。研究人员总结道：“在每日饮食里添加香料有助于维持葡萄糖和脂质的恒定性，调节餐后不适，同时促进抗氧化防御能力。”

这个研究提醒我，食用绿叶菜来预防老烟枪得癌症的相关研究，主要目的不是劝老烟枪吃绿叶菜，而是劝他们戒烟。当然他们可以继续抽烟，同时也吃绿叶菜；而香料研究则说明：采取富含抗氧化物的绿灯饮食，就能兼得绿叶菜和香料的好处。

我最喜欢的综合香料是南瓜派香料、咖喱粉、辣椒粉、五香粉、名叫“葛拉姆玛萨拉”（garam masala）的印度综合香料、名叫“贝若贝若”（berbere）的埃塞俄比亚综合香料、意大利调味料、鸡肉香料粉，以及一种叫渣塔（za'atar）的中东香料。综合香料不但能提供均衡的香气，更能增加香料摄取，但记得一定要买无盐的香料粉。

烟熏液★安全吗

　　我也不知道我活了这么久，怎么会一直不知道有匈牙利烟熏红椒粉这种东西。我发誓它的味道真的很像烤肉洋芋片。发现这种辣椒粉后，我立刻就变成匈牙利烟熏红椒粉的忠实粉丝，几乎吃什么都加，但现在我主要都留在煮绿叶菜和烤新鲜南瓜时使用（这是我最喜欢的万圣节活动了）。

　　我本来很担心烟熏调味料会含有致癌物质（类似香烟烟雾和柴油废气里的多环芳香族碳氢化合物“苯芘”），但这些化合物都是脂溶性的，所以烟熏香料或制作烟熏液的水性溶液，即使取得了烟熏气味的化合物，也不会含有烟熏致癌化合物。但要提醒你的是：烟熏的高热量食物就不一样了。你可能要灌下三瓶山核桃烟熏液才会超过安全标准，但是一份烟熏火腿或烟熏火鸡肉三明治几乎就让你超标了，而吃一块烤鸡腿立刻就超出安全范围。更可怕的是鲱鱼或鲑鱼等烟熏鱼，一个夹有熏鲑鱼的贝果马上就超标10倍。[42]

★编者注：烟熏液不是化学合成的东西，而是将燃烧天然木柴或木屑产生的烟雾凝结浓缩，使烟雾中产生的物质溶于水中的产品，主要用于食物保质和调味。

调味料的风险

可以用于食物料理的植物香料非常多，我也建议要多尝试各种不同香料，因为每一种香料的特性和功效各自不同。不过要注意的是，有几种香料因为效果太强大了，使用时要特别小心分量，例如罂粟籽、肉豆蔻、肉桂。

罂粟是海洛因的原料，也用来制作玛芬和贝果。虽然欧洲古老传统曾建议要让婴儿停止哭闹可以使用填塞罂粟籽的奶嘴[43]，但一直以来，却没有可信的证据让人相信罂粟籽是厉害的麻醉剂来源。直到有位母亲为了让六个月的宝宝安睡，喂孩子喝了用罂粟籽煮过的牛奶，结果效果太强，孩子竟然暂时停止呼吸了，幸好又活过来了。[44]

罂粟籽食用过量不只发生在孩童身上，文献还记载有个成年人在吃完撒上半杯罂粟籽的意大利面后觉得"头晕"。所以，罂粟籽最多吃多少才安全？以半数吗啡量来看，大约是每10磅（约4~5千克）体重1茶匙罂粟籽，例如体重150磅（68公斤）的人，一次不该吃超过5汤匙的生罂粟籽。[45]

烹调后或许能去掉罂粟籽一半的吗啡和可待因，而烘焙流失掉的会更多。如果你要做罂粟籽酥皮点心或其他给小孩吃的烘焙食物，可以先浸泡罂粟籽5分钟，滤干水分的罂粟籽能除去剩下一半的吗啡和可待因。一般来说，正常摄取量应该不会有风险，除非你正好要去做药检，这种时候就要避免吃罂粟籽。

肉豆蔻吃太多也可能有问题。曾经有份论文的标题是"圣诞节姜饼……欢乐圣诞节：如安非他命般能提振心情的化学物可能扮演什么角色……"内容提到像肉豆蔻的某些天然香料成分，可能会在人体内形成安非他命化合物，足以在假期"提振心情，让圣诞节过得更欢乐"。[46]

这个假设性的风险首先发表于20世纪60年代的《新英格兰医学期刊》，文章标题为"肉豆蔻中毒"，探讨一个世纪以来在蛋酒中加肉豆蔻的传统，其实是起源自肉豆蔻中毒案例所说的"心理药物效应"。这些案例可上溯至1500年代，那时　肉豆蔻被拿来当堕胎剂，而到了20世纪60年代则被拿来当治疗精神异常的药物。那个年代的心理健康专家，都说肉豆蔻"比会让人成瘾的海洛因便宜很多，也没那么危险，但还是要说清楚，肉豆蔻不是完全没有危险，也可能致死。"[47]

肉豆蔻的有毒剂量是两至三茶匙，我本来以为不会有人特意吃这么多，但在我读到一篇报告后就改观了。有对夫妻吃了意大利面后倒地不起而送医住院，后来这名丈夫透露他在煮意大利面时不小心加了1/3罐的肉豆蔻（等于四茶匙的分量），我真的不知道他们怎么吃得下去！我猜，他可怜的太太应该是不想让他难过而硬吞的吧。

另一种受欢迎的强效香料就是肉桂，肉桂在降血糖方面十分出色[48]，效果好到你甚至可以在糖尿病检测前一晚服用两茶匙肉桂来"作弊"。就算是一天1茶匙也会带来极大的差异，不幸的是，肉桂已经不是大家认为能安全有效治疗糖尿病的方法。

肉桂主要分为两种：锡兰肉桂及中国肉桂（中药名为桂皮）。在美国只要标签上写着"肉桂"的都可能是中国肉桂，因为价格比较便宜。其实这种肉桂不太好，因为含有一种叫香豆素（coumarin）的化合物，食用过量可能会对肝脏产生毒害。除非特别标明锡兰肉桂，否则就算一周只吃几次1/4茶匙的中国肉桂，对小朋友都算过量，一天1茶匙则超过成人最高的安全食用量。那么，换成锡兰肉桂就不会有风险吗？是不会有风险，但我们不能确定有没有好处。

几乎所有研究都说肉桂降血糖的益处是来自桂皮。我们原以为安全的锡兰肉桂对降血糖也有好处，但最近研究人员才刚用锡兰肉桂做测试，发现锡兰肉桂少了桂皮降血糖的好处。事实上，具毒性的香豆素很可能就是桂皮里的活性降血糖成分。所以换成锡兰肉桂后，在避开毒素的同时，也没了降血糖的好处。总归一句话，想要降血糖，桂皮可能不安全，而安全的锡兰肉桂却无法有效降血糖。

但我还是鼓励大家多吃锡兰肉桂，毕竟锡兰肉桂是最便宜且常见的抗氧化物来源，仅次于紫甘蓝。但如果是Ⅱ型糖尿病患者呢？就算用的是桂皮，也只能稍微降低血糖，换句话说，桂皮的作用无法超越常用的糖尿病药物库鲁化锭（Glucophage）。[49]要防治糖尿病，最好还是靠饮食结构来获得根本性的治疗（请见第6章）。

有谁会想到你丢进酱汁和撒在菜肴上面的香草与香料，居然对健康有这种效果？试着发挥你的创意，让餐点饮料都能增味增色，又能吃得更健康。最重要的是，别忘了每天1/4茶匙的姜黄。现有证据让我可以很大声地说，每个人每天必吃的香料就是姜黄了。

第 27 章

全谷物类该怎么吃

　　就跟癌症与心脏病权威机构的建议一样，我也推荐大家每天至少食用三份全谷物。前面提过哈佛大学出色的两个相关营养研究——护士健康调查（NHS）及健康专业人员追踪研究——目前累积了近300万份资料。一份2015年的分析发现，不管你还吃的是什么其他食物，也不论生活形态，吃较多全谷物的人都活得比较久。[1]不意外地，保留完整营养素的全谷物可以降低患心脏病、Ⅱ型糖尿病、肥胖及中风的风险。多吃全谷物，每年可以拯救全球超过100万人的性命。[2]

　　关于全谷物的营养，网络上众说纷纭，却都欠缺科学论证。我甚至看见有书籍、网站、文章和博客高声疾呼："谷物会引起炎症，全谷物也逃不掉。"忍不住好奇作者到底有何高见。

　　随便选一个炎症指标，就拿C反应蛋白（CRP）来说明。体内的CRP会回应发炎情况，可当成全身性发炎的筛选指标，而全谷物的每日食用量应该可以降

格雷格医生最爱的全谷物类

大麦、糙米、荞麦、小米、燕麦、爆米花、藜麦、裸麦、苔麸（teff）、全麦意大利面，以及菰米

食用量

1/2杯热麦片或煮过的谷物、意大利面或玉米粒
1杯冷麦片
1份墨西哥薄饼或一片面包
1/2个贝果或英式玛芬
3杯爆好的爆米花

每日建议食用量

一天三份

低约7%的CRP浓度。[3]此外，发炎指针还有自己的字母组合，比如血清细胞因子ALT、GGT、IL-6、IL-8、IL-10、IL-18、PAI-1、TNF-α、TNF-R2，以及血液黏滞度和红细胞过滤指标，这些似乎都能通过吃全谷物来改善。或者，套用《美国临床营养学期刊》（*American Journal of Clinical Nutrition*）比较不那么专业的讲法："食用全谷物可以使炎症镇定。"即便排除了心脏病和癌症，固定食用全谷物也能明显降低死于炎症性疾病的风险。[4]

麸质食品该不该吃

你可能听过一种叫乳糜泻的自体免疫疾病，是对麸质过敏而引发的肠胃问题。麸质是某些谷物含有的蛋白质群，包括小麦、大麦和裸麦都含有麸质。然而，乳糜泻毕竟是少见疾病，只影响不到1%的人口，对另外99%的人来说，食用麸质真的没问题吗？麸质也跟其他植物性蛋白一样，对健康有益吗？

1980年，英格兰的研究人员曾提出一份报告，说有几位慢性腹泻的女患者改吃无麸质食物后，病症不药而愈，问题是这些人都没有乳糜泻，所以对麸质过敏与乳糜泻无关。当时医疗界对这个报告都深表怀疑，就连现在还有专家质疑这种情况是否真实存在。[5]事实上，医生一般会让非乳糜泻的麸质过敏患者转诊精神科，因为他们认为这群人有潜在的心理疾病。[6]

以往医学界会把一些病症当成"只存在于脑子里"的心理毛病，其中包括创伤后压力症候群（PTSD）、溃疡性大肠炎、偏头痛、溃疡、哮喘、帕金森症、莱姆病和多发性硬化症等都是。即便医疗界主流的反对声浪不断，但这些病症都已被确认为法定疾病。[7]话说回来，关于无麸质饮食的谣言满天飞，通过网络到处传播，仿佛麸质成了我们这个时代的大坏蛋，同时也让无麸质的加工食品业跟着水涨船高。一旦跟钱有关，就很难完全相信谁的说法为真，所以一切还是要回归到科学视角。我们要问，如果麸质过敏真的这么普遍，证据在哪？

第一个针对麸质的有对照组的随机双盲实验发表于 2011 年。实验对象是一群抱怨自己有肠躁症的病人，他们声称吃了无麸质饮食后感觉好转了，但其实他们都没有乳糜泻。所以研究人员想看看，他们是否能分辨自己拿到的面包和玛芬是否含有麸质。所有受试者都先从无麸质食品吃起，前两周都没有事，然后再换成另一种面包和玛芬，但即使吃的是无麸质食品，他们还是觉得不太舒服，反映说感觉有绞痛和胀气等症状，这就是所谓的反安慰剂效应：给予无害的东西，却觉得病情恶化了。然而，拿到真正含有麸质食品的受试者确实觉得病情恶化了。所以研究人员的结论是，非乳糜泻的麸质不耐症确实存在。[8]

但这只是个小型研究，即使研究人员说无麸质和麸质产品根本难以区分，但患者还是可能分得出来。所以 2012 年，意大利的研究人员又进行了另一个双盲测试，找来 920 名非乳糜泻的麸质过敏患者，给予每个人小麦粉或安慰剂的粉末胶囊。超过 2/3 的人没通过测试：服用安慰剂反而病情恶化，或是服用小麦粉反而觉得病情好转。但通过测试的人在食用不含小麦的食物后确实有益，证实了"非乳糜泻的小麦过敏症真的存在"。[9] 但请注意他们说的是"小麦过敏"，不是"麸质过敏"，换句话说，麸质本身可能根本不会引发肠道症状。

多数对小麦过敏的人，对其他食物也会很敏感。例如，有 2/3 的小麦过敏患者对牛乳蛋白也敏感。蛋则是下一个要犯。[10] 如果你让人们吃不太会引发肠躁症的食物，然后再让他们吃麸质，结果不会造成什么影响，那就让人不禁质疑是否真有非乳糜泻的麸质过敏症。[11]

有趣的是，就算知道避吃麸质不会减缓肠躁症，很多受试者还是继续无麸质饮食，因为他们的主观描述是"感觉有改善"。这让研究人员好奇，或许避吃麸质会让对小麦过敏的人改善情绪，这些病人短时间接触麸质后确实情绪沮丧。不论非乳糜泻的麸质过敏者是属于心理疾病或肠胃病，都不该轻忽。

那么，下一个问题是：要避开小麦和其他含麸质谷物的人究竟有多少比例？每千人中约有一人对小麦过敏[12]，而百人中将近有一人是乳糜泻患者[13]，且人数似乎有持续攀升的趋势。然而，美国每年被确诊的乳糜泻患者，每万人中不到一人。[14]我们预测对小麦过敏的普遍性跟乳糜泻差不多：稍微高过1%。所以，大约只有2%人口有小麦过敏的问题，几年下来人数可能累积到几百万人，而这些人可能光靠简单的饮食就能解决问题。

由此可知，98%的人没有小麦过敏的问题，也没有证据指出吃无麸质食品对身体有益。[15]事实上，反而有证据指出，没有乳糜泻、没有小麦过敏的人如果实行无麸质饮食可能会破坏肠道健康。研究发现，食用一个月的无麸质食品，可能会让肠道里的坏菌增加，而对肠道菌丛和免疫功能造成不利影响。讽刺的是，造成这些问题的，正是会引发小麦过敏者不适的有益成分，例如可发酵性短链醣类多元醇（FODMAP）的果聚糖，具有益生元的功效又能补充好菌，而麸质本身也可能促进免疫功能。在吃了不到一周添加麸质蛋白的饮食后，可以明显增加自然杀手细胞的活性[16]，改善身体对抗癌症和病毒感染的能力。

但无麸质饮食最可怕的一点就是，让我们无法诊断出自己有比小麦不适症更严重的病：乳糜泻。医生若想要诊断出乳糜泻，就得从麸质引起的发炎状况来判断，但万一病患因消化问题就诊前，早就停吃麸质食品，医生就诊断不出他有乳糜泻。

如果都已经在吃无麸质食品了，正式诊断重要吗？首先，乳糜泻是一种遗传性疾病，所以你会要求家人也一起接受检验；但更重要的是，很多人吃所谓的无麸质食品，却不知道自己吃的不是真正的无麸质食品。有时即使标有"无麸质"的食品对乳糜泻患者还是不安全，就算仅有百万分之二十的概率，还是会对乳糜泻患者造成伤害。[17]

要是怀疑自己对麸质过敏该怎么做？首先，不要急着吃无麸质食品。如果你有慢性肠躁症的症状，例如胀气、腹痛和排便异常，先去正式检查看看自己是否有乳糜泻。如果有，就严格遵从无麸质饮食；如果没有，目前的建议就是先尝试更健康的饮食：多吃蔬果、全谷类和豆类，避免加工食品。有些人发现吃了无麸质食物后症状好转了，然后就说自己对麸质过敏，这其实是因为他们停止吃太多的快餐和其他加工垃圾食物。换句话说，如果你吃油炸的奶油夹心饼干然后胃痛，很可能不是麸质搞的鬼。

如果健康饮食没帮助，我建议你尽量去排除其他会引起慢性肠胃不适的因子。研究人员在调查避吃小麦和麸质的人（People Who Avoid Wheat and/or Gluten, PWAWG）时，发现约有1/3没有麸质过敏症的人，反而有其他状况，像是小肠细菌过多、有果糖或乳糖不耐症，或者是有胃轻瘫或骨盆底功能不良等神经肌肉障碍。排除以上原因后，我才会建议有疑似症状的人尝试无麸质饮食。

目前没有数据证实一般大众应该避吃麸质，但对于已确诊出乳糜泻、小麦过敏或对小麦敏感的患者，无麸质饮食可能就是救命恩人。

吃全谷物，不只是把白米换成糙米、把白吐司换成全麦吐司

吃全谷物不是要你把白米换成糙米这么简单。全谷物种类繁多，你可能吃过藜麦，但你有试过白藜（kañiwa）或西非小米（fonio）吗？或是菰米（其实不算米，是茭白笋的种子）、中东小麦（freekeh）？你还可以试试苋籽、小米、高粱或苔麸，荞麦是我妈最喜欢的一种谷物类主餐。

就像挑蔬菜一样，选购谷物类时也可以从颜色下手：选红藜麦而不是白藜麦，选黄玉米而不是白玉米。实验证明含有色素的谷物（像是红色、紫色或黑色）都比糙米更好，除了多达5倍的抗氧化物之外，有色米的抗过敏性

也较好，对付乳腺癌和白血病的抗癌效果也更出色。[18, 19]

如果要挑方便料理的谷物，以下是易煮的选择：苋籽、小米、燕麦、藜麦和苔麸，不用20分钟就能煮好。至于需要久煮的谷物，像是大麦、法老小麦（farro）或燕麦粒，可以考虑在周末时用大锅先煮一锅，要吃时只需要加热就可以了，不用花时间重新煮。

全麦意大利面只需煮10分钟，新一代的全谷意大利面已经没有以往的粗粉状质地，我最爱的品牌是Bionaturae意大利面，带有可口的坚果味，试试配上"八美青酱"（见左侧食谱）。

爆米花也是一种全谷物，爆米花机便宜又好用，不用5分钟就能尝到你想要的咸的、甜的或辣的各种口味。我喜欢加上绿藻和营养酵母（由于颜色是绿的，所以我家人都叫它"僵尸爆米花"）。用喷雾瓶稍微喷一下已经爆好的爆米花，可以帮调味料固着在上面。我喜欢洒一些意大利黑醋，注意不要使用人工奶油调味料。原本我们以为奶油味的人工化学物丁二酮，只会对工人造成职业伤害，死于后来被称为"爆米花肺"（又称爆米花工人肺病）的疾病。[20]不料后来发现，吃微波奶油口味的爆米花也接二连三爆出肺病案例后，才明白食用者也有生命危险。[21]

再提供一个1分钟全谷物快餐：把市面上预煮好的碗装或袋装的糙米及藜麦，放进微波炉加热一下就能吃了。

格雷格医生的八美青酱食谱

食材

2杯新鲜罗勒叶
1/4杯新鲜烤核桃
2瓣大蒜
1/4颗去皮柠檬
1/4茶匙柠檬皮
1/4杯花豆
1/4杯罐装豆的汁液
1汤匙白味噌
1/4寸新鲜姜黄根（或1/4茶匙姜黄粉）
适量胡椒

做法

用食物调理机搅拌混合以上原料到质地细致，再舀出拌入一杯半煮好的全谷意大利面。

5∶1原则

如果你要买包装谷物，只要标签有"多种谷物""石磨""百分百

纯小麦""碎麦粒""7种谷物"或"米糠"等字眼，都不是真正的全谷物产品，只不过是为了分散你的

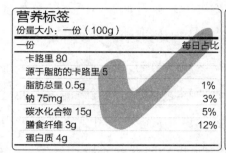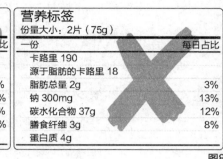

图8

注意力，让你无法察觉他们使用的其实是深加工谷物。有时连颜色都帮不了你，比如"浓缩葡萄汁"等原料能让白面包的颜色看起来更健康。即使原料标签的第一个字是"全"，你也不能尽信，因为使用的其他原料有可能是红灯食物。

我建议你在挑选全谷物产品时使用"5∶1原则"，注意看包装上的营养成分表，将碳水化合物的克数除以膳食纤维的克数，看看结果是否在5以下（见图8）。以百分之百全麦的神奇面包（Wonder Bread）为例，包装上列出每一份含有30克碳水化合物和3克纤维，所以30除以3等于10，10大于5，所以即便百分之百全麦的"神奇面包"算是全谷物产品，但你还是放回架子上吧。接着，我们再来看看发芽谷物面包"以西结面包"（Ezekiel bread），这种面包含有15克碳水化合物和3克纤维，15除以3，得出的答案是5，通过测试。以英国的Ezekiel玛芬（面包类食品）搭配全果酱或坚果酱都很好吃，虽然发芽谷物的优点还在研究当中，但现有的数据却显示这种谷物前景光明。[22]

最健康的全谷是加工最少、人称"完整谷物"的那种。虽然小麦粒、全麦面粉和膨化麦片可能都是百分之百全麦制成，但人体处理这些食物的方式非常不同。谷物磨成粉或膨化处理后消化得更快，也更能完整吸收，如此一来升糖指数就会增加，大肠里接收到的好菌也会跟着减少。

研究人员将实验对象分成两组，其中一组吃形状完整的坚果、种子和豆类，另一组吃的食物一样，但都先磨成粉并捣成糊状。换句话说，这

两组吃的都是全谷物食物，只是形态不同。结果如何？即使吃下的分量和食物都一样，但吃完整谷物的那组，排便分量增加一倍，比另一组高出很多。[23]这怎么可能？这是因为吃完整谷物，肠道菌群有更多可以消化的东西。很多人不了解粪便不是未消化的食物渣滓，而是含有好几兆的细菌。[24]这可能就是为什么你每吃一盎司的纤维，粪便量会增加近两盎司。这可不只是水分的重量，而是当你喂食了肠道好菌，它们自然就会成倍数生长。[25]

这项研究说明，吃完整谷物，即便你仔细咀嚼，种子和谷物的碎片一样会输送淀粉和其他物质到你的大肠，让菌群享用。但谷物要是磨成粉末，几乎所有的淀粉都会在小肠里消化完，就轮不到大肠里的细菌了。这种状况要是时常发生，就会引起肠道菌群失衡，一旦坏菌数量过多，就可能造成发炎性疾病或大肠癌。[26]这个故事教会你的一件事是：全谷物很好，但完整的全谷物更好。

所以，别再吃膨化的糙米麦片了，直接吃天然糙米如何？早餐吃糙米对西方人来说可能有点奇怪，但在很多国家，早餐都习惯吃温热的谷物，甜或咸的口味不拘，你也可以加入浆果或果干一起吃。

燕麦

燕麦粥是相当典型的全谷物早餐。就跟十字花科蔬菜及亚麻籽一样，燕麦也含有其他食物所没有的有益化合物，比如一种叫多酚化合物（avenanthramides）的抗氧化物，具有特殊的抗发炎能力，就是这种化合物让燕麦有股新鲜的味道和口感，也是燕麦乳液能够消除皮肤瘙痒的原因。据整形用的人工皮研究来看，燕麦提取物有出色的抑制发炎作用，厉害到可以治疗化疗引起的严重皮疹。[27]有趣的是，有两种对化疗有抵抗力的癌细胞株，经过试管实验却发现对多酚化合物很敏感，即我们的身体内部应该也要补充燕麦粥，以达到防癌抗癌的目的。

出门在外时，燕麦粥是我的早餐，我会去星巴克买燕麦粥，或用饭店房间的咖啡机冲泡即食燕麦粥和果干。在家时，我会想花样变化燕麦粥的风味，Google一下"咸燕麦粥"，就能找到各式各样有意思的餐点，香草、菠菜、咖喱、烤蔬菜等口味应有尽有。

按清单建议，你每天要吃到三份全谷物，也许你会觉得有点多，但当你看见建议食用量的真实分量，就会知道要吃到三份根本易如反掌（一盘意大利面大约就有六份了）。除了把燕麦粥当成一天的开始，你可以选择其他快速易煮的全谷物，帮你全天候对抗慢性病的风险。

第 28 章

饮料不仅解渴，还能让你变聪明

不少饮食指南都教我们怎么吃，却没教我们怎么喝。成立饮料指导专家组（Beverage Guidance Panel）就是为了提供"各种饮料的健康建议，认识其营养益处及风险"，该组织成员还包括一个重量级人物，也就是哈佛大学公共卫生学院的营养系主任华特·威利（Walter Willett）。

饮料指导专家组的营养学专家以最高六级的评分标准，评比各种饮料的优劣。不意外地，苏打水列最后，全脂牛奶与啤酒同名次，每日建议食用量是零盎司。他们的理由包括喝牛奶与前列腺癌及侵略性卵巢癌的关联性，或许"这跟第一型类胰岛素生长因子（IGF-1）的浓度效应有关"（见第13章）。茶和咖啡（最好不加奶精和糖）是第二健康的饮品，仅次于第一名的水。

两千多年前，希波克拉底曾经说过："如果我们能告诉每个人刚刚好的滋养与运动量是多少，我们就找到了通往健康的安全之路。"水是最健康的饮料，但要喝多少才算刚刚好，太少或太多又要怎样计算？水被形容是"没人重视、没人了解也少有研究"的主题，但许多鼓吹需要补充水分的研究都是瓶装水业者出钱做的，大家常挂在嘴边的"一天至少喝8杯水"

其实没有科学佐证。

一天8杯水的建议可以回溯至1921年的某篇论文，作者测量自己排出的尿液和汗水，确定他一天流失的水分等于体重的3%，也就是8杯水的量。结果搞了半天，人类的水分摄取指南其实只是某个人一天的尿液和汗水的总量。

但现在出现更多证据后，证明水喝不够可能跟各种毛病有关，包括跌倒和骨折、中暑、心脏病、肺部问题、肾脏病、肾结石、膀胱癌、大肠癌、尿道感染、便秘、干眼症、蛀牙、免疫力下降和白内障等。[1]虽然有这么多相关研究，但还是有个问题，那就是水喝得少其实跟几个不健康的行为与习惯有关，比如蔬果摄取不足、吃大量快餐，甚至比较不常去"市场买菜"也算一个。想想看，哪些人水喝得最多？答案是经常运动的人。所以大量喝水的人会少生病，或许也没什么好意外的。

> **格雷格医生最爱的饮料**
>
> 红茶、印度茶、香草菊花茶、咖啡、伯爵茶、绿茶、洛神花茶、热巧克力、茉莉花茶、香蜂草茶、抹茶、杏仁花乌龙茶、薄荷茶、南非国宝茶（rooibos tea）、水和白茶
>
> **饮用量**
> 1杯（12盎司；340毫升）
>
> **每日建议饮用量**
> 一天五杯

水

只有花钱的大样本随机试验，才能确实回答这些问题。但我们不能用专利把水统包下来，所以这种花大钱的试验似乎不可行，结果我们就只剩下把疾病跟水分摄取画上等号的研究。然而，生病是因为水喝得不够吗？还是因为生病，水才喝得不多？有几个很有前瞻性的大型研究，测量疾病发生前的水摄取量，例如哈佛大学一份针对48000名男性进行的研究说，要是每天多喝一杯水，膀胱癌的风险就能减少7%；反之，多喝水，假设一天8杯，膀胱癌风险则可能降低五成，就可挽救好几千名潜在患者的性命。[2]

关于一天应该喝多少水，最强的证据来自针对两万名男女进行的"安息会教会健康研究"（Adventist Health Study），结果发现一天至少喝5

杯水的人比一天最多喝2杯水的人，死于心脏病的风险减少了一半。这群人中约有一半的人吃素，蔬果吃得多，从中摄取的水分也多。就如哈佛大学的研究，排除控制饮食和运动等因子后，水的保护效力依然存在，说明水确实是一个有益健康的因子，也许可以降低血液"黏度"（也就是促进血液流动）。[3]

要是抗癌与保护心脏还不足以让你想喝水，或许变成接吻高手会让你心动。研究人员拿人造皮刷过年轻女孩的嘴唇后发现，滋润的嘴唇对触觉更敏感。[4]

根据目前现有最厉害的证据，从欧洲的学者专家、美国国立医学研究院到世界卫生组织等权威，都建议女性一天喝8～11杯水、男性一天喝10～15杯水。这指的不单是从饮料摄取的水分，还包括各种饮食来源。你吃进去的食物和身体自然产生的水分可能就有4杯，所以经过一番加减后，每日建议饮水量是女性4～7杯、男性6～11杯（在环境温度适度，进行的活动也适度的情况下）。[5]

除了喝水，从其他饮料也能获取水分，包括含咖啡因的饮品，但葡萄酒和烈酒等浓烈酒精饮料不包括在内。咖啡、茶、果汁和啤酒会让你体内的水分增加；相反的，过量饮用葡萄酒会让你流失大量水分而导致脱水。但要注意的是，先前的癌症与心脏病研究提到，健康与多喝水有关，而不是喝其他饮料。

最重要的是：除非你有心脏或肾衰竭的状况，或者医生建议你限制水分摄取，不然我会建议你一天喝5杯开水。我偏好喝开水，不是因为省钱或环保，而是因为开水的化学物质和微生物比瓶装水少。[6]

喝水还能让你变聪明，真的假的？

你的大脑有75％的组成都是水分子，所以脱水时，大脑真的会跟着缩水。这对大脑功能会有什么影响吗？

我们从洛杉矶和曼哈顿 9～11 岁的孩童尿液抽检结果得知，近 2/3 的孩童上学时都处于轻度脱水状态，这可能对他们的在校表现造成负面影响。如果你找来一群学童，随机分成两组，让一组在测验前喝一杯水，另一组完全不给水喝，猜猜看哪一组的表现会比较优秀？答案是喝水的那组。研究人员的结论是，这些结果意味着"即使孩子只是处于轻微缺水状态，而且不是刻意不给水喝，也没有中暑迹象，也不是在寒冷气候生活，多喝水还是能够让他们的认知表现变得更好。"[7]

缺水可能也会影响情绪。限制水分摄取会导致困倦和疲倦、活力与警觉性下滑，更容易头脑不清。但只要研究对象再次补充水分，警觉性、幸福感几乎就会立刻回升，思绪也会变得清晰。水分的吸收速度很快，从嘴巴到达血液不用 5 分钟，20 分钟后达到高峰。有趣的是，冷水吸收的速度比体温相当的水快 20%。[8]

要怎么判断自己缺水？问问你的身体。如果你喝水后马上就以尿液排出体外，代表身体的水分充足。但要是你喝下大量的水却几乎没排出，表示你身体的水库缺水了。研究人员利用这个概念，发展出一个正式的缺水评量工具：先让膀胱排光水分，然后喝三杯水，看看你一小时后会尿出多少。要是你喝三杯水，一小时内排出不到一杯的量，表示你真的缺水了。

但你也晓得，喝水真的很无趣，所以你可以像在顶级水疗中心和高级饭店一样，往水里加点新鲜蔬果。我喜欢拿整颗的冷冻草莓取代冰块，有时还会加几滴酸樱桃或石榴等味道浓郁的浓缩果汁。小黄瓜切片、姜片、肉桂条、薰衣草和一两片薄荷叶，都可以拿来加入白开水中，让人提振精神。我最近爱上的口味是橘子片搭新鲜罗勒（Basil，香味草本植物），或冷冻黑莓搭配新鲜鼠尾草（Sage，蒿状草本植物）。

喔，还有气泡水！我有个同事在办公桌上摆了一台气泡水机，用 25 美分就能自制一杯气泡水。除了喝起来比较有趣外，二氧化碳也能舒缓肠胃症状。有个随机试验就在测验含气泡和不含气泡的效果，他们发现饮用气泡水或许可以改善便秘和消化不良，包括胀气和恶心。[9]

除了白开水，你还有其他选择。一杯黑咖啡、茶或花草茶的热量只有2卡，用一点点卡路里就能让你换得营养。想想那些含糖饮料，满满的卡路里，营养却不足。话说回来，咖啡和茶到底对健康有何好处呢？

喝咖啡，请尽量喝滤泡式咖啡

我已经提过咖啡对肝脏的好处（第8章）、对心理的好处（第12章），以及对大脑的好处（第14章），那么对寿命呢？喝咖啡的人会比不喝咖啡的人活得久吗？

美国国家卫生研究院暨美国退休人员协会共同进行的前瞻性饮食与健康研究，发现喝大量咖啡跟延长寿命正相关，但效果很有限。一天至少喝6杯咖啡的人，心脏病、呼吸道疾病、中风、受伤与意外、糖尿病与发炎的死亡率都少了10%～15%。[10]但同样的研究若换成55岁以下的人，却发现了反效果：一天喝超过6杯咖啡会增加死亡风险。研究人员的结论是："因此，我们应该建议年轻人喝咖啡不要过量（一周少于28杯，或者一天不超过4杯）。"[11]

最重要的是，目前为止的许多顶尖研究告诉我们，喝咖啡确实能稍微降低死亡率，每天一杯咖啡可以降低3%的早死概率。[12]别担心，这些发现不是饮食指南，而是在安慰那些喝咖啡成瘾的人，要他们放宽心。

但是，咖啡不是人人都能喝的，比如有胃食管返流的人就不适合。一份人口研究发现，喝咖啡会引起烧心、泛酸等胃食道返流症状不是病人自述的主观感受，科学家把管子插入受试者的喉咙测量pH值，发现喝咖啡似乎真的会引起严重的胃酸倒流，而喝茶则不会。但元凶似乎不是咖啡因，因为加入咖啡因的水不会引起这种问题。然而，去除咖啡因的咖啡似乎能减缓胃酸返流。因此，研究人员建议胃食道返流的患者应该换成无咖啡因的咖啡，再不然喝茶就好了。[13]

每天喝咖啡也会让女性增加骨折的危险，但有意思的是，咖啡反而会减低男性的骨折概率。[14]然而，喝咖啡跟髋骨骨折的风险无关；相反的，茶倒是可以降低髋骨骨折的风险[15]，却对降低一般骨折风险没什么效果。这个差别十分重要，因为髋骨骨折会引发各种并发症，比其他骨折更可能缩短寿命。[16]

青光眼患者，甚至只是有家族病史的人，可能都要远离含咖啡因的咖啡。喝咖啡跟男性和女性的尿失禁也有关；而癫痫患者停喝咖啡后，癫痫发作的次数会变少，所以癫痫患者最好不喝咖啡。[17]最后一点是，容易失眠的人当然就别喝太多咖啡了，就算晚上只喝一杯咖啡都可能让睡眠质量大打折扣。

为何有些研究显示喝咖啡会增加胆固醇，但有些研究却不会呢？在我们知道提升胆固醇的化合物是脂溶性的，答案正式揭晓了。原来问题出在咖啡油脂所含的"咖啡醇"（cafestol），这种化合物会使血液中的胆固醇浓度增加，但使用滤纸可以滤掉大部分的咖啡醇，所以喝滤泡式咖啡比较不会让胆固醇升高。此外，不管是烘焙或去咖啡因的咖啡，咖啡醇都不会减少。若以咖啡豆来说，罗布斯塔（Robusta）的咖啡醇比阿拉比卡（Arabica）低。如果你的胆固醇指数不太理想，可以考虑喝滤泡式咖啡或速溶咖啡（速溶咖啡没有这些化合物）。如果还是不行，就不要喝咖啡了，因为就连滤纸滤过的咖啡多少还是会提高胆固醇浓度。

过去我们以为咖啡因可能会引发心房纤维性颤动，但这其实是来自咖啡因摄取过量的个案报告（其中一个病例还是一个"大吃巧克力"的女性）。[18]结果就这样以讹传讹，成了一般人的"常识"。直到最近才有一份真正的研究透露，摄取咖啡因根本不会增加心房纤维性颤动的风险。另外"低剂量"咖啡因（一天不超过6杯咖啡），甚至还对心律有保护作用。[19]

未怀孕的健康成人适量喝咖啡不但安全，还能提升活力、改善运动与认知表现。即使好处多多，还是有医学期刊建议医生应该"少宣传咖啡因对人体有益……因为能量饮料已经含有大量咖啡因"。的确，在几个小时内喝十几杯含咖啡因的能量饮料确实可能由于摄取过量而致命[20]；但话说回来，一天合理地喝几杯咖啡似乎真的可以延长寿命[21]，甚至降低整体罹癌的风险。[22]

但我不会建议你喝咖啡，为什么？因为每喝一杯咖啡就表示你又少了一次机会去喝比咖啡更健康的饮料。我说的就是绿茶。

心情烦躁，你需要来一杯茶

为了测试脑波活动而发明的脑电波图，被形容为"临床神经学史上最惊奇的重大发展"。科学家发现，人类有四种主要的精神状态，其中两种发生在睡眠期间，另两种则是清醒时。δ波指的是脑电流每秒波动一次的慢速波，只出现在深层睡眠时；Θ波是做梦时的心智状态，频率约每秒五次周期；而清醒着的精神状态则分别是α波和β波。α波是放松、有知觉和警醒的状态，例如闭眼静坐时；β波是受刺激的忙碌状态，许多人的生活都是处于这个状态。

你想要达到的状态应该是α波，在警觉专注的同时又能保持心灵的平静。这要怎么做到？如果你在一个愉悦平静的地方放松下来，90分钟后就会开始处于α波状态（佛教僧侣会更快达到这个状态，甚至眼睛都不用闭）。想要拥有这种能力，你可以连续几年每天都练习静坐沉思，或是喝点茶也可以。喝茶后过了几分钟，每个人都能达到放松又警觉的脑电波状态。大脑活动会呈现出这样的剧烈变化，这或许可以解释茶为何会如此受欢迎。

喝茶很好，喝绿茶更好

不管是红茶、绿茶或白茶都是茶树叶片制成的，而花草茶则是药用植物冲泡的饮料。

　　茶树的特别之处在哪里？茶树特有的植化素强效到可以逆转疾病，即使只是皮肤外用都有效果。例如，茶树药膏局部涂抹在尖锐湿疣（genital warts）患部，接受测试的病人过半数痊愈。[23]这种神奇治疗，现在已正式成为美国疾病管制局性病治疗指南的疗法。还有个值得注意的个案，一位皮肤癌女病患在涂抹外用绿茶药膏后，皮肤癌竟然好了。[24]要是绿茶外用都有如此的效果，那么喝下去会怎样呢？

　　除了我在第11章曾提过绿茶有防治乳腺癌的功效，喝茶还能对抗妇科疾病的卵巢癌和子宫内膜癌等恶性肿瘤，也能降低胆固醇、血压、血糖和体脂肪。喝茶还能保护脑部，远离认知退化和中风，降低糖尿病及掉牙风险[25, 26]，死于肺炎的概率也跟着减半。[27]对季节性过敏的人来说，喝茶也有帮助，随机试验显示，在花粉季节到来之前的6至10周，每天喝3杯日本红富贵绿茶（Benifuuki green tea）能大幅减缓过敏症状。[28, 29]

　　白茶和绿茶的制茶工序比红茶少，要喝最好就喝这两种茶。白茶★的茶叶和茶芽都比较稚嫩，因绿色的叶子表面覆被白色茸毛而得名；而绿茶则是未经发酵制成的茶，所以比红茶保留了更多的天然成分。

★编者注：白茶因色浅，冲泡时仅显淡淡的绿色，叶体泛白而得名。白茶和绿茶均属非发酵茶，多数白茶和绿茶带有对人身体有益的茸毛。茸毛的多少与茶的产地、采摘时间以及加工方法相关。

　　哪种比较健康？这要看你有没有加柠檬。如果喝茶不加柠檬，绿茶显然比白茶好，但加柠檬的话，白茶就遥遥领先了。因为白茶的植物性营养素虽然比较高，却唯有达到某个pH值，白茶才会释出营养素。[30]

　　至于防癌功效，我们从试管实验得知，绿茶和白茶都能保护DNA，抵挡杂环胺化合物PhIP，也就是我在第11章提到烹煮肉类产生的致癌物质。不过白茶更胜一筹，能百分之百防止DNA受损，而同样浓度的绿茶只能有一半功效。"比绿茶强效的白茶抗突变活性"在泡茶一分钟后释出，至于其他测试的多种茶就算泡超过一分钟，效果也不会更好。但要讲到抗氧化能力，最好还是不要用热水泡茶。[31]

　　中国台湾人常用冷泡方式泡茶，尤其是夏天。冷泡茶不是指传统的冰茶，并非先用热水泡再冷却冰镇，而是直接将茶叶丢进冷水中，以室温浸泡或放入冰箱至少两个小时，这种泡法能降低咖啡因含量，减少茶叶的涩味，逼出更棒的香气。但冷泡对营养素有什么作用？你可能会认为冷泡不会产生太多的抗氧化物，毕竟营养素不是本来就是通过热水冲泡萃取的吗？有一组科学家决定比较看看冷水和热水冲泡的茶，抗氧化能力有何差别。他们先混合LDL坏胆固醇和自由基，然后分别喝下热水泡的茶与冷泡茶，计算胆固醇氧化的时间。

令人意外的是，冷泡的白茶让胆固醇的氧化速度减缓很多[32]；而水温却对绿茶的抗氧化能力没什么影响。研究人员推测传统泡茶的水温应该太高了，会破坏白茶中敏感的抗氧化物。所以，现在我都是用冷水泡茶后放在冰箱里一夜，冷泡茶省了准备的时间，也更健康。★

★编者注：白茶和绿茶的冲泡水温不宜过高，早春的茶叶冲泡，水温不宜超过85℃。作者关于冷水泡茶静放冰箱，之后饮用的方法是否合理有待证实。

如果能够直接把茶叶拿来吃，就不用去管会提取出多少营养素。你可以把抹茶粉加在其他东西中一起吃，也可以把泡完茶后的茶包拿来回收使用。我是直接把茶叶跟其他食材一起打成果昔，如果空腹喝茶会觉得胃部不适，用这种方式把茶叶融入饮食也不错。如果你喜欢抹茶（我是觉得带点草味），可以带小包装的抹茶在身边，出门在外只要在水瓶里加一点，摇一摇就能喝了。自己泡的茶几乎零热量，所以整天喝也没问题。

如果绿茶这么优秀，那么吃绿茶提取的保健食品不更好？错了，有很多肝中毒病例都跟吃这种保健品有关[33]，更说明吃天然食物有多重要，而不是吞一两颗夸大效果的浓缩"活性成分"。还有一种茶饮，是我敬而远之的，那就是风行一时的红茶菌（Kombucha），这是一种带点酸味的发酵茶，有几件严重威胁人命的病例都跟康普茶有关，其中一个案例说，有人喝了这种茶后陷入昏迷，所以建议"消费者别再饮用"。

那么，喝茶有什么限制吗？茶的氟化物是个问题。茶树会吸收土壤的氟化物，这也是喝茶能够预防蛀牙的原因，但氟化物摄取太多会有毒。《新英格兰医学期刊》有个近期的个案说有个女人连续17年每天喝一壶由100～150包茶包泡制的茶后，开始出现骨头疼痛的情况。[34]但，这未免也喝太浓了吧。

为了避免因为摄取过高浓度的氟化物而导致氟骨症，建议成人20内每天不能喝超过20包红茶或30绿茶或80包白茶。为了避免氟斑牙这种无害却会让牙齿染色的情况，孩童一天不应喝超过3包红茶（或4包绿茶或12包白茶），因为他们的牙齿在9岁前还没长好。[35]

最好的甜味剂

我在第12章提过一份研究，说饮料中加糖可能没有好处，加入阿斯巴甜或糖精等人工甜味剂更糟糕。那么，有没有对健康有益的糖？黑糖蜜和枣糖，可能是唯二的绿灯浓缩甜味剂。

比起枣糖这种天然健康食品，蜂蜜、蔗糖和枫糖浆、龙舌兰糖浆和糙米糖浆这些含热量的天然甜味剂似乎没能提供多少营养素[36]。加入饮料调味的话，黑糖蜜的味道可能太浓烈，而且这种天然的甜味剂也无法完全溶解。

甜菊糖呢？20世纪90年代日本的研究发现，甜菊糖里的"活性"成分似乎无害，但在老鼠的肠子里，肠菌会把甜菊糖转换成一种有毒物质甜菊醇（在试管实验中，甜菊醇会大幅增加致突变性DNA受损。[37]遗憾的是，人类的肠道活动也跟老鼠一样，但致毒主因还是用量，世界卫生组织认为相对于100磅（45千克）的体重，首先，1.8毫克的甜菊糖化合物还算是安全值。但美国人嗜甜，要是吃什么都加甜菊糖，可能会超过安全限制。不过，每天若只喝两杯加了甜菊糖的饮料，被认为不会对健康造成危害。[38]

山梨醇和木糖醇等糖醇类的天然甜味剂本身无害，但由于不被人体吸收，最后会留在大肠而导致腹泻，所以一般不会在饮料里加糖醇，只有薄荷糖或口香糖等商品才会少量使用。还有一种赤藻醣醇可能跟木糖醇一样无害，吸收后不至于让人跑厕所。

　　赤藻醣醇天然存在于梨子与葡萄里，但工业界是用酵母来生产赤藻醣醇。赤藻醣醇不会引起蛀牙，也不像其他低卡路里的甜味剂会导致纤维肌痛、早产、头痛、高血压、脑部疾病或血小板疾病，而且还含有抗氧化成分。但跟高度加工的产品一样，赤藻醣醇只是一种让你多吃绿灯食物的权宜做法，如果非要加点糖才肯吃葡萄柚，那么加赤藻醣醇会比加糖好。

　　但要小心，有三种原因说明即使是无害的甜味剂，理论上对健康都可能是一种危害。几年来有几个大规模的研究发现，使用人工代糖会让体重增加。对于这个违反直觉的发现，至少有三种解释。首先是"本来预期卡路里摄取会减少，却因此变成过度补偿"。如果你在对方不知道的情况下，把普通汽水换成无糖汽水，他们摄取的卡路里会减少。这很有道理，因为他们喝下的糖减少了。但要是你老实说呢？一旦知道自己喝的是人工代糖，就可能会不自觉地摄取更多卡路里，因为他们可能会想反正喝的饮料热量很低，所以多吃两份派饼也无妨。

　　研究后发现情况确实如上述，例如你让受试者吃加阿斯巴甜的早餐麦片，却只告诉一半的人麦片里加的是人工代糖，午餐时间一到，知道自己吃加阿斯巴甜麦片的那组人就会吃得比不知情的那组还要多。每次我在快餐餐厅看见有人点无糖汽水时，都会想到这个例子。

　　其次，人工代糖其实是根据人类进化的原则运作：当大脑察觉舌尖上的甜味时，几百万年的演化就会提醒大脑要增加食欲。当你喝的是无糖汽水，你的大脑会以为你找到一株野生的蓝莓灌木，就会释出紧急信号，要你趁别人抢走战利品前赶快大吃一顿。另外，你的身体会知道吃进太多热量可能会过胖，无法跑赢剑齿虎，所以当你的肠道察觉你已吸收足够的热量，就会向你的大脑发出信号，要你别再吃下去了。但要是你摄取低热量的甜味剂，会因为舌尖上的甜味而产生饥饿感，却没有卡路里进入肠道让你止饥，结果就造成食欲大增，吃下本来不该吃的分量。这是无糖汽水违反直觉而让你增胖的另一个原因。

第三个解释，就是你对甜食的依赖。由于你长期食用甜味剂，不管有没有热量，甜食都会让你无法改变对自己的偏好。假设你在家用惯了赤藻醣醇，当你出门度假无法买到赤藻醣醇时会怎样？偏重甜食的习惯，就会让你可能吃下更多不健康的食物。

重点是什么？赤藻醣醇似乎很安全，但你不能把它当成吃下更多垃圾食物的借口，这样才是真正的安全。糖越好，责任就越大。★

★编者注：With great sweetness comes great responsibility，此句改编自蜘蛛人的名言："能力越强，责任越大（With great power, comes great responsibility.）。

一天5杯水，不论是白开水，或是以水果、茶叶或香草增添风味的水都好。身体保水度高可以提振你的心情和活力、改善思考能力，甚至能减少心脏病、膀胱癌以及其他疾病的风险。所以，记得多喝水！

我的洛神花茶饮

2010年，有份针对300种饮料的抗氧化分析出炉，从红牛能量饮到红酒，各种饮料一应俱全。[39]结果抗氧化力的赢家，就是洛神花茶！我在第7章曾讲过洛神花茶的抗高血压效果，以美国标准来说，我的血压一直都很正常，但我想要更健康，所以洛神花成了我的每日必备食物之一。你可以试试下面这道茶饮：

在8杯水里加入1把洛神花或4包洛神花茶包，然后倒入一整颗柠檬汁和3汤匙的赤藻醣醇，放在冰箱里冷泡过夜。早上捞起洛神花或取出茶包，均匀摇晃后整天都能喝。

想要健康升级，可以加入绿叶菜：把一杯洛神花茶倒入搅拌机，再加上一堆新鲜薄荷叶高速搅拌，就是地球上抗氧化能力最强的饮料。喝起来的味道很像水果混合饮料，连小孩都爱喝！

就像其他酸的食物或饮料，喝完洛神花茶记得要漱口（不是刷牙），以免腐蚀珐琅质。但要记得，吃完或喝完酸的食物后，由于珐琅质会变软，一小时内都不要刷牙，以免伤到牙齿。如果你要一整天慢慢喝洛神花茶，建议你用吸管喝，别让牙齿接触到饮料。[40]

第 29 章

/

健康运动处方：怎么运动？频率如何？

美国有超过2/3的成人超重。[1]想想看，每三人之中只有不到一人努力维持健康体重，另外到了2030年，全美国有超过一半的人口很可能被临床诊断出过胖。过去30年，美国儿童的肥胖症已经3倍成长，多数肥胖的小孩会一路胖到长大。如我先前所说的，我们现在养的孩子，未来可能是美国第一代比父母还短寿的人。[2]

食品从业者往往会推说肥胖是因为不爱运动，好像他们刺激大家吃高热量产品都跟肥胖无关似的。但研究结果却相反，过去几十年间美国人的运动量其实不降反升，我们都知道就算住在运动量大的地区，美国人仍持续变胖，主要原因可能是饮食量超过运动量。[3]

比起20世纪70年代的饮食结构，我们的孩子每天吃进去的热量多了一杯汽水和一小份薯条，大人们则多了一份大麦克的热量。想要抵消美国人比往年多吃进肚子里的热量，我们一周下来每天得多走两小时路才行。[4]

研究指出，多数人相信控制饮食和足够运动是体重控制的两大要素，但少吃比多动容易，想要甩掉一小块奶油或人造黄油的热量，晚间散步时你得多走半英里。吃凯萨沙拉时多出来的那块沙丁鱼，需要多慢跑1/4英里才甩得掉。吃两根鸡腿需要你跑三英里才能消耗掉，这里说的还只是去皮炖鸡。[5]

收了可口可乐给的钱所做的研究，宣称运动不足是"21世纪最严重的公共卫生问题"。但运动不足只是美国死亡风险因素的第五名、致残风险因素的第六名，在全球还差点挤不进前十名，我们都知道饮食不当才是健康最可怕的杀手，第二名是抽烟。[6]

当然，我的意思不是要你整天坐着不动。这一章要说的是，运动除了能帮你维持健康的体重，还能预防甚至可能逆转轻度的认知功能下降、强化免疫系统、预防及治疗高血压，还可能提振心情、改善睡眠质量，好处非常多。要是美国人都加强运动，只要减去1%的BMI，就能避免200万个糖尿病例、150万件心脏病例，以及高达127000件的癌症病例。[7]

为了健康站起来

看来你父母说得没错，电视看太多真的不好，但电视侵蚀的不只是你的脑袋，还有你的身体。根据一份针对9000名成人所做的7年研究，研究人员算出每天多看1小时电视可能增加11%死亡率。[8]一般来说，看电视（打电子游戏也算）是早死的风险因素，难道不要趁电视和电子游戏丢了你的健康前先甩了它们吗？

其实，这不是电子产品的错，而是你使用电子产品的态度。当然不是所有的静态都不好，想想看，你最静止不动的状态不就是睡觉吗？主要的问题是跟久坐有关，14年追踪超过10万名美国人的健康后，美国癌症学会（ACS）发现，一天坐超过6小时以上的男性，死亡率比一天坐不到3小时

强度适中的活动

骑单车、划独木舟、跳舞、躲避球、下坡滑雪、击剑、健行、做家务、溜冰、直排轮、抛接球、跳弹簧床、踩脚踏船、玩飞盘、四轮溜冰、投篮、玩滑板、浮潜、冲浪、游泳、双人网球、立泳踢水、健走（一小时四英里）、水中有氧运动、滑水、整理庭院，以及瑜伽

剧烈活动

背包旅行、打篮球、单车爬坡、循环重训、越野滑雪、美式足球、曲棍球、慢跑、开合跳、跳绳、袋棍球、伏地挺身和引体向上、短柄墙球（racquetball）、攀岩、橄榄球、跑步、潜水、单人网球、足球、竞速滑冰、壁球、阶梯有氧运动、来回游泳、快走上坡，以及水中慢跑

运动量

强度适中的活动90分钟
剧烈活动40分钟

每日建议运动量

一天一份

的男性高两成，而久坐6小时的女性死亡率则高出四成。[9]43份类似研究的综合分析指出，久坐跟早死有关，而且可能跟"身体活动量"无关。换句话说，即使是下班后有上健身房习惯的人，要是整天都坐着还是有可能会缩短寿命。就算一周七天每天都跑步或游泳一小时，每天久坐超过6小时，死亡率一样会升高。

我没有要你辞掉坐办公室的工作，你还有其他选择，例如换成站立式办公桌，不但能提升心率，每小时还能多燃烧50卡的热量。虽然听起来不多，但一天工作站3小时，等于一年多燃烧了3万卡的热量，跟跑10场马拉松一样。无论你在办公室工作、在家读报纸或看电视，都可以找到方法站着做。事实上，我几乎是全程站在带升降式办公桌的跑步机上写完这本书的，每天总共走15英里。这种跑步机书桌不便宜，或许你可以找到二手的或拼装一下来用，比如我的"跑步机书桌"也不过是把跑步机摆在塑料书架底下而已。

如果你已经久坐很长一段时间，可以慢慢改变习惯。你一定听过这句话："开始进行任何运动前，请先咨询医师。"但有个安全的做法是从一天走路10分钟或15分钟开始，一天走个几次。不过，如果脚步不稳或头晕目眩，或有慢性病、健康状态不稳等，还是先问过专业医师比较好。

久坐不动会要人命，你该怎么办

为什么一直坐着对健康有害？其中一个理由就是内皮细胞机能失调，血管内壁无法对动脉发出信号，让动脉配合血流正常放松。这就像要是你长期不使用肌肉，肌肉就会萎缩一样，"用进废退"也能用在动脉功能上。血流增加，内皮细胞也会跟着健康，毕竟血流是维持动脉血管内壁稳定和完整的关键。要不是每次心跳不断地刺激血流，动脉机能失调迟早会找上你。

要是你的工作必须整天坐着呢？研究指出跑步机办公桌能改善办公室员工的健康，却不至于影响工作表现，但你的办公室或许没有这类办公桌，那么坐一段时间就固定起来走一走对身体有好处，休息时间只要一分钟，也不需要费劲运动，爬几阶楼梯就已足够。还有另一个选择，那就是开"漫步会议"，开会时不需要墨守成规地坐着。

要是工作时无法时常中断休息呢？比如长途货车的司机？要是一直坐着，还有办法提升内皮机能吗？首先，你要先摆脱掉屁股——我指的是烟屁股。抽一根烟可能会破坏内皮功能[11]，而每两小时喝一杯绿茶则可以让内皮功能正常运作，吃绿叶菜和其他富含硝酸盐的蔬菜也有帮助（见第7章）。

姜黄也有用，有项一对一研究发现，摄取姜黄的姜黄素成分能够改善内皮机能，效果就跟每天做一个小时的有氧运动一样好。[12]难不成你可以边吃咖喱土豆，边继续躺在沙发上当土豆吗？不是的，你还是得尽量动起来，姜黄素加上运动，会比只吃姜黄素或只运动更有效。

吃蔬食缓解运动后肌肉酸痛

有效缓解运动造成的肌肉酸痛是运动学一向追求的目标，固定运动健身的人都知道肌肉酸痛是怎么回事，可能跟肌肉累积的乳酸有关。还有一种叫延迟性肌肉酸痛，在激烈运动过后几天才会发生。延迟性肌肉酸痛就是微小撕裂伤所引起的炎症，在强度健身后几天所产生的副作用。要是你已经有发炎反应，抗发炎的植化素对你还是有帮助。柑橘类的生物类黄酮对堆积的乳酸有帮助，但同时也要多摄取浆果的花青素类黄酮，才能对抗发炎。

切片检查运动员的肌肉证实，食用蓝莓可以大大减缓运动引起的发炎。[13]樱桃研究也显示，樱桃的抗发炎效果可以加速恢复，在接下来4天里，男大学生原本因为二头肌弯举过度耗损的肌力会从22%降到剩下4%。[14]浆果舒缓肌肉的功效不只对举重员有用，追踪研究显示，樱桃可以减少长跑运动员的肌肉酸痛，帮助他们在跑完马拉松后尽快恢复。[15]

激烈运动前吃两块西瓜也能大幅减低肌肉酸痛，研究人员的结论是，蔬果中的机能性化合物在"设计天然、机能性的新产品时扮演重要角色"，比如机能性饮料、果汁和能量棒等。[16]但既然大自然都帮你准备好你需要的东西了，又何必多此一举再去设计出新产品呢？

预防运动引发的氧化应激

我们在第1部分探讨过，借助氧气释放体能时会产生自由基，就像汽车燃烧汽油会产生废气一样。就算你每天一动也不动，一样会产生自由基。那么，如果你动起来，真正燃烧能量，可能会制造出更多的氧化应激，然后需要吃更多富含抗氧化物的食物吗？

研究说明超级马拉松选手在比赛中或结束后两周内，细胞里约有10%的DNA受损。但大部分的人都不是超级马拉松选手，所以短程运动会损害DNA吗？

是的。经过5分钟适度或强度的骑单车运动后，DNA受损的状况会更严重。制药和保健食品公司没放过这种大好机会，他们用抗氧化剂研究，找出方法阻绝运动引起的氧化伤害。但讽刺的是，这反而可能促进氧化，像是二头肌弯举后，男性若服用1000毫克的维生素C片，可能会促成更严重的肌肉伤害和氧化应激。[17]

如果不是吃保健食品，而是吃富含抗氧化物的食物来抑制自由基呢？研究人员要受试者去跑跑步机，并增加跑步强度直到他们跑不下去为止。运动前两小时食用西洋菜的人，跑完后产生的自由基比运动前少，而对照组的自由基浓度却骤升了。两个月下来每天都吃西洋菜，就算受试者没命似的在跑步机上跑步，都不再发现DNA受损情况。[18]所以要是饮食健康，就能从食物与运动中获得最佳效果——在自由基不过度损害的情况下，享受运动的好处。《运动科学期刊》（*Journal of Sports Sciences*）的评论说，吃蔬食会自然而然地强化你的"抗氧化抵御系统，对抗运动引起的氧化应激"。不论是想运动得更久或活得更久，科学都说得很清楚了：选吃绿灯食物，生活质量就会改善。

我的运动量应该多少才正确

目前正式的身体活动指南建议成人一周至少进行150分钟的适度有氧运动，也就是一天运动20多分钟。[19]这个数据其实来自美国疾病管制局和美国运动医学学会（American College of Sports Medicine），他们建议每天至少运动30分钟，运动专家似乎也跟营养专家掉入同样的陷阱：建议他们觉得民众可以做到的运动量，而不是告诉民众真正的运动科学，让民众自己决定。运动专家强调身体有动总比没动好，既然如此，直接告诉大家真相不就好了？

每周走150分钟的路确实比走60分钟好。比起完全不动，运动150分钟能够降低7%整体死亡率，一周走60分钟只会降低3%死亡率，但一周走300分钟却能降低14%。所以，多花一倍的时间走路（原本一天走20分钟，换成一天走40分钟），带来的好处也会多一倍。每天走路一个小时，可以减少24%死亡率！[20]（我用走路当例子，是因为几乎每个人都做得到，你也可以改成园艺活动或骑单车等其他强度适中的活动。）

根据身体活动量与长寿的综合分析指出，每天快走90分钟比快走约一小时，对身体更好[21]。那么，超过90分钟会怎样？可惜的是，很少有人每天做这么多的运动，所以无法收集到更多数据。要是我们知道运动90分钟比60分钟好，而运60分钟又比30分钟好，为何专家只建议我们运动20分钟？我了解只有一半的美国人能做到每日20分钟的运动量，所以专家鼓励大家朝这个数字努力迈进。但是，就像饮食指南告诉我们"少吃糖"的道理一样，直接告诉我们事实不是更快吗？

这，正是我写这本书的理由。

结语

我朋友阿瑟是个人人都喜欢亲近的人，他一手打造天然食品王国，为人慷慨、善良又幽默，一向说到做到，或甚至说到"跑"到。阿瑟热爱滑雪和登山，他坚持全蔬食20多年，是我见过最健康的人之一。

我写这本书时，他已经过世了。他在自己经营的疗养中心洗澡时过世，享年才46岁。我无法承受失去好友的伤痛，脑袋和心智不住打转，想着出事的可能原因。要是能找出原因，我或许能给他家人一个交代。

我想过所有可能导致年轻运动员猝死的罕见先天性心脏病，也许就是布鲁加达综合征（Brugada Syndrome）吧？我记得有一位马拉松选手就是因为这种罕见先天性疾病而倒下[1]，又或许是水温太高引发死亡[2]。我查过数据，确实有洗热水澡死亡的案例，所以"热"确实可能就是夺走阿瑟性命的主因。结果真和水有关，但跟我想的不太一样。当警长打电话通知我们，也有其他人在同一个淋浴间晕倒，但这些人被直升机及时送到附近医院，谢天谢地活过来了。原来阿瑟是死于一氧化碳中毒，刚装好的热水器肯定还没完全排气。这是个无法忍受的悲剧，我控制不住对他的想念。

阿瑟的死让我了解到，无论我们饮食结构或生活习惯有多健康，还是有可能被任何意外夺走性命。人生路上，我们在过马路前一定要先左顾右盼；在车上时系好安全带，骑车出门一定要戴安全帽，进行安全的性行为……做好自我保护的一切措施。

此外，我们也要让每一天过得充实，呼吸新鲜的空气、开怀大笑、好好爱自己也爱别人，以及爱我们在这宝贵一生所做的事。阿瑟教会了我这门课。

追求快乐和追求健康，会有冲突吗

预防保健的核心就是指"现在保养，未来安心"。使用牙线不是因为这么做让你开心，而是因为这样做，你哪天才不会不开心。你可以把这本书里谈的健康习惯当成打预防针，现在吃得健康，以后就不生病了。但健康饮食的用意，不止如此。食品业操控着人们脑部的快乐中枢，利用多巴胺回馈系统累积了上亿的财富。多巴胺是大脑的一种神经传导物质，以快乐的行为回馈你，刺激你对食物、水和性爱的本能需求——这些都是为了让人类能够成功繁衍的必需品。但这种自然反应一直被滥用，当做牟取利益的工具，而今后也将会持续下去。

就像烟草商和贩卖毒品者，他们利用多巴胺回馈系统，让人们继续抽烟和吸食可卡因。过去800年以来都有人咀嚼古柯叶，却没有成瘾的迹象，但一旦某些成分被单独提炼出来，浓缩成可卡因，问题就来了。糖也一样，毕竟很少人会滥吃香蕉，从天然食物提取的糖可能就是让你选择喝汽水、不吃地瓜的原因，或者这也解释了为何你不会吃太多玉米，但高果糖的玉米糖浆却让你停不下来。

加糖食物摄取过量，常被拿来跟药物成瘾做比较。一直到近期，这类对比依旧是道听途说的多，经过正统科学印证的少。可是，现在我们有了PET-CT扫描，这种影像科技让医生能实时侦测脑部的活动。第一份研究显示肥胖者的多巴胺敏感度较低，被研究对象越胖，多巴胺的回馈就越弱；

而可卡因成瘾和酒精中毒的人，多巴胺敏感度同样会下滑。在过度刺激下，大脑就会试着调降多巴胺的浓度。

食物不充足时，灵长类动物的大脑会驱使我们吃香蕉，这是为了健康和适应环境，但现在你摄取的水果，可能是早餐麦片里的水果圈圈饼，这种演化适应反而变成了对身体不利的因素。最开始，可口可乐的配方里含有古柯叶，但现在糖可能取代了古柯叶，成为让人上瘾的始作俑者。

大脑对脂肪也有类似的反馈，食用含有奶油脂肪的酸奶不到30分钟，受试者的大脑活动就会类似直接喝糖水的人[4, 5]。习惯吃冰激凌（糖和脂肪）的人，喝奶昔时，大脑的多巴胺也不会有任何反应。滥用药物的人药量会越用越重才能达到同样的兴奋，道理是一样的。神经影像研究发现，常吃冰激凌"会导致快乐中枢的反应降低，就跟药物上瘾的耐受性一样。等到你的多巴胺回馈麻痹后，要达到过去的满足感，最后会导致不健康的体重增加"。[6]

高脂肪和高糖食品有何共通点？两者的热量都很高，这可能跟热量值没太大关系，反而跟浓度有关。食用低热量的绿灯食物，不会导致多巴胺回馈麻痹，而卡路里数相当的高热量饮食却会。这就像可卡因和快克的差别：两者的化学成分相同，但因为快克纯度更高，会更快到达大脑，远较一般的可卡因强劲。

对于食物成瘾有了基本的生物认知后，肥胖就被当成一种心理疾病：就算知道健康会越来越差，还是会让人无法克制自己的行为，而这正是定义物质滥用的标准之一（这个现象被称为"快乐的陷阱"）。[7]当然，把肥胖定义为成瘾症，对制药公司只有好处，因为他们专门制造琳琅满目、捣乱人类大脑化学过程的药品。例如，当研究人员给狂食症患者鸦片阻滞剂时（海洛因上瘾者偶尔会服用鸦片阻滞剂，来减少麻醉反应），狂食症患者就会大量少吃高脂高糖的零嘴，一旦他们的鸦片类受体遭到阻断，零食对他们似乎就没有吸引力了。[8]除了新药外，成瘾研究专家还要想方法刺激"食品业者研发美味又便宜的低热量食品，让大众持续遵守健康饮食结构"。但其实多此一举，因为美味又便宜的低热量食物，大自然早就帮我们准备好了，这就是超市农产品专区啊！

与其吞药控制，持续吃绿灯食物就能避免快乐中枢麻痹，你对多巴胺的敏感会回归正常，光吃简单的食物就能让你感到满足。相反的，如果你经常吃高热量的动物制品和冰激凌等垃圾食物，不但会改变味蕾，就连大脑里的化学物质都会跟着改变。吃了一堆棒棒糖后，你的舌头再也吃不出成熟桃子的甜味，因为糖和脂肪不断刺激，你的大脑会下调多巴胺受体的敏感度，以弥补脂肪和糖的不足。事实上，吃惯了大鱼大肉的丰盛美食，会让你更难享受其他食物的乐趣。

可卡因成瘾的人因为神经受损，无法感受到性刺激是有原因的，这跟老烟枪无法响应某些愉悦的刺激是一样的道理。[9]这些感觉都是由相关的大脑回路负责，而它们又跟重叠的多巴胺路径有关。你吃进体内的东西，会影响你平常生活里的愉悦感受。试试看，去感受其中的差别。

全蔬食的饮食结构，让大脑的多巴胺敏感性回到正常健康的水平，让你更能感受人生的细微体验，让你从做的每件事之中获得更多的快乐、满足和愉悦。人生，不仅仅关乎食物！

让我来帮你

我希望我能说服你一件事：营养学不是你中学上家政课时那个乏味无趣的科目。营养学丰富又有趣，充满让生命更美好的可能性。但这种丰富也会带来问题，2014年就发表了超过25000篇关于营养学的医学文献，谁有时间看呢？不过，每年我会和我的团队一起读遍全球所有的英文营养学期刊，然后汇整最有趣、具突破性和最实用的发现，挖出新的视频和文章，放在我的非营利网站NutritionFacts.org上。网站完全免费，你不用付会员费就能享受能拯救你性命的信息。

我们不卖商品、不做广告，也不接受赞助，那钱由谁来付呢？NutritionFacts.org是美国501(c)(3)非营利组织，以维基百科的商业模式经营，我们只接受欣赏网站内容的访客捐款，目前网站已经累积好几百万名访客，只要1000人中有1人捐出小笔减税款项，我们就能支付员工薪水及服务器的费用。（我很庆幸自己能把时间花在热爱的事情上，我个人过去不接受网站付给的报酬。2017年我辞去了其他工作，全身心投入网站工作，我会接受一点来自网站的报酬，因为我需要为我的羽衣甘蓝买单。）我只希望能提供给大众宝贵的服务，并看到访客发自内心的支持，让这个能改变人生、拯救人命的资源继续免费下去。

竭诚欢迎你上NutritionFacts.org好好利用，让这个网站成为你生活的一部分。每天网站都会更新与营养知识相关的最新视频和文章，都是有证据支持的，你可以申请订阅每日、每周或每个月的电子邮件。

肩负起守护健康的责任

我的目标就是提供信息，让你可以为自己及家人的健康做出主动改变，但最终的决定权依旧握在你手上。但千万要记得，全蔬食这种饮食结构，是唯一经过证实，对于大多数患者，能够逆转心脏疾病。如果有人想要你相信某种新的饮食，你只需要问一个简单的问题："有切实证据可以证明能逆转心脏病吗？"如果不能搞定头号杀手，你又何必花时间考虑呢？

如果全蔬食饮食结构能够逆转头号杀手，那么是否应该把他作为"基础"饮食结构，难道不应该先尝试，让事实说话呢？而实际上，全蔬食能够有效预防，治疗和战胜其他致命疾病，看起来尝试全蔬食的理由太重分了吧？那就尝试吧！

这能救命!

原文书名"*How Not to Die*"的中文直译"如何不死"听起来很奇怪,毕竟每个人都难逃一死。但这本书是要告诉你怎样才不会早死。要是这本书某个讯息为你所用,那你实现健康一生目标就有无穷的支持力量。大多数致命疾病都可以预防,只要饮食和生活方式做出简单的改变。

换言之,健康长寿是个人选择的结果。2015年,金·威廉斯(Kim Williams)医生出任美国心脏病学会的会长,被问到为何他要选择严格遵守全蔬食饮食结构,他这样回答:"我并非怕死,我只是不希望死于自己的过失。"[10]

这就是这本书的用意:对你负责!对你家人的健康负责!

致谢

　　我要感谢的人很多。首先，感谢我的合作伙伴和编辑：Gene、Jennifer、Miranda、Miyun、Nick及Whitney，感谢你们帮我把零散纷乱的科学片段，变成前后一致、内容丰富的知识飨宴。同时也要感谢帮我查证数据的朋友，包括Alissa、Allison、Frances、Helena、Martin、Michelle、Seth、Stephanie及Valerie。当然，还有协助本书出版的NutritionFacts.org员工们：Brad、Cassie、Emily、Giang、Jerold、Kari、Kimberley、Laura、Lauren、Luis、Tracy。尤其是Jennifer，没有哪个医生像我这样幸运，能拥有一个如此棒的"广播电台"友人。另外，要大力感谢提供给我精辟看法和渊博知识的Brenda和Vesanto。

　　接着，我要感谢我最棒的员工：Joe、Katie、Liz及Tommasina。这本书要是没有你们，就没有完成的一天。谢谢所有在工作前线支持我的美国人道主义协会（HSUS）的朋友。谢谢我亲爱的人生伴侣Andrea，以及全力支持我的可爱家人。如果没有杰西与茱莉·拉许基金会（Jesse & Julie Rasch Foundation）、天才设计与编码专家克里斯提·理察（Christi Richards），还有成千上万捐款让我能传递信息给百万人的朋友，NutritionFacts.org就不可能存在。

　　虽然促成我成为医生的人是我的奶奶，但养育我长大、栽培我，让我今天能站在这里的人是我的母亲。妈妈，我爱您!

【附录A】
营养补充品建议

从绿灯食物摄取营养素，不仅能降低接触钠、饱和脂肪及胆固醇等有害的食物成分，还能增加几乎所有人体需要的营养素，包括维生素A类胡萝卜素、维生素C、维生素E，以及包括硫胺素、核黄素和叶酸在内的维生素B群，还有微量元素镁、铁和钾，当然还有重要的膳食纤维。一直以来，饮食质量评量表都是以蔬食含量来评话，蔬食比重越高的饮食，就越健康。[1]

然而，我们是生活在现代的世界，营养素摄取不足的问题必须调整过来。

比如说，维生素B_{12}不是来自植物，而是来自覆盖土壤的微生物，但讲究消毒杀菌的现代世界，会加氯消毒水源、消灭细菌。因此，我们再也无法从水中摄取到维生素B_{12}，但所幸我们也不会染上霍乱！同样的，人类在演化过程中，都是从晒太阳摄取所需要的维生素D，但我们许多人已不像以往一样，有机会在烈日下光裸着身子。现代人穿衣服，还躲在遮阳的室内，因此需要特别从饮食中补充这种"阳光维生素"。所以，这两种维生素都有必要在本章中另行讨论。

每周至少补充 2500 微克的维生素 B_{12}

按照现代的保健标准，规律稳定地摄取维生素B_{12}（氰钴胺）对每个蔬食者都很重要。[2]刚开始蔬食饮食的人，体内维生素B_{12}的库存还算充足，需要几年时间才会出现营养素缺乏的情形[3]。但是缺乏维生素B_{12}的后果堪忧，可能有瘫痪、精神失常、失明的情况，甚至是死亡案例。要是新生儿的母亲是蔬食者，却没适当补充维生素B_{12}，新生儿发展出营养缺乏症的速度可能更快，后果不堪设想。[4]

对65岁以下的成人来说，摄取维生素B_{12}最简单的方式，就是每周食用2500微克的维生素B_{12}补充品。维生素B_{12}会随着尿液排出体外，所以摄取过多除了花费金钱外，对健康不会造成影响。但其实，五年份的维生素B_{12}补充品可能也不用花你20美元。如果你想要每天服用，每日一次的剂量是250微克。请注意这里的剂量指的是氰钴胺，这也是比较常见的维生素B_{12}，至于其他种类的维生素B_{12}（例如甲钴胺），还没有足够的证据证实其效果。[5]

人体对维生素B_{12}的吸收力可能会随着年龄增长而下滑，因此65岁以上的蔬食者，可能要增加剂量，从每周至少2500微克（或每天250微克）增加到每日1000微克。[6, 7]

要是不想吃维生命B_{12}营养补充品，也可从添加维生素B_{12}成分的食物摄取：每天吃3份维生素B_{12}"每人每日摄取量"至少为25%的食物（可查看包装上的营养标示）[8]，每一份至少要间隔4~6小时。我唯一知道的绿灯食物来源，是添加维生素B_{12}的营养酵母，每日3次，每次2茶匙就够了。但对多数人来说，更划算更方便的做法是吃营养补充品。

我在本章建议的其他营养补充品可以视情况补充，唯独维生素B_{12}是以绿灯食物为主的蔬食者必须足量补充的。

补充维生素 D：多晒太阳或吃营养补充品

我建议不经常晒太阳的人，每日要摄取2000国际单位的维生素D补充品，最好是跟每天进食量最大的那一餐配服。[9]

在北半球大约北纬30°以下的地区（洛杉矶南部、达拉斯或亚特兰大），每天正午在不涂抹防晒乳的情况下，让前臂与脸部晒太阳15分钟，应该就能让60岁以下的高加索白人产生足够的维生素D；肤色较黑或年纪较大的人，可能需要晒上30分钟以上。[10, 11]

在更偏北的北纬40°地区（波特兰、芝加哥或纽约市），11月到次年2月的阳光因角度偏斜，恐怕无法让人体产生维生素D。比如说，不论你元旦在时代广场做多久的日光浴，都无法制造出维生素D。

至于高于北纬50°的地区（大约是伦敦、柏林、莫斯科和加拿大的埃德蒙顿一带），"维生素D 严冬"每年可能长达6个月。

因此，住在高纬度地区的人，我就很推荐在冬季期间补充维生素D；至于一整年都很少有机会晒太阳的人，我也建议他们要补充维生素D。同样的，居住在雾霾严重、阳光无法穿透的城市，例如洛杉矶或圣地亚哥，也需要另外补充维生素D。

我不建议使用日晒机，不仅可能没有效果，甚至还有致癌风险。机器的灯光发散的紫外线几乎以A型（UVA，长波紫外线）为主，既不能产生维生素D，长期照射还会增加患黑色素瘤皮肤癌的风险。[12]

补充碘：多吃富含碘的食物

碘，是甲状腺运作正常的必需矿物质，主要来自海洋，世界各地的土壤也有各种不同程度的含碘量。为了让人人都能摄取到足够的碘，从1920年代起，就在调味盐里添加这种矿物质。所以，如果你习惯在食物里加盐，记得选用碘盐（不是海盐或天然盐，这类盐的碘含量比碘盐低60倍）。然而，有鉴于钠是饮食中排名第二的健康杀手（食盐中一般含有40%的钠），因此碘盐应该视为红灯食物来源。

不过，碘有两种黄灯食物来源：海鲜与牛奶（用来消毒母牛乳头、预防乳腺炎的含碘抗菌化学药剂，会渗入牛奶中）。含碘量最高的绿灯食物来源则是海藻类（最常见的就是海带），海藻中有海鲜里的碘，却没有水生食物链中累积的脂溶性污染物质。

这些生长在海洋的深绿色食用藻类，含碘量丰富。我鼓励你多多尝试不同吃法，把这些海洋蔬菜加入日常饮食中。碘的每日建议摄取量是150微克，差不多就是两片制作寿司用的海苔。现在市面上有各式各样的这一类加工零嘴，但绝大多数（我不敢说全部）都有添加红灯食材，所以我会买无加工的海苔回家自己调味，涂上姜汁或撒些芥末粉，然后放进烤箱以摄氏150度烤5分钟，就能烤得香脆美味。

烹调时，也可以撒半茶匙的荒布（arame，一种深咖啡色的海带）或食用红皮藻（dulse），这一天碘的摄取量就够了。市售的紫红藻是一种颜色漂亮的粉紫色海藻片，可以在食物上撒一些。不过，要提醒你的是，选购羊栖菜（hijiki）要注意，因为这种海藻曾经遭到砷污染。我也会谨慎吃海带，海带的碘含量可能过高，半茶匙的海带就会超出每日最高的碘摄取上限；同样的理由，你一天也不应吃超过15片的海苔，1汤匙的荒布和紫红藻也太多了。摄取过多的碘，可能会导致甲状腺亢进。

不喜欢海藻的人，可以试试伊甸（Eden）这个牌子的罐装豆，里面添加了微量的海藻，每半杯豆子的碘含量平均落在36.3微克（北美腰豆）至71.2微克（白豆）。碘的含量安全（你要一天吃超过20罐才会超标），还能用伊甸牌豆子做成3份餐点，满足你一天的碘需求。

最后还有一件关于碘的事要提醒你：虽然不吃海鲜和乳制品的人似乎没有出现甲状腺功能受损的现象，但怀孕期间还是不要冒险，毕竟碘对胎儿的脑部发育非常重要。我同意美国甲状腺协会的建议，所有北美孕妇及授乳妈妈每天都要补充一颗含有150微克碘的孕妇维生素。[13]

建议摄取 250 毫克无污染的长链 ω–3 脂肪酸

根据世界卫生组织及欧洲食品安全局这两大最具威信的营养学权威，你应该从 α–亚麻酸这种短链 ω–3 不饱和脂肪酸摄取至少一半的卡路里，要做到这点很容易——只要在每日十二清单里加1汤匙亚麻籽粉就够了。你的身体能从亚麻籽（或奇亚籽或核桃）获取短链 ω–3 脂肪酸，转换成鱼类脂肪里的长链 ω–3 不饱和脂肪酸EPA（带有5个双键的脂肪酸）和DHA（带有6个双键的脂肪酸）。但有个问题是，我们的身体能否制造出最有利于大脑健康的足够分量。我认为，除非我们对此有更多了解，否则我建议直接摄取250毫克、无污染（由酵母或藻类提取的植物性产品）的长链 ω–3 脂肪酸。

我不建议吃鱼油，即使是净化或提炼过的鱼油，都可能有多氯联苯及其他污染物质残留的问题。如果是直接食用鲑鱼、鲱鱼和金枪鱼油，毒性更会超过每日的耐受量[14]，这点或许可以解释，为何有研究指出吃鱼会对成人与孩童的认知功能造成反效果。不过，这类研究很多都是在汞污染严重的金矿区下游完成的（采矿过程会用到汞）[15]；再不然就是受试者吃过鲸鱼肉，或是吃过捕自化工厂或有毒废料附近的鱼。[16]那么，我们在一般餐厅吃到或在鱼铺买来的鱼呢？

有一份研究是以佛罗里达州的精英圈（大都是公司主管）为测试对象。他们食用的海鲜的含汞量，至少有43%超过美国国家环境保护局的汞安全限制量，显然这对他们造成了影响。研究人员发现过量摄取海鲜，也就是他们所说的每月超过3~4份的金枪鱼或真鲷鱼等，会提高汞的摄取量，可能导致认知障碍。虽然造成的影响不大——认知能力大约仅降低

5%——即便如此，"没有人会愿意大脑执行功能有丝毫闪失，更别提是最在乎健康和成就的人。"[17]

谢天谢地，你不用冒险，只要选择提取自海藻的长链 ω-3不饱和脂肪酸，同样能够有吃鱼油的效果。[18]我们跳过食物链中间的鱼类，直接从源头摄取EPA和DHA，就不必担心污染问题。事实上，用来制成健康补给品的海藻几乎都是人工培植出来的，从来没有接触过海水，这也是我建议挑选无污染来源的原因，既可摄取健康的 ω-3脂肪酸来保养脑部，还能降低接触工业污染源的风险。

那么，接下来是……

全蔬食饮食结构可以保证摄取到大量的营养素，除了以上特别要补充的营养素之外，几乎能满足其他维生素、矿物质和营养素的身体需求。全蔬食中很多营养素，美国人日常饮食中普遍摄取不足，包括维生素A、C和E，以及镁和钾等矿物质，还有膳食纤维。高达93%的美国人维生素E摄取不足、97%的美国成人膳食纤维摄取不足、98%的美国人日常饮食中缺乏钾元素。[19]而你，我的朋友，你将会成为1000人之中，那个吃得健康的人。

如果你对某种冷门的营养素有疑问，比如你问我："那么钼跟维生素K2呢？"为了不让其他读者为了这个问题打呵欠，我推荐你去看一本厉害的蔬食营养工具书《素食圣经》（*Becoming Vegan*），作者是素食营养师布兰达·戴维斯（Brenda Davis）和维珊多·玛琳娜（Vesanto Melina）。这本书内容详尽，甚至还有关于怀孕、哺乳和育儿等章节。

坚持全蔬食，并补充维生素B_{12}，能为每个人生阶段带来健康益处。[20]德高望重的小儿科医师班杰明·斯波克（Benjamin Spock）有一本畅销数十年的经典：《育儿宝典》（*The Common Sense Book of Baby and Child*

Care）。他在94岁高龄辞世前修订的最后一版（第七版）中，提倡应该用蔬食来养育孩子，规避食用肉类或乳制品。斯波克医师行医多年，临床经验丰富，曾亲眼见证美国孩童肥胖症一发不可收拾的过程。他写道："在成长过程中从蔬食获取营养的孩子，拥有极高的健康优势，随着年龄增长所引发的健康问题也会跟着大幅降低。"[21]

【附录 B】

/

格雷格医生推荐的食材清单

豆类Beans

黑豆black beans

黑眼豆black-eyed peas

白凤豆（黄帝豆）butter beans

白腰豆cannellini beans

鹰嘴豆chickpeas (also known as garbanzo beans)

毛豆edamame

豌豆english peas

北美腰豆great northern beans

菜豆kidney beans

小扁豆（黑色小扁豆和红色小扁豆）lentils (beluga, french, and red varieties)

味噌miso

白豆navy beans

花豆pinto beans

小红豆small red beans

裂豌豆（黄色或绿色）split peas (yellow or green)

天贝tempeh

浆果Berries

巴西莓acai berries

刺莓barberries

黑莓blackberries

蓝莓blueberries

樱桃（甜的或酸的都喜欢）cherries (sweet or tart)

康科德葡萄concord grapes

蔓越莓cranberries

枸杞子goji berries

金橘kumquats

桑葚mulberries

覆盆子（黑色或红色都好）raspberries (black or red)

草莓strawberries

其他水果Other Fruits

苹果apples

杏干dried apricots

牛油果avocados

香蕉bananas

哈密瓜cantaloupe

小柑橘clementines

椰枣dates

无花果干dried figs

葡萄柚grapefruit

白兰瓜（洋香瓜）honeydew

猕猴桃kiwifruit

柠檬lemons

莱姆limes

荔枝lychees

芒果mangos

油桃nectarines

柳橙oranges

木瓜papaya

百香果passion fruit

桃子peaches

梨子pears

菠萝pineapple

李子（尤其是黑李）plums (especially black plums)

杏李（俗称恐龙蛋）pluots

石榴pomegranates

西梅prunes

橘子tangerines

西瓜watermelon

十字花科蔬菜Cruciferous Vegetables

芝麻菜arugula

小白菜bok choy

西蓝花broccoli

抱子甘蓝brussels sprouts

圆白菜cabbage

白菜花cauliflower

芥蓝叶collard greens

辣根horseradish

羽衣甘蓝（黑色、绿色和红色品种）kale (black, green, and red)

芥菜mustard greens

萝卜radishes

芜菁叶turnip greens

西洋菜watercress

绿叶菜Greens

芝麻菜arugula

甜菜叶beet greens

芥蓝菜collard greens

羽衣甘蓝（黑色、绿色和红色品种）kale (black, green, and red)

综合生菜叶mesclun mix (assorted young salad greens)

芥菜mustard greens

酸模sorrel

菠菜spinach

牛皮菜swiss chard

芜菁叶turnip greens

其他蔬菜Other Favorite Vegetables

朝鲜蓟artichokes

芦笋asparagus

甜菜根beets

甜椒bell peppers

胡萝卜carrots

玉米corn

大蒜garlic

蕈菇类mushrooms(button, oyster, portobello, and shiitake)

秋葵okra

洋葱onions

紫薯purple potatoes

南瓜pumpkin

海菜类（荒布、红藻和紫菜）sea vegetables (arame, dulse, and nori)

甜豆snap peas

南瓜类squash(delicata, summer, and spaghetti squash varieties)

地瓜sweet potatoes/yams

西红柿tomatoes

栉瓜zucchini

亚麻籽Flaxseeds

黄金亚麻籽golden flaxseeds

棕色亚麻籽brown flaxseeds

坚果与种子Nuts and Seeds

杏仁almonds

巴西坚果brazil nuts

腰果cashews

奇亚籽chia seeds

榛果／榛子hazelnuts/filberts

火麻籽hemp seeds

夏威夷果macadamia nuts

山核桃（碧根果）pecans

开心果pistachios

南瓜子pumpkin seeds

芝麻sesame seeds

葵瓜子sunflower seeds

核桃walnuts

香草与香料Herbs and Spices

众香子allspice

刺莓barberries

罗勒basil

月桂叶bay leaves

小豆蔻cardamom

辣椒粉chili powder

芫荽cilantro

肉桂cinnamon

丁香cloves

芫荽籽coriander

小茴香cumin

咖喱粉curry powder

莳萝dill

葫芦巴fenugreek

大蒜garlic

姜ginger

辣根horseradish

香茅lemongrass

墨角兰marjoram

芥末粉mustard powder

肉豆蔻nutmeg

牛至oregano

匈牙利烟熏红椒粉smoked paprika

西芹parsley

胡椒pepper

薄荷peppermint

迷迭香rosemary

藏红花saffron

鼠尾草sage

百里香thyme

姜黄turmeric

香草vanilla

全谷物类Whole Grains

大麦barley

糙米brown rice

荞麦buckwheat

小米millet

燕麦oats

爆米花popcorn

藜麦quinoa

裸麦rye

苔麸teff

全麦意大利面whole-wheat pasta

野米wild rice

饮料Beverages

红茶black tea

印度茶chai tea

香草菊花茶vanilla chamomile tea

咖啡coffee

伯爵茶earl grey tea

绿茶green tea

洛神花茶hibiscus tea

热巧克力hot chocolate

茉莉花茶jasmine tea

香蜂草茶lemon balm tea

抹茶matcha tea

杏仁花乌龙茶almond blossom oolong tea

薄荷茶peppermint tea

南非国宝茶rooibos tea

水water

白茶white tea

作者序　这条路任重而道远，前景却日渐光明

1. Monte T, Pritikin I. *Pritikin: The Man Who Healed America's Heart*. Emmaus, PA: Rodale Press; 1988.
2. Gould KL, Ornish D, Scherwitz L, et al. Changes in myocardial perfusion abnormalities by positron emission tomography after long-term, intense risk factor modification. *JAMA*. 1995;274: 894–901.
3. Ornish D, Scherwitz L, Billings J, et al. Intensive lifestyle changes for reversal of coronary heart disease. Five-year follow-up of the Lifestyle Heart Trial. *JAMA*. 1998;280:2001–7.
4. Ornish DM, Scherwitz LW, Doody RS, et al. Effects of stress management training and dietary changes in treating ischemic heart disease. *JAMA*. 1983;249:54–9.
5. Ornish D. Intensive lifestyle changes and health reform. *Lancet Oncol*. 2009;10(7):638–9.
6. Adams KM, Kohlmeier M, Zeisel SH. Nutrition education in U.S. medical schools: latest update of a national survey. *Acad Med*. 2010;85(9):1537–42.
7. Jamal A, Dube SR, Malarcher AM, Shaw L, Engstrom MC. Tobacco use screening and counseling during physician office visits among adults. National Ambulatory Medical Care Survey and National Health Interview Survey, United States, 2005–2009. *MMWR Morb Mortal Wkly Rep*. 2012; 61 Suppl:38–45.

前言

1. Berzlanovich AM, Keil W, Waldhoer T, Sim E, Fasching P, Fazeny-Dörner B. Do centenarians die healthy? An autopsy study. *J Gerontol A Biol Sci Med Sci*. 2005;60(7):862–5.
2. Kohn RR. Cause of death in very old people. *JAMA*. 1982;247(20):2793–7.
3. Berzlanovich AM, Keil W, Waldhoer T, Sim E, Fasching P, Fazeny-Dörner B. Do centenarians die healthy? An autopsy study. *J Gerontol A Biol Sci Med Sci*. 2005;60(7):862–5.
4. Lenders C, Gorman K, Milch H, et al. A novel nutrition medicine education model: the Boston University experience. *Adv Nutr*. 2013;4(1):1–7.
5. Murray CJ, Atkinson C, Bhalla K, et al. The state of US health, 1990–2010: burden of diseases, injuries, and risk factors. *JAMA*. 2013;310(6):591–608.
6. Kris-Etherton PM, Akabas SR, Bales CW, et al. The need to advance nutrition education in the

training of health care professionals and recommended research to evaluate implementation and effectiveness. *Am J Clin Nutr*. 2014;99(5 Suppl):1153S–66S.

7. Swift CS. Nutrition trends: implications for diabetes health care professionals. *Diabetes Spectr*. 2009;29(1):23–5.

8. Vetter ML, Herring SJ, Sood M, Shah NR, Kalet AL. What do resident physicians know about nutrition? An evaluation of attitudes, self-perceived proficiency and knowledge. *J Am Coll Nutr*. 2008;27(2):287–98.

9. Lazarus K, Weinsier RL, Boker JR. Nutrition knowledge and practices of physicians in a family-practice residency program: the effect of an education program provided by a physician nutrition specialist. *Am J Clin Nutr*. 1993;58(3):319–25.

10. Senate Committee on Business, Professions and Economic Development. Bill Analysis on SB 380. http://www.leginfo.ca.gov/pub/11-12/bill/sen/sb_0351-0400/sb_380_cfa_20110421 _125358_sen_comm.html. Hearing held April 25, 2011. Accessed March 31, 2015.

11. The Medical Board of California. Continuing Medical Education. http://www.mbc.ca.gov /Licensees/Continuing_Education/. Nd. Accessed March 31, 2015.

12. Wizard Edison says doctors of future will give no medicine. *Newark Advocate*. January 2, 1903.

13. Stange KC, Zyzanski SJ, Jaén CR, et al. Illuminating the "black box." A description of 4454 patient visits to 138 family physicians. *J Fam Pract*. 1998;46(5):377–89.

14. Aitken M, Johns Hopkins Bloomberg School of Public Health. The trillion dollar market for medicines: characteristics, dynamics and outlook. http://www.jhsph.edu/research/centers-and -institutes/center-for-drug-safety-and-effectiveness/academic-training/seminar-series /MUrray%20Aikten.pdf. February 24, 2014. Accessed March 29, 2015.

15. Willett WC. Balancing life-style and genomics research for disease prevention. *Science*. 2002;296(5568):695–8.

16. Willett WC. Balancing life-style and genomics research for disease prevention. *Science*. 2002;296(5568):695–8.

17. Robertson TL, Kato H, Rhoads GG, et al. Epidemiologic studies of coronary heart disease and stroke in Japanese men living in Japan, Hawaii and California. Incidence of myocardial infarction and death from coronary heart disease. *Am J Cardiol*. 1977;39(2):239–43.

18. Mayo Clinic News Network. Nearly 7 in 10 Americans take prescription drugs, Mayo Clinic, Olmsted Medical Center Find. http://newsnetwork.mayoclinic.org/discussion/nearly-7-in-10 -americans-take-prescription-drugs-mayo-clinic-olmsted-medical-center-find/. June 19, 2013. Accessed March 31, 2015.

19. Murray CJ, Atkinson C, Bhalla K, et al. The state of US health, 1990–2010: burden of diseases, injuries, and risk factors. *JAMA*. 2013;310(6):591–608.

20. Crimmins EM, Beltrán-Sánchez H. Mortality and morbidity trends: is there compression of morbidity? *J Gerontol B Psychol Sci Soc Sci*. 2011;66(1):75–86.

21. Crimmins EM, Beltrán-Sánchez H. Mortality and morbidity trends: is there compression of morbidity? *J Gerontol B Psychol Sci Soc Sci*. 2011;66(1):75–86.

22. Olshansky SJ, Passaro DJ, Hershow RC, et al. A potential decline in life expectancy in the United States in the 21st century. *N Engl J Med*. 2005;352(11):1138–45.

23. Offord DR. Selection of levels of prevention. *Addict Behav*. 2000;25(6):833–42.

24. Gofrit ON, Shemer J, Leibovici D, Modan B, Shapira SC. Quaternary prevention: a new look at an old challenge. *Isr Med Assoc J*. 2000;2(7):498–500.

25. Strasser T. Reflections on cardiovascular diseases. *Interdiscip Sci Rev*. 1978;3(3):225–30.

26. Lloyd-Jones DM, Hong Y, Labarthe D, et al. Defining and setting national goals for cardiovascular health promotion and disease reduction: the American Heart Association's strategic Impact Goal through 2020 and beyond. *Circulation*. 2010;121(4):586–613.

27. Yancy CW. Is ideal cardiovascular health attainable? *Circulation*. 2011;123(8):835–7.

28. Lloyd-Jones DM, Hong Y, Labarthe D, et al. Defining and setting national goals for cardiovascular health promotion and disease reduction: the American Heart Association's strategic Impact Goal through 2020 and beyond. *Circulation*. 2010;121(4):586–613.

29. Yusuf S, Hawken S, Ounpuu S, et al. Effect of potentially modifiable risk factors associated with myocardial infarction in 52 countries (the INTERHEART study): case-control study. *Lancet*. 2004;364(9438):937–52.

30. Lloyd-Jones DM, Hong Y, Labarthe D, et al. Defining and setting national goals for cardiovascular health promotion and disease reduction: the American Heart Association's strategic Impact Goal through 2020 and beyond. *Circulation*. 2010;121(4):586–613.

31. Shay CM, Ning H, Allen NB, et al. Status of cardiovascular health in US adults: prevalence estimates from the National Health and Nutrition Examination Surveys (NHANES) 2003–2008. *Circulation*. 2012;125(1):45–56.

32. Shay CM, Ning H, Allen NB, et al. Status of cardiovascular health in US adults: prevalence estimates from the National Health and Nutrition Examination Surveys (NHANES) 2003–2008. *Circulation*. 2012;125(1):45–56.

33. Omran AR. The epidemiologic transition. A theory of the epidemiology of population change. *Milbank Mem Fund Q.* 1971;49(4):509–38.

34. US Centers for Disease Control and Prevention. Leading causes of death, 1900–1998. http://www.cdc.gov/nchs/data/dvs/lead1900_98.pdf. Accessed April 29, 2015.

35. Kochanek KD, Murphy SL, Xu J, Arias E. Mortality in the United States, 2013. NCHS Data Brief 2014;178.

36. Lim SS, Vos T, Flaxman AD, et al. A comparative risk assessment of burden of disease and injury attributable to 67 risk factors and risk factor clusters in 21 regions, 1990–2010: a systematic analysis for the Global Burden of Disease Study 2010. *Lancet*. 2012;380(9859):2224–60.

37. Popkin BM. Global nutrition dynamics: the world is shifting rapidly toward a diet linked with noncommunicable diseases. *Am J Clin Nutr*. 2006;84(2):289–98.

38. Zhai F, Wang H, Du S, et al. Prospective study on nutrition transition in China. *Nutr Rev*. 2009;67 Suppl 1:S56–61.

39. Singh PN, Arthur KN, Orlich MJ, et al. Global epidemiology of obesity, vegetarian dietary patterns, and noncommunicable disease in Asian Indians. *Am J Clin Nutr*. 2014;100 Suppl 1:359S–64S.

40. Singh PN, Arthur KN, Orlich MJ, et al. Global epidemiology of obesity, vegetarian dietary patterns, and noncommunicable disease in Asian Indians. *Am J Clin Nutr*. 2014;100 Suppl 1:359S–64S.

41. McCarty MF. Proposal for a dietary "phytochemical index." *Med Hypotheses*. 2004;63(5):813–7.

42. Mirmiran P, Bahadoran Z, Golzarand M, Shiva N, Azizi F. Association between dietary phytochemical index and 3-year changes in weight, waist circumference and body adiposity index in adults: Tehran Lipid and Glucose study. *Nutr Metab* (Lond). 2012;9(1):108.

43. Mirmiran P, Bahadoran Z, Golzarand M, Shiva N, Azizi F. Association between dietary phytochemical index and 3-year changes in weight, waist circumference and body adiposity index in adults: Tehran Lipid and Glucose study. *Nutr Metab* (Lond). 2012;9(1):108.

44. Golzarand M, Bahadoran Z, Mirmiran P, Sadeghian-Sharif S, Azizi F. Dietary phytochemical index is inversely associated with the occurrence of hypertension in adults: a 3-year follow-up (the Tehran Lipid and Glucose Study). *Eur J Clin Nutr*. 2015;69(3):392–8.

45. Golzarand M, Mirmiran P, Bahadoran Z, Alamdari S, Azizi F. Dietary phytochemical index and subsequent changes of lipid profile: a 3-year follow-up in Tehran Lipid and Glucose Study in Iran. *ARYA Atheroscler*. 2014;10(4):203–10.

46. Bahadoran Z, Karimi Z, Houshiar-Rad A, Mirzayi HR, Rashidkhani B. Dietary phytochemical index and the risk of breast cancer: a case control study in a population of Iranian women. *Asian Pac J Cancer Prev.* 2013;14(5):2747–51.

47. U.S. Department of Agriculture Economic Research Service. Loss-adjusted food availability. http://www.ers.usda.gov/datafiles/Food_Availably_Per_Capita_Data_System/LossAdjusted _Food_Availability/calories.xls. September 30, 2014. Accessed April 29, 2015.

48. Wansink B, Kniffin KM, Shimizu M. Death row nutrition. Curious conclusions of last meals. *Appetite.* 2012;59(3):837–43.

49. Bambs C, Kip KE, Dinga A, Mulukutla SR, Aiyer AN, Reis SE. Low prevalence of "ideal cardiovascular health" in a community-based population: the heart strategies concentrating on risk evaluation (Heart SCORE) study. *Circulation.* 2011;123(8):850–7.

50. Yancy CW. Is ideal cardiovascular health attainable? *Circulation.* 2011;123(8):835–7.

51. Ford ES, Bergmann MM, Krord J, Schienkiewitz A, Weikert C, Boeing H. Healthy living is the best revenge: findings from the European Prospective Investigation Into Cancer and Nutrition-Potsdam study. *Arch Intern Med.* 2009;169(15):1355–62.

52. Platz EA, Willett WC, Colditz GA, Rimm EB, Spiegelman D, Giovannucci E. Proportion of colon cancer risk that might be preventable in a cohort of middle-aged US men. *Cancer Causes Control.* 2000;11(7):579–88.

53. Wahls TL. The seventy percent solution. *J Gen Intern Med.* 2011;26(10):1215–6.

54. Ford ES, Bergmann MM, Boeing H, Li C, Capewell S. Healthy lifestyle behaviors and all-cause mortality among adults in the United States. *Prev Med.* 2012;55(1):23–7.

55. Khaw KT, Wareham N, Bingham S, Welch A, Luben R, Day N. Combined impact of health behaviours and mortality in men and women: the EPIC-Norfolk prospective population study. *PLoS Med.* 2008;5(1):e12.

56. Jiang H, Ju Z, Rudolph KL. Telomere shortening and ageing. *Z Gerontol Geriatr.* 2007;40(5):314–24.

57. Mather KA, Jorm AF, Parslow RA, Christensen H. Is telomere length a biomarker of aging? A review. *J Gerontol A Biol Sci Med Sci.* 2011;66(2):202–13.

58. Tsuji A, Ishiko A, Takasaki T, Ikeda N. Estimating age of humans based on telomere shortening. *Forensic Sci Int.* 2002;126(3):197–9.

59. Shammas MA. Telomeres, lifestyle, cancer, and aging. *Curr Opin Clin Nutr Metab Care.* 2011;14(1):28–34.

60. Huzen J, Wong LS, van Veldhuisen DJ, et al. Telomere length loss due to smoking and metabolic traits. *J Intern Med.* 2014;275(2):155–63.

61. Hou L, Savage SA, Blaser MJ, et al. Telomere length in peripheral leukocyte DNA and gastric cancer risk. *Cancer Epidemiol Biomarkers Prev.* 2009;18(11):3103–9.

62. Gu Y, Honig LS, Schupf N, et al. Mediterranean diet and leukocyte telomere length in a multiethnic elderly population. *Age* (Dordr). 2015;37(2):9758.

63. García-Calzón S, Moleres A, Martínez-González MA, et al. Dietary total antioxidant capacity is associated with leukocyte telomere length in a children and adolescent population. *Clin Nutr.* 2014;S0261–5614(14):00191–5.

64. García-Calzón S, Moleres A, Martínez-González MA, et al. Dietary total antioxidant capacity is associated with leukocyte telomere length in a children and adolescent population. *Clin Nutr.* 2014;S0261–5614(14):00191–5.

65. Leung CW, Laraia BA, Needham BL, et al. Soda and cell aging: associations between sugar-sweetened beverage consumption and leukocyte telomere length in healthy adults from the National Health and Nutrition Examination Surveys. *Am J Public Health.* 2014;104(12):2425–31.

66. Nettleton JA, Diez-Roux A, Jenny NS, Fitzpatrick AL, Jacobs DR. Dietary patterns, food

groups, and telomere length in the Multi-Ethnic Study of Atherosclerosis (MESA). *Am J Clin Nutr.* 2008;88(5):1405–12.

67. Gu Y, Honig LS, Schupf N, et al. Mediterranean diet and leukocyte telomere length in a multi-ethnic elderly population. *Age* (Dordr). 2015;37(2):9758.

68. Flanary BE, Kletetschka G. Analysis of telomere length and telomerase activity in tree species of various life-spans, and with age in the bristlecone pine Pinus longaeva. *Biogerontology.* 2005; 6(2):101–11.

69. Ornish D, Lin J, Daubenmier J, et al. Increased telomerase activity and comprehensive lifestyle changes: a pilot study. *Lancet Oncol.* 2008;9(11):1048–57.

70. Skordalakes E. Telomerase and the benefits of healthy living. *Lancet Oncol.* 2008;9(11):1023–4.

71. Ornish D, Lin J, Chan JM, et al. Effect of comprehensive lifestyle changes on telomerase activity and telomere length in men with biopsy-proven low-risk prostate cancer: 5-year follow-up of a descriptive pilot study. *Lancet Oncol.* 2013;14(11):1112–20.

72. Mason C, Risques RA, Xiao L, et al. Independent and combined effects of dietary weight loss and exercise on leukocyte telomere length in postmenopausal women. *Obesity* (Silver Spring). 2013;21(12):E549–54.

73. Ornish D, Lin J, Daubenmier J, et al. Increased telomerase activity and comprehensive lifestyle changes: a pilot study. *Lancet Oncol.* 2008;9(11):1048–57.

74. Ornish D, Lin J, Chan JM, et al. Effect of comprehensive lifestyle changes on telomerase activity and telomere length in men with biopsy-proven low-risk prostate cancer: 5-year follow-up of a descriptive pilot study. *Lancet Oncol.* 2013;14(11):1112–20.

75. Artandi SE, Depinho RA. Telomeres and telomerase in cancer. *Carcinogenesis.* 2010;31(1): 9–18.

76. Mozaffarian D, Benjamin EJ, Go AS, et al. Heart disease and stroke statistics—2015 update: a report from the American Heart Association. *Circulation.* 2015;131(4):e29–322.

77. American Cancer Society. Cancer Facts & Figures 2015. Atlanta: American Cancer Society; 2015.

78. NHLBI Fact Book, Fiscal Year 2012. National Heart, Lung, and Blood Institute, NIH. http://www.nhlbi.nih.gov/files/docs/factbook/FactBook2012.pdf. February 2013. Accessed March 31, 2015.

79. Mozaffarian D, Benjamin EJ, Go AS, et al. Heart disease and stroke statistics—2015 update: a report from the American Heart Association. *Circulation.* 2015;131(4):e29–322.

80. Centers for Disease Control and Prevention. Deaths: final data for 2013 table 10. Number of deaths from 113 selected causes. National Vital Statistics Report 2016;64(2).

81. American Cancer Society. Cancer Facts & Figures 2015. Atlanta: American Cancer Society; 2015.

82. Centers for Disease Control and Prevention. Deaths: final data for 2013 table 10. Number of deaths from 113 selected causes. National Vital Statistics Report 2016;64(2).

83. Centers for Disease Control and Prevention. Deaths: final data for 2013 table 10. Number of deaths from 113 selected causes. National Vital Statistics Report 2016;64(2).

84. Mozaffarian D, Benjamin EJ, Go AS, et al. Heart disease and stroke statistics—2015 update: a report from the American Heart Association. *Circulation.* 2015;131(4):e29–322.

85. Centers for Disease Control and Prevention. Deaths: final data for 2013 table 10. Number of deaths from 113 selected causes. National Vital Statistics Report 2016;64(2).

86. American Cancer Society. Cancer Facts & Figures 2015. Atlanta: American Cancer Society; 2015.

87. Centers for Disease Control and Prevention. Deaths: final data for 2013 table 10. Number of deaths from 113 selected causes. National Vital Statistics Report 2016;64(2).

88. Centers for Disease Control and Prevention. Deaths: final data for 2013 table 10. Number of deaths from 113 selected causes. National Vital Statistics Report 2016;64(2).

89. Centers for Disease Control and Prevention. Deaths: final data for 2013 table 10. Number of deaths from 113 selected causes. National Vital Statistics Report 2016;64(2).

90. Centers for Disease Control and Prevention. Deaths: final data for 2013 table 10. Number of deaths from 113 selected causes. National Vital Statistics Report 2016;64(2).

91. Centers for Disease Control and Prevention. Deaths: final data for 2013 table 10. Number of deaths from 113 selected causes. National Vital Statistics Report 2016;64(2).

92. Tuso PJ, Ismail MH, Ha BP, Bartolotto C. Nutritional update for physicians: plant-based diets. *Perm J.* 2013;17(2):61−6.

93. Egger GJ, Binns AF, Rossner SR. The emergence of "lifestyle medicine" as a structured approach for management of chronic disease. *Med J Aust.* 2009;190(3):143−5.

94. Hyman MA, Ornish D, Roizen M. Lifestyle medicine: treating the causes of disease. *Altern Ther Health Med.* 2009;15(6):12−4.

95. Willett WC. Balancing life-style and genomics research for disease prevention. *Science.* 2002;296(5568):695−8.

96. Hyman MA, Ornish D, Roizen M. Lifestyle medicine: treating the causes of disease. *Altern Ther Health Med.* 2009;15(6):12−4.

97. Allen J, Anderson DR, Baun B, et al. Reflections on developments in health promotion in the past quarter century from founding members of the American Journal of Health Promotion Editorial Board. *Am J Health Promot.* 2011;25(4):ei−eviii.

98. Tuso PJ, Ismail MH, Ha BP, Bartolotto C. Nutritional update for physicians: plant-based diets. *Perm J.* 2013;17(2):61−6.

99. Tuso PJ, Ismail MH, Ha BP, Bartolotto C. Nutritional update for physicians: plant-based diets. *Perm J.* 2013;17(2):61−6.

100. Tuso PJ, Ismail MH, Ha BP, Bartolotto C. Nutritional update for physicians: plant-based diets. *Perm J.* 2013;17(2):61−6.

101. Kono S. Secular trend of colon cancer incidence and mortality in relation to fat and meat intake in Japan. *Eur J Cancer Prev.* 2004;13(2):127−32.

102. Willett WC. Balancing life-style and genomics research for disease prevention. *Science.* 2002;296(5568):695−8.

103. Kono S. Secular trend of colon cancer incidence and mortality in relation to fat and meat intake in Japan. *Eur J Cancer Prev.* 2004;13(2):127−32.

104. Kulshreshtha A, Goyal A, Veledar E, et al. Association between ideal cardiovascular health and carotid intima-media thickness: a twin study. *J Am Heart Assoc.* 2014;3(1):e000282.

105. Corona M, Velarde RA, Remolina S, et al. Vitellogenin, juvenile hormone, insulin signaling, and queen honey bee longevity. *Proc Natl Acad Sci USA.* 2007;104(17):7128−33.

106. Kucharski R, Maleszka J, Foret S, Maleszka R. Nutritional control of reproductive status in honeybees via DNA methylation. *Science.* 2008;319(5871):1827−30.

107. Gnyszka A, Jastrzebski Z, Flis S. DNA methyltransferase inhibitors and their emerging role in epigenetic therapy of cancer. *Anticancer Res.* 2013;33(8):2989−96.

108. Joven J, Micol V, Segura-Carretero A, Alonso-Villaverde C, Menéndez JA. Polyphenols and the modulation of gene expression pathways: can we eat our way out of the danger of chronic disease? *Crit Rev Food Sci Nutr.* 2014;54(8):985−1001.

109. Fang MZ, Wang Y, Ai N, et al. Tea polyphenol (-)-epigallocatechin-3-gallate inhibits DNA methyltransferase and reactivates methylation-silenced genes in cancer cell lines. *Cancer Res.* 2003;63(22):7563−70.

110. Myzak MC, Tong P, Dashwood WM, Dashwood RH, Ho E. Sulforaphane retards the growth

of human PC-3 xenografts and inhibits HDAC activity in human subjects. *Exp Biol Med* (Maywood). 2007;232(2):227–34.

111. Dashwood RH, Ho E. Dietary histone deacetylase inhibitors: from cells to mice to man. *Semin Cancer Biol.* 2007;17(5):363–9.

112. Gryder BE, Sodji QH, Oyelere AK. Targeted cancer therapy: giving histone deacetylase inhibitors all they need to succeed. *Future Med Chem.* 2012;4(4):505–24.

113. Ornish D, Magbanua MJ, Weidner G, et al. Changes in prostate gene expression in men undergoing an intensive nutrition and lifestyle intervention. *Proc Natl Acad Sci USA.* 2008; 105(24):8369–74.

第1部分

第1章 远离心脏病

1. Myerburg RJ, Junttila MJ. 2012. Sudden cardiac death caused by coronary heart disease. *Circulation.* 28;125(8):1043–52.

2. Campbell TC, Parpia B, Chen J. Diet, lifestyle, and the etiology of coronary artery disease: the Cornell China study. *Am J Cardiol.* 1998;82(10B):18T-21T.

3. Shaper AG, Jones KW. Serum-cholesterol, diet, and coronary heart-disease in Africans and Asians in Uganda: 1959. *Int J Epidemiol.* 2012;41(5):1221–5.

4. Thomas WA, Davies JN, O'Neal RM, Dimakulangan AA. Incidence of myocardial infarction correlated with venous and pulmonary thrombosis and embolism. A geographic study based on autopsies in Uganda, East Africa and St. Louis, U.S.A. *Am J Cardiol.* 1960;5:41–7.

5. Benfante R. Studies of cardiovascular disease and cause-specific mortality trends in Japanese-American men living in Hawaii and risk factor comparisons with other Japanese populations in the Pacific region: a review. *Hum Biol.* 1992;64(6):791–805.

6. Chen J, Campbell TC, Li J, Peto R. Diet, life-style and mortality in China: A study of the characteristics of 65 Chinese counties. New York: Oxford University Press; 1990.

7. Shaper AG, Jones KW. Serum-cholesterol, diet, and coronary heart-disease in Africans and Asians in Uganda: 1959. *Int J Epidemiol.* 2012;41(5):1221–5.

8. De Biase SG, Fernandes SF, Gianini RJ, Duarte JL. Vegetarian diet and cholesterol and triglycerides levels. *Arq Bras Cardiol.* 2007;88(1):35–9.

9. Stoy PJ. Dental disease and civilization. *Ulster Med J.* 1951;20(2):144–58.

10. Kris-Etherton PM, Harris WS, Appel LJ, Nutrition Committee. Fish consumption, fish oil, omega-3 fatty acids, and cardiovascular disease. *Arterioscler Thromb Vasc Biol.* 2003;23(2):e20–30.

11. Shepherd CJ, Jackson AJ. Global fishmeal and fish-oil supply: inputs, outputs and markets. *J Fish Biol.* 2013;83(4):1046–66.

12. Rizos EC, Ntzani EE, Bika E, Kostapanos MS, Elisaf MS. Association between omega-3 fatty acid supplementation and risk of major cardiovascular disease events: a systematic review and meta-analysis. *JAMA.* 2012;308(10):1024–33.

13. Kwak SM, Myung SK, Lee YJ, Seo HG. Efficacy of omega-3 fatty acid supplements (eicosapentaenoic acid and docosahexaenoic acid) in the secondary prevention of cardiovascular disease: a meta-analysis of randomized, double-blind, placebo-controlled trials. *Arch Intern Med.* 2012;172(9):686–94.

14. Fodor JG, Helis E, Yazdekhasti N, Vohnout B. "Fishing" for the origins of the "Eskimos and heart disease" story: facts or wishful thinking? *Can J Cardiol.* 2014;30(8):864–8.

15. Burr ML, Fehily AM, Gilbert JF, et al. Effects of changes in fat, fish, and fibre intakes on death and myocardial reinfarction: diet and reinfarction trial (DART). *Lancet.* 1989;2(8666):757–61.

16. Burr ML. Secondary prevention of CHD in UK men: the Diet and Reinfarction Trial and its sequel. *Proc Nutr Soc.* 2007;66(1):9–15.

17. Burr ML, Ashfield-Watt PAL, Dunstan FDJ, et al. Lack of benefit of dietary advice to men with angina: results of a controlled trial. *Eur J Clin Nutr.* 2003;57(2):193–200.

18. Rizos EC, Ntzani EE, Bika E, Kostapanos MS, Elisaf MS. Association between omega-3 fatty acid supplementation and risk of major cardiovascular disease events: a systematic review and meta-analysis. *JAMA.* 2012;308(10):1024–33.

19. Smith DA. ACP Journal Club. Review: omega-3 polyunsaturated fatty acid supplements do not reduce major cardiovascular events in adults. *Ann Intern Med.* 2012;157(12):JC6–5.

20. Enos WF, Holmes RH, Beyer J. Coronary disease among United States soldiers killed in action in Korea; preliminary report. *JAMA.* 1953;152(12):1090–3.

21. Strong JP. Landmark perspective: Coronary atherosclerosis in soldiers. A clue to the natural history of atherosclerosis in the young. *JAMA.* 1986;256(20):2863–6.

22. Voller RD, Strong WB. Pediatric aspects of atherosclerosis. *Am Heart J.* 1981;101(6):815–36.

23. Napoli C, D'Armiento FP, Mancini FP, et al. Fatty streak formation occurs in human fetal aortas and is greatly enhanced by maternal hypercholesterolemia. Intimal accumulation of low density lipoprotein and its oxidation precede monocyte recruitment into early atherosclerotic lesions. *J Clin Invest.* 1997;100(11):2680–90.

24. Benjamin MM, Roberts WC. Facts and principles learned at the 39th Annual Williamsburg Conference on Heart Disease. *Proc* (Bayl Univ Med Cent). 2013;26(2):124–36.

25. McMahan CA, Gidding SS, Malcom GT, et al. Pathobiological determinants of atherosclerosis in youth risk scores are associated with early and advanced atherosclerosis. *Pediatrics.* 2006; 118(4):1447–55.

26. Trumbo PR, Shimakawa T. Tolerable upper intake levels for trans fat, saturated fat, and cholesterol. *Nutr Rev.* 2011;69(5):270–8.

27. Roberts WC. It's the cholesterol, stupid! *Am J Cardiol.* 2010;106(9):1364–6.

28. O'Keefe JH, Cordain L, Harris WH, Moe RM, Vogel R. Optimal low-density lipoprotein is 50 to 70 mg/dl: lower is better and physiologically normal. *J Am Coll Cardiol.* 2004;43(11): 2142–6.

29. Esselstyn CB. In cholesterol lowering, moderation kills. *Cleve Clin J Med.* 2000;67(8):560–4.

30. Roberts WC. The cause of atherosclerosis. *Nutr Clin Pract.* 2008;23(5):464–7.

31. Roberts WC. The cause of atherosclerosis. *Nutr Clin Pract.* 2008;23(5):464–7.

32. King S. The best selling drugs since 1996 - why AbbVie's Humira is set to eclipse Pfizer's Lipitor. http://www.forbes.com/sites/simonking/2013/07/15/the-best-selling-drugs-since-1996-why -abbvies-humira-is-set-to-eclipse-pfizers-lipitor/. July 15, 2013. Accessed May 1, 2015.

33. Ginter E, Kajaba I, Sauša M. Addition of statins into the public water supply? Risks of side effects and low cholesterol levels. *Cas Lek Cesk.* 2012;151(5):243–7.

34. Ferenczi EA, Asaria P, Hughes AD, Chaturvedi N, Francis DP. Can a statin neutralize the cardiovascular risk of unhealthy dietary choices? *Am J Cardiol.* 2010;106(4):587–92.

35. Draeger A, Monastyrskaya K, Mohaupt M, et al. Statin therapy induces ultrastructural damage in skeletal muscle in patients without myalgia. *J Pathol.* 2006;210(1):94–102.

36. Scott D, Blizzard L, Fell J, Jones G. Statin therapy, muscle function and falls risk in community-dwelling older adults. *QJM.* 2009;102(9):625–33.

37. Jefferson E. FDA announces safety changes in labeling for some cholesterol-lowering drugs. US Food and Drug Administration website. http://www.fda.gov/NewsEvents/Newsroom/Press Announcements/ucm293623.htm. February 28, 2012. Accessed February 14, 2015.

38. McDougall JA, Malone KE, Daling JR, Cushing-Haugen KL, Porter PL, Li CI. Long-term statin use and risk of ductal and lobular breast cancer among women 55 to 74 years of age. *Cancer Epidemiol Biomarkers Prev*. 2013;22(9):1529—37.

39. Jenkins DJ, Kendall CW, Marchie A, et al. The Garden of Eden—plant based diets, the genetic drive to conserve cholesterol and its implications for heart disease in the 21st century. *Comp Biochem Physiol, Part A Mol Integr Physiol*. 2003;136(1):141—51.

40. Esselstyn CB. Is the present therapy for coronary artery disease the radical mastectomy of the twenty-first century? *Am J Cardiol*. 2010;106(6):902—4.

41. Kadoch MA. The power of nutrition as medicine. *Prev Med*. 2012;55(1):80.

42. Wakai K, Marugame T, Kuriyama S, et al. Decrease in risk of lung cancer death in Japanese men after smoking cessation by age at quitting: pooled analysis of three large-scale cohort studies. *Cancer Sci*. 2007;98(4):584—9.

43. Vogel RA, Corretti MC, Plotnick GD. Effect of a single high-fat meal on endothelial function in healthy subjects. *Am J Cardiol*. 1997;79(3):350—4.

44. Erridge C. The capacity of foodstuffs to induce innate immune activation of human monocytes in vitro is dependent on food content of stimulants of Toll-like receptors 2 and 4. *Br J Nutr*. 2011;105(1):15—23.

45. Ornish D, Scherwitz LW, Billings JH, et al. Intensive lifestyle changes for reversal of coronary heart disease. *JAMA*. 1998;280(23):2001—7.

46. Ornish D, Scherwitz LW, Doody RS, et al. Effects of stress management training and dietary changes in treating ischemic heart disease. *JAMA*. 1983;249(1):54—9.

47. Ornish D, Scherwitz LW, Billings JH, et al. Intensive lifestyle changes for reversal of coronary heart disease. *JAMA*. 1998;280(23):2001—7.

48. Ellis FR, Sanders TA. Angina and vegan diet. *Am Heart J*. 1977;93(6):803—5.

49. Sweeney M. Effects of very low-fat diets on anginal symptoms. *Med Hypotheses*. 2004;63(3):553.

50. Savarese G, Rosano G, D'amore C, et al. Effects of ranolazine in symptomatic patients with stable coronary artery disease. A systematic review and meta-analysis. *Int J Cardiol*. 2013; 169(4):262—70.

51. Colpo E, Vilanova CD, Brenner Reetz LG, et al. A single consumption of high amounts of the Brazil nuts improves lipid profile of healthy volunteers. *J Nutr Metab*. 2013;2013:1—7.

52. Stern RH, Yang BB, Hounslow NJ, et al. Pharmacodynamics and pharmacokinetic-pharmacodynamic relationships of atorvastatin, an HMG-CoA reductase Inhibitor. *J Clin Pharmacol*. 2000;40(6):616—3.

53. Hegsted M. Dietary Guidelines. Food Politics website. www.foodpolitics.com/wp-content /uploads/Hegsted.pdf. nd. Accessed February 14, 2015.

54. Campbell TC. *The Low-Carb Fraud*. Dallas, TX: BenBella Books, Inc.; 2014.

55. Herman J. Saving U.S. dietary advice from conflicts of interest. *Food and Drug Law Journal* 2010; 65(20):285—316.

56. Herman J. Saving U.S. dietary advice from conflicts of interest. *Food and Drug Law Journal* 2010; 65(20):285—316.

57. Goodwin JS, Goodwin JM. The tomato effect. Rejection of highly efficacious therapies. *JAMA*. 1984;251(18):2387—90.

58. Adams KM, Kohlmeier M, Zeisel SH. Nutrition education in U.S. medical schools: latest update of a national survey. *Acad Med*. 2010;85(9):1537—42.

59. Hearing of California Senate Bill 380. Vimeo website. http://vimeo.com/23744792. April 25, 2011. Accessed February 14, 2015.

60. Murray JL. Coke and the AAFP—the real thing or a dangerous liaison? *Fam Med*. 2010; 42(1):57—8.

61. Blum A. AAFP-Coke editorial was music to [our] ears. *J Fam Pract.* 2010;59(2):74.

62. Brownell KD, Warner KE. The perils of ignoring history: Big Tobacco played dirty and millions died. How similar is Big Food? *Milbank Q.* 2009;87(1):259–94.

63. Brownell KD, Warner KE. The perils of ignoring history: Big Tobacco played dirty and millions died. How similar is Big Food? *Milbank Q.* 2009;87(1):259–94.

64. Simon, M. AND now a word from our sponsors. Eat Drinks Politics website. http://www.eatdrinkpolitics.com/wp-content/uploads/AND_Corporate_Sponsorship_Report.pdf. January 22, 2013. Accessed February 14, 2015.

65. Bruckert E, Pouchain D, Auboiron S, Mulet C. Cross-analysis of dietary prescriptions and adherence in 356 hypercholesterolaemic patients. *Arch Cardiovasc Dis.* 2012;105(11): 557–65.

66. Barnard ND. The physician's role in nutrition-related disorders: from bystander to leader. *Virtual Mentor.* 2013;15(4):367–72.

第2章　远离肺部疾病

1. American Cancer Society. Cancer Facts & Figures 2015. Atlanta: American Cancer Society; 2015.

2. Howlader N, Noone AM, Krapcho M, et al., eds. SEER Cancer Statistics Review, 1975–2011, National Cancer Institute. http://seer.cancer.gov/csr/1975_2011/. April 2014. Accessed February 27, 2015.

3. American Lung Association. Lung Cancer Fact Sheet. http://www.lung.org/lung-disease/lung-cancer/resources/facts-figures/lung-cancer-fact-sheet.html. 2015. Accessed February 14, 2015.

4. Moodie R, Stuckler D, Monteiro C, et al. Profits and pandemics: prevention of harmful effects of tobacco, alcohol, and ultra-processed food and drink industries. *Lancet.* 2013;381(9867): 670–9.

5. American Cancer Society. When smokers quit—what are the benefits over time? http://www.cancer.org/healthy/stayawayfromtobacco/guidetoquittingsmoking/guide-to-quitting-smoking-benefits. 6 February 2015. Accessed February 26, 2015.

6. US Department of Health and Human Services. A Report of the Surgeon General. How Tobacco Smoke Causes Disease: What It Means to You. Atlanta: US Department of Health and Human Services, Centers for Disease Control and Prevention, National Center for Chronic Disease Prevention and Health Promotion, Office on Smoking and Health, 2010.

7. Riso P, Martini D, Møller P, et al. DNA damage and repair activity after broccoli intake in young healthy smokers. *Mutagenesis.* 2010;25(6):595–602.

8. Gupta GP, Massagué J. Cancer metastasis: building a framework. *Cell.* 2006;127(4):679–95.

9. Wu X, Zhu Y, Yan H, et al. Isothiocyanates induce oxidative stress and suppress the metastasis potential of human non-small cell lung cancer cells. *BMC Cancer.* 2010;10:269.

10. Kim SY, Yoon S, Kwon SM, Park KS, Lee-Kim YC. Kale juice improves coronary artery disease risk factors in hypercholesterolemic men. *Biomed Environ Sci.* 2008;21(2):91–7.

11. Dressendorfer RH, Wade CE, Hornick C, Timmis GC. High-density lipoprotein-cholesterol in marathon runners during a 20-day road race. *JAMA.* 1982;247(12):1715–7.

12. Park W, Amin AR, Chen ZG, Shin DM. New perspectives of curcumin in cancer prevention. *Cancer Prev Res* (Phila). 2013;6(5):387–400.

13. Park W, Amin AR, Chen ZG, Shin DM. New perspectives of curcumin in cancer prevention. *Cancer Prev Res* (Phila). 2013;6(5):387–400.

14. Nagabhushan M, Amonkar AJ, Bhide SV. In vitro antimutagenicity of curcumin against environmental mutagens. *Food Chem Toxicol*. 1987;25(7):545–7.

15. Polasa K, Raghuram TC, Krishna TP, Krishnaswamy K. Effect of turmeric on urinary mutagens in smokers. *Mutagenesis*. 1992;7(2):107–9.

16. Ravindran J, Prasad S, Aggarwal BB. Curcumin and cancer cells: how many ways can curry kill tumor cells selectively? *AAPS J*. 2009;11(3):495–510.

17. Wu SH, Hang LW, Yang JS, et al. Curcumin induces apoptosis in human non-small cell lung cancer NCI-H460 cells through ER stress and caspase cascade- and mitochondria-dependent pathways. *Anticancer Res*. 2010;30(6):2125–33.

18. Su CC, Lin JG, Li TM, et al. Curcumin-induced apoptosis of human colon cancer colo 205 cells through the production of ROS, Ca2+ and the activation of caspase-3. *Anticancer Res*. 2006; 26(6B):4379–89.

19. Ravindran J, Prasad S, Aggarwal BB. Curcumin and cancer cells: how many ways can curry kill tumor cells selectively? *AAPS J*. 2009;11(3):495–510.

20. Ravindran J, Prasad S, Aggarwal BB. Curcumin and cancer cells: how many ways can curry kill tumor cells selectively? *AAPS J*. 2009;11(3):495–510.

21. Pallis AG, Syrigos KN. Lung cancer in never smokers: disease characteristics and risk factors. *Crit Rev Oncol Hematol*. 2013;88(3):494–503.

22. Chiang TA, Wu PF, Wang LF, Lee H, Lee CH, Ko YC. Mutagenicity and polycyclic aromatic hydrocarbon content of fumes from heated cooking oils produced in Taiwan. *Mutat Res*. 1997;381(2):157–61.

23. Katragadda HR, Fullana A, Sidhu S, Carbonell-Barrachina AA. Emissions of volatile aldehydes from heated cooking oils. *Food Chem*. 2010;120(1):59–65.

24. Jin ZY, Wu M, Han RQ, et al. Household ventilation may reduce effects of indoor air pollutants for prevention of lung cancer: a case-control study in a Chinese population. *PLoS ONE*. 2014;9(7):e102685.

25. Seow A, Poh WT, Teh M, et al. Fumes from meat cooking and lung cancer risk in Chinese women. *Cancer Epidemiol Biomarkers Prev*. 2000;9(11):1215–21.

26. Jedrychowski W, Perera FP, Tang D, et al. Impact of barbecued meat consumed in pregnancy on birth outcomes accounting for personal prenatal exposure to airborne polycyclic aromatic hydrocarbons: birth cohort study in Poland. *Nutrition*. 2012;28(4):372–7.

27. Perera FP, Li Z, Whyatt R, et al. Prenatal airborne polycyclic aromatic hydrocarbon exposure and child IQ at age 5 years. *Pediatrics*. 2009;124(2):e195–202.

28. Chen JW, Wang SL, Hsieh DP, Yang HH, Lee HL. Carcinogenic potencies of polycyclic aromatic hydrocarbons for back-door neighbors of restaurants with cooking emissions. *Sci Total Environ*. 2012;417–418:68–75.

29. Yang SC, Jenq SN, Kang ZC, Lee H. Identification of benzo[a]pyrene 7,8-diol 9,10-epoxide N2-deoxyguanosine in human lung adenocarcinoma cells exposed to cooking oil fumes from frying fish under domestic conditions. *Chem Res Toxicol*. 2000;13(10):1046–50.

30. Chen JW, Wang SL, Hsieh DP, Yang HH, Lee HL. Carcinogenic potencies of polycyclic aromatic hydrocarbons for back-door neighbors of restaurants with cooking emissions. *Sci Total Environ*. 2012 Feb 15;417–418:68–75.

31. Lijinsky W. N-Nitroso compounds in the diet. *Mutat Res*. 1999 Jul 15;443(1–2):129–38.

32. Thiébaud HP, Knize MG, Kuzmicky PA, Hsieh DP, Felton JS. Airborne mutagens produced by frying beef, pork and a soy-based food. *Food Chem Toxicol*. 1995;33(10):821–8.

33. Thiébaud HP, Knize MG, Kuzmicky PA, Hsieh DP, Felton JS. Airborne mutagens produced by frying beef, pork and a soy-based food. *Food Chem Toxicol*. 1995;33(10):821–8.

34. Mitsakou C, Housiadas C, Eleftheriadis K, Vratolis S, Helmis C, Asimakopoulos D. Lung deposition

of fine and ultrafine particles outdoors and indoors during a cooking event and a no activity period. *Indoor Air.* 2007;17(2):143–52.

35. COPD Statistics across America. COPD Foundation website. http://www.copdfoundation.org /What-is-COPD/COPD-Facts/Statistics.aspx. 2015. Accessed February 14, 2015.

36. Tabak C, Smit HA, Räsänen L, et al. Dietary factors and pulmonary function: a cross sectional study in middle aged men from three European countries. *Thorax.* 1999;54(11):1021–6.

37. Walda IC, Tabak C, Smit HA, et al. Diet and 20-year chronic obstructive pulmonary disease mortality in middle-aged men from three European countries. *Eur J Clin Nutr.* 2002;56(7):638–43.

38. Varraso R, Jiang R, Barr RG, Willett WC, Camargo CA, Jr. Prospective study of cured meats consumption and risk of chronic obstructive pulmonary disease in men. *Am J Epidemiol.* 2007 Dec 15;166(12):1438–45.

39. Jiang R, Paik DC, Hankinson JL, Barr RG. Cured meat consumption, lung function, and chronic obstructive pulmonary disease among United States adults. *Am J Respir Crit Care Med.* 2007 Apr 15;175(8):798–804.

40. Jiang R, Camargo CA, Varraso R, Paik DC, Willett WC, Barr RG. Consumption of cured meats and prospective risk of chronic obstructive pulmonary disease in women. *Am J Clin Nutr.* 2008; 87(4):1002–8.

41. Keranis E, Makris D, Rodopoulou P, et al. Impact of dietary shift to higher-antioxidant foods in COPD: a randomised trial. *Eur Respir J.* 2010;36(4):774–80.

42. Warner JO. Worldwide variations in the prevalence of atopic symptoms: what does it all mean? *Thorax.* 1999;54 Suppl 2:S46–51.

43. What Is Asthma? National Heart, Lung, and Blood Institute. http://www.nhlbi.nih.gov/health /health-topics/topics/asthma/. August 4, 2014. Accessed February 14, 2015.

44. Warner JO. Worldwide variations in the prevalence of atopic symptoms: what does it all mean? *Thorax.* 1999;54 Suppl 2:S46–51.

45. Aït-Khaled N, Pearce N, Anderson HR, et al. Global map of the prevalence of symptoms of rhinoconjunctivitis in children: The International Study of Asthma and Allergies in Childhood (ISAAC) Phase Three. *Allergy.* 2009;64(1):123–48.

46. Asher MI, Stewart AW, Mallol J, et al. Which population level environmental factors are associated with asthma, rhinoconjunctivitis and eczema? Review of the ecological analyses of ISAAC Phase One. *Respir Res.* 2010;11:8.

47. Ellwood P, Asher MI, Björkstén B, Burr M, Pearce N, Robertson CF. Diet and asthma, allergic rhinoconjunctivitis and atopic eczema symptom prevalence: an ecological analysis of the International Study of Asthma and Allergies in Childhood (ISAAC) data. ISAAC Phase One Study Group. *Eur Respir J.* 2001;17(3):436–43.

48. Protudjer JL, Sevenhuysen GP, Ramsey CD, Kozyrskyj AL, Becker AB. Low vegetable intake is associated with allergic asthma and moderate-to-severe airway hyperresponsiveness. *Pediatr Pulmonol.* 2012;47(12):1159–69.

49. Bime C, Wei CY, Holbrook J, Smith LJ, Wise RA. Association of dietary soy genistein intake with lung function and asthma control: a post-hoc analysis of patients enrolled in a prospective multicentre clinical trial. *Prim Care Respir J.* 2012;21(4):398–404.

50. Agrawal S, Pearce N, Ebrahim S. Prevalence and risk factors for self-reported asthma in an adult Indian population: a cross-sectional survey. *Int J Tuberc Lung Dis.* 2013 17(2):275–82.

51. Tsai HJ, Tsai AC. The association of diet with respiratory symptoms and asthma in schoolchildren in Taipei, Taiwan. *J Asthma.* 2007;44(8):599–603.

52. Yusoff NA, Hampton SM, Dickerson JW, Morgan JB. The effects of exclusion of dietary egg and milk in the management of asthmatic children: a pilot study. *J R Soc Promot Health.* 2004; 124(2):74–80.

53. Wood LG, Garg ML, Blake RJ, Garcia-Caraballo S, Gibson PG. Airway and circulating levels of carotenoids in asthma and healthy controls. *J Am Coll Nutr*. 2005;24(6):448–55.

54. Miller ER, Appel LJ, Risby TH. Effect of dietary patterns on measures of lipid peroxidation: results from a randomized clinical trial. *Circulation*. 1998;98(22):2390–5.

55. Wood LG, Garg ML, Smart JM, Scott HA, Barker D, Gibson PG. Manipulating antioxidant intake in asthma: a randomized controlled trial. *Am J Clin Nutr*. 2012;96(3):534–43.

56. Wood LG, Garg ML, Smart JM, Scott HA, Barker D, Gibson PG. Manipulating antioxidant intake in asthma: a randomized controlled trial. *Am J Clin Nutr*. 2012;96(3):534–43.

57. Patel S, Murray CS, Woodcock A, Simpson A, Custovic A. Dietary antioxidant intake, allergic sensitization and allergic diseases in young children. *Allergy*. 2009;64(12):1766–72.

58. Troisi RJ, Willett WC, Weiss ST, Trichopoulos D, Rosner B, Speizer FE. A prospective study of diet and adult-onset asthma. *Am J Respir Crit Care Med*. 1995;151(5):1401–8.

59. Wood LG, Garg ML, Smart JM, Scott HA, Barker D, Gibson PG. Manipulating antioxidant intake in asthma: a randomized controlled trial. *Am J Clin Nutr*. 2012;96(3):534–43.

60. Lindahl O, Lindwall L, Spångberg A, Stenram A, Ockerman PA. Vegan regimen with reduced medication in the treatment of bronchial asthma. *J Asthma*. 1985;22(1):45–55.

61. Lindahl O, Lindwall L, Spångberg A, Stenram A, Ockerman PA. Vegan regimen with reduced medication in the treatment of bronchial asthma. *J Asthma*. 1985;22(1):45–55.

62. Lindahl O, Lindwall L, Spångberg A, Stenram A, Ockerman PA. Vegan regimen with reduced medication in the treatment of bronchial asthma. *J Asthma*. 1985;22(1):45–55.

第3章 远离脑部疾病

1. Mozaffarian D, Benjamin EJ, Go AS, et al. Heart disease and stroke statistics—2015 update: a report from the American Heart Association. *Circulation*. 2015;131(4):e29–322.

2. Centers for Disease Control and Prevention. Deaths: final data for 2013 table 10. Number of deaths from 113 selected causes. National Vital Statistics Report 2016;64(2).

3. Mozaffarian D, Benjamin EJ, Go AS, et al. Heart disease and stroke statistics—2015 update: a report from the American Heart Association. *Circulation*. 2015;131(4):e29–322.

4. Grau-Olivares M, Arboix A. Mild cognitive impairment in stroke patients with ischemic cerebral small-vessel disease: a forerunner of vascular dementia? *Expert Rev Neurother*. 2009; 9(8):1201–17.

5. Aune D, Chan DS, Lau R, et al. Dietary fibre, whole grains, and risk of colorectal cancer: systematic review and dose-response meta-analysis of prospective studies. *BMJ*. 2011;343:d6617.

6. Aune D, Chan DS, Greenwood DC, et al. Dietary fiber and breast cancer risk: a systematic review and meta-analysis of prospective studies. *Ann Oncol*. 2012;23(6):1394–402.

7. Yao B, Fang H, Xu W, et al. Dietary fiber intake and risk of type 2 diabetes: a dose-response analysis of prospective studies. *Eur J Epidemiol*. 2014;29(2):79–88.

8. Threapleton DE, Greenwood DC, Evans CE, et al. Dietary fibre intake and risk of cardiovascular disease: systematic review and meta-analysis. *BMJ*. 2013;347:f6879.

9. Maskarinec G, Takata Y, Pagano I, et al. Trends and dietary determinants of overweight and obesity in a multiethnic population. *Obesity* (Silver Spring). 2006;14(4):717–26.

10. Kim Y, Je Y. Dietary fiber intake and total mortality: a meta-analysis of prospective cohort studies. *Am J Epidemiol*. 2014;180(6):565–73.

11. Threapleton DE, Greenwood DC, Evans CE, et al. Dietary fiber intake and risk of first stroke: a systematic review and meta-analysis. *Stroke*. 2013;44(5):1360–8.

12. Clemens R, Kranz S, Mobley AR, et al. Filling America's fiber intake gap: summary of a

roundtable to probe realistic solutions with a focus on grain-based foods. *J Nutr.* 2012;142(7):1390S–401S.

13. Threapleton DE, Greenwood DC, Evans CE, et al. Dietary fiber intake and risk of first stroke: a systematic review and meta-analysis. *Stroke.* 2013;44(5):1360–8.

14. Whitehead A, Beck EJ, Tosh S, Wolever TM. Cholesterol-lowering effects of oat β-glucan: a meta-analysis of randomized controlled trials. *Am J Clin Nutr.* 2014;100(6):1413–21.

15. Silva FM, Kramer CK, De Almeida JC, Steemburgo T, Gross JL, Azevedo MJ. Fiber intake and glycemic control in patients with type 2 diabetes mellitus: a systematic review with meta-analysis of randomized controlled trials. *Nutr Rev.* 2013;71(12):790–801.

16. Streppel MT, Arends LR, van 't Veer P, Grobbee DE, Geleijnse JM. Dietary fiber and blood pressure: a meta-analysis of randomized placebo-controlled trials. *Arch Intern Med.* 2005; 165(2):150–6.

17. Centers for Disease Control and Prevention. Deaths: final data for 2013 table 10. Number of deaths from 113 selected causes. National Vital Statistics Report 2016;64(2).

18. van de Laar RJ, Stehouwer CDA, van Bussel BCT, et al. Lower lifetime dietary fiber intake is associated with carotid artery stiffness: the Amsterdam Growth and Health Longitudinal Study. *Am J Clin Nutr.* 2012;96(1):14–23.

19. van de Laar RJ, Stehouwer CDA, van Bussel BCT, et al. Lower lifetime dietary fiber intake is associated with carotid artery stiffness: the Amsterdam Growth and Health Longitudinal Study. *Am J Clin Nutr.* 2012;96(1):14–23.

20. Casiglia E, Tikhonoff V, Caffi S, et al. High dietary fiber intake prevents stroke at a population level. *Clin Nutr.* 2013;32(5):811–8.

21. Tikhonoff V, Palatini P, Casiglia E. Letter by Tikhonoff et al regarding article, "Dietary fiber intake and risk of first stroke: a systematic review and meta-analysis," *Stroke.* 2013;44(9): e109.

22. Threapleton DE, Greenwood DC, Burley VJ. Response to letter regarding article, "Dietary fiber intake and risk of first stroke: a systematic review and meta-analysis," *Stroke.* 2013; 44(9):e110.

23. Eaton SB, Konner M. Paleolithic nutrition. A consideration of its nature and current implications. *N Engl J Med.* 1985;312(5):283–9.

24. Cogswell ME, Zhang Z, Carriquiry AL, et al. Sodium and potassium intakes among US adults: NHANES 2003–2008. *Am J Clin Nutr.* 2012;96(3):647–57.

25. Cogswell ME, Zhang Z, Carriquiry AL, et al. Sodium and potassium intakes among US adults: NHANES 2003–2008. *Am J Clin Nutr.* 2012;96(3):647–57.

26. D'Elia L, Barba G, Cappuccio FP, et al. Potassium intake, stroke, and cardiovascular disease a meta-analysis of prospective studies. *J Am Coll Cardiol.* 2011;57(10):1210–9.

27. U.S. Department of Agriculture. USDA National Nutrient Database for Standard Reference. http://ndb.nal.usda.gov/ndb/nutrients/index?fg=&nutrient1=306&nutrient2=&nutrient3= &subset=0&sort=c&totCount=0&offset=0&measureby=g. 2011. Accessed April 1, 2015.

28. U.S. Department of Agriculture Dietary Guidelines for Americans 2005. Appendix B-1. Food sources of potassium. http://www.health.gov/dietaryguidelines/dga2005/document/html /appendixb.htm. July 9, 2008. Accessed May 1, 2015.

29. Hu D, Huang J, Wang Y, Zhang D, Qu Y. Fruits and vegetables consumption and risk of stroke: a meta-analysis of prospective cohort studies. *Stroke.* 2014;45(6):1613–9.

30. Morand C, Dubray C, Milenkovic D, et al. Hesperidin contributes to the vascular protective effects of orange juice: a randomized crossover study in healthy volunteers. *Am J Clin Nutr.* 2011;93(1):73–80.

31. Takumi H, Nakamura H, Simizu T, et al. Bioavailability of orally administered water-

dispersible hesperetin and its effect on peripheral vasodilatation in human subjects: implication of endothelial functions of plasma conjugated metabolites. *Food Funct.* 2012;3(4):389–98.

32. Patyar S, Patyar RR. Correlation between sleep duration and risk of stroke. *J Stroke Cerebrovasc Dis.* 2015;24(5):905–11.

33. Ikehara S, Iso H, Date C, et al; JACC Study Group. Association of sleep duration with mortality from cardiovascular disease and other causes for Japanese men and women: the JACC study. *Sleep.* 2009;32(3):295–301.

34. Fang J, Wheaton AG, Ayala C. Sleep duration and history of stroke among adults from the USA. *J Sleep Res.* 2014;23(5):531–7.

35. von Ruesten A, Weikert C, Fietze I, et al. Association of sleep duration with chronic diseases in the European Prospective Investigation into Cancer and Nutrition (EPIC)-Potsdam study. *PLoS ONE.* 2012;7(1):e30972.

36. Pan A, De Silva DA, Yuan JM, et al. Sleep duration and risk of stroke mortality among Chinese adults: Singapore Chinese health study. *Stroke.* 2014;45(6):1620–5.

37. Leng Y, Cappuccio FP, Wainwright NW, et al. Sleep duration and risk of fatal and nonfatal stroke: a prospective study and meta-analysis. *Neurology.* 2015;84(11):1072–9.

38. Sansevero TB. *The Profit Machine.* Madrid: Cultiva Libros. 2009;59.

39. Harman D. The biologic clock: the mitochondria? *J Am Geriatr Soc.* 1972;20(4):145–7.

40. Chance B, Sies H, Boveris A. Hydroperoxide metabolism in mammalian organs. *Physiol Rev.* 1979;59(3):527–605.

41. Emerit I. Reactive oxygen species, chromosome mutation, and cancer: possible role of clastogenic factors in carcinogenesis. *Free Radic Biol Med.* 1994;16(1):99–109.

42. Rautiainen S, Larsson S, Virtamo J, et al. Total antioxidant capacity of diet and risk of stroke: a population-based prospective cohort of women. *Stroke.* 2012;43(2):335–40.

43. Del Rio D, Agnoli C, Pellegrini N, et al. Total antioxidant capacity of the diet is associated with lower risk of ischemic stroke in a large Italian cohort. *J Nutr.* 2011;141(1):118–23.

44. Satia JA, Littman A, Slatore CG, Galanko JA, White E. Long-term use of beta-carotene, retinol, lycopene, and lutein supplements and lung cancer risk: results from the VITamins And Lifestyle (VITAL) study. *Am J Epidemiol.* 2009;169(7):815–28.

45. Hankey GJ. Vitamin supplementation and stroke prevention. *Stroke.* 2012;43(10):2814–8.

46. Carlsen MH, Halvorsen BL, Holte K, et al. The total antioxidant content of more than 3100 foods, beverages, spices, herbs and supplements used worldwide. *Nutr J.* 2010 Jan 22;9:3.

47. Yang M, Chung SJ, Chung CE, et al. Estimation of total antioxidant capacity from diet and supplements in US adults. *Br J Nutr.* 2011;106(2):254–63.

48. Carlsen MH, Halvorsen BL, Holte K, et al. The total antioxidant content of more than 3100 foods, beverages, spices, herbs and supplements used worldwide. *Nutr J.* 2010 Jan 22;9:3.

49. Bastin S, Henken K. Water Content of Fruits and Vegetables. ENRI-129. University of Kentucky College of Agriculture Cooperative Extension Service. http://www2.ca.uky.edu/enri/pubs/enri129.pdf. December 1997. Accessed March 3, 2015.

50. Carlsen MH, Halvorsen BL, Holte K, et al. The total antioxidant content of more than 3100 foods, beverages, spices, herbs and supplements used worldwide. *Nutr J.* 2010 Jan 22;9:3.

51. Carlsen MH, Halvorsen BL, Holte K, et al. The total antioxidant content of more than 3100 foods, beverages, spices, herbs and supplements used worldwide. *Nutr J.* 2010 Jan 22;9:3.

52. Kelly PJ, Morrow JD, Ning M, et al. Oxidative stress and matrix metalloproteinase-9 in acute ischemic stroke: the Biomarker Evaluation for Antioxidant Therapies in Stroke (BEAT-Stroke) study. *Stroke.* 2008;39(1):100–4.

53. Lilamand M, Kelaiditi E, Guyonnet S, et al. Flavonoids and arterial stiffness: promising perspectives. *Nutr Metab Cardiovasc Dis.* 2014;24(7):698–704.

54. Santhakumar AB, Bulmer AC, Singh I. A review of the mechanisms and effectiveness of dietary polyphenols in reducing oxidative stress and thrombotic risk. *J Hum Nutr Diet*. 2014;27(1):1–21.

55. Stoclet JC, Chataigneau T, Ndiaye M, et al. Vascular protection by dietary polyphenols. *Eur J Pharmacol*. 2004;500(1–3):299–313.

56. Moylan S, Berk M, Dean OM, et al. Oxidative & nitrosative stress in depression: why so much stress?. *Neurosci Biobehav Rev*. 2014;45:46–62.

57. Watzl B. Anti-inflammatory effects of plant-based foods and of their constituents. *Int J Vitam Nutr Res*. 2008;78(6):293–8.

58. Franzini L, Ardigi D, Valtueña S, et al. Food selection based on high total antioxidant capacity improves endothelial function in a low cardiovascular risk population. *Nutr Metab Cardiovasc Dis*. 2012;22(1):50–7.

59. Alzheimer's Association factsheet. http://www.alz.org/documents_custom/2013_facts _figures_fact_sheet.pdf. March 2013. Accessed April 3, 2015.

60. de la Torre JC. A turning point for Alzheimer's disease? *Biofactors*. 2012;38(2):78–83.

61. de la Torre JC. Alzheimer's disease is incurable but preventable. *J Alzheimers Dis*. 2010; 20(3):861–70.

62. Barnes DE, Yaffe K. The projected effect of risk factor reduction on Alzheimer's disease prevalence. *Lancet Neurol*. 2011;10(9):819–28.

63. Singh-Manoux A, Kivimaki M, Glymour MM, et al. Timing of onset of cognitive decline: results from Whitehall II prospective cohort study. *BMJ*. 2012;344:d7622.

64. Roher AE, Tyas SL, Maarouf CL, et al. Intracranial atherosclerosis as a contributing factor to Alzheimer's disease dementia. *Alzheimers Dement*. 2011;7(4):436–44.

65. Barnard ND, Bush AI, Ceccarelli A, et al. Dietary and lifestyle guidelines for the prevention of Alzheimer's disease. *Neurobiol Aging*. 2014;35 Suppl 2:S74–8.

66. Ramirez-Bermudez J. Alzheimer's disease: critical notes on the history of a medical concept. *Arch Med Res*. 2012;43(8):595–9.

67. Alzheimer A, Stelzmann RA, Schnitzlein HN, Murtagh FR. An English translation of Alzheimer's 1907 paper, "Uber eine eigenartige Erkankung der Hirnrinde." *Clin Anat*. 1995;8(6):429–31.

68. Kovacic JC, Fuster V. Atherosclerotic risk factors, vascular cognitive impairment, and Alzheimer disease. *Mt Sinai J Med*. 2012;79:664–73.

69. Cardiogenic Dementia. *Lancet*. 1977;1(8001):27–8.

70. Roher AE, Tyas SL, Maarouf CL, et al. Intracranial atherosclerosis as a contributing factor to Alzheimer's disease dementia. *Alzheimers Dement*. 2011;7(4):436–44.

71. Roher AE, Tyas SL, Maarouf CL, et al. Intracranial atherosclerosis as a contributing factor to Alzheimer's disease dementia. *Alzheimers Dement*. 2011;7(4):436–44.

72. Yarchoan M, Xie SX, Kling MA, et al. Cerebrovascular atherosclerosis correlates with Alzheimer pathology in neurodegenerative dementias. *Brain*. 2012;135(Pt 12):3749–56.

73. Honig LS, Kukull W, Mayeux R. Atherosclerosis and AD: analysis of data from the US National Alzheimer's Coordinating Center. *Neurology*. 2005;64(3):494–500.

74. de la Torre JC. Vascular risk factors: a ticking time bomb to Alzheimer's disease. *Am J Alzheimers Dis Other Demen*. 2013;28(6):551–9.

75. Roher AE, Tyas SL, Maarouf CL, et al. Intracranial atherosclerosis as a contributing factor to Alzheimer's disease dementia. *Alzheimers Dement*. 2011;7(4):436–44.

76. de la Torre JC. Vascular basis of Alzheimer's pathogenesis. *Ann N Y Acad Sci*. 2002;977:196–215.

77. Zhu J, Wang Y, Li J, et al. Intracranial artery stenosis and progression from mild cognitive impairment to Alzheimer disease. *Neurology*. 2014;82(10):842–9.

78. Deschaintre Y, Richard F, Leys D, Pasquier F. Treatment of vascular risk factors is associated with slower decline in Alzheimer disease. *Neurology*. 2009;73(9):674–80.

79. Mizuno T, Nakata M, Naiki H, et al. Cholesterol-dependent generation of a seeding amyloid beta-protein in cell culture. *J Biol Chem.* 1999;274(21):15110−4.

80. Trumbo PR, Shimakawa T. Tolerable upper intake levels for trans fat, saturated fat, and cholesterol. *Nutr Rev.* 2011;69(5):270−8.

81. Benjamin MM, Roberts WC. Facts and principles learned at the 39th Annual Williamsburg Conference on Heart Disease. *Proc* (Bayl Univ Med Cent). 2013;26(2):124−36.

82. Corsinovi L, Biasi F, Poli G, et al. Dietary lipids and their oxidized products in Alzheimer's disease. *Mol Nutr Food Res.* 2011;55 Suppl 2:S161−72.

83. Harris JR, Milton NGN. Cholesterol in Alzheimer's disease and other amyloidogenic disorders. *Subcell Biochem.* 2010;51:47−75.

84. Puglielli L, Tanzi RE, Kovacs DM. Alzheimer's disease: the cholesterol connection. *Nat Neurosci.* 2003;6(4):345−51.

85. Harris JR, Milton NGN. Cholesterol in Alzheimer's disease and other amyloidogenic disorders. *Subcell Biochem.* 2010;51:47−75.

86. Reed B, Villeneuve S, Mack W, et al. Associations between serum cholesterol levels and cerebral amyloidosis. *JAMA Neurol.* 2014;71(2):195−200.

87. US Food and Drug Administration. Important safety label changes to cholesterol-lowering statin drugs. Silver Spring, MD: US Department of Health and Human Services; 2012. http://www.fda.gov/Drugs/DrugSafety/ucm293101.htm. July 7, 2012. Accessed April 2, 2015.

88. Rojas-Fernandez CH, Cameron JC. Is statin-associated cognitive impairment clinically relevant? A narrative review and clinical recommendations. *Ann Pharmacother.* 2012;46(4):549−57.

89. Grant WB. Dietary links to Alzheimer's disease. *Alzheimer Dis Rev.* 1997;2:42−55.

90. Chandra V, Pandav R, Dodge HH, et al. Incidence of Alzheimer's disease in a rural community in India: the Indo-US study. *Neurology.* 2001;57(6):985−9.

91. White L, Petrovitch H, Ross GW, et al. Prevalence of dementia in older Japanese-American men in Hawaii: The Honolulu-Asia aging study. *JAMA.* 1996;276(12):955−60.

92. Grant WB. Dietary links to Alzheimer's disease. *Alzheimer Dis Rev.* 1997;2:42−55.

93. Grant WB. Trends in diet and Alzheimer's disease during the nutrition transition in Japan and developing countries. *J Alzheimers Dis.* 2014;38(3):611−20.

94. Chan KY, Wang W, Wu JJ, et al. Epidemiology of Alzheimer's disease and other forms of dementia in China, 1990−2010: A systematic review and analysis. *Lancet.* 2013;381(9882):2016−23.

95. Grant WB. Trends in diet and Alzheimer's disease during the nutrition transition in Japan and developing countries. *J Alzheimers Dis.* 2014;38(3):611−20.

96. Chandra V, Ganguli M, Pandav R, et al. Prevalence of Alzheimer's disease and other dementias in rural India: the Indo-US study. *Neurology.* 1998;51(4):1000−8.

97. Shetty PS. Nutrition transition in India. *Public Health Nutr.* 2002;5(1A):175−82.

98. Giem P, Beeson WL, Fraser GE. The incidence of dementia and intake of animal products: preliminary findings from the Adventist Health Study. *Neuroepidemiology.* 1993;12(1):28−36.

99. Roses AD, Saunders AM. APOE is a major susceptibility gene for Alzheimer's disease. *Curr Opin Biotechnol.* 1994;5(6):663−7.

100. Puglielli L, Tanzi RE, Kovacs DM. Alzheimer's disease: the cholesterol connection. *Nat Neurosci.* 2003;6(4):345−51.

101. Chen X, Hui L, Soliman ML, Geiger JD. Altered cholesterol intracellular trafficking and the development of pathological hallmarks of sporadic AD. *J Parkinsons Dis Alzheimers Dis.* 2014;1(1).

102. Sepehrnia B, Kamboh MI, Adams-Campbell LL, et al. Genetic studies of human apolipoproteins. X.

The effect of the apolipoprotein E polymorphism on quantitative levels of lipoproteins in Nigerian blacks. *Am J Hum Genet*. 1989;45(4):586–91.

103. Grant WB. Dietary links to Alzheimer's disease. *Alzheimer Dis Rev*. 1997;2:42–55.

104. Sepehrnia B, Kamboh MI, Adams-Campbell LL, et al. Genetic studies of human apolipoproteins. X. The effect of the apolipoprotein E polymorphism on quantitative levels of lipoproteins in Nigerian blacks. *Am J Hum Genet*. 1989;45(4):586–91.

105. Hendrie HC, Murrell J, Gao S, Unverzagt FW, Ogunniyi A, Hall KS. International studies in dementia with particular emphasis on populations of African origin. *Alzheimer Dis Assoc Disord*. 2006;20(3 Suppl 2):S42–6.

106. Kivipelto M, Helkala EL, Laakso MP, et al. Apolipoprotein E epsilon4 allele, elevated midlife total cholesterol level, and high midlife systolic blood pressure are independent risk factors for late-life Alzheimer disease. *Ann Intern Med*. 2002;137(3):149–55.

107. Kivipelto M, Helkala EL, Laakso MP, et al. Apolipoprotein E epsilon4 allele, elevated midlife total cholesterol level, and high midlife systolic blood pressure are independent risk factors for late-life Alzheimer disease. *Ann Intern Med*. 2002;137(3):149–55.

108. Jost BC, Grossberg GT. The natural history of Alzheimer's disease: a brain bank study. *J Am Geriatr Soc*. 1995;43(11):1248–55.

109. Del Tredici K, Braak H. Neurofibrillary changes of the Alzheimer type in very elderly individuals: neither inevitable nor benign: Commentary on 'No disease in the brain of a 115-year-old woman.' *Neurobiol Aging*. 2008;29(8):1133–6.

110. Barnard ND, Bush AI, Ceccarelli A, et al. Dietary and lifestyle guidelines for the prevention of Alzheimer's disease. *Neurobiol Aging*. 2014;35 Suppl 2:S74–8.

111. Lourida I, Soni M, Thompson-Coon J, et al. Mediterranean diet, cognitive function, and dementia: a systematic review. *Epidemiology*. 2013;24(4):479–89.

112. Roberts RO, Geda YE, Cerhan JR, et al. Vegetables, unsaturated fats, moderate alcohol intake, and mild cognitive impairment. *Dementia and Geriatric Cognitive Disorders*. 2010;29(5):413–23.

113. Okereke OI, Rosner BA, Kim DH, et al. Dietary fat types and 4-year cognitive change in community-dwelling older women. *Ann Neurol*. 2012;72(1):124–34.

114. Parletta N, Milte CM, Meyer BJ. Nutritional modulation of cognitive function and mental health. *J Nutr Biochem*. 2013;24(5):725–43.

115. Essa MM, Vijayan RK, Castellano-Gonzalez G, Memon MA, Braidy N, Guillemin GJ. Neuroprotective effect of natural products against Alzheimer's disease. *Neurochem Res*. 2012; 37(9):1829–42.

116. Shukitt-Hale B. Blueberries and neuronal aging. *Gerontology*. 2012;58(6):518–23.

117. Cherniack EP. A berry thought-provoking idea: the potential role of plant polyphenols in the treatment of age-related cognitive disorders. *Br J Nutr*. 2012;108(5):794–800.

118. Johnson EJ. A possible role for lutein and zeaxanthin in cognitive function in the elderly. *Am J Clin Nutr*. 2012;96(5):1161S–5S.

119. Krikorian R, Shidler MD, Nash TA, et al. Blueberry supplementation improves memory in older adults. *J Agric Food Chem*. 2010;58(7):3996–4000.

120. Devore EE, Kang JH, Breteler MMB, et al. Dietary intakes of berries and flavonoids in relation to cognitive decline. *Ann Neurol*. 2012;72(1):135–43.

121. Dai Q, Borenstein AR, Wu Y, et al. Fruit and vegetable juices and Alzheimer's disease: the Kame Project. *Am J Med*. 2006;119(9):751–9.

122. Krikorian R, Nash TA, Shidler MD, Shukitt-Hale B, Joseph JA. Concord grape juice supplementation improves memory function in older adults with mild cognitive impairment. *Br J Nutr*. 2010;103(5):730–4.

123. Nurk E, Refsum H, Drevon CA, et al. Cognitive performance among the elderly in relation to the intake of plant foods. The Hordaland Health Study. *Br J Nutr.* 2010;104(8):1190—201.

124. Mullen W, Marks SC, Crozier A. Evaluation of phenolic compounds in commercial fruit juices and fruit drinks. *J Agric Food Chem.* 2007;55(8):3148—57.

125. Tarozzi A, Morroni F, Merlicco A, et al. Neuroprotective effects of cyanidin 3-O-glucopyranoside on amyloid beta (25—35) oligomer-induced toxicity. *Neurosci Lett.* 2010;473(2):72—6.

126. Hattori M, Sugino E, Minoura K, et al. Different inhibitory response of cyanidin and methylene blue for filament formation of tau microtubule-binding domain. *Biochem Biophys Res Commun.* 2008;374(1):158—63.

127. Mandel SA, Weinreb O, Amit T, Youdim MB. Molecular mechanisms of the neuroprotective/neurorescue action of multi-target green tea polyphenols. *Front Biosci* (Schol Ed). 2012; 4:581—98.

128. Ward RJ, Zucca FA, Duyn JH, Crichton RR, Zecca L. The role of iron in brain ageing and neurodegenerative disorders. *Lancet Neurol.* 2014;13(10):1045—60.

129. Hishikawa N, Takahashi Y, Amakusa Y, et al. Effects of turmeric on Alzheimer's disease with behavioral and psychological symptoms of dementia. *Ayu.* 2012;33(4):499—504.

130. Akhondzadeh S, Sabet MS, Harirchian MH, et al. Saffron in the treatment of patients with mild to moderate Alzheimer's disease: a 16-week, randomized and placebo-controlled trial. *J Clin Pharm Ther.* 2010;35(5):581—8.

131. Akhondzadeh S, Shafiee Sabet M, Harirchian MH, et al. A 22-week, multicenter, randomized, double-blind controlled trial of Crocus sativus in the treatment of mild-to-moderate Alzheimer's disease. *Psychopharmacology* (Berl). 2010;207(4):637—43.

132. Hyde C, Peters J, Bond M, et al. Evolution of the evidence on the effectiveness and cost-effectiveness of acetylcholinesterase inhibitors and memantine for Alzheimer's disease: systematic review and economic model. *Age Ageing.* 2013;42(1):14—20.

133. US Food and Drug Administration. ARICEPT® (Donepezil Hydrochloride Tablets) package insert. http://www.fda.gov/downloads/Drugs/GuidanceComplianceRegulatoryInformation /Surveillance/DrugMarketingAdvertisingandCommunications/UCM368444.pdf. Accessed April 2, 2015.

134. Toledo C, Saltsman K. Genetics by the Numbers. Inside Life Science, Bethesda, MD: National Institute of General Medical Sciences. http://publications.nigms.nih.gov/insidelifescience /genetics-numbers.html. June 11, 2012. Accessed March 3, 2015.

135. Mostoslavsky R, Esteller M, Vaquero A. At the crossroad of lifespan, calorie restriction, chromatin and disease: meeting on sirtuins. *Cell Cycle.* 2010;9(10):1907—12.

136. Julien C, Tremblay C, Emond V, et al. Sirtuin 1 reduction parallels the accumulation of tau in Alzheimer disease. *J Neuropathol Exp Neurol.* 2009;68(1):48—58.

137. Cai W, Uribarri J, Zhu L, et al. Oral glycotoxins are a modifiable cause of dementia and the metabolic syndrome in mice and humans. *Proc Natl Acad Sci USA.* 2014;111(13):4940—5.

138. Cai W, Uribarri J, Zhu L, et al. Oral glycotoxins are a modifiable cause of dementia and the metabolic syndrome in mice and humans. *Proc Natl Acad Sci USA.* 2014;111(13):4940—5.

139. Rahmadi A, Steiner N, Münch G. Advanced glycation endproducts as gerontotoxins and biomarkers for carbonyl-based degenerative processes in Alzheimer's disease. *Clin Chem Lab Med.* 2011;49(3):385—91.

140. Semba RD, Nicklett EJ, Ferrucci L. Does accumulation of advanced glycation end products contribute to the aging phenotype? *J Gerontol A Biol Sci Med Sci.* 2010;65(9):963—75.

141. Srikanth V, Westcott B, Forbes J, et al. Methylglyoxal, cognitive function and cerebral atrophy in older people. *J Gerontol A Biol Sci Med Sci.* 2013;68(1):68—73.

142. Cai W, Uribarri J, Zhu L, et al. Oral glycotoxins are a modifiable cause of dementia and the metabolic syndrome in mice and humans. *Proc Natl Acad Sci USA*. 2014;111(13):4940–5.

143. Beeri MS, Moshier E, Schmeidler J, et al. Serum concentration of an inflammatory glyco-toxin, methylglyoxal, is associated with increased cognitive decline in elderly individuals. *Mech Ageing Dev*. 2011;132(11–12):583–7.

144. Yaffe K, Lindquist K, Schwartz AV, et al. Advanced glycation end product level, diabetes, and accelerated cognitive aging. *Neurology*. 2011;77(14):1351–6.

145. Angeloni C, Zambonin L, Hrelia S. Role of methylglyoxal in Alzheimer's disease. *Biomed Res Int*. 2014;2014:238485.

146. Vlassara H, Cai W, Goodman S, et al. Protection against loss of innate defenses in adulthood by low advanced glycation end products (AGE) intake: role of the antiinflammatory AGE re-ceptor-1. *J Clin Endocrinol Metab*. 2009;94(11):4483–91.

147. Cerami C, Founds H, Nicholl I, et al. Tobacco smoke is a source of toxic reactive glycation prod-ucts. *Proc Natl Acad Sci USA*. 1997;94(25):13915–20.

148. Uribarri J, Cai W, Sandu O, Peppa M, Goldberg T, Vlassara H. Diet-derived advanced glyca-tion end products are major contributors to the body's AGE pool and induce inflammation in healthy subjects. *Ann N Y Acad Sci*. 2005;1043:461–6.

149. Uribarri J, Cai W, Sandu O, Peppa M, Goldberg T, Vlassara H. Diet-derived advanced glyca-tion end products are major contributors to the body's AGE pool and induce inflammation in healthy subjects. *Ann N Y Acad Sci*. 2005;1043:461–6.

150. Uribarri J, Woodruff S, Goodman S, et al. Advanced glycation end products in foods and a practical guide to their reduction in the diet. *J Am Diet Assoc*. 2010;110(6):911–6.e12.

151. Uribarri J, Woodruff S, Goodman S, et al. Advanced glycation end products in foods and a practical guide to their reduction in the diet. *J Am Diet Assoc*. 2010;110(6):911–6.e12.

152. Uribarri J, Woodruff S, Goodman S, et al. Advanced glycation end products in foods and a practical guide to their reduction in the diet. *J Am Diet Assoc*. 2010;110(6):911–6.e12.

153. Cai W, Uribarri J, Zhu L, et al. Oral glycotoxins are a modifiable cause of dementia and the metabolic syndrome in mice and humans. *Proc Natl Acad Sci USA*. 2014;111(13):4940–5.

154. Baker LD, Frank LL, Foster-Schubert K, et al. Effects of aerobic exercise on mild cognitive impairment: a controlled trial. *Arch Neurol*. 2010;67(1):71–9.

155. Baker LD, Frank LL, Foster-Schubert K, et al. Effects of aerobic exercise on mild cognitive impairment: a controlled trial. *Arch Neurol*. 2010;67(1):71–9.

156. Erickson KI, Voss MW, Prakash RS, et al. Exercise training increases size of hippocampus and improves memory. *Proc Natl Acad Sci USA*. 2011;108(7):3017–22.

157. ten Brinke LF, Bolandzadeh N, Nagamatsu LS, et al. Aerobic exercise increases hippocampal volume in older women with probable mild cognitive impairment: a 6-month randomised con-trolled trial. *Br J Sports Med*. 2015;49(4):248–54.

第4章 远离消化道癌

1. Liu PH, Wang JD, Keating NL. Expected years of life lost for six potentially preventable can-cers in the United States. *Prev Med*. 2013;56(5):309–13.

2. Bertram JS, Kolonel LN, Meyskens FL. Rationale and strategies for chemoprevention of can-cer in humans. *Cancer Res*. 1987;47(11):3012–31.

3. Hasleton PS. The internal surface area of the adult human lung. *J Anat*. 1972;112(Pt 3):391–400.

4. Macdonald TT, Monteleone G. Immunity, inflammation, and allergy in the gut. *Science*. 2005;307(5717):1920–5.

5. What are the key statistics about colorectal cancer? American Cancer Society website. http:// www.cancer.org/cancer/colonandrectumcancer/detailedguide/colorectal-cancer-key -statistics. Accessed March 3, 2015.

6. What are the key statistics about pancreatic cancer? American Cancer Society website. http:// www.cancer.org/cancer/pancreaticcancer/detailedguide/pancreatic-cancer-key-statistics. Accessed March 3, 2015.

7. American Cancer Society. Cancer Facts & Figures 2014. Atlanta: American Cancer Society; 2014.

8. What are the key statistics about colorectal cancer? American Cancer Society website. http:// www.cancer.org/cancer/colonandrectumcancer/detailedguide/colorectal-cancer-key -statistics. Accessed March 3, 2015.

9. American Cancer Society. Cancer Facts & Figures 2014. Atlanta: American Cancer Society; 2014.

10. Screening for Colorectal Cancer. US Preventive Services Task Force website. http://www .uspreventiveservicestaskforce.org/Home/GetFile/1/467/colcancsumm/pdf. Accessed March 3, 2015.

11. International Monetary Fund. World Economic Outlook Database. http://bit.ly/1bNdlWu. April 2015. Accessed May 2, 2015.

12. World Bank. World Development Indicators. http://data.worldbank.org/country/india. 2011. Accessed May 2, 2015.

13. Bengmark S, Mesa MD, Gill A. Plant-derived health: the effects of turmeric and curcuminoids. *Nutr Hosp.* 2009;24(3):273–81.

14. Hutchins-Wolfbrandt A, Mistry AM. Dietary turmeric potentially reduces the risk of cancer. *Asian Pac J Cancer Prev.* 2011;12(12):3169–73.

15. Sharma RA, Euden SA, Platton SL, et al. Phase I clinical trial of oral curcumin: biomarkers of systemic activity and compliance. *Clin Cancer Res.* 2004;10(20):6847–54.

16. Carroll RE, Benya RV, Turgeon DK, et al. Phase IIa clinical trial of curcumin for the prevention of colorectal neoplasia. *Cancer Prev Res* (Phila). 2011;4(3):354–64.

17. Cruz-Correa M, Shoskes DA, Sanchez P, et al. Combination treatment with curcumin and quercetin of adenomas in familial adenomatous polyposis. *Clin Gastroenterol Hepatol.* 2006;4(8): 1035–8.

18. Sharma RA, McLelland HR, Hill KA, et al. Pharmacodynamic and pharmacokinetic study of oral Curcuma extract in patients with colorectal cancer. *Clin Cancer Res.* 2001;7(7):1894–900.

19. Singh S. From exotic spice to modern drug? *Cell.* 2007;130(5):765–8.

20. International Institute for Population Sciences & Macro International: National Family Health Survey (NFHS-3), 2005–06: India: Vol. I. Mumbai: IIPS; 2007.

21. Cummings JH, Bingham SA, Heaton KW, Eastwood MA. Fecal weight, colon cancer risk, and dietary intake of nonstarch polysaccharides (dietary fiber). *Gastroenterology.* 1992;103(6): 1783–9.

22. Gear JS, Brodribb AJ, Ware A, Mann JI. Fibre and bowel transit times. *Br J Nutr.* 1981;45(1): 77–82.

23. Burkitt DP, Walker AR, Painter NS. Effect of dietary fibre on stools and the transit-times, and its role in the causation of disease. *Lancet.* 1972;2(7792):1408–12.

24. Sonnenberg A, Koch TR. Physician visits in the United States for constipation: 1958 to 1986. *Dig Dis Sci.* 1989;34(4):606–11.

25. Burkitt DP. A deficiency of dietary fiber may be one cause of certain colonic and venous disorders. *Am J Dig Dis.* 1976;21(2):104–8.

26. Fox A, Tietze PH, Ramakrishnan K. Anorectal conditions: anal fissure and anorectal fistula. *FP Essent.* 2014;419:20–7.

27. Burkitt DP. A deficiency of dietary fiber may be one cause of certain colonic and venous disorders. *Am J Dig Dis.* 1976;21(2):104–8.

28. Sanjoaquin MA, Appleby PN, Spencer EA, Key TJ. Nutrition and lifestyle in relation to bowel movement frequency: a cross-sectional study of 20630 men and women in EPIC-Oxford. *Public Health Nutr.* 2004;7(1):77–83.

29. What are the key statistics about colorectal cancer? American Cancer Society website. http://www.cancer.org/cancer/colonandrectumcancer/detailedguide/colorectal-cancer-key-statistics. Accessed March 3, 2015.

30. Doll R. The geographical distribution of cancer. *Br J Cancer.* 1969;23(1):1–8.

31. Lipski E. Traditional non-Western diets. *Nutr Clin Pract.* 2010;25(6):585–93.

32. Burkitt DP. Epidemiology of cancer of the colon and rectum.1971. *Dis. Colon Rectum.* 1993;36(11):1071–82.

33. Shaper AG, Jones KW. Serum-cholesterol, diet, and coronary heart-disease in Africans and Asians in Uganda: 1959. *Int J Epidemiol.* 2012;41(5):1221–5.

34. Malila N, Hakulinen T. Epidemiological trends of colorectal cancer in the Nordic countries. *Scand J Surg.* 2003;92(1):5–9.

35. Englyst HN, Bingham SA, Wiggins HS, et al. Nonstarch polysaccharide consumption in four Scandinavian populations. *Nutr Cancer.* 1982;4(1):50–60.

36. Graf E, Eaton JW. Dietary suppression of colonic cancer. Fiber or phytate? *Cancer.* 1985;56(4):717–8.

37. Fonseca-Nunes A, Jakszyn P, Agudo A. Iron and cancer risk—a systematic review and meta-analysis of the epidemiological evidence. *Cancer Epidemiol Biomarkers Prev.* 2014;23(1):12–31.

38. Mellanby E. The rickets-producing and anti-calcifying action of phytate. *J Physiol.* 1949;109(3–4):488–533.

39. House WA, Welch RM, Van Campen DR. Effect of phytic acid on the absorption, distribution, and endogenous excretion of zinc in rats. *J Nutr.* 1982;112(5):941–53.

40. Urbano G, López-Jurado M, Aranda P, Vidal-Valverde C, Tenorio E, Porres J. The role of phytic acid in legumes: antinutrient or beneficial function? *J Physiol Biochem.* 2000;56(3):283–94.

41. López-González AA, Grases F, Roca P, Mari B, Vicente-Herrero MT, Costa-Bauzá A. Phytate (myo-inositol hexaphosphate) and risk factors for osteoporosis. *J Med Food.* 2008;11(4):747–52.

42. López-González AA, Grases F, Monroy N, et al. Protective effect of myo-inositol hexaphosphate (phytate) on bone mass loss in postmenopausal women. *Eur J Nutr.* 2013;52(2):717–26.

43. Arriero Mdel M, Ramis JM, Perelló J, Monjo M. Inositol hexakisphosphate inhibits osteoclastogenesis on RAW 264.7 cells and human primary osteoclasts. *PLoS ONE.* 2012;7(8):e43187.

44. Khosla S, Burr D, Cauley J, et al. Bisphosphonate-associated osteonecrosis of the jaw: report of a task force of the American Society for Bone and Mineral Research. *J Bone Miner Res.* 2007;22(10):1479–91.

45. Singh PN, Fraser GE. Dietary risk factors for colon cancer in a low-risk population. *Am J Epidemiol.* 1998;148(8):761–74.

46. Manousos O, Day NE, Trichopoulos D, Gerovassilis F, Tzonou A, Polychronopoulou A. Diet and colorectal cancer: A case-control study in Greece. *Int J Cancer.* 1983;32(1):1–5.

47. Lanza E, Hartman TJ, Albert PS, et al. High dry bean intake and reduced risk of advanced colorectal adenoma recurrence among participants in the polyp prevention trial. *J Nutr.* 2006;136(7):1896–1903.

48. Vucenik I, Shamsuddin AM. Protection against cancer by dietary IP6 and inositol. *Nutr Cancer.* 2006;55(2):109–25.

49. Vucenik I, Shamsuddin AM. Cancer inhibition by inositol hexaphosphate (IP6) and inositol: from laboratory to clinic. *J Nutr.* 2003;133(11-Suppl-1):3778S–84S.

50. Ogawa S, Kobayashi H, Amada S, et al. Sentinel node detection with (99m)Tc phytate alone is satisfactory for cervical cancer patients undergoing radical hysterectomy and pelvic lymphadenectomy. *Int J Clin Oncol.* 2010;15(1):52–8.

51. Vucenik I, Shamsuddin AM. Protection against cancer by dietary IP6 and inositol. *Nutr Cancer.* 2006;55(2):109–25.

52. Vucenik I, Passaniti A, Vitolo MI, Tantivejkul K, Eggleton P, Shamsuddin AM. Anti-angiogenic activity of inositol hexaphosphate (IP6). *Carcinogenesis.* 2004;25(11):2115–23.

53. Wang H, Khor TO, Shu L, et al. Plants vs. cancer: a review on natural phytochemicals in preventing and treating cancers and their druggability. *Anticancer Agents Med Chem.* 2012;12(10): 1281–305.

54. Yang GY, Shamsuddin AM. IP6-induced growth inhibition and differentiation of HT-29 human colon cancer cells: involvement of intracellular inositol phosphates. *Anticancer Res.* 1995;15(6B): 2479–87.

55. Shamsuddin AM, Yang GY, Vucenik I. Novel anti-cancer functions of IP6: growth inhibition and differentiation of human mammary cancer cell lines in vitro. *Anticancer Res.* 1996;16(6A): 3287–92.

56. Vucenik I, Tantivejkul K, Zhang ZS, Cole KE, Saied I, Shamsuddin AM. IP6 in treatment of liver cancer. I. IP6 inhibits growth and reverses transformed phenotype in HepG2 human liver cancer cell line. *Anticancer Res.* 1998;18(6A):4083–90.

57. Shamsuddin AM, Yang GY. Inositol hexaphosphate inhibits growth and induces differentiation of PC-3 human prostate cancer cells. *Carcinogenesis.* 1995;16(8):1975–9.

58. Shamsuddin AM. Anti-cancer function of phytic acid. *Int J Food Sci Tech.* 2002;37(7):769–82.

59. Sun J, Chu YF, Wu X, Liu RH. Antioxidant and antiproliferative activities of common fruits. *J Agric Food Chem.* 2002;50(25):7449–54.

60. Olsson ME, Andersson CS, Oredsson S, Berglund RH, Gustavsson KE. Antioxidant levels and inhibition of cancer cell proliferation in vitro by extracts from organically and conventionally cultivated strawberries. *J Agric Food Chem.* 2006;54(4):1248–55.

61. Graham DJ, Campen D, Hui R, et al. Risk of acute myocardial infarction and sudden cardiac death in patients treated with cyclo-oxygenase 2 selective and non-selective non-steroidal anti-inflammatory drugs: nested case-control study. *Lancet.* 2005;365(9458):475–81.

62. Wang LS, Burke CA, Hasson H, et al. A phase Ib study of the effects of black raspberries on rectal polyps in patients with familial adenomatous polyposis. *Cancer Prev Res* (Phila). 2014;7(7):666–74.

63. Wang LS, Burke CA, Hasson H, et al. A phase Ib study of the effects of black raspberries on rectal polyps in patients with familial adenomatous polyposis. *Cancer Prev Res* (Phila). 2014;7(7):666–74.

64. Pan A, Sun Q, Bernstein AM, et al. Red meat consumption and mortality: Results from 2 prospective cohort studies. *Arch Intern Med.* 2012;172(7):555–63.

65. Sinha R, Cross AJ, Graubard BI, Leitzmann MF, Schatzkin A. Meat intake and mortality: a prospective study of over half a million people. *Arch Intern Med.* 2009;169(6):562–71.

66. Popkin BM. Reducing meat consumption has multiple benefits for the world's health. *Arch Intern Med.* 2009;169(6):543.

67. Dixon SJ, Stockwell BR. The role of iron and reactive oxygen species in cell death. *Nat Chem Biol.* 2014;10(1):9–17.

68. Hurrell R, Egli I. Iron bioavailability and dietary reference values. *Am J Clin Nutr.* 2010;91(5): 1461S–7S.

69. Cook JD. Adaptation in iron metabolism. *Am J Clin Nutr.* 1990;51(2):301–8.

70. Fonseca-Nunes A, Jakszyn P, Agudo A. Iron and cancer risk—a systematic review and meta-analysis of the epidemiological evidence. *Cancer Epidemiol Biomarkers Prev.* 2014;23(1):12–31.

71. Yang W, Li B, Dong X, et al. Is heme iron intake associated with risk of coronary heart disease? A meta-analysis of prospective studies. *Eur J Nutr.* 2014;53(2):395–400.

72. Bao W, Rong Y, Rong S, Liu L. Dietary iron intake, body iron stores, and the risk of type 2 diabetes: a systematic review and meta-analysis. *BMC Med.* 2012;10:119.

73. Zacharski LR, Chow BK, Howes PS, et al. Decreased cancer risk after iron reduction in patients with peripheral arterial disease: results from a randomized trial. *J Natl Cancer Inst.* 2008;100(14):996–1002.

74. Edgren G, Nyrén O, Melbye M. Cancer as a ferrotoxic disease: are we getting hard stainless evidence? *J Natl Cancer Inst.* 2008;100(14):976–7.

75. Corpet DE. Red meat and colon cancer: should we become vegetarians, or can we make meat safer? *Meat Sci.* 2011;89(3):310–6.

76. Farmer B, Larson BT, Fulgoni VL 3rd, Rainville AJ, Liepa GU. A vegetarian dietary pattern as a nutrient-dense approach to weight management: an analysis of the national health and nutrition examination survey 1999–2004. *J Am Diet Assoc.* 2011;111(6):819–27.

77. Iron deficiency—United States, 1999–2000. MMWR Morb Mortal Wkly Rep. 2002;51(40):897–9.

78. Craig WJ, Mangels AR. Position of the American Dietetic Association: vegetarian diets. *J Am Diet Assoc.* 2009;109(7):1266–82.

79. Tiwari AK, Mahdi AA, Chandyan S, et al. Oral iron supplementation leads to oxidative imbalance in anemic women: a prospective study. *Clin Nutr.* 2011;30(2):188–93.

80. Saunders AV, Craig WJ, Baines SK, Posen JS. Iron and vegetarian diets. *Med J Aust.* 2013;199(4 Suppl):S11–6.

81. American Cancer Society. Cancer Facts & Figures 2014. Atlanta: American Cancer Society; 2014.

82. Iodice S, Gandini S, Maisonneuve P, Lowenfels AB. Tobacco and the risk of pancreatic cancer: a review and meta-analysis. *Langenbecks Arch Surg.* 2008;393(4):535–45.

83. Kolodecik T, Shugrue C, Ashat M, Thrower EC. Risk factors for pancreatic cancer: underlying mechanisms and potential targets. *Front Physiol.* 2013;4:415.

84. Thiébaut AC, Jiao L, Silverman DT, et al. Dietary fatty acids and pancreatic cancer in the NIH-AARP diet and health study. *J Natl Cancer Inst.* 2009;101(14):1001–11.

85. Landrigan PJ. Preface. *Ann N Y Acad Sci.* 1991;643:xv–xvi.

86. Weiner R, Rees D, Lunga FJ, Felix MA. Third wave of asbestos-related disease from secondary use of asbestos. A case report from industry. *S Afr Med J.* 1994;84(3):158–60.

87. Johnson ES, Zhou Y, Lillian Yau C, et al. Mortality from malignant diseases-update of the Baltimore union poultry cohort. *Cancer Causes Control.* 2010;21(2):215–21.

88. Felini M, Johnson E, Preacely N, Sarda V, Ndetan H, Bangara S. A pilot case-cohort study of liver and pancreatic cancers in poultry workers. *Ann Epidemiol.* 2011;21(10):755–66.

89. Lynch SM, Vrieling A, Lubin JH, et al. Cigarette smoking and pancreatic cancer: a pooled analysis from the pancreatic cancer cohort consortium. *Am J Epidemiol.* 2009;170(4):403–13.

90. Rohrmann S, Linseisen J, Nöthlings U, et al. Meat and fish consumption and risk of pancreatic cancer: results from the European Prospective Investigation into Cancer and Nutrition. *Int J Cancer.* 2013;132(3):617–24.

91. Rohrmann S, Linseisen J, Jakobsen MU, et al. Consumption of meat and dairy and lymphoma

risk in the European Prospective Investigation into Cancer and Nutrition. *Int J Cancer*. 2011; 128(3):623–34.

92. Lotti M, Bergamo L, Murer B. Occupational toxicology of asbestos-related malignancies. *Clin Toxicol* (Phila). 2010;48(6):485–96.

93. Marvisi M, Balzarini L, Mancini C, Mouzakiti P. A new type of hypersensitivity pneumonitis: salami brusher's disease. *Monaldi Arch Chest Dis*. 2012;77(1):35–7.

94. Yang ZY, Yuan JQ, Di MY, et al. Gemcitabine plus erlotinib for advanced pancreatic cancer: a systematic review with meta-analysis. *PLoS ONE*. 2013;8(3):e57528.

95. Li L, Aggarwal BB, Shishodia S, Abbruzzese J, Kurzrock R. Nuclear factor-kappaB and Ikap-paB kinase are constitutively active in human pancreatic cells, and their down-regulation by curcumin (diferuloylmethane) is associated with the suppression of proliferation and the induction of apoptosis. *Cancer*. 2004;101(10):2351–62.

96. Dhillon N, Aggarwal BB, Newman RA, et al. Phase II trial of curcumin in patients with advanced pancreatic cancer. *Clin Cancer Res*. 2008;14(14):4491–9.

97. Bosetti C, Bravi F, Turati F, et al. Nutrient-based dietary patterns and pancreatic cancer risk. *Ann Epidemiol*. 2013;23(3):124–8.

98. Mills PK, Beeson WL, Abbey DE, Fraser GE, Phillips RL. Dietary habits and past medical history as related to fatal pancreas cancer risk among Adventists. *Cancer*. 1988;61(12):2578–85.

99. American Cancer Society. Cancer Facts & Figures 2014. Atlanta: American Cancer Society; 2014.

100. Bagnardi V, Rota M, Botteri E, et al. Light alcohol drinking and cancer: a meta-analysis. *Ann Oncol*. 2013;24(2):301–8.

101. Rubenstein JH, Chen JW. Epidemiology of gastroesophageal reflux disease. *Gastroenterol Clin North Am*. 2014;43(1):1–14.

102. Lagergren J, Bergström R, Lindgren A, Nyrén O. Symptomatic gastroesophageal reflux as a risk factor for esophageal adenocarcinoma. *N Engl J Med*. 1999;340(11):825–31.

103. Pohl H, Welch HG. The role of overdiagnosis and reclassification in the marked increase of esophageal adenocarcinoma incidence. *J Natl Cancer Inst*. 2005;97(2):142–6.

104. Parasa S, Sharma P. Complications of gastro-oesophageal reflux disease. *Best Pract Res Clin Gastroenterol*. 2013;27(3):433–42.

105. El-Serag HB. Time trends of gastroesophageal reflux disease: a systematic review. *Clin Gastroenterol Hepatol*. 2007;5(1):17–26.

106. De Ceglie A, Fisher DA, Filiberti R, Blanchi S, Conio M. Barrett's esophagus, esophageal and esophagogastric junction adenocarcinomas: the role of diet. *Clin Res Hepatol Gastroenterol*. 2011;35(1):7–16.

107. Navarro Silvera SA, Mayne ST, Risch H, et al. Food group intake and risk of subtypes of esophageal and gastric cancer. *Int J Cancer*. 2008;123(4):852–60.

108. Nebel OT, Castell DO. Lower esophageal sphincter pressure changes after food ingestion. *Gastroenterology*. 1972;63(5):778–83.

109. Becker DJ, Sinclair J, Castell DO, Wu WC. A comparison of high and low fat meals on postprandial esophageal acid exposure. *Am J Gastroenterol*. 1989;84(7):782–6.

110. Charlton KE, Tapsell LC, Batterham MJ, et al. Pork, beef and chicken have similar effects on acute satiety and hormonal markers of appetite. *Appetite*. 2011;56(1):1–8.

111. Mitsukawa T, Takemura J, Ohgo S, et al. Gallbladder function and plasma cholecystokinin levels in diabetes mellitus. *Am J Gastroenterol*. 1990;85(8):981–5.

112. Matsuki N, Fujita T, Watanabe N, et al. Lifestyle factors associated with gastroesophageal reflux disease in the Japanese population. *J Gastroenterol*. 2013;48(3):340–9.

113. Jung JG, Kang HW, Hahn SJ, et al. Vegetarianism as a protective factor for reflux esophagitis:

a retrospective, cross-sectional study between Buddhist priests and general population. *Dig Dis Sci.* 2013;58(8):2244—52.

114. Fashner J, Gitu AC. Common gastrointestinal symptoms: risks of long-term proton pump inhibitor therapy. *FP Essent.* 2013;413:29—39.

115. Terry P, Lagergren J, Ye W, Nyrén O, Wolk A. Antioxidants and cancers of the esophagus and gastric cardia. *Int J Cancer.* 2000;87(5):750—4.

116. Ekström AM, Serafini M, Nyrén O, Hansson LE, Ye W, Wolk A. Dietary antioxidant intake and the risk of cardia cancer and noncardia cancer of the intestinal and diffuse types: a population-based case-control study in Sweden. *Int J Cancer.* 2000;87(1):133—40.

117. Nilsson M, Johnsen R, Ye W, Hveem K, Lagergren J. Lifestyle related risk factors in the aetiology of gastro-oesophageal reflux. *Gut.* 2004;53(12):1730—5.

118. Coleman HG, Murray LJ, Hicks B, et al. Dietary fiber and the risk of precancerous lesions and cancer of the esophagus: a systematic review and meta-analysis. *Nutr Rev.* 2013;71(7):474—82.

119. Burkitt DP. Hiatus hernia: is it preventable? *Am J Clin Nutr.* 1981;34(3):428—31.

120. Burkitt DP, James PA. Low-residue diets and hiatus hernia. *Lancet.* 1973;2(7821):128—30.

121. Burkitt DP, James PA. Low-residue diets and hiatus hernia. *Lancet.* 1973;2(7821):128—30.

122. Burkitt DP. Two blind spots in medical knowledge. *Nurs Times.* 1976;72(1):24—7.

123. Burkitt DP. Hiatus hernia: is it preventable? *Am J Clin Nutr.* 1981;34(3):428—31.

124. American Cancer Society. Cancer Facts & Figures 2014. Atlanta: American Cancer Society; 2014.

125. Polednak AP. Trends in survival for both histologic types of esophageal cancer in US surveillance, epidemiology and end results areas. *Int J Cancer.* 2003;105(1):98—100.

126. Chen T, Yan F, Qian J, et al. Randomized phase II trial of lyophilized strawberries in patients with dysplastic precancerous lesions of the esophagus. *Cancer Prev Res* (Phila). 2012;5(1):41—50.

127. Chen T, Yan F, Qian J, et al. Randomized phase II trial of lyophilized strawberries in patients with dysplastic precancerous lesions of the esophagus. *Cancer Prev Res* (Phila). 2012;5(1):41—50.

128. Eaton SB, Konner M, Shostak M. Stone agers in the fast lane: chronic degenerative diseases in evolutionary perspective. *Am J Med.* 1988;84(4):739—49.

129. King DE, Mainous AG, Lambourne CA. Trends in dietary fiber intake in the United States, 1999—2008. *J Acad Nutr Diet.* 2012;112(5):642—8.

130. Zhang N, Huang C, Ou S. In vitro binding capacities of three dietary fibers and their mixture for four toxic elements, cholesterol, and bile acid. *J Hazard Mater.* 2011;186(1):236—9.

131. Moshfegh A, Goldman J, Cleveland l. *What We Eat in America, NHANES 2001—2002: Usual Nutrient Intakes from Food Compared to Dietary Reference Intakes.* Washington, D.C.: US Department of Agriculture Agricultural Research Service; 2005.

第5章 远离感染

1. Civil Practice And Remedies Code. Title 4. Liability in Tort. Chapter 96. False Disparagement of Perishable Food Products. Texas Constitution and Statutes. http://www.statutes.legis .state.tx.us/Docs/CP/htm/CP.96.htm. Accessed March 3, 2015.

2. Civil Practice and Remedies Code. Title 4. Liability in Tort. Chapter 96. False Disparagement of Perishable Food Products. Texas Constitution and Statutes. http://www.statutes.legis.state .tx.us/Docs/CP/htm/CP.96.htm. Accessed March 3, 2015.

3. Oppel Jr RA. Taping of farm cruelty is becoming the crime. *New York Times*. http://www .nytimes.com/2013/04/07/us/taping-of-farm-cruelty-is-becoming-the-crime.html. April 6, 2013. Accessed March 3, 2015.

4. Shrestha SS, Swerdlow DL, Borse RH, et al. Estimating the burden of 2009 pandemic influenza A (H1N1) in the United States (April 2009–April 2010). *Clin Infect Dis*. 2011;52 Suppl 1:S75–82.

5. Woolhouse ME, Gowtage-Sequeria S. Host range and emerging and reemerging pathogens. *Emerging Infect Dis*. 2005;11(12):1842–7.

6. Epstein PR, Chivian E, Frith K. Emerging diseases threaten conservation. *Environ Health Perspect*. 2003;111(10):A506–7.

7. Espinosa de los Monteros LE, Galán JC, Gutiérrez M, et al. Allele-specific PCR method based on pncA and oxyR sequences for distinguishing Mycobacterium bovis from Mycobacterium tuberculosis: intraspecific M. bovis pncA sequence polymorphism. *J Clin Microbiol*. 1998;36(1): 239–42.

8. Esmail H, Barry CE, Young DB, Wilkinson RJ. The ongoing challenge of latent tuberculosis. *Philos Trans R Soc Lond, B, Biol Sci*. 2014;369(1645):20130437.

9. Daszak P, Cunningham AA. Emerging infectious diseases: a key role for conservation medicine. In: Aguirre AA, Ostfeld RS, Tabor GM, et al. *Conservation Medicine: Ecological Health in Practice*. Oxford: Oxford University Press; 2002:40–61.

10. McMichael AJ. *Human Frontiers, Environments and Disease, Past Patterns, Uncertain Futures*. Cambridge: Cambridge University Press; 2001.

11. Torrey EF, Yolken RH. *Beasts of the Earth, Animals, Humans, and Disease*. New Brunswick, NJ: Rutgers University Press; 2005.

12. McMichael AJ. *Human Frontiers, Environments and Disease, Past Patterns, Uncertain Futures*. Cambridge: Cambridge University Press; 2001.

13. Van Heuverswyn F, Peeters M. The origins of HIV and implications for the global epidemic. *Curr Infect Dis Rep*. 2007;9(4):338–46.

14. Whon TW, Kim MS, Roh SW, Shin NR, Lee HW, Bae JW. Metagenomic characterization of airborne viral DNA diversity in the near-surface atmosphere. *J Virol*. 2012;86(15):8221–31.

15. USDA. Microbiological testing of AMS purchased meat, poultry and egg commodities. http:// www.ams.usda.gov/AMSv1.0/ams.fetchTemplateData.do?template=TemplateA&navID= MicrobialTestingofCommodities&rightNav1=MicrobialTestingofCommodities&topNav= &leftNav=&page=FPPMicroDataReports&resultType=&acct=lsstd. Accessed March 3, 2015.

16. Centers for Disease Control and Prevention. Deaths: final data for 2013 table 10. Number of deaths from 113 selected causes. National Vital Statistics Report. 2016;64(2).

17. Barker J, Stevens D, and Bloomfield SF. Spread and prevention of some common viral infections in community facilities and domestic homes. *J Appl Microbiol*. 2001;91(1):7–21.

18. Boone SA, Gerba CP. The occurrence of influenza A virus on household and day care center fomites. *J Infect*. 2005;51(2):103–9.

19. World Health Organization. WHO Guidelines on Hand Hygiene in Health Care. Geneva: World Health Organization; 2009. http://www.ncbi.nlm.nih.gov/books/n/whohand/pdf/. Accessed April 4, 2015.

20. How does the immune system work? PubMed Health. http://www.ncbi.nlm.nih.gov /pubmedhealth/PMH0010386/. Accessed March 3, 2015.

21. U.S. Centers for Disease Control and Prevention. Prevention of pneumococcal disease: recommendations of the Advisory Committee on Immunization Practices (ACIP). MMWR 1997; 46(RR-08):1–24.

22. Gibson A, Edgar J, Neville C, et al. Effect of fruit and vegetable consumption on immune function in older people: a randomized controlled trial. *Am J Clin Nutr*. 2012;96(6):1429–36.

23. USDA. Food availability (per capita) Data System. Fresh kale: per capita availability adjusted for loss. http://www.ers.usda.gov/datafiles/Food_Availabily_Per_Capita_Data_System/Loss Adjusted_Food_Availability/veg.xls. Accessed March 3, 2015.

24. Nishi K, Kondo A, Okamoto T, et al. Immunostimulatory in vitro and in vivo effects of a water-soluble extract from kale. *Biosci Biotechnol Biochem*. 2011;75(1):40–6.

25. Nishi K, Kondo A, Okamoto T, et al. Immunostimulatory in vitro and in vivo effects of a water-soluble extract from kale. *Biosci Biotechnol Biochem*. 2011;75(1):40–6.

26. Macdonald TT, Monteleone G. Immunity, inflammation, and allergy in the gut. *Science*. 2005;307(5717):1920–5.

27. United States Census Bureau. Median and average square feet of floor area in new single-family houses completed by location. https://www.census.gov/const/C25Ann/sftotalmedavgsqft.pdf. Accessed April 3, 2015.

28. Sheridan BS, Lefrançois L. Intraepithelial lymphocytes: To serve and protect. *Curr Gastroenterol Rep*. 2010;12(6):513–21.

29. Hooper LV. You AhR what you eat: linking diet and immunity. *Cell*. 2011;147(3):489–91.

30. Esser C. Biology and function of the aryl hydrocarbon receptor: report of an international and interdisciplinary conference. *Arch Toxicol*. 2012;86(8):1323–9.

31. Veldhoen M. Direct interactions between intestinal immune cells and the diet. *Cell Cycle*. 2012 Feb 1;11(3):426–7.

32. Hooper LV. You AhR what you eat: linking diet and immunity. *Cell*. 2011;147(3):489–91.

33. Savouret JF, Berdeaux A, Casper RF. The aryl hydrocarbon receptor and its xenobiotic ligands: A fundamental trigger for cardiovascular diseases. *Nutr Metab Cardiovasc Dis*. 2003;13(2):104–13.

34. Ashida H, Fukuda I, Yamashita T, Kanazawa K. Flavones and flavonols at dietary levels inhibit a transformation of aryl hydrocarbon receptor induced by dioxin. *FEBS Lett*. 2000;476(3):213–7.

35. Ashida H, Fukuda I, Yamashita T, Kanazawa K. Flavones and flavonols at dietary levels inhibit a transformation of aryl hydrocarbon receptor induced by dioxin. *FEBS Lett*. 2000;476(3):213–7.

36. Alhaider AA, El Gendy MAM, Korashy HM, El-Kadi AOS. Camel urine inhibits the cytochrome P450 1a1 gene expression through an AhR-dependent mechanism in Hepa 1c1c7 cell line. *J Ethnopharmacol*. 2011;133(1):184–90.

37. Watts AR, Lennard MS, Mason SL, Tucker GT, Woods HF. Beeturia and the biological fate of beetroot pigments. *Pharmacogenetics*. 1993;3(6):302–11.

38. Yalindag-Ozturk N, Ozdamar M, Cengiz P. Trial of garlic as an adjunct therapy for multidrug resistant Pseudomonas aeruginosa pneumonia in a critically ill infant. *J Altern Complement Med*. 2011;17(4):379–80. Epub 2011 Apr 11.

39. Seeram NP. Recent trends and advances in berry health benefits research. *J Agric Food Chem*. 2010;58(7):3869–70.

40. Seeram NP. Berry fruits for cancer prevention: Current status and future prospects. *J Agric Food Chem*. 2008;56(3):630–5.

41. Caligiuri MA. Human natural killer cells. *Blood*. 2008;112(3):461–9.

42. McAnulty LS, Nieman DC, Dumke CL, et al. Effect of blueberry ingestion on natural killer cell counts, oxidative stress, and inflammation prior to and after 2. 5 H of running. *Appl Physiol Nutr Metab*. 2011;36(6):976–84.

43. Majdalawieh AF, Carr RI. In vitro investigation of the potential immunomodulatory and anti-cancer activities of black pepper (Piper nigrum) and cardamom (Elettaria cardamomum). *J Med Food*. 2010;13(2):371–81.

44. Bager P, Wohlfahrt J, Westergaard T. Caesarean delivery and risk of atopy and allergic disease: Meta-analyses. *Clin Exp Allergy*. 2008;38(4):634–42

45. Benn CS, Thorsen P, Jensen JS, et al. Maternal vaginal microflora during pregnancy and the risk of asthma hospitalization and use of antiasthma medication in early childhood. *J Allergy Clin Immunol*. 2002;110(1):72–7

46. Sheih YH, Chiang BL, Wang LH, Liao CK, Gill HS. Systemic immunity-enhancing effects in healthy subjects following dietary consumption of the lactic acid bacterium Lactobacillus rhamnosus HN001. *J Am Coll Nutr*. 2001;20(Suppl 2):149–56

47. Berggren A, Lazou Ahrhiang BL, Wang LH, Liao G. Randomised, double-blind and placebo-controlled study using new probiotic lactobacilli for strengthening the body immune defence against viral infections. *Eur J Nutr*. 2011;50(3):203–10.

48. Hao Q, Lu Z, Dong BR, Huang CQ, Wu T. Probiotics for preventing acute upper respiratory tract infections. *Cochrane Database Syst Rev*. 2011;9:1–42

49. Homayoni Rad A, Akbarzadeh F, Mehrabany EV. Which are more important: prebiotics or probiotics? *Nutrition*. 2012;28(11–12):1196–7.

50. Vitali B, Minervini G, Rizzello CG, et al. Novel probiotic candidates for humans isolated from raw fruits and vegetables. *Food Microbiol*. 2012;31(1):116–25.

51. Nieman DC. Moderate exercise improves immunity and decreases illness rates. *Am J Lifestyle Med*. 2011;5(4):338–45.

52. Schwindt CD, Zaldivar F, Wilson L, et al. Do circulating leucocytes and lymphocyte subtypes increase in response to brief exercise in children with and without asthma? *Br J Sports Med*. 2007;41(1):34–40.

53. Nieman DC, Henson DA, Gusewitch G, et al. Physical activity and immune function in elderly women. *Med Sci Sports Exerc*. 1993;25(7):823–31.

54. Neville V, Gleeson M, Folland JP. Salivary IgA as a risk factor for upper respiratory infections in elite professional athletes. *Med Sci Sports Exerc*. 2008;40(7):1228–36.

55. Otsuki T, Shimizu K, Iemitsu M, Kono I. Salivary secretory immunoglobulin A secretion increases after 4-weeks ingestion of chlorella-derived multicomponent supplement in humans: a randomized cross over study. *Nutr J*. 2011 Sep 9;10:91.

56. Klentrou P, Cieslak T, MacNeil M, Vintinner A, Plyley M. Effect of moderate exercise on salivary immunoglobulin A and infection risk in humans. *Eur J Appl Physiol*. 2002;87(2):153–8.

57. Nieman DC. Moderate exercise improves immunity and decreases illness rates. *Am J Lifestyle Med*. 2011;5(4):338–46.

58. Walsh NP, Gleeson M, Shephard RJ, et al. Position statement. Part one: immune function and exercise. *Exerc Immunol Rev*. 2011;17:6–63.

59. Akimoto T, Nakahori C, Aizawa K, Kimura F, Fukubayashi T, Kono I. Acupuncture and responses of immunologic and endocrine markers during competition. *Med Sci Sports Exerc*. 2003;35(8):1296–302.

60. Neville V, Gleeson M, Folland JP. Salivary IgA as a risk factor for upper respiratory infections in elite professional athletes. *Med Sci Sports Exerc*. 2008;40(7):1228–36.

61. Nieman DC. Exercise effects on systemic immunity. *Immunol Cell Biol*. 2000;78(5):496–501.

62. Otsuki T, Shimizu K, Iemitsu M, Kono I. Salivary secretory immunoglobulin A secretion increases after 4-weeks ingestion of chlorella-derived multicomponent supplement in humans: a randomized cross over study. *Nutr J*. 2011 Sep 9;10:91.

63. Halperin SA, Smith B, Nolan C, Shay J, Kralovec J. Safety and immunoenhancing effect of a Chlorella-derived dietary supplement in healthy adults undergoing influenza vaccination: randomized, double-blind, placebo-controlled trial. *CMAJ*. 2003 Jul 22;169(2):111–7.

64. Otsuki T, Shimizu K, Iemitsu M, Kono I. Chlorella intake attenuates reduced salivary SIgA secretion in kendo training camp participants. *Nutr J*. 2012 Dec 11;11:103.

65. Selvaraj V, Singh H, Ramaswamy S. Chlorella-induced psychosis. *Psychosomatics*. 2013;54(3): 303–4.

66. Selvaraj V, Singh H, Ramaswamy S. Chlorella-induced psychosis. *Psychosomatics*. 2013;54(3): 303–4.

67. Carpenter KC, Breslin WL, Davidson T, Adams A, McFarlin BK. Baker's yeast β-glucan supplementation increases monocytes and cytokines post-exercise: implications for infection risk? *Br J Nutr*. 2013;109(3):478–86.

68. Carpenter KC, Breslin WL, Davidson T, Adams A, McCarlin BK. Baker's yeast β-glucan supplementation increases monocytes and cytokines post-exercise: implications for infection risk? *Br J Nutr*. 2013;109(3):478–86.

69. Talbott S, Talbott J. Effect of BETA 1, 3/1, 6 GLUCAN on upper respiratory tract infection symptoms and mood state in marathon athletes. *J Sports Sci Med*. 2009 Dec 1;8(4):509–15.

70. Merrill RM, Isakson RT, Beck RE. The association between allergies and cancer: what is currently known? *Ann Allergy Asthma Immunol*. 2007;99(2):102–16.

71. Wakchaure GC. Production and marketing of mushrooms: global and national scenario. In: Singh M, ed. *Mushrooms: Cultivation, Marketing and Consumption*. Indian Council of Agricultural Research Directorate of Mushroom Research; 2011.

72. Jeong SC, Koyyalamudi SR, Pang G. Dietary intake of Agaricus bisporus white button mushroom accelerates salivary immunoglobulin A secretion in healthy volunteers. *Nutrition*. 2012; 28(5):527–31.

73. Jeong SC, Koyyalamudi SR, Pang G. Dietary intake of Agaricusbisporus white button mushroom accelerates salivary immunoglobulin A secretion in healthy volunteers. *Nutrition*. 2012; 28(5):527–31.

74. Moro C, Palacios I, Lozano M, et al. Anti-inflammatory activity of methanolic extracts from edible mushrooms in LPS activated RAW 264. 7 macrophages. *Food Chemistry*. 2012; 130:350–5.

75. Jesenak M, Hrubisko M, Majtan J, Rennerova Z, Banovcin P. Anti-allergic effect of Pleuran (β-glucan from Pleurotus ostreatus) in children with recurrent respiratory tract infections. *Phytother Res*. 2014;28(3):471–4.

76. Centers for Disease Control and Prevention. Estimates of foodborne illness in the United States. http://www.cdc.gov/foodborneburden/. Accessed March 3, 2015.

77. Batz MB, Hoffmann S, Morris Jr JG. Ranking the disease burden of 14 pathogens in food sources in the United States using attribution data from outbreak investigations and expert elicitation. *J Food Prot*. 2012;75(7):1278–91.

78. Park S, Navratil S, Gregory A, et al. Multifactorial effects of ambient temperature, precipitation, farm management, and environmental factors determine the level of generic Escherichia coli contamination on preharvested spinach. *Appl Environ Microbiol*. 2015;81(7): 2635–50.

79. Hoffmann S, Batz MB, Morris Jr JG. Annual cost of illness and quality-adjusted life year losses in the United States due to 14 foodborne pathogens. *J Food Prot*. 2012;75(7):1292–302.

80. Chai SJ, White PL. Salmonella enterica Serotype Enteritidis: increasing incidence of domestically acquired infections. *Clin Infect Dis*. 2012;54(Sup5): 488–97.

81. Salmonella. Centers for Disease Control and Prevention. http://www.cdc.gov/salmonella/. Accessed March 3, 2015.

82. Baura GD. The incredible inedible egg. *IEEE Pulse*. 2010 Nov–Dec;1(3):56, 62.

83. Krouse B. Opposing view on food safety: committed to safety. *USA Today*. http://usatoday 30.usatoday.com/news/opinion/editorials/2010-08-30-editorial30_ST1_N.htm. Accessed March 3, 2015.

84. Davis AL, Curtis PA, Conner DE, McKee SR, Kerth LK. Validation of cooking methods using shell eggs inoculated with Salmonella serotypes Enteritidis and Heidelberg. *Poult Sci*. 2008; 87(8):1637–42.

85. Stadelman WJ, Muriana PM, Schmieder H. The effectiveness of traditional egg-cooking practices for elimination of Salmonella enteritidis. *Poult Sci*. 1995;74(s1):119.

86. Humphrey TJ, Greenwood M, Gilbert RJ, Rowe B, Chapman PA. The survival of salmonellas in shell eggs cooked under simulated domestic conditions. *Epidemiol Infect*. 1989;103:35–45.

87. U.S. Food and Drug Administration. Playing it safe with eggs. http://www.fda.gov/food /resourcesforyou/Consumers/ucm077342.htm. Accessed March 3, 2015.

88. Batz MB, Hoffmann S, Morris Jr JG. Ranking the disease burden of 14 pathogens in food sources in the United States using attribution data from outbreak investigations and expert elicitation. *J Food Prot*. 2012;75(7):1278–91.

89. Centers for Disease Control and Prevention. Multistate outbreak of multidrug-resistant Salmonella Heidelberg infections linked to Foster Farms brand chicken. http://www.cdc.gov /salmonella/heidelberg-10-13/. Accessed March 3, 2015.

90. USDA. Notice of Intended Enforcement. http://www.marlerblog.com/files/2013/10/foster -farms-est-6137a-p1.pdf. Accessed March 3, 2015.

91. Voetsch AC, Van Gilder TJ, Angulo FJ, et al. FoodNet estimate of the burden of illness caused by nontyphoidal Salmonella infections in the United States. *Clin Infect Dis*. 2004;38(Supplement-3):S127–S134.

92. USDA. Notice of Intended Enforcement. http://www.marlerblog.com/files/2013/10/foster -farms-est-6137a-p1.pdf. Accessed March 3, 2015.

93. Pierson D. Mexico blocks Foster Farms chicken imports amid salmonella fears. *LA Times*. http://articles. latimes.com/2013/oct/24/business/la-fi-foster-farms-mexico-20131025. Accessed March 3, 2015.

94. Supreme Beef Processors, Inc v United States Dept. of Agriculture, 275 F. 3d 432 (5th Cir 2001).

95. Fravalo P, Laisney MJ, Gillard MO, Salvat G, Chemaly M. Campylobacter transfer from naturally contaminated chicken thighs to cutting boards is inversely related to initial load. *J Food Prot*. 2009;72(9):1836–40.

96. Guyard-Nicodème M, Tresse O, Houard E, et al. Characterization of Campylobacter spp. transferred from naturally contaminated chicken legs to cooked chicken slices via a cutting board. *Int J Food Microbiol*. 2013 Jun 3;164(1):7–14.

97. Foster Farms Provides Food Safety Update. Close Up Media Website. http://closeupmedia .com/food/Foster-Farms-Provides-Food-Safety-Update.html. 2013. Accessed March 5, 2015.

98. Hoffmann S, Batz MB, Morris Jr JG. Annual cost of illness and quality-adjusted life year losses in the United States due to 14 foodborne pathogens. *J Food Prot*. 2012;75(7):1292–302.

99. Karapetian A. Model EU. *Meatingplace*. March 2010:91.

100. The high cost of cheap chicken. *Consumer Reports*. http://www.consumerreports.org/cro/magazine /2014/02/the-high-cost-of-cheap-chicken/index.htm. February 2014. Accessed March 5, 2015.

101. Antibiotic Resistance Threats in the United States, 2013. Centers for Disease Control and Prevention. http://www. cdc. gov/drugresistance/threat-report-2013/pdf/ar-threats-2013-508.pdf. Accessed March 3, 2015.

102. Mayo Clinic Staff. Salmonella infection. The Mayo Clinic. http://www.mayoclinic.org /diseases-conditions/salmonella/basics/causes/con-20029017. Accessed March 3, 2015.

103. U.S. Food and Drug Administration. NARMS 2011 retail meat annual report. http://www.fda .gov/downloads/AnimalVeterinary/SafetyHealth/AntimicrobialResistance/NationalAnti microbialResistanceMonitoringSystem/UCM334834.pdf. Accessed April 3, 2015.

104. U.S. Food and Drug Administration. NARMS 2011 retail meat annual report. http://www.fda .gov/downloads/AnimalVeterinary/SafetyHealth/AntimicrobialResistance/NationalAnti microbialResistanceMonitoringSystem/UCM334834.pdf. Accessed April 3, 2015.

105. NA. Vital signs: incidence and trends of infection with pathogens transmitted commonly through food—foodborne diseases active surveillance network, 10 U.S. Sites, 1996—2010. *MMWR Morb Mortal Wkly Rep.* 2011;60(22):749—55.

106. Chai SJ, White PL, Lathrop SL, et al. Salmonella enterica serotype Enteritidis: increasing incidence of domestically acquired infections. *Clin Infect Dis.* 2012;54-Suppl-5(NA): S488—97.

107. Hoffmann S, Batz MB, Morris Jr JG. Annual cost of illness and quality-adjusted life year losses in the United States due to 14 foodborne pathogens. *J Food Prot.* 2012;75(7):1292—302.

108. 511 F. 2d 331-American Public Health Association v. Butz. http://openjurist.org/511/f2d/331 /american-public-health-association-v-butz. Accessed March 3, 2015.

109. Supreme Beef Processors v. U.S. Dept. of Agriculture. United States Court of Appeals, Fifth Circuit. http://www.leagle.com/decision/2001707275F3d432_1672. Accessed March 3, 2015.

110. Stamey TA, Timothy M, Millar M, Mihara G. Recurrent urinary infections in adult women. The role of introital enterobacteria. *Calif Med.* 1971;115(1):1—19.

111. Yamamoto S, Tsukamoto T, Terai A, Kurazono H, Takeda Y, Yoshida O. Genetic evidence supporting the fecal-perineal-urethral hypothesis in cystitis caused by Escherichia coli. *J Urol.* 1997;157(3):1127—9.

112. Bergeron CR, Prussing C, Boerlin P, et al. Chicken as reservoir for extraintestinal pathogenic Escherichia coli in humans, Canada. *Emerging Infect Dis.* 2012;18(3):415—21.

113. Jakobsen L, Garneau P, Bruant G, et al. Is Escherichia coli urinary tract infection a zoonosis? Proof of direct link with production animals and meat. *Eur J Clin Microbiol Infect Dis.* 2012;31(6): 1121—9.

114. Foxman B, Barlow R, D'arcy H, Gillespie B, Sobel JD. Urinary tract infection: self-reported incidence and associated costs. *Ann Epidemiol.* 2000;10(8):509—15.

115. Platell JL, Johnson JR, Cobbold RN, Trott DJ. Multidrug-resistant extraintestinal pathogenic Escherichia coli of sequence type ST131 in animals and foods. *Vet Microbiol.* 2011;153(1—2): 99—108.

116. Linton AH, Howe K, Bennett PM, Richmond MH, Whiteside EJ. The colonization of the human gut by antibiotic resistant Escherichia coli from chickens. *J Appl Bacteriol.* 1977;43(3): 465—9.

117. Linton AH, Howe K, Bennett PM, Richmond MH, Whiteside EJ. The colonization of the human gut by antibiotic resistant Escherichia coli from chickens. *J Appl Bacteriol.* 1977;43(3): 465—9.

118. Rusin P, Orosz-Coughlin P, Gerba C. Reduction of faecal coliform, coliform and heterotrophic plate count bacteria in the household kitchen and bathroom by disinfection with hypochlorite cleaners. *J Appl Microbiol.* 1998;85(5):819—28.

119. Cogan TA, Bloomfield SF, Humphrey TJ. The effectiveness of hygiene procedures for prevention of cross-contamination from chicken carcases in the domestic kitchen. *Lett Appl Microbiol.* 1999;29(5):354—8.

120. Cogan TA, Bloomfield SF, Humphrey TJ. The effectiveness of hygiene procedures for prevention of cross-contamination from chicken carcases in the domestic kitchen. *Lett Appl Microbiol.* 1999;29(5):354—8.

121. Cogan TA, Bloomfield SF, Humphrey TJ. The effectiveness of hygiene procedures for preven-

tion of cross-contamination from chicken carcases in the domestic kitchen. *Lett Appl Microbiol*. 1999;29(5):354–8.

122. Linton AH, Howe K, Bennett PM, Richmond MH, Whiteside EJ. The colonization of the human gut by antibiotic resistant Escherichia coli from chickens. *J Appl Bacteriol*. 1977;43(3): 465–9.

123. Scallan E, Hoekstra RM, Angulo FJ, et al. Foodborne illness acquired in the United States—major pathogens. *Emerging Infect Dis*. 2011;17:7–15.

124. Batz MB, Hoffmann S, Morris Jr JG. Ranking the disease burden of 14 pathogens in food sources in the United States using attribution data from outbreak investigations and expert elicitation. *J Food Prot*. 2012;75:1278–91.

125. Zheng H, Sun Y, Lin S, Mao Z, Jiang B. Yersinia enterocolitica infection in diarrheal patients. *Eur J Clin Microbiol Infect Dis*. 2008;27:741–52.

126. Bari ML, Hossain MA, Isshiki K, Ukuku D. Behavior of Yersinia enterocolitica in foods. *J Pathog*. 2011;2011:420732.

127. Ternhag A, Törner A, Svensson A, Ekdahl K, Giesecke J. Short- and long-term effects of bacterial gastrointestinal infections. *Emerging Infect Dis*. 2008;14:143–8.

128. Brix TH, Hansen PS, Hegedüs L, Wenzel BE. Too early to dismiss Yersinia enterocolitica infection in the aetiology of Graves' disease: evidence from a twin case-control study. *Clin Endocrinol (Oxf)*. 2008;69:491–6.

129. What's in that pork? *Consumer Reports*. http://www.consumerreports.org/cro/magazine /2013/01/what-s-in-that-pork/index.htm. Accessed March 3, 2015.

130. Bari ML, Hossain MA, Isshiki K, Ukuku D. Behavior of Yersinia enterocolitica in foods. *J Pathog*. 2011;2011:420732.

131. Crowding pigs pays—if it's managed properly. *National Hog Farmer*. November 15, 1993;62.

132. Poljak Z, Dewey CE, Martin SW, et al. Prevalence of Yersinia enterocolitica shedding and bioserotype distribution in Ontario finisher pig herds in 2001, 2002, and 2004. *Prev Vet Med*. 2010;93:110–20.

133. Hoffmann S, Batz MB, Morris Jr JG. Annual cost of illness and quality-adjusted life year losses in the United States due to 14 foodborne pathogens. *J Food Prot*. 2012;75:1292–1302.

134. Centers for Disease Control and Prevention. Antibiotic Resistance Threats in the United States, 2013. http://www.cdc.gov/drugresistance/pdf/ar-threats-2013-508.pdf. Accessed March 3, 2015.

135. Eyre DW, Cule ML, Wilson DJ, et al. Diverse sources of C. difficile infection identified on whole-genome sequencing. *N Engl J Med*. 2013 Sep 26;369(13):1195–205.

136. Songer JG, Trinh HT, Killgore GE, Thompson AD, McDonald LC, Limbago BM. Clostridium difficile in retail meat products, USA, 2007. *Emerg Infect Dis*. 2009;15(5):819–21.

137. Rupnik M, Songer JG. Clostridium difficile: its potential as a source of foodborne disease. *Adv Food Nutr Res*. 2010;60:53–66.

138. Rodriguez-Palacios A, Borgmann S, Kline TR, LeJeune JT. Clostridium difficile in foods and animals: history and measures to reduce exposure. *Anim Health Res Rev*. 2013;14(1):11–29.

139. Hensgrens MPM, Keessen EC, Squire MM, et al. European Society of Clinical Microbiology and Infectious Diseases Study Group for Clostridium difficile (ESGCD). Clostridium difficile infection in the community: a zoonotic disease? *Clin Microbiol Infect*. 2012;18(7):635–45.

140. Rupnik M, Songer JG. Clostridium difficile: its potential as a source of foodborne disease. *Adv Food Nutr Res*. 2010;60:53–66.

141. Sayedy L, Kothari D, Richards RJ. Toxic megacolon associated Clostridium difficile colitis. *World J Gastrointest Endosc*. 2010;2(8):293–7.

142. Gweon TG, Lee KJ, Kang DH, et al. A case of toxic megacolon caused by Clostridium difficile infection and treated with fecal microbiota transplantation. *Gut Liver*. 2015;9(2):247–50.

143. Weese JS. Clostridium difficile in food—innocent bystander or serious threat? *Clin Microbiol Infect*. 2010;16:3–10.

144. Jabbar U, Leischner J, Kasper D, et al. Effectiveness of alcohol-based hand rubs for removal of Clostridium difficile spores from hands. *Infect Control Hosp Epidemiol*. 2010;31(6):565–70.

145. Bhargava K, Wang X, Donabedian S, Zervos M, de Rocha L, Zhang Y. Methicillin-resistant Staphylococcus aureus in retail meat, Detroit, Michigan, USA. *Emerging Infect Dis*. 2011;17(6): 1135–7.

146. Reinberg S. Scientists find MRSA germ in supermarket meats. http://usatoday30.usatoday .com/news/health/medical/health/medical/story/2011/05/Scientists-find-MRSA-germ-in -supermarket-meats/47105974/1. May 12, 2011. Accessed April 4, 2015.

147. Chan M. Antimicrobial resistance in the European Union and the world. Talk presented at: Conference on combating antimicrobial resistance: time for action. March 14, 2012; Copenhagen, Denmark. http://www.who.int/dg/speeches/2012/amr_20120314/en/. Accessed March 6, 2015.

148. Love DC, Halden RU, Davis MF, Nachman KE. Feather meal: a previously unrecognized route for reentry into the food supply of multiple pharmaceuticals and personal care products (PPCPs). *Environ Sci Technol*. 2012;46(7):3795–802.

149. Ji K, Kho Y, Park C, et al. Influence of water and food consumption on inadvertent antibiotics intake among general population. *Environ Res*. 2010;110(7):641–9.

150. Ji K, Lim Kho YL, Park Y, Choi K. Influence of a five-day vegetarian diet on urinary levels of antibiotics and phthalate metabolites: a pilot study with "Temple Stay" participants. *Environ Res*. 2010;110(4):375–82.

151. Keep Antibiotics Working. http://www.keepantibioticsworking.com/new/indepth_groups. php. Accessed March 3, 2015.

152. Hayes DJ, Jenson HH. Technology choice and the economic effects of a ban on the use of antimicrobial feed additives in swine rations. *Food Control*. 2002;13(2):97–101.

153. Rival diet doc leaks Atkins death report. http://www.thesmokinggun.com/file/rival-diet-doc-leaks-atkins-death-report?page=3. Accessed March 3, 2015.

154. Corporate Threat. http://www.atkinsexposed.org/Corporate_Threat.htm. Accessed June 14, 2015.

第6章 远离糖尿病

1. Matthews DR, Matthews PC. Banting Memorial Lecture 2010. Type 2 diabetes as an 'infectious' disease: is this the Black Death of the 21st century? *Diabet Med*. 2011;28(1):2–9.

2. Centers for Disease Control and Prevention. Number (in millions) of civilian, noninstitutionalized persons with diagnosed diabetes, United States, 1980–2011. http://www.cdc.gov/diabetes/statistics/prev/national/figpersons.htm. March 28, 2013. Accessed May 3, 2015.

3. Boyle JP, Thompson TJ, Gregg EW, Barker LE, Williamson DF. Projection of the year 2050 burden of diabetes in the US adult population: dynamic modeling of incidence, mortality, and prediabetes prevalence. *Popul Health Metr*. 2010;8:29.

4. Centers for Disease Control and Prevention. National Diabetes Statistics Report: Estimates of Diabetes and Its Burden in the United States, 2014. Atlanta, GA: U.S. Department of Health and Human Services; 2014.

5. Centers for Disease Control and Prevention. Deaths: final data for 2013 table 10. Number of deaths from 113 selected causes. National Vital Statistics Report 2016;64(2).

6. 2014 Statistics Report. Centers for Disease Control and Prevention. http://www.cdc.gov/diabetes/data/statistics/2014StatisticsReport.html. Updated October 24, 2014. Accessed March 3, 2015.

7. Lempainen J, Tauriainen S, Vaarala O, et al. Interaction of enterovirus infection and cow's milk-based formula nutrition in type 1 diabetes-associated autoimmunity. *Diabetes Metab Res Rev.* 2012;28(2):177—85.

8. 2014 Statistics Report. Centers for Disease Control and Prevention. http://www.cdc.gov/diabetes/data/statistics/2014StatisticsReport.html. Updated October 24, 2014. Accessed March 3, 2015.

9. Rachek LI. Free fatty acids and skeletal muscle insulin resistance. *Prog Mol Biol Transl Sci.* 2014;121:267—92.

10. 2014 Statistics Report. Centers for Disease Control and Prevention. http://www.cdc.gov/diabetes/data/statistics/2014StatisticsReport.html. Updated October 24, 2014. Accessed March 3, 2015.

11. Sweeney JS. Dietary factors that influence the dextrose tolerance test. *Arch Intern Med.* 1927; 40(6):818—30.

12. Roden M, Price TB, Perseghin G, et al. Mechanism of free fatty acid-induced insulin resistance in humans. *J Clin Invest.* 1996;97(12):2859—65.

13. Roden M, Krssak M, Stingl H, et al. Rapid impairment of skeletal muscle glucose transport/phosphorylation by free fatty acids in humans. *Diabetes.* 1999;48(2):358—64.

14. Santomauro AT, Boden G, Silva ME, et al. Overnight lowering of free fatty acids with Acipimox improves insulin resistance and glucose tolerance in obese diabetic and nondiabetic subjects. *Diabetes.* 1999;48(9):1836—41.

15. Krssak M, Falk Petersen K, Dresner A, et al. Intramyocellular lipid concentrations are correlated with insulin sensitivity in humans: a ^{1}H NMR spectroscopy study. *Diabetologia.* 1999;42(1):113—6.

16. Lee S, Boesch C, Kuk JL, Arslanian S. Effects of an overnight intravenous lipid infusion on intramyocellular lipid content and insulin sensitivity in African-American versus Caucasian adolescents. *Metab Clin Exp.* 2013;62(3):417—23.

17. Roden M, Krssak M, Stingl H, et al. Rapid impairment of skeletal muscle glucose transport/phosphorylation by free fatty acids in humans. *Diabetes.* 1999;48(2):358—64.

18. Himsworth HP. Dietetic factors influencing the glucose tolerance and the activity of insulin. *J Physiol* (Lond). 1934;81(1):29—48.

19. Tabák AG1, Herder C, Rathmann W, Brunner EJ, Kivimäki M. Prediabetes: a high-risk state for diabetes. *Lancet.* 2012;379(9833):2279—90.

20. Pratley RE. The early treatment of type 2 diabetes. *Am J Med.* 2013;126(9 Suppl 1):S2—9.

21. Reinehr T. Type 2 diabetes mellitus in children and adolescents. *World J Diabetes.* 2013;4(6):270—81.

22. Pihoker C, Scott CR, Lensing SY, Cradock MM, Smith J. Non-insulin dependent diabetes mellitus in African-American youths of Arkansas. *Clin Pediatr* (Phila). 1998;37(2):97—102.

23. Dean H, Flett B. Natural history of type 2 diabetes diagnosed in childhood: long term follow-up in young adult years. *Diabetes.* 2002;51(s1):A24.

24. Hannon TS, Rao G, Arslanian SA. Childhood obesity and type 2 diabetes mellitus. *Pediatrics.* 2005;116(2):473—80.

25. Rocchini AP. Childhood obesity and a diabetes epidemic. *N Engl J Med.* 2002;346(11):854—5.

26. Lifshitz F. Obesity in children. *J Clin Res Pediatr Endocrinol.* 2008;1(2):53—60.

27. Must A, Jacques PF, Dallal GE, Bajema CJ, Dietz WH. Long-term morbidity and mortality of

overweight adolescents. A follow-up of the Harvard Growth Study of 1922 to 1935. *N Engl J Med*. 1992;327(19):1350–5.

28. Sabaté J, Wien M. Vegetarian diets and childhood obesity prevention. *Am J Clin Nutr*. 2010; 91(5):1525S–1529S.

29. Tonstad S, Butler T, Yan R, Fraser GE. Type of vegetarian diet, body weight, and prevalence of type 2 diabetes. *Diabetes Care*. 2009;32(5):791–6.

30. Sabaté J, Lindsted KD, Harris RD, Sanchez A. Attained height of lacto-ovo vegetarian children and adolescents. *Eur J Clin Nutr*. 1991;45(1):51–8.

31. Sabaté J, Wien M. Vegetarian diets and childhood obesity prevention. *Am J Clin Nutr*. 2010; 91(5):1525S–1529S.

32. Cali AM, Caprio S. Prediabetes and type 2 diabetes in youth: an emerging epidemic disease? *Curr Opin Endocrinol Diabetes Obes*. 2008;15(2):123–7.

33. Ginter E, Simko V. Type 2 diabetes mellitus, pandemic in 21st century. *Adv Exp Med Biol*. 2012;771:42–50.

34. Spalding KL, Arner E, Westermark PO, et al. Dynamics of fat cell turnover in humans. *Nature*. 2008;453(7196):783–7.

35. Roden M. How free fatty acids inhibit glucose utilization in human skeletal muscle. *News Physiol Sci*. 2004;19:92–6.

36. Fraser GE. Vegetarian diets: what do we know of their effects on common chronic diseases? *Am J Clin Nutr*. 2009;89(5):1607S–1612S.

37. Tonstad S, Stewart K, Oda K, Batech M, Herring RP, Fraser GE. Vegetarian diets and incidence of diabetes in the Adventist Health Study-2. *Nutr Metab Cardiovasc Dis*. 2013;23(4):292–9.

38. Nolan CJ, Larter CZ. Lipotoxicity: why do saturated fatty acids cause and monounsaturates protect against it? *J Gastroenterol Hepatol*. 2009;24(5):703–6.

39. Evans WJ. Oxygen-carrying proteins in meat and risk of diabetes mellitus. *JAMA Intern Med*. 2013;173(14):1335–6.

40. Egnatchik RA, Leamy AK, Jacobson DA, Shiota M, Young JD. ER calcium release promotes mitochondrial dysfunction and hepatic cell lipotoxicity in response to palmitate overload. *Mol Metab*. 2014;3(5):544–53.

41. Estadella D, da Penha Oller do Nascimento CM, Oyama LM, Ribeiro EB, Dâmaso AR, de Piano A. Lipotoxicity: effects of dietary saturated and transfatty acids. *Mediators Inflamm*. 2013; 2013:137579.

42. Perseghin G, Scifo P, De Cobelli F, et al. Intramyocellular triglyceride content is a determinant of in vivo insulin resistance in humans: a 1H-13C nuclear magnetic resonance spectroscopy assessment in offspring of type 2 diabetic parents. *Diabetes*. 1999;48(8):1600–6.

43. Nolan CJ, Larter CZ. Lipotoxicity: why do saturated fatty acids cause and monounsaturates protect against it? *J Gastroenterol Hepatol*. 2009;24(5):703–6.

44. Goff LM, Bell JD, So PW, Dornhorst A, Frost GS. Veganism and its relationship with insulin resistance and intramyocellular lipid. *Eur J Clin Nutr*. 2005;59(2):291–8.

45. Gojda J, Patková J, Jaček M, et al. Higher insulin sensitivity in vegans is not associated with higher mitochondrial density. *Eur J Clin Nutr*. 2013;67(12):1310–5.

46. Goff LM, Bell JD, So PW, Dornhorst A, Frost GS. Veganism and its relationship with insulin resistance and intramyocellular lipid. *Eur J Clin Nutr*. 2005;59(2):291–8.

47. Papanikolaou Y, Fulgoni VL. Bean consumption is associated with greater nutrient intake, reduced systolic blood pressure, lower body weight, and a smaller waist circumference in adults: results from the National Health and Nutrition Examination Survey 1999–2002. *J Am Coll Nutr*. 2008;27(5):569–76.

48. Mollard RC, Luhovyy BL, Panahi S, Nunez M, Hanley A, Anderson GH. Regular consumption

of pulses for 8 weeks reduces metabolic syndrome risk factors in overweight and obese adults. *Br J Nutr*. 2012;108 Suppl 1:S111–22.

49. Cnop M, Hughes SJ, Igoillo-Esteve M, et al. The long lifespan and low turnover of human islet beta cells estimated by mathematical modelling of lipofuscin accumulation. *Diabetologia*. 2010;53(2):321–30.

50. Taylor R. Banting Memorial lecture 2012: reversing the twin cycles of type 2 diabetes. *Diabet Med*. 2013;30(3):267–75.

51. Cunha DA, Igoillo-Esteve M, Gurzov EN, et al. Death protein 5 and p53-upregulated modulator of apoptosis mediate the endoplasmic reticulum stress-mitochondrial dialog triggering lipotoxic rodent and human β-cell apoptosis. *Diabetes*. 2012;61(11):2763–75.

52. Cnop M, Hannaert JC, Grupping AY, Pipeleers DG. Low density lipoprotein can cause death of islet beta-cells by its cellular uptake and oxidative modification. *Endocrinology*. 2002;143(9): 3449–53.

53. Maedler K, Oberholzer J, Bucher P, Spinas GA, Donath MY. Monounsaturated fatty acids prevent the deleterious effects of palmitate and high glucose on human pancreatic beta-cell turnover and function. *Diabetes*. 2003;52(3):726–33.

54. Xiao C, Giacca A, Carpentier A, Lewis GF. Differential effects of monounsaturated, polyunsaturated and saturated fat ingestion on glucose-stimulated insulin secretion, sensitivity and clearance in overweight and obese, non-diabetic humans. *Diabetologia*. 2006;49(6):1371–9.

55. Wang L, Folsom AR, Zheng ZJ, Pankow JS, Eckfeldt JH. Plasma fatty acid composition and incidence of diabetes in middle-aged adults: the Atherosclerosis Risk in Communities (ARIC) Study. *Am J Clin Nutr*. 2003;78(1):91–8.

56. Cunha DA, Igoillo-Esteve M, Gurzov EN, et al. Death protein 5 and p53-upregulated modulator of apoptosis mediate the endoplasmic reticulum stress-mitochondrial dialog triggering lipotoxic rodent and human β-cell apoptosis. *Diabetes*. 2012;61(11):2763–75.

57. Welch RW. Satiety: have we neglected dietary non-nutrients? *Proc Nutr Soc*. 2011;70(2):145–54.

58. Barnard ND, Cohen J, Jenkins DJ, et al. A low-fat vegan diet improves glycemic control and cardiovascular risk factors in a randomized clinical trial in individuals with type 2 diabetes. *Diabetes Care*. 2006;29(8):1777–83.

59. Trapp CB, Barnard ND. Usefulness of vegetarian and vegan diets for treating type 2 diabetes. *Curr Diab Rep*. 2010;10(2):152–8.

60. Pratley RE. The early treatment of type 2 diabetes. *Am J Med*. 2013;126(9 Suppl 1):S2–9.

61. Juutilainen A, Lehto S, Rönnemaa T, Pyörälä K, Laakso M. Type 2 diabetes as a "coronary heart disease equivalent": an 18-year prospective population-based study in Finnish subjects. *Diabetes Care*. 2005;28(12):2901–7.

62. Kahleova H, Matoulek M, Malinska H, et al. Vegetarian diet improves insulin resistance and oxidative stress markers more than conventional diet in subjects with type 2 diabetes. *Diabet Med*. 2011;28(5):549–59.

63. Ornish D. Statins and the soul of medicine. *Am J Cardiol*. 2002;89(11):1286–90.

64. Kahleova H, Hrachovinova T, Hill M, et al. Vegetarian diet in type 2 diabetes—improvement in quality of life, mood and eating behaviour. *Diabet Med*. 2013;30(1):127–9.

65. Chiu THT, Huang HY, Chiu YF, et al. Taiwanese vegetarians and omnivores: dietary composition, prevalence of diabetes and IFG. *PLoS One*. 2014;9(2):e88547.

66. Chiu THT, Huang HY, Chiu YF, et al. Taiwanese vegetarians and omnivores: dietary composition, prevalence of diabetes and IFG. *PLoS One*. 2014;9(2):e88547.

67. Magliano DJ, Loh VHY, Harding JL, et al. Persistent organic pollutants and diabetes: a review of the epidemiological evidence. *Diabetes Metab*. 2014;40(1):1–14.

68. Lee DH, Lee IK, Song K, et al. A strong dose-response relation between serum concentrations

of persistent organic pollutants and diabetes: results from the National Health and Examination Survey 1999–2002. *Diabetes Care*. 2006;29(7):1638–44.

69. Wu H, Bertrand KA, Choi AL, et al. Persistent organic pollutants and type 2 diabetes: a prospective analysis in the Nurses' Health Study and meta-analysis. *Environ Health Perspect*. 2013; 121(2):153–61.

70. Schecter A, Colacino J, Haffner D, et al. Perfluorinated compounds, polychlorinated biphenyls, and organochlorine pesticide contamination in composite food samples from Dallas, Texas, USA. *Environ Health Perspect*. 2010;118(6):796–802.

71. Crinnion WJ. The role of persistent organic pollutants in the worldwide epidemic of type 2 diabetes mellitus and the possible connection to farmed Atlantic salmon (Salmo salar). *Altern Med Rev*. 2011;16(4):301–13.

72. Lee DH, Lee IK, Song K, et al. A strong dose-response relation between serum concentrations of persistent organic pollutants and diabetes: results from the National Health and Examination Survey 1999–2002. *Diabetes Care*. 2006;29(7):1638–44.

73. Crinnion WJ. The role of persistent organic pollutants in the worldwide epidemic of type 2 diabetes mellitus and the possible connection to farmed Atlantic salmon (Salmo salar). *Altern Med Rev*. 2011;16(4):301–13.

74. Farmer B, Larson BT, Fulgoni VL III, et al. A vegetarian dietary pattern as a nutrient-dense approach to weight management: an analysis of the National Health and Nutrition Examination Survey 1999–2004. *J Am Diet Assoc*. 2011;111(6):819–27.

75. Farmer B, Larson BT, Fulgoni VL III, et al. A vegetarian dietary pattern as a nutrient-dense approach to weight management: an analysis of the National Health and Nutrition Examination Survey 1999–2004. *J Am Diet Assoc*. 2011;111(6):819–27.

76. Toth MJ, Poehlman ET. Sympathetic nervous system activity and resting metabolic rate in vegetarians. *Metabolism*. 1994;43(5):621–5.

77. Karlic H, Schuster D, Varga F, et al. Vegetarian diet affects genes of oxidative metabolism and collagen synthesis. *Ann Nutr Metab*. 2008;53(1):29–32.

78. Vergnaud AC, Norat T, Romaguera D, et al. Meat consumption and prospective weight change in participants of the EPIC-PANACEA study. *Am J Clin Nutr*. 2010;92(2):398–407.

79. The Action to Control Cardiovascular Risk in Diabetes Study Group, Gerstein HC, Miller ME, et al. Effects of intensive glucose lowering in type 2 diabetes. *N Engl J Med*. 2008;358(24): 2545–59.

80. The Action to Control Cardiovascular Risk in Diabetes Study Group, Gerstein HC, Miller ME, et al. Effects of intensive glucose lowering in type 2 diabetes. *N Engl J Med*. 2008;358(24): 2545–59.

81. Luan FL, Nguyen K. Intensive glucose control in type 2 diabetes. *N Engl J Med*. 2008;359(14): 1519–20.

82. Blagosklonny MV. Prospective treatment of age-related diseases by slowing down aging. *Am J Pathol*. 2012;181(4):1142–6.

83. Madonna R, Pandolfi A, Massaro M, et al. Insulin enhances vascular cell adhesion molecule-1 expression in human cultured endothelial cells through a pro-atherogenic pathway mediated by p38 mitogen-activated protein-kinase. *Diabetologia*. 2004;47(3):532–6.

84. Lingvay I, Guth E, Islam A, et al. Rapid improvement in diabetes after gastric bypass surgery: is it the diet or surgery? *Diabetes Care*. 2013;36(9):2741–7.

85. Lingvay I, Guth E, Islam A, et al. Rapid improvement in diabetes after gastric bypass surgery: is it the diet or surgery? *Diabetes Care*. 2013;36(9):2741–7.

86. Taylor R. Type 2 diabetes: etiology and reversibility. *Diabetes Care*. 2013;36(4):1047–55.

87. Lim EL, Hollingsworth KG, Aribisala BS, Chen MJ, Mathers JC, Taylor R. Reversal of type 2

diabetes: normalisation of beta cell function in association with decreased pancreas and liver triacylglycerol. *Diabetologia*. 2011;54(10):2506–14.

88. Taheri S, Tahrani A, Barnett A. Bariatric surgery: a cure for diabetes? *Pract Diabetes Int*. 2009;26:356–8.

89. Vergnaud AC, Norat T, Romaguera D, et al. Meat consumption and prospective weight change in participants of the EPIC-PANACEA study. *Am J Clin Nutr*. 2010;92(2):398–407.

90. Gilsing AM, Weijenberg MP, Hughes LA, et al. Longitudinal changes in BMI in older adults are associated with meat consumption differentially, by type of meat consumed. *J Nutr*. 2012;142(2):340–9.

91. Wang Y, Lehane C, Ghebremeskel K, et al. Modern organic and broiler chickens sold for human consumption provide more energy from fat than protein. *Public Health Nutr*. 2010;13(3):400–8.

92. National Cattlemen's Beef Association, Young MK, Redson BA. New USDA data show 29 beef cuts now meet government guidelines for lean. http://www.beef.org/udocs/29leancuts.pdf. 2005. Accessed March 6, 2015.

93. Steven S, Lim EL, Taylor R. Dietary reversal of type 2 diabetes motivated by research knowledge. *Diabet Med*. 2010;27(6):724–5.

94. Taylor R. Pathogenesis of type 2 diabetes: tracing the reverse route from cure to cause. *Diabetologia*. 2008;51(10):1781–9.

95. American Diabetes Association. Standards of medical care in diabetes—2015. *Diabetes Care*. 2015;38(suppl 1):S1–S93.

96. Dunaief DM, Fuhrman J, Dunaief JL, et al. Glycemic and cardiovascular parameters improved in type 2 diabetes with the high nutrient density (HND) diet. *Open Journal of Preventive Medicine*. 2012;2(3):364–71.

97. Lim EL, Hollingsworth KG, Aribisala BS, Chen MJ, Mathers JC, Taylor R. Reversal of type 2 diabetes: normalisation of beta cell function in association with decreased pancreas and liver triacylglycerol. *Diabetologia*. 2011;54(10):2506–14.

98. Steven S, Lim EL, Taylor R. Population response to information on reversibility of Type 2 diabetes. *Diabet Med*. 2013;30(4):e135–8.

99. Dunaief DM, Fuhrman J, Dunaief JL, et al. Glycemic and cardiovascular parameters improved in type 2 diabetes with the high nutrient density (HND) diet. *Open J Prev Med*. 2012;2(3):364–71.

100. Anderson JW, Ward K. High-carbohydrate, high-fiber diets for insulin-treated men with diabetes mellitus. *Am J Clin Nutr*. 1979;32(11):2312–21.

101. Anderson JW, Ward K. High-carbohydrate, high-fiber diets for insulin-treated men with diabetes mellitus. *Am J Clin Nutr*. 1979;32(11):2312–21.

102. Callaghan BC, Cheng H, Stables CL, et al. Diabetic neuropathy: clinical manifestations and current treatments. *Lancet Neurol*. 2012;11(6):521–34.

103. Said G. Diabetic neuropathy—a review. *Nat Clin Pract Neurol*. 2007;3(6):331–40.

104. Crane MG, Sample C. Regression of diabetic neuropathy with total vegetarian (vegan) diet. *J Nutr Med*. 1994;4(4):431–9.

105. Crane MG, Sample C. Regression of diabetic neuropathy with total vegetarian (vegan) diet. *J Nutr Med*. 1994;4(4):431–9.

106. Rabinowitch IM. Effects of the high carbohydrate-low calorie diet upon carbohydrate tolerance in diabetes mellitus. *Can Med Assoc J*. 1935;33(2):136–44.

107. Newborg B, Kempner W. Analysis of 177 cases of hypertensive vascular disease with papilledema; one hundred twenty-six patients treated with rice diet. *Am J Med*. 1955;19(1):33–47.

108. Crane MG, Sample C. Regression of diabetic neuropathy with total vegetarian (vegan) diet. *J Nutr Med*. 1994;4(4):431–9.

109. Crane MG, Sample C. Regression of diabetic neuropathy with total vegetarian (vegan) diet. *J Nutr Med.* 1994;4(4):431–9.

110. Crane MG, Sample C. Regression of diabetic neuropathy with total vegetarian (vegan) diet. *J Nutr Med.* 1994;4(4):431–9.

111. Crane MG, Zielinski R, Aloia R. Cis and trans fats in omnivores, lacto-ovo vegetarians and vegans. *Am J Clin Nutr.* 1988;48:920.

112. Tesfaye S, Chaturvedi N, Eaton SEM, et al. Vascular risk factors and diabetic neuropathy. *N Engl J Med.* 2005;352(4):341–50.

113. Newrick PG, Wilson AJ, Jakubowski J, et al. Sural nerve oxygen tension in diabetes. *Br Med J* (Clin Res Ed). 1986;293(6554):1053–4.

114. McCarty MF. Favorable impact of a vegan diet with exercise on hemorheology: implications for control of diabetic neuropathy. *Med Hypotheses.* 2002;58(6):476–86.

115. Kempner W, Peschel RL, Schlayer C. Effect of rice diet on diabetes mellitus associated with vascular disease. *Postgrad Med.* 1958;24(4):359–71.

116. McCarty MF. Favorable impact of a vegan diet with exercise on hemorheology: implications for control of diabetic neuropathy. *Med Hypotheses.* 2002;58(6):476–86.

117. Browning LM, Hsieh SD, Ashwell M. A systematic review of waist-to-height ratio as a screening tool for the prediction of cardiovascular disease and diabetes: 0·5 could be a suitable global boundary value. *Nutr Res Rev.* 2010;23(2):247–69.

118. Bigaard J, Tjønneland A, Thomsen BL, Overvad K, Heitmann BL, S, Sørensen TI. Waist circumference, BMI, smoking, and mortality in middle-aged men and women. *Obes Res.* 2003; 11(7):895–903.

119. Bigaard J, Tjønneland A, Thomsen BL, Overvad K, Heitmann BL, S, Sørensen TI. Waist circumference, BMI, smoking, and mortality in middle-aged men and women. *Obes Res.* 2003; 11(7):895–903.

120. Leitzmann MF, Moore SC, Koster A, et al. Waist circumference as compared with body-mass index in predicting mortality from specific causes. *PLoS One.* 2011;6(4):e18582.

121. Browning LM, Hsieh SD, Ashwell M. A systematic review of waist-to-height ratio as a screening tool for the prediction of cardiovascular disease and diabetes: 0·5 could be a suitable global boundary value. *Nutr Res Rev.* 2010;23(2):247–69.

122. Centers for Disease Control and Prevention. National Diabetes Statistics Report: Estimates of Diabetes and Its Burden in the United States, 2014. Atlanta, GA: U.S. Department of Health and Human Services; 2014. http://www.cdc.gov/diabetes/data/statistics/2014StatisticsReport.html. Updated October 24, 2014. Accessed March 6, 2015.

123. Nathan DM, Davidson MB, Defronzo RA, et al. Impaired fasting glucose and impaired glucose tolerance: implications for care. *Diabetes Care.* 2007;30(3):753–9.

124. Karve A, Hayward RA. Prevalence, diagnosis, and treatment of impaired fasting glucose and impaired glucose tolerance in nondiabetic U.S. adults. *Diabetes Care.* 2010;33(11):2355–9.

125. Cardona-Morrell M, Rychetnik L, Morrell SL, Espinel PT, Bauman A. Reduction of diabetes risk in routine clinical practice: are physical activity and nutrition interventions feasible and are the outcomes from reference trials replicable? A systematic review and meta-analysis. *BMC Public Health.* 2010;10:653.

126. Holman H. Chronic disease—the need for a new clinical education. *JAMA.* 2004;292(9):1057–9.

127. Institute of Medicine. Crossing the Quality Chasm: A New Health System for the 21st Century. Washington, D.C.: The National Academies Press, 2001:213. http://www.iom.edu/Reports/2001/Crossing-the-Quality-Chasm-A-New-Health-System-for-the-21st-Century.aspx.

第7章 远离高血压

1. Lozano R, Naghavi M, Foreman K, et al. Global and regional mortality from 235 causes of death for 20 age groups in 1990 and 2010: a systematic analysis for the Global Burden of Disease Study 2010. *Lancet*. 2012;380(9859):2095–128.

2. Das P, Samarasekera U. The story of GBD 2010: a "super-human" effort. *Lancet*. 2012;380(9859):2067–70.

3. Lim SS, Vos T, Flaxman AD, et al. A comparative risk assessment of burden of disease and injury attributable to 67 risk factors and risk factor clusters in 21 regions, 1990–2010: a systematic analysis for the Global Burden of Disease Study 2010. *Lancet*. 2012;380(9859):2224–60.

4. Lim SS, Vos T, Flaxman AD, et al. A comparative risk assessment of burden of disease and injury attributable to 67 risk factors and risk factor clusters in 21 regions, 1990–2010: a systematic analysis for the Global Burden of Disease Study 2010. *Lancet*. 2012;380(9859):2224–60.

5. Lim SS, Vos T, Flaxman AD, et al. A comparative risk assessment of burden of disease and injury attributable to 67 risk factors and risk factor clusters in 21 regions, 1990–2010: a systematic analysis for the Global Burden of Disease Study 2010. *Lancet*. 2012;380(9859):2224–60.

6. Bromfield S, Muntner P. High blood pressure: the leading global burden of disease risk factor and the need for worldwide prevention programs. *Curr Hypertens Rep*. 2013;15(3):134–6.

7. Lim SS, Vos T, Flaxman AD, et al. A comparative risk assessment of burden of disease and injury attributable to 67 risk factors and risk factor clusters in 21 regions, 1990–2010: a systematic analysis for the Global Burden of Disease Study 2010. *Lancet*. 2012;380(9859):2224–60.

8. American Heart Association. Understanding Blood Pressure Readings. http://www.heart.org/HEARTORG/Conditions/HighBloodPressure/AboutHighBloodPressure/Understanding-Blood-Pressure-Readings_UCM_301764_Article.jsp. March 11, 2015. Accessed March 11, 2015.

9. Go AS, Bauman MA, Coleman King SM, et al. An effective approach to high blood pressure control: a science advisory from the American Heart Association, the American College of Cardiology, and the Centers for Disease Control and Prevention. *J Am Coll Cardiol*. 2014;63(12):1230–8.

10. Nwankwo T, Yoon SS, Burt V, Gu Q. Hypertension among adults in the United States: National Health and Nutrition Examination Survey, 2011–2012. *NCHS Data Brief*. 2013;(133):1–8.

11. Walker AR, Walker BF. High high-density-lipoprotein cholesterol in African children and adults in a population free of coronary heart disease. *Br Med J*. 1978;2(6148):1336–7.

12. Donnison CP. Blood pressure in the African native. *Lancet*. 1929;213(5497):6–7.

13. Macmahon S, Neal B, Rodgers A. Hypertension—time to move on. *Lancet*. 2005;365(9464):1108–9.

14. Law MR, Morris JK, Wald NJ. Use of blood pressure lowering drugs in the prevention of cardiovascular disease: meta-analysis of 147 randomised trials in the context of expectations from prospective epidemiological studies. *BMJ*. 2009;338:b1665.

15. Donnison CP. Blood pressure in the African native. *Lancet*. 1929;213(5497):6–7.

16. Lim SS, Vos T, Flaxman AD, et al. A comparative risk assessment of burden of disease and injury attributable to 67 risk factors and risk factor clusters in 21 regions, 1990–2010: a systematic analysis for the Global Burden of Disease Study 2010. *Lancet*. 2012;380(9859):2224–60.

17. Lim SS, Vos T, Flaxman AD, et al. A comparative risk assessment of burden of disease and injury attributable to 67 risk factors and risk factor clusters in 21 regions, 1990–2010: a systematic analysis for the Global Burden of Disease Study 2010. *Lancet*. 2012;380(9859):2224–60.

18. Karppanen H, Mervaala E. Sodium intake and hypertension. *Prog Cardiovasc Dis*. 2006;49(2):59–75.

19. Delahaye F. Should we eat less salt? *Arch Cardiovasc Dis.* 2013;106(5):324—32.

20. Jenkins DJ, Kendall CW. The garden of Eden: plant-based diets, the genetic drive to store fat and conserve cholesterol, and implications for epidemiology in the 21st century. *Epidemiology.* 2006;17(2):128—30.

21. Roberts WC. High salt intake, its origins, its economic impact, and its effect on blood pressure. *Am J Cardiol.* 2001;88(11):1338—46.

22. Roberts WC. High salt intake, its origins, its economic impact, and its effect on blood pressure. *Am J Cardiol.* 2001;88(11):1338—46.

23. Celermajer DS, Neal B. Excessive sodium intake and cardiovascular disease: a-salting our vessels. *J Am Coll Cardiol.* 2013;61(3):344—5.

24. Whelton PK, Appel LJ, Sacco RL, et al. Sodium, blood pressure, and cardiovascular disease: further evidence supporting the American Heart Association sodium reduction recommendations. *Circulation.* 2012;126(24):2880—9.

25. Centers for Disease Control and Prevention. Sodium intake among adults - United States, 2005—2006. *MMWR Morb Mortal Wkly Rep.* 2010;59(24):746—9.

26. Beaglehole R, Bonita R, Horton R, et al. Priority actions for the non-communicable disease crisis. *Lancet.* 2011;377(9775):1438—47.

27. Law MR, Frost CD, Wald NJ. By how much does dietary salt reduction lower blood pressure? III—Analysis of data from trials of salt reduction. *BMJ.* 1991;302(6780):819—24.

28. Bibbins-Domingo K, Chertow GM, Coxson PG, et al. Projected effect of dietary salt reductions on future cardiovascular disease. *N Engl J Med.* 2010 Feb 18;362(7):590—9.

29. MacGregor GA, Markandu ND, Best FE, et al. Double-blind randomised crossover trial of moderate sodium restriction in essential hypertension. *Lancet.* 1982;1(8268):351—5.

30. MacGregor GA, Markandu ND, Sagnella GA, Singer DR, Cappuccio FP. Double-blind study of three sodium intakes and long-term effects of sodium restriction in essential hypertension. *Lancet.* 1989;2(8674):1244—7.

31. MacGregor GA, Markandu ND, Sagnella GA, Singer DR, Cappuccio FP. Double-blind study of three sodium intakes and long-term effects of sodium restriction in essential hypertension. *Lancet.* 1989;2(8674):1244—7.

32. Rudelt A, French S, Harnack L. Fourteen-year trends in sodium content of menu offerings at eight leading fast-food restaurants in the USA. *Public Health Nutr.* 2014;17(8):1682—8.

33. Suckling RJ, He FJ, Markandu ND, MacGregor GA. Dietary salt influences postprandial plasma sodium concentration and systolic blood pressure. *Kidney Int.* 2012;81(4):407—11.

34. He FJ, Li J, MacGregor GA. Effect of longer term modest salt reduction on blood pressure: Cochrane systematic review and meta-analysis of randomised trials. *BMJ.* 2013;346:f1325.

35. Celermajer DS, Neal B. Excessive sodium intake and cardiovascular disease: a-salting our vessels. *J Am Coll Cardiol.* 2013;61(3):344—5.

36. Oliver WJ, Cohen EL, Neel JV. Blood pressure, sodium intake, and sodium related hormones in the Yanomamo Indians, a "no-salt" culture. *Circulation.* 1975;52(1):146—51.

37. Mancilha-Carvalho J de J, de Souza e Silva NA. The Yanomami Indians in the INTERSALT Study. *Arq Bras Cardiol.* 2003;80(3):289—300.

38. Celermajer DS, Neal B. Excessive sodium intake and cardiovascular disease: a-salting our vessels. *J Am Coll Cardiol.* 2013;61(3):344—5.

39. Mancilha-Carvalho J de J, de Souza e Silva NA. The Yanomami Indians in the INTERSALT Study. *Arq Bras Cardiol.* 2003;80(3):289—300.

40. Mancilha-Carvalho J de J, Crews DE. Lipid profiles of Yanomamo Indians of Brazil. *Prev Med.* 1990;19(1):66—75.

41. Kempner W. Treatment of heart and kidney disease and of hypertensive and arteriosclerotic vascular disease with the rice diet. *Ann Intern Med*. 1949;31(5):821–56.

42. Klemmer P, Grim CE, Luft FC. Who and what drove Walter Kempner? The rice diet revisited. *Hypertension*. 2014;64(4):684–8.

43. Kempner W. Treatment of heart and kidney disease and of hypertensive and arteriosclerotic vascular disease with the rice diet. *Ann Intern Med*. 1949;31(5):821–56.

44. Roberts WC. High salt intake, its origins, its economic impact, and its effect on blood pressure. *Am J Cardiol*. 2001;88(11):1338–46.

45. Dickinson KM, Clifton PM, Keogh JB. Endothelial function is impaired after a high-salt meal in healthy subjects. *Am J Clin Nutr*. 2011;93(3):500–5.

46. DuPont JJ, Greaney JL, Wenner MM, et al. High dietary sodium intake impairs endothelium-dependent dilation in healthy salt-resistant humans. *J Hypertens*. 2013;31(3):530–6.

47. Dickinson KM, Clifton PM, Keogh JB. Endothelial function is impaired after a high-salt meal in healthy subjects. *Am J Clin Nutr*. 2011;93(3):500–5.

48. Greaney JL, DuPont JJ, Lennon-Edwards SL, Sanders PW, Edwards DG, Farquhar WB. Dietary sodium loading impairs microvascular function independent of blood pressure in humans: role of oxidative stress. *J Physiol* (Lond). 2012;590(Pt 21):5519–28.

49. Jablonski KL, Racine ML, Geolfos CJ, et al. Dietary sodium restriction reverses vascular endothelial dysfunction in middle-aged/older adults with moderately elevated systolic blood pressure. *J Am Coll Cardiol*. 2013;61(3):335–43.

50. McCord JM. Analysis of superoxide dismutase activity. *Curr Protoc Toxicol*. 1999;Chapter 7: Unit 7.3.

51. Dickinson KM, Clifton PM, Burrell LM, Barrett PHR, Keogh JB. Postprandial effects of a high salt meal on serum sodium, arterial stiffness, markers of nitric oxide production and markers of endothelial function. *Atherosclerosis*. 2014;232(1):211–6.

52. *Huang Ti Nei Ching Su Wua* [*The Yellow Emperor's Classic of Internal Medicine*] (Veith I, Trans.) Oakland, CA: University of California Press; 1972:141.

53. Hanneman RL, Satin M. Comments to the Dietary Guidelines Committee on behalf of the Salt Institute. Comment ID: 000447. April 23, 2009.

54. Vital signs: food categories contributing the most to sodium consumption - United States, 2007–2008. *MMWR Morb Mortal Wkly Rep*. 2012;61(5):92–8.

55. Miller GD. Comments to the Dietary Guidelines Committee on behalf of the National Dairy Council, July 27, 2009.

56. Roberts WC. High salt intake, its origins, its economic impact, and its effect on blood pressure. *Am J Cardiol*. 2001;88(11):1338–46.

57. MacGregor G, de Wardener HE. Salt, blood pressure and health. *Int J Epidemiol*. 2002; 31(2):320–7.

58. Appel LJ, Anderson CAM. Compelling evidence for public health action to reduce salt intake. *N Engl J Med*. 2010;362(7):650–2.

59. Roberts WC. High salt intake, its origins, its economic impact, and its effect on blood pressure. *Am J Cardiol*. 2001;88(11):1338–46.

60. Buying this chicken? *Consum Rep*. June 2008;7.

61. Drewnowski A, Rehm CD. Sodium intakes of US children and adults from foods and beverages by location of origin and by specific food source. *Nutrients*. 2013;5(6):1840–55.

62. U.S. Department of Agriculture, Agricultural Research Service. 2014. USDA National Nutrient Database for Standard Reference, Release 27. Pizza Hut 14" pepperoni pizza, pan crust. http://ndb.nal.usda.gov/ndb/foods/show/6800. Accessed March 22, 2015.

63. Drewnowski A, Rehm CD. Sodium intakes of US children and adults from foods and beverages by location of origin and by specific food source. *Nutrients*. 2013;5(6):1840–55.

64. Blais CA, Pangborn RM, Borhani NO, Ferrell MF, Prineas RJ, Laing B. Effect of dietary sodium restriction on taste responses to sodium chloride: a longitudinal study. *Am J Clin Nutr*. 1986;44(2):232–43.

65. Tucker RM, Mattes RD. Are free fatty acids effective taste stimuli in humans? Presented at the symposium "The Taste for Fat: New Discoveries on the Role of Fat in Sensory Perception, Metabolism, Sensory Pleasure and Beyond" held at the Institute of Food Technologists 2011 Annual Meeting, New Orleans, LA, June 12, 2011. *J Food Sci*. 2012;77(3):S148–51.

66. Grieve FG, Vander Weg MW. Desire to eat high- and low-fat foods following a low-fat dietary intervention. *J Nutr Educ Behav*. 2003;35(2):98–102.

67. Stewart JE, Newman LP, Keast RS. Oral sensitivity to oleic acid is associated with fat intake and body mass index. *Clin Nutr*. 2011;30(6):838–44.

68. Stewart JE, Keast RS. Recent fat intake modulates fat taste sensitivity in lean and overweight subjects. *Int J Obes* (Lond). 2012;36(6):834–42.

69. Roberts WC. High salt intake, its origins, its economic impact, and its effect on blood pressure. *Am J Cardiol*. 2001;88(11):1338–46.

70. Newson RS, Elmadfa I, Biro G, et al. Barriers for progress in salt reduction in the general population. An international study. *Appetite*. 2013;71:22–31.

71. Cappuccio FP, Capewell S, Lincoln P, McPherson K. Policy options to reduce population salt intake. *BMJ*. 2011;343:d4995.

72. Toldrá F, Barat JM. Strategies for salt reduction in foods. *Recent Pat Food Nutr Agric*. 2012; 4(1):19–25.

73. Lin B-H, Guthrie J. Nutritional Quality of Food Prepared at Home and Away from Home, 1977–2008. USDA, Economic Research Service, December 2012.

74. Newson RS, Elmadfa I, Biro G, et al. Barriers for progress in salt reduction in the general population. An international study. *Appetite*. 2013;71:22–31.

75. Roberts WC. High salt intake, its origins, its economic impact, and its effect on blood pressure. *Am J Cardiol*. 2001;88(11):1338–46.

76. U.S. Department of Agriculture and U.S. Department of Health and Human Services. Dietary Guidelines for Americans, 2010. 7th Edition, Washington, D.C.: US Government Printing Office, December 2010.

77. Karppanen H, Mervaala E. Sodium intake and hypertension. *Prog Cardiovasc Dis*. 2006;49(2): 59–75.

78. Law MR, Morris JK, Wald NJ. Use of blood pressure lowering drugs in the prevention of cardiovascular disease: meta-analysis of 147 randomised trials in the context of expectations from prospective epidemiological studies. *BMJ*. 2009;338:b1665.

79. Tighe P, Duthie G, Vaughan N, et al. Effect of increased consumption of whole-grain foods on blood pressure and other cardiovascular risk markers in healthy middle-aged persons: a randomized controlled trial. *Am J Clin Nutr*. 2010;92(4):733–40.

80. Diaconu CC, Balaceanu A, Bartos D. Diuretics, first-line antihypertensive agents: are they always safe in the elderly? *Rom J Intern Med*. 2014;52(2):87–90.

81. Li CI, Daling JR, Tang MT, Haugen KL, Porter PL, Malone KE. Use of antihypertensive medications and breast cancer risk among women aged 55 to 74 years. *JAMA Intern Med*. 2013; 173(17):1629–37.

82. Kaiser EA, Lotze U, Schiser HH. Increasing complexity: which drug class to choose for treatment of hypertension in the elderly? *Clin Interv Aging*. 2014;9:459–75.

83. Rasmussen ER, Mey K, Bygum A. Angiotensin-converting enzyme inhibitor-induced angio-edema—a dangerous new epidemic. *Acta Derm Venereol*. 2014;94(3):260–4.

84. Tinetti ME, Han L, Lee DS, et al. Antihypertensive medications and serious fall injuries in a nationally representative sample of older adults. *JAMA Intern Med*. 2014;174(4):588–95.

85. Ye EQ, Chacko SA, Chou EL, Kugizaki M, Liu S. Greater whole-grain intake is associated with lower risk of type 2 diabetes, cardiovascular disease, and weight gain. *J Nutr*. 2012;142(7): 1304–13.

86. Aune D, Chan DS, Lau R, et al. Dietary fibre, whole grains, and risk of colorectal cancer: systematic review and dose-response meta-analysis of prospective studies. *BMJ*. 2011;343:d6617.

87. Tighe P, Duthie G, Vaughan N, et al. Effect of increased consumption of whole-grain foods on blood pressure and other cardiovascular risk markers in healthy middle-aged persons: a randomized controlled trial. *Am J Clin Nutr*. 2010;92(4):733–40.

88. Sun Q, Spiegelman D, van Dam RM, et al. White rice, brown rice, and risk of type 2 diabetes in US men and women. *Arch Intern Med*. 2010;170(11):961–9.

89. Ye EQ, Chacko SA, Chou EL, Kugizaki M, Liu S. Greater whole-grain intake is associated with lower risk of type 2 diabetes, cardiovascular disease, and weight gain. *J Nutr*. 2012;142(7):1304–13.

90. Mellen PB, Liese AD, Tooze JA, Vitolins MZ, Wagenknecht LE, Herrington DM. Whole-grain intake and carotid artery atherosclerosis in a multiethnic cohort: the Insulin Resistance Atherosclerosis Study. *Am J Clin Nutr*. 2007;85(6):1495–502.

91. Erkkilä AT, Herrington DM, Mozaffarian D, et al. Cereal fiber and whole-grain intake are associated with reduced progession of coronary-artery atherosclerosis in postmenopausal women with coronary artery disease. *Am Heart J*. 2005;150(1):94–101.

92. Go AS, Bauman MA, Coleman King SM, et al. An effective approach to high blood pressure control: a science advisory from the American Heart Association, the American College of Cardiology, and the Centers for Disease Control and Prevention. *J Am Coll Cardiol*. 2014;63(12):1230–8.

93. Mahmud A, Feely J. Low-dose quadruple antihypertensive combination: more efficacious than individual agents—a preliminary report. *Hypertension*. 2007;49(2):272–5.

94. Kronish IM, Woodward M, Sergie Z, Ogedegbe G, Falzon L, Mann DM. Meta-analysis: impact of drug class on adherence to antihypertensives. *Circulation*. 2011;123(15):1611–21.

95. Messerli FH, Bangalore S. Half a century of hydrochlorothiazide: facts, fads, fiction, and follies. *Am J Med*. 2011;124(10):896–9.

96. Law MR, Morris JK, Wald NJ. Use of blood pressure lowering drugs in the prevention of cardiovascular disease: meta-analysis of 147 randomised trials in the context of expectations from prospective epidemiological studies. *BMJ*. 2009;338:b1665.

97. Donnison CP. Blood pressure in the African native. *Lancet*. 1929;213(5497):6–7.

98. Morse WR, McGill MD, Beh YT. Blood pressure amongst aboriginal ethnic groups of Szechwan Province, West China. *Lancet*. 1937;229(5929):966–8.

99. Sacks FM, Kass EH. Low blood pressure in vegetarians: effects of specific foods and nutrients. *Am J Clin Nutr*. 1988;48(3 Suppl):795–800.

100. Go AS, Bauman MA, Coleman King SM, et al. An effective approach to high blood pressure control: a science advisory from the American Heart Association, the American College of Cardiology, and the Centers for Disease Control and Prevention. *J Am Coll Cardiol*. 2014; 63(12):1230–8.

101. Sharma AM, Schorr U. Dietary patterns and blood pressure. *N Engl J Med*. 1997;337(9):637.

102. Chen Q, Turban S, Miller ER, Appel LJ. The effects of dietary patterns on plasma renin activity: results from the Dietary Approaches to Stop Hypertension trial. *J Hum Hypertens*. 2012; 26(11):664–9.

103. Sacks FM, Rosner B, Kass EH. Blood pressure in vegetarians. *Am J Epidemiol*. 1974;100(5): 390–8.

104. Donaldson AN. The relation of protein foods to hypertension. *Cal West Med*. 1926;24(3):328–31.

105. Appel LJ, Brands MW, Daniels SR, et al. Dietary approaches to prevent and treat hypertension: a scientific statement from the American Heart Association. *Hypertension*. 2006;47(2): 296–308.

106. Sacks FM, Obarzanek E, Windhauser MM, et al. Rationale and design of the Dietary Approaches to Stop Hypertension trial (DASH). A multicenter controlled-feeding study of dietary patterns to lower blood pressure. *Ann Epidemiol*. 1995;5(2):108–18.

107. Karanja NM, Obarzanek E, Lin PH, et al. Descriptive characteristics of the dietary patterns used in the Dietary Approaches to Stop Hypertension trial. DASH Collaborative Research Group. *J Am Diet Assoc*. 1999;99(8 Suppl):S19–27.

108. Sacks FM, Kass EH. Low blood pressure in vegetarians: effects of specific foods and nutrients. *Am J Clin Nutr*. 1988;48(3 Suppl):795–800.

109. de Paula TP, Steemburgo T, de Almeida JC, Dall'Alba V, Gross JL, de Azevedo MJ. The role of Dietary Approaches to Stop Hypertension (DASH) diet food groups in blood pressure in type 2 diabetes. *Br J Nutr*. 2012;108(1):155–62.

110. Yokoyama Y, Nishimura K, Barnard ND, et al. Vegetarian diets and blood pressure: a meta-analysis. *JAMA Intern Med*. 2014;174(4):577–87.

111. Le LT, Sabaté J. Beyond meatless, the health effects of vegan diets: findings from the Adventist cohorts. *Nutrients*. 2014;6(6):2131–47.

112. Fraser GE. Vegetarian diets: what do we know of their effects on common chronic diseases? *Am J Clin Nutr*. 2009;89(5):1607S–1612S.

113. Tonstad S, Stewart K, Oda K, Batech M, Herring RP, Fraser GE. Vegetarian diets and incidence of diabetes in the Adventist Health Study-2. *Nutr Metab Cardiovasc Dis*. 2013;23(4):292–9.

114. Fraser GE. Vegetarian diets: what do we know of their effects on common chronic diseases? *Am J Clin Nutr*. 2009;89(5):1607S–1612S.

115. Fontana L, Meyer TE, Klein S, Holloszy JO. Long-term low-calorie low-protein vegan diet and endurance exercise are associated with low cardiometabolic risk. *Rejuvenation Res*. 2007;10(2):225–34.

116. Rodriguez-Leyva D, Weighell W, Edel AL, et al. Potent antihypertensive action of dietary flaxseed in hypertensive patients. *Hypertension*. 2013;62(6):1081–9.

117. Cornelissen VA, Buys R, Smart NA. Endurance exercise beneficially affects ambulatory blood pressure: a systematic review and meta-analysis. *J Hypertens*. 2013;31(4):639–48.

118. Geleijnse JM. Relation of raw and cooked vegetable consumption to blood pressure: the INTERMAP study. *J Hum Hypertens*. 2014;28(6):343–4.

119. Jayalath VH, de Souza RJ, Sievenpiper JL, et al. Effect of dietary pulses on blood pressure: a systematic review and meta-analysis of controlled feeding trials. *Am J Hypertens*. 2014;27(1): 56–64.

120. Chiva-Blanch G, Urpi-Sarda M, Ros E, et al. Dealcoholized red wine decreases systolic and diastolic blood pressure and increases plasma nitric oxide: short communication. *Circ Res*. 2012;111(8):1065–8.

121. Figueroa A, Sanchez-Gonzalez MA, Wong A, Arjmandi BH. Watermelon extract supplementation reduces ankle blood pressure and carotid augmentation index in obese adults with prehypertension or hypertension. *Am J Hypertens*. 2012;25(6):640–3.

122. Gammon CS, Kruger R, Brown SJ, Conlon CA, von Hurst PR, Stonehouse W. Daily kiwifruit consumption did not improve blood pressure and markers of cardiovascular function in men with hypercholesterolemia. *Nutr Res*. 2014;34(3):235–40.

123. Anderson JW, Weiter KM, Christian AL, Ritchey MB, Bays HE. Raisins compared with other snack effects on glycemia and blood pressure: a randomized, controlled trial. *Postgrad Med*. 2014;126(1):37–43.

124. Akhtar S, Ismail T, Riaz M. Flaxseed - a miraculous defense against some critical maladies. *Pak J Pharm Sci*. 2013;26(1):199–208.

125. Rodriguez-Leyva D, Weighell W, Edel AL, et al. Potent antihypertensive action of dietary flaxseed in hypertensive patients. *Hypertension*. 2013;62(6):1081–9.

126. Ninomiya T, Perkovic V, Turnbull F, et al. Blood pressure lowering and major cardiovascular events in people with and without chronic kidney disease: meta-analysis of randomised controlled trials. *BMJ*. 2013;347:f5680.

127. Goyal A, Sharma V, Upadhyay N, Gill S, Sihag M. Flax and flaxseed oil: an ancient medicine & modern functional food. *J Food Sci Technol*. 2014;51(9):1633–53.

128. Carlsen MH, Halvorsen BL, Holte K, et al. The total antioxidant content of more than 3100 foods, beverages, spices, herbs and supplements used worldwide. *Nutr J*. 2010;9:3.

129. Frank T, Netzel G, Kammerer DR, et al. Consumption of Hibiscus sabdariffa L. aqueous extract and its impact on systemic antioxidant potential in healthy subjects. *J Sci Food Agric*. 2012;92(10):2207–18.

130. Chang HC, Peng CH, Yeh DM, Kao ES, Wang CJ. Hibiscus sabdariffa extract inhibits obesity and fat accumulation, and improves liver steatosis in humans. *Food Funct*. 2014;5(4):734–9.

131. Mozaffari-Khosravi H, Jalali-Khanabadi BA, Afkhami-Ardekani M, Fatehi F. Effects of sour tea (Hibiscus sabdariffa) on lipid profile and lipoproteins in patients with type II diabetes. *J Altern Complement Med*. 2009;15(8):899–903.

132. Aziz Z, Wong SY, Chong NJ. Effects of Hibiscus sabdariffa L. on serum lipids: a systematic review and meta-analysis. *J Ethnopharmacol*. 2013;150(2):442–50.

133. Lin T-L. Lin H-H, Chen C-C, et al. Hibiscus sabdariffa extract reduces serum cholesterol in men and women. *Nutr Res*. 2007;27:140–5.

134. Hopkins AL, Lamm MG, Funk JL, Ritenbaugh C. Hibiscus sabdariffa L. in the treatment of hypertension and hyperlipidemia: a comprehensive review of animal and human studies. *Fitoterapia*. 2013;85:84–94.

135. McKay DL, Chen CY, Saltzman E, Blumberg JB. Hibiscus sabdariffa L. tea (tisane) lowers blood pressure in prehypertensive and mildly hypertensive adults. *J Nutr*. 2010;140(2):298–303.

136. Chobanian AV, Bakris GL, Black HR, et al. Seventh report of the Joint National Committee on Prevention, Detection, Evaluation, and Treatment of High Blood Pressure. *Hypertension*. 2003;42(6):1206–52.

137. McKay DL, Chen CY, Saltzman E, Blumberg JB. Hibiscus sabdariffa L. tea (tisane) lowers blood pressure in prehypertensive and mildly hypertensive adults. *J Nutr*. 2010;140(2):298–303.

138. Herrera-Arellano A, Flores-Romero S, Chávez-Soto MA, Tortoriello J. Effectiveness and tolerability of a standardized extract from Hibiscus sabdariffa in patients with mild to moderate hypertension: a controlled and randomized clinical trial. *Phytomedicine*. 2004;11(5):375–82.

139. US Food and Drug Administration. CAPOTEN® (Captopril Tablets, USP) http://www.accessdata.fda.gov/drugsatfda_docs/label/2012/018343s084lbl.pdf. Accessed March 19, 2015.

140. Hendricks JL, Marshall TA, Harless JD, Hogan MM, Qian F, Wefel JS. Erosive potentials of brewed teas. *Am J Dent*. 2013;26(5):278–82.

141. Malik J, Frankova A, Drabek O, Szakova J, Ash C, Kokoska L. Aluminium and other elements in selected herbal tea plant species and their infusions. *Food Chem*. 2013;139(1–4):728–34.

142. Förstermann U. Janus-faced role of endothelial NO synthase in vascular disease: uncoupling

of oxygen reduction from NO synthesis and its pharmacological reversal. *Biol Chem.* 2006; 387(12):1521–33.

143. Franzini L, Ardigò D, Valtueña S, et al. Food selection based on high total antioxidant capacity improves endothelial function in a low cardiovascular risk population. *Nutr Metab Cardiovasc Dis.* 2012;22(1):50–7.

144. Webb AJ, Patel N, Loukogeorgakis S, et al. Acute blood pressure lowering, vasoprotective, and antiplatelet properties of dietary nitrate via bioconversion to nitrite. *Hypertension.* 2008;51(3):784–90.

145. Smith RE, Ashiya M. Antihypertensive therapies. *Nat Rev Drug Discov.* 2007;6(8):597–8.

146. Kapil V, Khambata RS, Robertson A, Caulfield MJ, Ahluwalia A. Dietary nitrate provides sustained blood pressure lowering in hypertensive patients: a randomized, phase 2, double-blind, placebo-controlled study. *Hypertension.* 2015;65(2):320–7.

147. Wylie LJ, Kelly J, Bailey SJ, et al. Beetroot juice and exercise: pharmacodynamic and dose-response relationships. *J Appl Physiol.* 2013;115(3):325–36.

148. European Food Safety Authority. Nitrate in vegetables: scientific opinion of the panel on contaminants in the food chain. *EFSA J.* 2008;689:1–79.

149. Murphy M, Eliot K, Heuertz RM, Weiss E. Whole beetroot consumption acutely improves running performance. *J Acad Nutr Diet.* 2012;112(4):548–52.

150. Clements WT, Lee SR, Bloomer RJ. Nitrate ingestion: a review of the health and physical performance effects. *Nutrients.* 2014;6(11):5224–64.

151. Hord NG, Tang Y, Bryan NS. Food sources of nitrates and nitrites: the physiologic context for potential health benefits. *Am J Clin Nutr.* 2009;90(1):1–10.

152. Bhupathiraju SN, Wedick NM, Pan A, et al. Quantity and variety in fruit and vegetable intake and risk of coronary heart disease. *Am J Clin Nutr.* 2013;98(6):1514–23.

153. Tamakoshi A, Tamakoshi K, Lin Y, Yagyu K, Kikuchi S. Healthy lifestyle and preventable death: findings from the Japan Collaborative Cohort (JACC) Study. *Prev Med.* 2009;48(5):486–92.

154. Wang F, Dai S, Wang M, Morrison H. Erectile dysfunction and fruit/vegetable consumption among diabetic Canadian men. *Urology.* 2013;82(6):1330–5.

155. Presley TD, Morgan AR, Bechtold E, et al. Acute effect of a high nitrate diet on brain perfusion in older adults. *Nitric Oxide.* 2011;24(1):34–42.

156. Engan HK, Jones AM, Ehrenberg F, Schagatay E. Acute dietary nitrate supplementation improves dry static apnea performance. *Respir Physiol Neurobiol.* 2012;182(2–3):53–9.

157. Bailey SJ, Winyard P, Vanhatalo A, et al. Dietary nitrate supplementation reduces the O2 cost of low-intensity exercise and enhances tolerance to high-intensity exercise in humans. *J Appl Physiol.* 2009;107(4):1144–55.

158. Murphy M, Eliot K, Heuertz RM, Weiss E. Whole beetroot consumption acutely improves running performance. *J Acad Nutr Diet.* 2012;112(4):548–52.

159. Lidder S, Webb AJ. Vascular effects of dietary nitrate (as found in green leafy vegetables and beetroot) via the nitrate-nitrite-nitric oxide pathway. *Br J Clin Pharmacol.* 2013;75(3):677–96.

160. Wylie LJ, Kelly J, Bailey SJ, et al. Beetroot juice and exercise: pharmacodynamic and dose-response relationships. *J Appl Physiol.* 2013;115(3):325–36.

第8章　远离肝脏疾病

1. Chiras, DD. *Human Biology.* Burlington, MA: Jones & Bartlett Learning; 2015.

2. Centers for Disease Control and Prevention. Deaths: final data for 2013 table 10. Number of deaths from 113 selected causes. National Vital Statistics Report 2016;64(2).

3. National Cancer Institute Surveillance, Epidemiology, and End Results Program. SEER stat fact sheets: liver and intrahepatic bile duct cancer. http://seer.cancer.gov/statfacts/html/livibd.html. Accessed May 3, 2015.

4. Holubek WJ, Kalman S, Hoffman RS. Acetaminophen-induced acute liver failure: results of a United States multicenter, prospective study. *Hepatology*. 2006;43(4):880.

5. Mokdad AH, Marks JS, Stroup DF, Gerberding JL. Actual causes of death in the United States, 2000. *JAMA*. 2004;291(10):1238–45.

6. CDC Morbidity and Mortality Weekly Report. Alcohol-attributable deaths and years of potential life l—United States, 2001. http://www.cdc.gov/mmwr/preview/mmwrhtml/mm5337a2.htm. September 24, 2004. Accessed March 2, 2015.

7. Centers for Disease Control and Prevention. Fact sheets - alcohol use and your health. http://www.cdc.gov/alcohol/fact-sheets/alcohol-use.htm. November 7, 2014. Accessed March 2, 2015.

8. Schwartz JM, Reinus JF. Prevalence and natural history of alcoholic liver disease. *Clin Liver Dis*. 2012;16(4):659–66.

9. Lane BP, Lieber CS. Ultrastructural alterations in human hepatocytes following ingestion of ethanol with adequate diets. *Am J Pathol*. 1966;49(4):593–603.

10. Mendenhall CL. Anabolic steroid therapy as an adjunct to diet in alcoholic hepatic steatosis. *Am J Dig Dis*. 1968;13(9):783–91.

11. O'Shea RS, Dasarathy S, McCullough AJ. Alcoholic liver disease. *Hepatology*. 2010;51(1):307–28.

12. Mandayam S, Jamal MM, Morgan TR. Epidemiology of alcoholic liver disease. *Semin Liver Dis*. 2004;24(3):217–32.

13. Galambos JT. Natural history of alcoholic hepatitis. 3. Histological changes. *Gastroenterology*. 1972;63(6):1026–35.

14. Woerle S, Roeber J, Landen MG. Prevalence of alcohol dependence among excessive drinkers in New Mexico. *Alcohol Clin Exp Res*. 2007;31(2):293–8.

15. Kaskutas LA. Alcoholics anonymous effectiveness: faith meets science. *J Addict Dis*. 2009;28(2):145–57.

16. Grønbaek M. The positive and negative health effects of alcohol and the public health implications. *J Intern Med*. 2009;265(4):407–20.

17. Britton A, Marmot MG, Shipley M. Who benefits most from the cardioprotective properties of alcohol consumption—health freaks or couch potatoes? *J Epidemiol Community Health*. 2008;62(10):905–8.

18. Agarwal DP. Cardioprotective effects of light-moderate consumption of alcohol: a review of putative mechanisms. *Alcohol Alcohol*. 2002;37(5):409–15.

19. Britton A, Marmot MG, Shipley M. Who benefits most from the cardioprotective properties of alcohol consumption—health freaks or couch potatoes? *J Epidemiol Community Health*. 2008;62(10):905–8.

20. Britton A, Marmot MG, Shipley M. Who benefits most from the cardioprotective properties of alcohol consumption—health freaks or couch potatoes? *J Epidemiol Community Health*. 2008;62(10):905–8.

21. Kechagias S, Ernersson Å, Dahlqvist O, et al. Fast-food-based hyper-alimentation can induce rapid and profound elevation of serum alanine aminotransferase in healthy subjects. *Gut*. 2008;57(5):649–54.

22. McCarthy EM, Rinella ME. The role of diet and nutrient composition in nonalcoholic fatty liver disease. *J Acad Nutr Diet*. 2012;112(3):401–9.

23. Silverman JF, Pories WJ, Caro JF. Liver pathology in diabetes mellitus and morbid obesity: clinical, pathological and biochemical considerations. *Pathol Annu*. 1989;24:275–302.

24. Singh S, Allen AM, Wang Z, Prokop LJ, Murad MH, Loomba R. Fibrosis progression in nonal-coholic fatty liver vs nonalcoholic steatohepatitis: a systematic review and meta-analysis of paired-biopsy studies. *Clin Gastroenterol Hepatol*. 2014;S1542–3565(14):00602–8.

25. Zelber-Sagi S, Nitzan-Kaluski D, Goldsmith R, et al. Long term nutritional intake and the risk for non-alcoholic fatty liver disease (NAFLD): a population based study. *J Hepatol*. 2007; 47(5):711–7.

26. Zelber-Sagi S, Nitzan-Kaluski D, Goldsmith R, et al. Long term nutritional intake and the risk for non-alcoholic fatty liver disease (NAFLD): a population based study. *J Hepatol*. 2007; 47(5):711–7.

27. Longato L. Non-alcoholic fatty liver disease (NAFLD): a tale of fat and sugar? *Fibrogenesis Tissue Repair*. 2013;6(1):14.

28. Musso G, Gambino R, De Michieli F, et al. Dietary habits and their relations to insulin resistance and postprandial lipemia in nonalcoholic steatohepatitis. *Hepatology*. 2003;37(4):909–16.

29. Kontogianni MD, Tileli N, Margariti A, et al. Adherence to the Mediterranean diet is associ-ated with the severity of non-alcoholic fatty liver disease. *Clin Nutr*. 2014;33(4):678–83.

30. Kim EJ, Kim BH, Seo HS, et al. Cholesterol-induced non-alcoholic fatty liver disease and athero-sclerosis aggravated by systemic inflammation. *PLoS ONE*. 2014;9(6):e97841.

31. Yasutake K, Nakamuta M, Shima Y, et al. Nutritional investigation of non-obese patients with non-alcoholic fatty liver disease: the significance of dietary cholesterol. *Scand J Gastroenterol*. 2009;44(4):471–7.

32. Duewell P, Kono H, Rayner KJ, et al. NLRP3 inflammasomes are required for atherogene-sis and activated by cholesterol crystals that form early in disease. *Nature*. 2010;464(7293): 1357–61.

33. Ioannou GN, Haigh WG, Thorning D, Savard C. Hepatic cholesterol crystals and crown-like structures distinguish NASH from simple steatosis. *J Lipid Res*. 2013;54(5):1326–34.

34. U.S. Department of Agriculture Agricultural Research Service. National Nutrient Database for Standard Reference Release 27. Basic Report: 21359, McDonald's, sausage McMuffin with egg. http://ndb.nal.usda.gov/ndb/foods/show/6845. Accessed March 2, 2015.

35. Ioannou GN, Morrow OB, Connole ML, Lee SP. Association between dietary nutrient compo-sition and the incidence of cirrhosis or liver cancer in the United States population. *Hepatology*. 2009;50(1):175–84.

36. National Institute of Diabetes and Digestive and Kidney Diseases. Liver transplantation. http://www.niddk.nih.gov/health-information/health-topics/liver-disease/liver-transplant /Pages/facts.aspx. June 2010. Accessed March 2, 2015.

37. Kwak JH, Baek SH, Woo Y, et al. Beneficial immunostimulatory effect of short-term Chlorella supplementation: enhancement of natural killer cell activity and early inflammatory response (randomized, double-blinded, placebo-controlled trial). *Nutr J*. 2012;11:53.

38. Azocar J, Diaz A. Efficacy and safety of Chlorella supplementation in adults with chronic hepati-tis C virus infection. *World J Gastroenterol*. 2013 Feb 21;19(7):1085–90.

39. Goozner M. Why Sovaldi shouldn't cost $84,000. *Mod Healthc*. 2014;44(18):26.

40. Lock G, Dirscherl M, Obermeier F, et al. Hepatitis C - contamination of toothbrushes: myth or reality? *J Viral Hepat*. 2006;13(9):571–3.

41. Bocket L, Chevaliez S, Talbodec N, Sobaszek A, Pawlotsky JM, Yazdanpanah Y. Occupational transmission of hepatitis C virus resulting from use of the same supermarket meat slicer. *Clin Microbiol Infect*. 2011;17(2):238–41.

42. Teo CG. Much meat, much malady: changing perceptions of the epidemiology of hepatitis E. *Clin Microbiol Infect*. 2010;16(1):24–32.

43. Yazaki Y, Mizuo H, Takahashi M, et al. Sporadic acute or fulminant hepatitis E in Hokkaido,

Japan, may be food-borne, as suggested by the presence of hepatitis E virus in pig liver as food. *J Gen Virol.* 2003;84(Pt 9):2351–7.

44. Feagins AR, Opriessnig T, Guenette DK, Halbur PG, Meng XJ. Detection and characterization of infectious Hepatitis E virus from commercial pig livers sold in local grocery stores in the USA. *J Gen Virol.* 2007;88(Pt 3):912–7.

45. Feagins AR, Opriessnig T, Guenette DK, Halbur PG, Meng XJ. Detection and characterization of infectious Hepatitis E virus from commercial pig livers sold in local grocery stores in the USA. *J Gen Virol.* 2007;88(Pt 3):912–7.

46. Dalton HR, Bendall RP, Pritchard C, Henley W, Melzer D. National mortality rates from chronic liver disease and consumption of alcohol and pig meat. *Epidemiol Infect.* 2010;138(2):174–82.

47. Emerson SU, Arankalle VA, Purcell RH. Thermal stability of hepatitis E virus. *J Infect Dis.* 2005 Sep 1;192(5):930–3.

48. Centers for Disease Control and Prevention. What can you do to protect yourself and your family from food poisoning? http://www.cdc.gov/foodsafety/prevention.html. September 6, 2013. Accessed March 11, 2015.

49. Shinde NR, Patil TB, Deshpande AS, Gulhane RV, Patil MB, Bansod YV. Clinical profile, maternal and fetal outcomes of acute hepatitis E in pregnancy. *Ann Med Health Sci Res.* 2014; 4(Suppl 2):S133–9.

50. Navarro VJ, Barnhart H, Bonkovsky HL, et al. Liver injury from herbals and dietary supplements in the U.S. Drug-Induced Liver Injury Network. *Hepatology.* 2014;60(4):1399–408.

51. Yu EL, Sivagnanam M, Ellis L, Huang JS. Acute hepatotoxicity after ingestion of Morinda citrifolia (Noni Berry) juice in a 14-year-old boy. *J Pediatr Gastroenterol Nutr.* 2011;52(2):222–4.

52. Licata A, Craxt A. Considerations regarding the alleged association between Herbalife products and cases of hepatotoxicity: a rebuttal. *Intern Emerg Med.* 2014;9(5):601–2.

53. Lobb AL. Science in liquid dietary supplement promotion: the misleading case of mangosteen juice. *Hawaii J Med Public Health.* 2012;71(2):46–8.

54. Lobb AL. Science in liquid dietary supplement promotion: the misleading case of mangosteen juice. *Hawaii J Med Public Health.* 2012;71(2):46–8.

55. Boozer CN, Nasser JA, Heymsfield SB, Wang V, Chen G, Solomon JL. An herbal supplement containing Ma Huang-Guarana for weight loss: a randomized, double-blind trial. *Int J Obes Relat Metab Disord.* 2001;25(3):316–24.

56. US Government Accountability Office. Dietary Supplements Containing Ephedra: Health Risks and FDA's Oversight. http://www.gao.gov/assets/120/110228.pdf. July 23, 2003. Accessed March 2, 2015.

57. Preuss HG, Bagchi D, Bagchi M, Rao CV, Dey DK, Satyanarayana S. Effects of a natural extract of (-)-hydroxycitric acid (HCA-SX) and a combination of HCA-SX plus niacin-bound chromium and Gymnema sylvestre extract on weight loss. *Diabetes Obes Metab.* 2004;6(3):171–80.

58. Fong TL, Klontz KC, Canas-Coto A, et al. Hepatotoxicity due to hydroxycut: a case series. *Am J Gastroenterol.* 2010;105(7):1561–6.

59. Ye EQ, Chacko SA, Chou EL, Kugizaki M, Liu S. Greater whole-grain intake is associated with lower risk of type 2 diabetes, cardiovascular disease, and weight gain. *J Nutr.* 2012;142(7):1304–13.

60. Karl JP, Saltzman E. The role of whole grains in body weight regulation. *Adv Nutr.* 2012; 3(5):697–707.

61. Ye EQ, Chacko SA, Chou EL, Kugizaki M, Liu S. Greater whole-grain intake is associated with lower risk of type 2 diabetes, cardiovascular disease, and weight gain. *J Nutr.* 2012;142(7):1304–13.

62. Chang H-C, Huang C-N, Yeh D-M, Wang S-J, Peng C-H, Wang C-J. Oat prevents obesity and

abdominal fat distribution, and improves liver function in humans. *Plant Foods Hum Nutr.* 2013;68(1):18–23.

63. Chang H-C, Huang C-N, Yeh D-M, Wang S-J, Peng C-H, Wang C-J. Oat prevents obesity and abdominal fat distribution, and improves liver function in humans. *Plant Foods Hum Nutr.* 2013;68(1):18–23.

64. Georgoulis M, Kontogianni MD, Tileli N, et al. The impact of cereal grain consumption on the development and severity of non-alcoholic fatty liver disease. *Eur J Nutr.* 2014;53(8):1727–35.

65. Valenti L, Riso P, Mazzocchi A, Porrini M, Fargion S, Agostoni C. Dietary anthocyanins as nutritional therapy for nonalcoholic fatty liver disease. *Oxid Med Cell Longev.* 2013;2013:145421.

66. Suda I, Ishikawa F, Hatakeyama M, et al. Intake of purple sweet potato beverage affects on serum hepatic biomarker levels of healthy adult men with borderline hepatitis. *Eur J Clin Nutr.* 2008;62(1):60–7.

67. Sun J, Chu YF, Wu X, Liu RH. Antioxidant and antiproliferative activities of common fruits. *J Agric Food Chem.* 2002;50(25):7449–54.

68. Ferguson PJ, Kurowska EM, Freeman DJ, Chambers AF, Koropatnick J. In vivo inhibition of growth of human tumor lines by flavonoid fractions from cranberry extract. *Nutr Cancer.* 2006;56(1):86–94.

69. Sun J, Hai Liu R. Cranberry phytochemical extracts induce cell cycle arrest and apoptosis in human MCF-7 breast cancer cells. *Cancer Lett.* 2006;241(1):124–34.

70. Ferguson PJ, Kurowska EM, Freeman DJ, Chambers AF, Koropatnick J. In vivo inhibition of growth of human tumor lines by flavonoid fractions from cranberry extract. *Nutr Cancer.* 2006; 56(1):86–94.

71. Kresty LA, Howell AB, Baird M. Cranberry proanthocyanidins mediate growth arrest of lung cancer cells through modulation of gene expression and rapid induction of apoptosis. *Molecules.* 2011;16(3):2375–90.

72. Seeram NP, Adams LS, Zhang Y, et al. Blackberry, black raspberry, blueberry, cranberry, red raspberry, and strawberry extracts inhibit growth and stimulate apoptosis of human cancer cells in vitro. *J Agric Food Chem.* 2006;54(25):9329–39.

73. Kim KK, Singh AP, Singh RK, et al. Anti-angiogenic activity of cranberry proanthocyanidins and cytotoxic properties in ovarian cancer cells. *Int J Oncol.* 2012;40(1):227–35.

74. Déziel B, MacPhee J, Patel K, et al. American cranberry (Vaccinium macrocarpon) extract affects human prostate cancer cell growth via cell cycle arrest by modulating expression of cell cycle regulators. *Food Funct.* 2012;3(5):556–64.

75. Liu M, Lin LQ, Song BB, et al. Cranberry phytochemical extract inhibits SGC-7901 cell growth and human tumor xenografts in Balb/c nu/nu mice. *J Agric Food Chem.* 2009;57(2):762–8.

76. Seeram NP, Adams LS, Hardy ML, Heber D. Total cranberry extract versus its phytochemical constituents: antiproliferative and synergistic effects against human tumor cell lines. *J Agric Food Chem.* 2004;52(9):2512–7.

77. Grace MH, Massey AR, Mbeunkui F, Yousef GG, Lila MA. Comparison of health-relevant flavonoids in commonly consumed cranberry products. *J Food Sci.* 2012;77(8):H176–83.

78. Grace MH, Massey AR, Mbeunkui F, Yousef GG, Lila MA. Comparison of health-relevant flavonoids in commonly consumed cranberry products. *J Food Sci.* 2012;77(8):H176–83.

79. Vinson JA, Bose P, Proch J, Al Kharrat H, Samman N. Cranberries and cranberry products: powerful in vitro, ex vivo, and in vivo sources of antioxidants. *J Agric Food Chem.* 2008; 56(14):5884–91.

80. White BL, Howard LR, Prior RL. Impact of different stages of juice processing on the anthocyanin, flavonol, and procyanidin contents of cranberries. *J Agric Food Chem.* 2011;59(9):4692–8.

81. Arnesen E, Huseby N-E, Brenn T, Try K. The Tromse heart study: distribution of, and deter-

minants for, gamma-glutamyltransferase in a free-living population. *Scand J Clin Lab Invest.* 1986;46(1):63–70.

82. Ruhl CE, Everhart JE. Coffee and tea consumption are associated with a lower incidence of chronic liver disease in the United States. *Gastroenterology.* 2005;129(6):1928–36.

83. Salgia R, Singal AG. Hepatocellular carcinoma and other liver lesions. *Med Clin North Am.* 2014;98(1):103–18.

84. Sang LX, Chang B, Li X-H, Jiang M. Consumption of coffee associated with reduced risk of liver cancer: a meta-analysis. *BMC Gastroenterol.* 2013;13:34.

85. Lai GY, Weinstein SJ, Albanes D, et al. The association of coffee intake with liver cancer incidence and chronic liver disease mortality in male smokers. *Br J Cancer.* 2013;109(5):1344–51.

86. Fujita Y, Shibata A, Ogimoto I, et al. The effect of interaction between hepatitis C virus and cigarette smoking on the risk of hepatocellular carcinoma. *Br J Cancer.* 2006;94(5):737–9.

87. Danielsson J, Kangastupa P, Laatikainen T, Aalto M, Niemelä O. Dose- and gender-dependent interactions between coffee consumption and serum GGT activity in alcohol consumers. *Alcohol Alcohol.* 2013;48(3):303–7.

88. Bravi F, Bosetti C, Tavani A, Gallus S, La Vecchia C. Coffee reduces risk for hepatocellular carcinoma: an meta-analysis. *Clin Gastroenterol Hepatol.* 2013;11(11):1413–21.e1.

89. Browning JD, Szczepaniak LS, Dobbins R, et al. Prevalence of hepatic steatosis in an urban population in the United States: impact of ethnicity. *Hepatology.* 2004;40(6):1387–95.

90. Cardin R, Piciocchi M, Martines D, Scribano L, Petracco M, Farinati F. Effects of coffee consumption in chronic hepatitis C: a randomized controlled trial. *Dig Liver Dis.* 2013;45(6):499–504.

91. Torres DM, Harrison SA. Is it time to write a prescription for coffee? Coffee and liver disease. *Gastroenterology.* 2013;144(4):670–2.

92. Ng V, Saab S. Can daily coffee consumption reduce liver disease-related mortality? *Clin Gastroenterol Hepatol.* 2013;11(11):1422–3.

93. Torres DM, Harrison SA. Is it time to write a prescription for coffee? Coffee and liver disease. *Gastroenterology.* 2013;144(4):670–2.

94. Juliano LM, Griffiths RR. A critical review of caffeine withdrawal: empirical validation of symptoms and signs, incidence, severity, and associated features. *Psychopharmacology* (Berl). 2004;176(1):1–29.

95. O'Keefe JH, Bhatti SK, Patil HR, DiNicolantonio JJ, Lucan SC, Lavie CJ. Effects of habitual coffee consumption on cardiometabolic disease, cardiovascular health, and all-cause mortality. *J Am Coll Cardiol.* 2013;62(12):1043–51.

第9章　远离血液性癌症

1. Hunger SP, Lu X, Devidas M, et al. Improved survival for children and adolescents with acute lymphoblastic leukemia between 1990 and 2005: a report from the children's oncology group. *J Clin Oncol.* 2012;30(14):1663–9.

2. National Cancer Institute Surveillance, Epidemiology, and End Results Program. SEER Stat Fact Sheets: Leukemia. http://seer.cancer.gov/statfacts/html/leuks.html. Accessed June 15, 2015.

3. American Cancer Society. Cancer Facts & Figures 2014. Atlanta: American Cancer Society; 2014.

4. American Cancer Society. Cancer Facts & Figures 2014. Atlanta: American Cancer Society; 2014.

5. American Cancer Society. Cancer Facts & Figures 2014. Atlanta: American Cancer Society; 2014.

6. Key TJ, Appleby PN, Spencer EA, et al. Cancer incidence in British vegetarians. *Br J Cancer*. 2009;101(1):192–7.

7. Vegetarians less likely to develop cancer than meat eaters [news release]. London, UK: *British Journal of Cancer*; July 1, 2009. http://www.nature.com/bjc/press_releases/p_r_jul09_6605098 .html. Accessed March 11, 2015.

8. Suppipat K, Park CS, Shen Y, Zhu X, Lacorazza HD. Sulforaphane induces cell cycle arrest and apoptosis in acute lymphoblastic leukemia cells. *PLoS One*. 2012;7(12):e51251.

9. Han X, Zheng T, Foss F, et al. Vegetable and fruit intake and non-Hodgkin lymphoma survival in Connecticut women. *Leuk Lymphoma*. 2010;51(6):1047–54.

10. Thompson CA, Cerhan JR. Fruit and vegetable intake and survival from non-Hodgkin lymphoma: does an apple a day keep the doctor away? *Leuk Lymphoma*. 2010;51(6):963–4.

11. Thompson CA, Habermann TM, Wang AH, et al. Antioxidant intake from fruits, vegetables and other sources and risk of non-Hodgkin's lymphoma: the Iowa Women's Health Study. *Int J Cancer*. 2010;126(4):992–1003.

12. Holtan SG, O'Connor HM, Fredericksen ZS, et al. Food-frequency questionnaire-based estimates of total antioxidant capacity and risk of non-Hodgkin lymphoma. *Int J Cancer*. 2012; 131(5):1158–68.

13. Holtan SG, O'Connor HM, Fredericksen ZS, et al. Food-frequency questionnaire-based estimates of total antioxidant capacity and risk of non-Hodgkin lymphoma. *Int J Cancer*. 2012; 131(5):1158–68.

14. Thompson CA, Habermann TM, Wang AH, et al. Antioxidant intake from fruits, vegetables and other sources and risk of non-Hodgkin's lymphoma: the Iowa Women's Health Study. *Int J Cancer*. 2010;126(4):992–1003.

15. Bjelakovic G, Nikolova D, Simonetti RG, Gluud C. Antioxidant supplements for prevention of gastrointestinal cancers: a systematic review and meta-analysis. *Lancet*. 2004;364(9441):1219–28.

16. Jacobs DR, Tapsell LC. Food synergy: the key to a healthy diet. *Proc Nutr Soc*. 2013;72(2):200–6.

17. Elsayed RK, Glisson JK, Minor DS. Rhabdomyolysis associated with the use of a mislabeled "acai berry" dietary supplement. *Am J Med Sci*. 2011;342(6):535–8.

18. Zhang Y, Wang D, Lee RP, Henning SM, Heber D. Absence of pomegranate ellagitannins in the majority of commercial pomegranate extracts: implications for standardization and quality control. *J Agric Food Chem*. 2009;57(16):7395–400.

19. Zhang Y, Krueger D, Durst R, et al. International multidimensional authenticity specification (IMAS) algorithm for detection of commercial pomegranate juice adulteration. *J Agric Food Chem*. 2009;57(6):2550–7.

20. Del Pozo-Insfran D, Percival SS, Talcott ST. Açai (Euterpe oleracea Mart.) polyphenolics in their glycoside and aglycone forms induce apoptosis of HL-60 leukemia cells. *J Agric Food Chem*. 2006;54(4):1222–9.

21. Schauss AG, Wu X, Prior RL, et al. Antioxidant capacity and other bioactivities of the freeze-dried Amazonian palm berry, Euterpe oleraceae mart. (aSch). *J Agric Food Chem*. 2006; 54(22):8604–10.

22. Jensen GS, Ager DM, Redman KA, Mitzner MA, Benson KF, Schauss AG. Pain reduction and improvement in range of motion after daily consumption of an açai (Euterpe oleracea Mart.) pulp-fortified polyphenolic-rich fruit and berry juice blend. *J Med Food*. 2011;14(7–8):702–11.

23. Udani JK, Singh BB, Singh VJ, Barrett ML. Effects of açai (Euterpe oleracea Mart.) berry preparation on metabolic parameters in a healthy overweight population: a pilot study. *Nutr J*. 2011;10:45.

24. Haytowitz DB, Bhagwat SA. USDA database for the oxygen radical capacity (ORAC) of selected foods, release 2. Washington, D.C.: United States Department of Agriculture; 2010.

25. American Cancer Society. Cancer Facts & Figures 2014. Atlanta: American Cancer Society; 2014.

26. Landgren O, Kyle RA, Pfeiffer RM, et al. Monoclonal gammopathy of undetermined significance (MGUS) consistently precedes multiple myeloma: a prospective study. *Blood*. 2009; 113(22):5412–7.

27. Landgren O, Kyle RA, Pfeiffer RM, et al. Monoclonal gammopathy of undetermined significance (MGUS) consistently precedes multiple myeloma: a prospective study. *Blood*. 2009; 113(22):5412–7.

28. Greenberg AJ, Vachon CM, Rajkumar SV. Disparities in the prevalence, pathogenesis and progression of monoclonal gammopathy of undetermined significance and multiple myeloma between blacks and whites. *Leukemia*. 2012;26(4):609–14.

29. Kyle RA, Therneau TM, Rajkumar SV, et al. A long-term study of prognosis in monoclonal gammopathy of undetermined significance. *N Engl J Med*. 2002;346(8):564–9.

30. Bharti AC, Donato N, Singh S, Aggarwal BB. Curcumin (diferuloylmethane) down-regulates the constitutive activation of nuclear factor-kappa B and IkappaBalpha kinase in human multiple myeloma cells, leading to suppression of proliferation and induction of apoptosis. *Blood*. 2003; 101(3):1053–62.

31. Golombick T, Diamond TH, Badmaev V, Manoharan A, Ramakrishna R. The potential role of curcumin in patients with monoclonal gammopathy of undefined significance—its effect on paraproteinemia and the urinary N-telopeptide of type I collagen bone turnover marker. *Clin Cancer Res*. 2009;15(18):5917–22.

32. Golombick T, Diamond TH, Manoharan A, Ramakrishna R. Monoclonal gammopathy of undetermined significance, smoldering multiple myeloma, and curcumin: a randomized, double-blind placebo-controlled cross-over 4g study and an open-label 8g extension study. *Am J Hematol*. 2012;87(5):455–60.

33. Key TJ, Appleby PN, Spencer EA, et al. Cancer incidence in British vegetarians. *Br J Cancer*. 2009;101(1):192–7.

34. Rohrmann S, Linseisen J, Jakobsen MU, et al. Consumption of meat and dairy and lymphoma risk in the European Prospective Investigation into Cancer and Nutrition. *Int J Cancer*. 2011; 128(3):623–34.

35. U.S. Department of Agriculture Agricultural Research Service. National Nutrient Database for Standard Reference Release 27. Basic Report: 05358, Chicken, broiler, rotisserie, BBQ, breast meat and skin. http://ndb.nal.usda.gov/ndb/foods/show/1058. Accessed March 2, 2015.

36. Rohrmann S, Linseisen J, Jakobsen MU, et al. Consumption of meat and dairy and lymphoma risk in the European Prospective Investigation into Cancer and Nutrition. *Int J Cancer*. 2011; 128(3):623–34.

37. Chiu BC, Cerhan JR, Folsom AR, et al. Diet and risk of non-Hodgkin lymphoma in older women. *JAMA*. 1996;275(17):1315–21.

38. Daniel CR, Sinha R, Park Y, et al. Meat intake is not associated with risk of non-Hodgkin lymphoma in a large prospective cohort of U.S. men and women. *J Nutr*. 2012;142(6):1074–80.

39. Puangsombat K, Gadgil P, Houser TA, Hunt MC, Smith JS. Occurrence of heterocyclic amines in cooked meat products. *Meat Sci*. 2012;90(3):739–46.

40. 't Mannetje A, Eng A, Pearce N. Farming, growing up on a farm, and haematological cancer mortality. *Occup Environ Med*. 2012;69(2):126–32.

41. Johnson ES, Zhou Y, Yau LC, et al. Mortality from malignant diseases-update of the Baltimore union poultry cohort. *Cancer Causes Control*. 2010;21(2):215–21.

42. Neasham D, Sifi A, Nielsen KR, et al. Occupation and risk of lymphoma: a multicentre prospective cohort study (EPIC). *Occup Environ Med*. 2011;68(1):77—81.

43. Kalland KH, Ke XS, Øyan AM. Tumour virology—history, status and future challenges. *APMIS*. 2009;117(5—6):382—99.

44. Centers for Disease Control and Prevention. Human Orf virus infection from household exposures—United States, 2009–2011. *MMWR Morb Mortal Wkly Rep*. 2012;61(14):245—8.

45. Benton EC. Warts in butchers—a cause for concern? *Lancet*. 1994;343(8906):1114.

46. Gubéran, Usel M, Raymond L, Fioretta G. Mortality and incidence of cancer among a cohort of self employed butchers from Geneva and their wives. *Br J Ind Med*. 1993;50(11):1008—16.

47. Johnson ES, Zhou Y, Yau LC, et al. Mortality from malignant diseases-update of the Baltimore union poultry cohort. *Cancer Causes Control*. 2010;21(2):215—21.

48. Johnson ES, Ndetan H, Lo KM. Cancer mortality in poultry slaughtering/processing plant workers belonging to a union pension fund. *Environ Res*. 2010;110(6):588—94.

49. Choi KM, Johnson ES. Occupational exposure assessment using antibody levels: exposure to avian leukosis/sarcoma viruses in the poultry industry. *Int J Environ Health Res*. 2011;21(4):306—16.

50. Choi KM, Johnson ES. Industrial hygiene assessment of reticuloendotheliosis viruses exposure in the poultry industry. *Int Arch Occup Environ Health*. 2011;84(4):375—82.

51. Choi KM, Johnson ES. Industrial hygiene assessment of reticuloendotheliosis viruses exposure in the poultry industry. *Int Arch Occup Environ Health*. 2011;84(4):375—82.

52. Johnson ES, Ndetan H, Lo KM. Cancer mortality in poultry slaughtering/processing plant workers belonging to a union pension fund. *Environ Res*. 2010;110(6):588—94.

53. 't Mannetje A, Eng A, Pearce N. Farming, growing up on a farm, and haematological cancer mortality. *Occup Environ Med*. 2012;69(2):126—32.

54. Tranah GJ, Bracci PM, Holly EA. Domestic and farm-animal exposures and risk of non-Hodgkin's lymphoma in a population-based study in the San Francisco Bay Area. *Cancer Epidemiol Biomarkers Prev*. 2008;17(9):2382—7.

55. Buehring GC, Philpott SM, Choi KY. Humans have antibodies reactive with Bovine leukemia virus. *AIDS Res Hum Retroviruses*. 2003;19(12):1105—13.

56. U.S. Department of Agriculture Animal and Plant Health Inspection Service. Bovine Leukosis Virus (BLV) on U.S. Dairy Operations, 2007. http://www.aphis.usda.gov/animal_health/nahms/dairy/downloads/dairy07/Dairy07_is_BLV.pdf. October 2008. Accessed March 2, 2015.

57. Buehring GC, Shen HM, Jensen HM, Choi KY, Sun D, Nuovo G. Bovine leukemia virus DNA in human breast tissue. *Emerging Infect Dis*. 2014;20(5):772—82.

58. Tranah GJ, Bracci PM, Holly EA. Domestic and farm-animal exposures and risk of non-Hodgkin's lymphoma in a population-based study in the San Francisco Bay Area. *Cancer Epidemiol Biomarkers Prev*. 2008;17(9):2382—7.

59. Schernhammer ES, Bertrand KA, Birmann BM, Sampson L, Willett WC, Feskanich D. Consumption of artificial sweetener- and sugar-containing soda and risk of lymphoma and leukemia in men and women. *Am J Clin Nutr*. 2012;96(6):1419—28.

60. Lim U, Subar AF, Mouw T, et al. Consumption of aspartame-containing beverages and incidence of hematopoietic and brain malignancies. *Cancer Epidemiol Biomarkers Prev*. 2006;15(9):1654—9.

61. McCullough ML, Teras LR, Shah R, Diver WR, Gaudet MM, Gapstur SM. Artificially and sugar-sweetened carbonated beverage consumption is not associated with risk of lymphoid neoplasms in older men and women. *J Nutr*. 2014;144(12):2041—9.

第10章 远离肾脏疾病

1. Stokes JB. Consequences of frequent hemodialysis: comparison to conventional hemodialysis and transplantation. *Trans Am Clin Climatol Assoc*. 2011;122:124−36.

2. Coresh J, Selvin E, Stevens LA, et al. Prevalence of chronic kidney disease in the United States. *JAMA*. 2007;298(17):2038−47.

3. Stevens LA, Li S, Wang C, et al. Prevalence of CKD and comorbid illness in elderly patients in the United States: results from the Kidney Early Evaluation Program (KEEP). *Am J Kidney Dis*. 2010;55(3 Suppl 2):S23−33.

4. Ryan TP, Sloand JA, Winters PC, Corsetti JP, Fisher SG. Chronic kidney disease prevalence and rate of diagnosis. *Am J Med*. 2007;120(11):981−6.

5. Hoerger TJ, Simpson SA, Yarnoff BO, et al. The future burden of CKD in the United States: a simulation model for the CDC CKD Initiative. *Am J Kidney Dis*. 2015;65(3):403−11.

6. Dalrymple LS, Katz R, Kestenbaum B, et al. Chronic kidney disease and the risk of end-stage renal disease versus death. *J Gen Intern Med*. 2011;26(4):379−85.

7. Kumar S, Bogle R, Banerjee D. Why do young people with chronic kidney disease die early? *World J Nephrol*. 2014;3(4):143−55.

8. Lin J, Hu FB, Curhan GC. Associations of diet with albuminuria and kidney function decline. *Clin J Am Soc Nephrol*. 2010;5(5):836−43.

9. Lin J, Hu FB, Curhan GC. Associations of diet with albuminuria and kidney function decline. *Clin J Am Soc Nephrol*. 2010;5(5):836−43.

10. Virchow, R. Cellular Pathology as Based upon Physiological and Pathological Histology. Twenty Lectures Delivered in the Pathological Institute of Berlin During the Months of February, March and April, 1858. Philadelpia, PA: J. B. Lippincott and Co.; 1863.

11. Moorhead JF, Chan MK, El-Nahas M, Varghese Z. Lipid nephrotoxicity in chronic progressive glomerular and tubulo-interstitial disease. *Lancet*. 1982;2(8311):1309−11.

12. Hartroft WS. Fat emboli in glomerular capillaries of choline-deficient rats and of patients with diabetic glomerulosclerosis. *Am J Pathol*. 1955;31(3):381−97.

13. Gyebi L, Soltani Z, Reisin E. Lipid nephrotoxicity: new concept for an old disease. *Curr Hypertens Rep*. 2012;14(2):177−81.

14. US Burden of Disease Collaborators. The state of US health, 1990−2010: burden of diseases, injuries, and risk factors. *JAMA*. 2013 Aug 14;310(6):591−608.

15. Odermatt A. The Western-style diet: a major risk factor for impaired kidney function and chronic kidney disease. *Am J Physiol Renal Physiol*. 2011;301(5):F919−31.

16. van den Berg E, Hospers FA, Navis G, et al. Dietary acid load and rapid progression to end-stage renal disease of diabetic nephropathy in Westernized South Asian people. *J Nephrol*. 2011;24(1):11−7.

17. Piccoli GB, Vigotti FN, Leone F, et al. Low-protein diets in CKD: how can we achieve them? A narrative, pragmatic review. *Clin Kidney J*. 2015;8(1):61−70.

18. Brenner BM, Meyer TW, Hostetter TH. Dietary protein intake and the progressive nature of kidney disease: the role of hemodynamically mediated glomerular injury in the pathogenesis of progressive glomerular sclerosis in aging, renal ablation, and intrinsic renal disease. *N Engl J Med*. 1982 Sep 9;307(11):652−9.

19. Wiseman MJ, Hunt R, Goodwin A, Gross JL, Keen H, Viberti GC. Dietary composition and renal function in healthy subjects. *Nephron*. 1987;46(1):37−42.

20. Nakamura H, Takasawa M, Kashara S, et al. Effects of acute protein loads of different sources on renal function of patients with diabetic nephropathy. *Tohoku J Exp Med*. 1989;159(2):153−62.

21. Simon AH, Lima PR, Almerinda M, Alves VF, Bottini PV, de Faria JB. Renal haemodynamic

responses to a chicken or beef meal in normal individuals. *Nephrol Dial Transplant*. 1998;13(9): 2261–4.

22. Kontessis P, Jones S, Dodds R, et al. Renal, metabolic and hormonal responses to ingestion of animal and vegetable proteins. *Kidney Int*. 1990;38(1):136–44.

23. Nakamura H, Takasawa M, Kashara S, et al. Effects of acute protein loads of different sources on renal function of patients with diabetic nephropathy. *Tohoku J Exp Med*. 1989;159(2):153–62.

24. Azadbakht L, Shakerhosseini R, Atabak S, Jamshidian M, Mehrabi Y, Esmaill-Zadeh A. Beneficiary effect of dietary soy protein on lowering plasma levels of lipid and improving kidney function in type II diabetes with nephropathy. *Eur J Clin Nutr*. 2003;57(10):1292–4.

25. Kontessis PA, Bossinakou I, Sarika L, et al. Renal, metabolic, and hormonal responses to proteins of different origin in normotensive, nonproteinuric type I diabetic patients. *Diabetes Care*. 1995;18(9):1233–40.

26. Teixeira SR, Tappenden KA, Carson L, et al. Isolated soy protein consumption reduces urinary albumin excretion and improves the serum lipid profile in men with type 2 diabetes mellitus and nephropathy. *J Nutr*. 2004;134(8):1874–80.

27. Stephenson TJ, Setchell KD, Kendall CW, Jenkins DJ, Anderson JW, Fanti P. Effect of soy protein-rich diet on renal function in young adults with insulin-dependent diabetes mellitus. *Clin Nephrol*. 2005;64(1):1–11.

28. Jibani MM, Bloodworth LL, Foden E, Griffiths KD, Galpin OP. Predominantly vegetarian diet in patients with incipient and early clinical diabetic nephropathy: effects on albumin excretion rate and nutritional status. *Diabet Med*. 1991;8(10):949–53.

29. Bosch JP, Saccaggi A, Lauer A, Ronco C, Belledonne M, Glabman S. Renal functional reserve in humans. Effect of protein intake on glomerular filtration rate. *Am J Med*. 1983;75(6):943–50.

30. Liu ZM, Ho SC, Chen YM, Tang N, Woo J. Effect of whole soy and purified isoflavone daidzein on renal function—a 6-month randomized controlled trial in equol-producing postmenopausal women with prehypertension. *Clin Biochem*. 2014;47(13–14):1250–6.

31. Fioretto P, Trevisan R, Valerio A, et al. Impaired renal response to a meat meal in insulin-dependent diabetes: role of glucagon and prostaglandins. *Am J Physiol*. 1990;258(3 Pt 2): F675–83.

32. Frassetto L, Morris RC, Sellmeyer DE, Todd K, Sebastian A. Diet, evolution and aging—the pathophysiologic effects of the post-agricultural inversion of the potassium-to-sodium and base-to-chloride ratios in the human diet. *Eur J Nutr*. 2001;40(5):200–13.

33. Banerjee T, Crews DC, Wesson DE, et al. Dietary acid load and chronic kidney disease among adults in the United States. *BMC Nephrol*. 2014 Aug 24;15:137.

34. Sebastian A, Frassetto LA, Sellmeyer DE, Merriam RL, Morris RC. Estimation of the net acid load of the diet of ancestral preagricultural Homo sapiens and their hominid ancestors. *Am J Clin Nutr*. 2002;76(6):1308–16.

35. van den Berg E, Hospers FA, Navis G, et al. Dietary acid load and rapid progression to end-stage renal disease of diabetic nephropathy in Westernized South Asian people. *J Nephrol*. 2011;24(1):11–7.

36. Uribarri J, Oh MS. The key to halting progression of CKD might be in the produce market, not in the pharmacy. *Kidney Int*. 2012;81(1):7–9.

37. Cohen E, Nardi Y, Krause I, et al. A longitudinal assessment of the natural rate of decline in renal function with age. *J Nephrol*. 2014;27(6):635–41.

38. Brenner BM, Meyer TW, Hostetter TH. Dietary protein intake and the progressive nature of kidney disease: the role of hemodynamically mediated glomerular injury in the pathogenesis of progressive glomerular sclerosis in aging, renal ablation, and intrinsic renal disease. *N Engl J Med*. 1982 Sep 9;307(11):652–9.

39. Frassetto LA, Todd KM, Morris RC, Sebastian A. Estimation of net endogenous noncarbonic acid production in humans from diet potassium and protein contents. *Am J Clin Nutr*. 1998;68(3): 576—83.

40. Wiseman MJ, Hunt R, Goodwin A, Gross JL, Keen H, Viberti GC. Dietary composition and renal function in healthy subjects. *Nephron*. 1987;46(1):37—42.

41. Kempner W. Treatment of heart and kidney disease and of hypertensive and arteriosclerotic vascular disease with the rice diet. *Ann Intern Med*. 1949;31(5):821—56.

42. Barsotti G, Morelli E, Cupisti A, Meola M, Dani L, Giovannetti S. A low-nitrogen low-phosphorus vegan diet for patients with chronic renal failure. *Nephron*. 1996;74(2):390—4.

43. Deriemaeker P, Aerenhouts D, Hebbelinck M, Clarys P. Nutrient based estimation of acid-base balance in vegetarians and non-vegetarians. *Plant Foods Hum Nutr*. 2010;65(1):77—82.

44. Goraya N, Simoni J, Jo C, Wesson DE. Dietary acid reduction with fruits and vegetables or bicarbonate attenuates kidney injury in patients with a moderately reduced glomerular filtration rate due to hypertensive nephropathy. *Kidney Int*. 2012;81(1):86—93.

45. Yaqoob MM. Treatment of acidosis in CKD. *Clin J Am Soc Nephrol*. 2013;8(3):342—3.

46. Goraya N, Simoni J, Jo C, Wesson DE. Dietary acid reduction with fruits and vegetables or bicarbonate attenuates kidney injury in patients with a moderately reduced glomerular filtration rate due to hypertensive nephropathy. *Kidney Int*. 2012;81(1):86—93.

47. Wright JA, Cavanaugh KL. Dietary sodium in chronic kidney disease: a comprehensive approach. *Semin Dial*. 2010;23(4):415—21.

48. Uribarri J, Oh MS. The key to halting progression of CKD might be in the produce market, not in the pharmacy. *Kidney Int*. 2012;81(1):7—9.

49. Goldfarb S. Dietary factors in the pathogenesis and prophylaxis of calcium nephrolithiasis. *Kidney Int*. 1988;34(4):544—55.

50. Scales CD Jr, Smith AC, Hanley JM, Saigal CS; Urologic Diseases in America Project. Prevalence of kidney stones in the United States. *Eur Urol*. 2012;62(1):160—5.

51. Robertson WG, Peacock M, Hodgkinson A. Dietary changes and the incidence of urinary calculi in the U.K. between 1958 and 1976. *J Chronic Dis*. 1979;32(6):469—76.

52. Robertson WG, Heyburn PJ, Peacock M, Hanes FA, Swaminathan R. The effect of high animal protein intake on the risk of calcium stone-formation in the urinary tract. *Clin Sci* (Lond). 1979;57(3):285—8.

53. Robertson WG, Heyburn PJ, Peacock M, Hanes FA, Swaminathan R. The effect of high animal protein intake on the risk of calcium stone-formation in the urinary tract. *Clin Sci* (Lond). 1979; 57(3):285—8.

54. Robertson WG, Peacock M, Heyburn PJ, et al. Should recurrent calcium oxalate stone formers become vegetarians? *Br J Urol*. 1979;51(6):427—31.

55. Turney BW, Appleby PN, Reynard JM, Noble JG, Key TJ, Allen NE. Diet and risk of kidney stones in the Oxford cohort of the European Prospective Investigation into Cancer and Nutrition (EPIC). *Eur J Epidemiol*. 2014;29(5):363—9.

56. Tracy CR, Best S, Bagrodia A, et al. Animal protein and the risk of kidney stones: A comparative metabolic study of animal protein sources. *J Urol*. 2014 Feb 8;192:137—41.

57. Bushinsky DA. Recurrent hypercalciuric nephrolithiasis—does diet help? *N Engl J Med*. 2002 Jan 10;346(2):124—5.

58. Borghi L, Schianchi T, Meschi T, et al. Comparison of two diets for the prevention of recurrent stones in idiopathic hypercalciuria. *N Engl J Med*. 2002 Jan 10;346(2):77—84.

59. Sorensen MD, Hsi RS, Chi T, et al. Dietary intake of fiber, fruit and vegetables decreases the risk of incident kidney stones in women: a Women's Health Initiative report. *J Urol*. 2014; 192(6):1694—9.

60. Mehta TH, Goldfarb DS. Uric acid stones and hyperuricosuria. *Adv Chronic Kidney Dis.* 2012;19(6):413–8.

61. de Vries A, Frank M, Liberman UA, Sperling O. Allopurinol in the prophylaxis of uric acid stones. *Ann Rheum Dis.* 1966;25(6 Suppl):691–3.

62. Siener R, Hesse A. The effect of a vegetarian and different omnivorous diets on urinary risk factors for uric acid stone formation. *Eur J Nutr.* 2003;42(6):332–7.

63. Siener R, Hesse A. The effect of a vegetarian and different omnivorous diets on urinary risk factors for uric acid stone formation. *Eur J Nutr.* 2003;42(6):332–7.

64. Trinchieri A. Development of a rapid food screener to assess the potential renal acid load of diet in renal stone formers (LAKE score). *Arch Ital Urol Androl.* 2012;84(1):36–8.

65. Chae JY, Kim JW, Kim JW, et al. Increased fluid intake and adequate dietary modification may be enough for the successful treatment of uric acid stone. *Urolithiasis.* 2013;41(2):179–82.

66. Deriemaeker P, Aerenhouts D, Hebbelinck M, Clarys P. Nutrient based estimation of acid-base balance in vegetarians and non-vegetarians. *Plant Foods Hum Nutr.* 2010;65(1):77–82.

67. Adeva MM, Souto G. Diet-induced metabolic acidosis. *Clin Nutr.* 2011;30(4):416–21.

68. Dawson-Hughes B, Harris SS, Ceglia L. Alkaline diets favor lean tissue mass in older adults. *Am J Clin Nutr.* 2008;87(3):662–5.

69. Ritz E, Hahn K, Ketteler M, Kuhlmann MK, Mann J. Phosphate additives in food—a health risk. *Dtsch Arztebl Int.* 2012;109(4):49–55.

70. Ritz E, Hahn K, Ketteler M, Kuhlmann MK, Mann J. Phosphate additives in food—a health risk. *Dtsch Arztebl Int.* 2012;109(4):49–55.

71. Calvo MS, Uribarri J. Public health impact of dietary phosphorus excess on bone and cardiovascular health in the general population. *Am J Clin Nutr.* 2013;98(1):6–15.

72. Moe SM, Zidehsarai MP, Chambers MA, et al. Vegetarian compared with meat dietary protein source and phosphorus homeostasis in chronic kidney disease. *Clin J Am Soc Nephrol.* 2011; 6(2):257–64.

73. Fukagawa M, Komaba H, Miyamoto K. Source matters: from phosphorus load to bioavailability. *Clin J Am Soc Nephrol.* 2011;6(2):239–40.

74. Murphy-Gutekunst L, Uribarri J. Hidden phosphorus-enhanced meats: Part 3. *J Ren Nutr.* 2005 15(4):E1–E4.

75. Ritz E, Hahn K, Ketteler M, Kuhlmann MK, Mann J. Phosphate additives in food—a health risk. *Dtsch Arztebl Int.* 2012;109(4):49–55.

76. Karp H, Ekholm P, Kemi V, et al. Differences among total and in vitro digestible phosphorus content of plant foods and beverages. *J Ren Nutr.* 2012;22(4):416–22.

77. Karp H, Ekholm P, Kemi V, Hirvonen T, Lamberg-Allardt C. Differences among total and in vitro digestible phosphorus content of meat and milk products. *J Ren Nutr.* 2012;22(3):344–9.

78. Karp H, Ekholm P, Kemi V, et al. Differences among total and in vitro digestible phosphorus content of plant foods and beverages. *J Ren Nutr.* 2012;22(4):416–22.

79. Murphy-Gutekunst L, Uribarri J. Hidden phosphorus-enhanced meats: Part 3. *J Ren Nutr.* 2005 15(4):E1–E4.

80. Sherman RA, Mehta O. Phosphorus and potassium content of enhanced meat and poultry products: implications for patients who receive dialysis. *Clin J Am Soc Nephrol.* 2009;4(8):1370–3.

81. Benini O, D'Alessandro C, Gianfaldoni D, Cupisti A. Extra-phosphate load from food additives in commonly eaten foods: a real and insidious danger for renal patients. *J Ren Nutr.* 2011;21(4):303–8.

82. Sherman RA, Mehta O. Phosphorus and potassium content of enhanced meat and poultry products: implications for patients who receive dialysis. *Clin J Am Soc Nephrol.* 2009;4(8):1370–3.

83. Benini O, D'Alessandro C, Gianfaldoni D, Cupisti A. Extra-phosphate load from food additives in commonly eaten foods: a real and insidious danger for renal patients. *J Ren Nutr.* 2011;21(4):303–8.

84. Shroff R. Phosphate is a vascular toxin. *Pediatr Nephrol.* 2013;28(4):583–93.

85. Shuto E, Taketani Y, Tanaka R, et al. Dietary phosphorus acutely impairs endothelial function. *J Am Soc Nephrol.* 2009;20(7):1504–12.

86. Gunther NW, He Y, Fratamico P. Effects of polyphosphate additives on the pH of processed chicken exudates and the survival of Campylobacter. *J Food Prot.* 2011;74(10):1735–40.

87. Sherman RA, Mehta O. Dietary phosphorus restriction in dialysis patients: potential impact of processed meat, poultry, and fish products as protein sources. *Am J Kidney Dis.* 2009;54(1): 18–23.

88. Sherman RA, Mehta O. Dietary phosphorus restriction in dialysis patients: potential impact of processed meat, poultry, and fish products as protein sources. *Am J Kidney Dis.* 2009;54(1): 18–23.

89. Sullivan CM, Leon JB, Sehgal AR. Phosphorus-containing food additives and the accuracy of nutrient databases: implications for renal patients. *J Ren Nutr.* 2007;17(5):350–4.

90. Food and Drug Administration, Department of Health and Human Services. Final Determination Regarding Partially Hydrogenated Oils. Docket No. FDA-2013-N-1317. https://s3.amazonaws .com/public-inspection.federalregister.gov/2015-14883.pdf. June 16, 2015. Accessed June 16, 2015.

91. Food and Drug Administration, Department of Health and Human Services. Tentative determination regarding partially hydrogenated oils; request for comments and for scientific data and information. Federal Register Docket No. D78 FR 67169-75. https://www.federalregister.gov /articles/2013/11/08/2013-26854/tentative-determination-regarding-partially-hydrogenated -oils-request-for-comments-and-for. November 8, 2013. Accessed March 2, 2015.

92. Food and Drug Administration, Department of Health and Human Services. Tentative determination regarding partially hydrogenated oils; request for comments and for scientific data and information. Federal Register Docket No. D78 FR 67169-75. https://www.federalregister.gov /articles/2013/11/08/2013-26854/tentative-determination-regarding-partially-hydrogenated -oils-request-for-comments-and-for. November 8, 2013. Accessed March 2, 2015.

93. Neltner TG, Kulkami NR, Alger HM, et al. Navigating the U.S. food additive regulatory program. *Compr Rev Food Sci Food Saf.* 2011;10(6):342–68.

94. Neltner TG, Alger HM, O'Reilly JT, Krimsky S, Bero LA, Maffini MV. Conflicts of interest in approvals of additives to food determined to be generally recognized as safe: out of balance. *JAMA Intern Med.* 2013;173(22):2032–6.

95. Stuckler D, Basu S, McKee M. Commentary: UN high level meeting on non-communicable diseases: an opportunity for whom? *BMJ.* 2011;343:d5336.

96. Moodie R, Stuckler D, Monteiro C, et al. Profits and pandemics: prevention of harmful effects of tobacco, alcohol, and ultra-processed food and drink industries. *Lancet.* 2013;381(9867):670–9.

97. American Cancer Society. Cancer Facts & Figures 2014. Atlanta: American Cancer Society; 2014.

98. Kirkali Z, Cal C. Renal Cell Carcinoma: Overview. In Nargund VH, Raghavan D, Sandler HM, eds. *Urological Oncology.* London, UK: Springer; 2008:263–80.

99. Kirkali Z, Cal C. Renal Cell Carcinoma: Overview. In Nargund VH, Raghavan D, Sandler HM, eds. *Urological Oncology.* London, UK: Springer; 2008:263–80.

100. Ramírez N, Özel MZ, Lewis AC, Marcé RM, Borrull F, Hamilton JF. Exposure to nitrosamines in thirdhand tobacco smoke increases cancer risk in non-smokers. *Environ Int.* 2014; 71:139–47.

101. Schick SF, Farraro KF, Perrino C, et al. Thirdhand cigarette smoke in an experimental

chamber: evidence of surface deposition of nicotine, nitrosamines and polycyclic aromatic hydrocarbons and de novo formation of NNK. *Tob Control*. 2014;23(2):152–9.

102. Hecht SS. It is time to regulate carcinogenic tobacco-specific nitrosamines in cigarette tobacco. *Cancer Prev Res* (Phila). 2014;7(7):639–47.

103. Rodgman A, Perfetti TA. *The Chemical Components of Tobacco and Tobacco Smoke*. Boca Raton, FL: CRC Press, Taylor & Francis Group; 2009.

104. Haorah J, Zhou L, Wang X, Xu G, Mirvish SS. Determination of total N-nitroso compounds and their precursors in frankfurters, fresh meat, dried salted fish, sauces, tobacco, and tobacco smoke particulates. *J Agric Food Chem*. 2001;49(12):6068–78.

105. Rohrmann S, Overvad K, Bueno-de-Mesquita HB, et al. Meat consumption and mortality—results from the European Prospective Investigation into Cancer and Nutrition. *BMC Med*. 2013;11:63.

106. Sinha R, Cross AJ, Graubard BI, Leitzmann MF, Schatzkin A. Meat intake and mortality: a prospective study of over half a million people. *Arch Intern Med*. 2009;169(6):562–71.

107. American Institute for Cancer Research. Recommendations for Cancer Prevention. http://www.aicr.org/reduce-your-cancer-risk/recommendations-for-cancer-prevention/recommendations_05_red_meat.html. April 17, 2011. Accessed March 2, 2015.

108. USDA. Additives in meat and poultry products. http://www.fsis.usda.gov/wps/portal/fsis/topics/food-safety-education/get-answers/food-safety-fact-sheets/food-labeling/additives-in-meat-and-poultry-products/additives-in-meat-and-poultry-products. March 24, 2015. Accessed May 3, 2015.

109. Sebranek JG, Jackson-Davis AL, Myers KL, Lavieri NA. Beyond celery and starter culture: advances in natural/organic curing processes in the United States. *Meat Sci*. 2012;92(3):267–73.

110. Dellavalle CT, Daniel CR, Aschebrook-Kilfoy B, et al. Dietary intake of nitrate and nitrite and risk of renal cell carcinoma in the NIH-AARP Diet and Health Study. *Br J Cancer*. 2013;108(1):205–12.

111. Bartsch H, Ohshima H, Pignatelli B. Inhibitors of endogenous nitrosation. Mechanisms and implications in human cancer prevention. *Mutat Res*. 1988;202(2):307–24.

112. Dellavalle CT, Daniel CR, Aschebrook-Kilfoy B, et al. Dietary intake of nitrate and nitrite and risk of renal cell carcinoma in the NIH-AARP Diet and Health Study. *Br J Cancer*. 2013;108(1):205–12.

113. Liu B, Mao Q, Wang X, et al. Cruciferous vegetables consumption and risk of renal cell carcinoma: a meta-analysis. *Nutr Cancer*. 2013;65(5):668–76.

第11章　远离乳腺癌

1. American Cancer Society. Breast Cancer Facts & Figures 2013–2014. http://www.cancer.org/acs/groups/content/@research/documents/document/acspc-042725.pdf. 2013. Accessed March 10, 2015.

2. Sanders ME, Schuyler PA, Dupont WD, Page DL. The natural history of low-grade ductal carcinoma in situ of the breast in women treated by biopsy only revealed over 30 years of long-term follow-up. *Cancer*. 2005;103(12):2481–4.

3. Nielsen M, Thomsen JL, Primdahl S, Dyreborg U, Andersen JA. Breast cancer and atypia among young and middle-aged women: a study of 110 medicolegal autopsies. *Br J Cancer*. 1987;56(6):814–9.

4. Soto AM, Brisken C, Schaeberle C, Sonnenschein C. Does cancer start in the womb? Altered

mammary gland development and predisposition to breast cancer due to in utero exposure to endocrine disruptors. *J Mammary Gland Biol Neoplasia*. 2013;18(2):199–208.

5. Del Monte U. Does the cell number 10(9) still really fit one gram of tumor tissue? *Cell Cycle*. 2009;8(3):505–6.

6. Black WC, Welch HG. Advances in diagnostic imaging and overestimations of disease prevalence and the benefits of therapy. *N Engl J Med*. 1993;328(17):1237–43.

7. Friberg S, Mattson S. On the growth rates of human malignant tumors: implications for medical decision making. *J Surg Oncol*. 1997;65(4):284–97.

8. Philippe E, Le Gal Y. Growth of seventy-eight recurrent mammary cancers. Quantitative study. *Cancer*. 1968;21(3):461–7.

9. Kuroishi T, Tominaga S, Morimoto T, et al. Tumor growth rate and prognosis of breast cancer mainly detected by mass screening. *Jpn J Cancer Res*. 1990;81(5):454–62.

10. American Association for Cancer Research. Studies weigh cost, effectiveness of mammography. *Cancer Discov*. 2014;4(5):OF5.

11. Nielsen M, Thomsen JL, Primdahl S, Dyreborg U, Andersen JA. Breast cancer and atypia among young and middle-aged women: a study of 110 medicolegal autopsies. *Br J Cancer*. 1987;56(6): 814–9.

12. American Institute for Cancer Research. Recommendations for Cancer Prevention. http://www.aicr.org/reduce-your-cancer-risk/recommendations-for-cancer-prevention/. September 12, 2014. Accessed March 10, 2015.

13. American Institute for Cancer Research. AICR, the China Study, and Forks Over Knives. http://www.aicr.org/about/advocacy/the-china-study.html. January 9, 2015. Accessed March 10, 2015.

14. Hastert TA, Beresford SAA, Patterson RE, Kristal AR, White E. Adherence to WCRF/AICR cancer prevention recommendations and risk of postmenopausal breast cancer. *Cancer Epidemiol Biomarkers Prev*. 2013;22(9):1498–508.

15. Barnard RJ, Gonzalez JH, Liva ME, Ngo TH. Effects of a low-fat, high-fiber diet and exercise program on breast cancer risk factors in vivo and tumor cell growth and apoptosis in vitro. *Nutr Cancer*. 2006;55(1):28–34.

16. Ngo TH, Barnard RJ, Tymchuk CN, Cohen P, Aronson WJ. Effect of diet and exercise on serum insulin, IGF-I, and IGFBP-1 levels and growth of LNCaP cells in vitro (United States). *Cancer Causes Control*. 2002;13(10):929–35.

17. Allen NE, Appleby PN, Davey GK, Kaaks R, Rinaldi S, Key TJ. The associations of diet with serum insulin-like growth factor I and its main binding proteins in 292 women meat-eaters, vegetarians, and vegans. *Cancer Epidemiol Biomarkers Prev*. 2002;11(11):1441–8.

18. IARC. IARC Monographs on the Evaluation of Carcinogenic Risks to Humans, Vol 96, Alcohol Consumption and Ethyl Carbamate. Lyon, France: International Agency for Research on Cancer; 2010.

19. Stewart BW, Wild CP, eds. *World Cancer Report 2014*. Lyon, France: International Agency for Research on Cancer; 2014.

20. Bagnardi V, Rota M, Botteri E, et al. Light alcohol drinking and cancer: a meta-analysis. *Ann Oncol*. 2013;24(2):301–8.

21. Linderborg K, Salaspuro M, Väkeväinen S. A single sip of a strong alcoholic beverage causes exposure to carcinogenic concentrations of acetaldehyde in the oral cavity. *Food Chem Toxicol*. 2011;49(9):2103–6.

22. Lachenmeier DW, Gumbel-Mako S, Sohnius EM, Keck-Wilhelm A, Kratz E, Mildau G. Salivary acetaldehyde increase due to alcohol-containing mouthwash use: a risk factor for oral cancer. *Int J Cancer*. 2009;125(3):730–5.

23. Chen WY, Rosner B, Hankinson SE, Colditz GA, Willett WC. Moderate alcohol consumption during adult life, drinking patterns, and breast cancer risk. *JAMA*. 2011;306(17): 1884–90.

24. Shufelt C, Merz CN, Yang Y, et al. Red versus white wine as a nutritional aromatase inhibitor in premenopausal women: a pilot study. *J Womens Health* (Larchmt). 2012;21(3):281–4.

25. Eng ET, Williams D, Mandava U, Kirma N, Tekmal RR, Chen S. Anti-aromatase chemicals in red wine. *Ann N Y Acad Sci*. 2002;963:239–46.

26. Shufelt C, Merz CN, Yang Y, et al. Red versus white wine as a nutritional aromatase inhibitor in premenopausal women: a pilot study. *J Womens Health* (Larchmt). 2012;21(3):281–4.

27. Chen S, Sun XZ, Kao YC, Kwon A, Zhou D, Eng E. Suppression of breast cancer cell growth with grape juice. *Pharmaceutical Biology*. 1998;36(Suppl 1):53–61.

28. Chen S, Sun XZ, Kao YC, Kwon A, Zhou D, Eng E. Suppression of breast cancer cell growth with grape juice. *Pharmaceutical Biology*. 1998;36(Suppl 1):53–61.

29. Adams LS, Zhang Y, Seeram NP, Heber D, Chen S. Pomegranate ellagitannin-derived compounds exhibit anti-proliferative and anti-aromatase activity in breast cancer cells in vitro. *Cancer Prev Res* (Phila). 2010;3(1):108–13.

30. Chen S, Oh SR, Phung S, et al. Anti-aromatase activity of phytochemicals in white button mushrooms (Agaricus bisporus). *Cancer Res*. 2006;66(24):12026–34.

31. Mishal AA. Effects of different dress styles on vitamin D levels in healthy young Jordanian women. *Osteoporos Int*. 2001;12(11):931–5.

32. Cardinali DP, Pévet P. Basic aspects of melatonin action. *Sleep Med Rev*. 1998;2(3):175–90.

33. Blask DE, Dauchy RT, Sauer LA. Putting cancer to sleep at night: the neuroendocrine/circadian melatonin signal. *Endocrine*. 2005;27(2):179–88.

34. Flynn-Evans EE, Stevens RG, Tabandeh H, Schernhammer ES, Lockley SW. Total visual blindness is protective against breast cancer. *Cancer Causes Control*. 2009;20(9):1753–6.

35. He C, Anand ST, Ebell MH, Vena JE, Robb SW. Circadian disrupting exposures and breast cancer risk: a meta-analysis. *Int Arch Occup Environ Health*. 2015 Jul;88(5):533–47.

36. Hurley S, Goldberg D, Nelson D, et al. Light at night and breast cancer risk among California teachers. *Epidemiology*. 2014;25(5):697–706.

37. Bauer SE, Wagner SE, Burch J, Bayakly R, Vena JE. A case-referent study: light at night and breast cancer risk in Georgia. *Int J Health Geogr*. 2013;12:23.

38. Kloog I, Haim A, Stevens RG, Barchana M, Portnov BA. Light at night co-distributes with incident breast but not lung cancer in the female population of Israel. *Chronobiol Int*. 2008;25(1):65–81.

39. Li Q, Zheng T, Holford TR, Boyle P, Zhang Y, Dai M. Light at night and breast cancer risk: results from a population-based case-control study in Connecticut, USA. *Cancer Causes Control*. 2010;21(12):2281–5.

40. Basler M, Jetter A, Fink D, Seifert B, Kullak-Ublick GA, Trojan A. Urinary excretion of melatonin and association with breast cancer: meta-analysis and review of the literature. *Breast Care* (Basel). 2014;9(3):182–7.

41. Nagata C, Nagao Y, Shibuya C, Kashiki Y, Shimizu H. Association of vegetable intake with urinary 6-sulfatoxymelatonin level. *Cancer Epidemiol Biomarkers Prev*. 2005;14(5):1333–5.

42. Schernhammer ES, Feskanich D, Niu C, Dopfel R, Holmes MD, Hankinson SE. Dietary correlates of urinary 6-sulfatoxymelatonin concentrations in the Nurses' Health Study cohorts. *Am J Clin Nutr*. 2009;90(4):975–85.

43. Gonçalves AK, Dantas Florencio GL, Maisonnette de Atayde Silva MJ, Cobucci RN, Giraldo PC, Cote NM. Effects of physical activity on breast cancer prevention: a systematic review. *J Phys Act Health*. 2014;11(2):445–54.

44. Friedenreich CM, Woolcott CG, McTiernan A, et al. Alberta physical activity and breast cancer prevention trial: sex hormone changes in a year-long exercise intervention among postmenopausal women. *J Clin Oncol.* 2010;28(9):1458–66.

45. Kossman DA, Williams NI, Domchek SM, Kurzer MS, Stopfer JE, Schmitz KH. Exercise lowers estrogen and progesterone levels in premenopausal women at high risk of breast cancer. *J Appl Physiol.* 2011;111(6):1687–93.

46. Thune I, Furberg AS. Physical activity and cancer risk: dose-response and cancer, all sites and site-specific. *Med Sci Sports Exerc.* 2001;33(6 Suppl):S530–50.

47. Carpenter CL, Ross RK, Paganini-Hill A, Bernstein L. Lifetime exercise activity and breast cancer risk among post-menopausal women. *Br J Cancer.* 1999;80(11):1852–8.

48. Peters TM, Moore SC, Gierach GL, et al. Intensity and timing of physical activity in relation to postmenopausal breast cancer risk: the prospective NIH-AARP diet and health study. *BMC Cancer.* 2009;9:349.

49. Friedenreich CM, Cust AE. Physical activity and breast cancer risk: impact of timing, type and dose of activity and population subgroup effects. *Br J Sports Med.* 2008;42(8):636–47.

50. Hildebrand JS, Gapstur SM, Campbell PT, Gaudet MM, Patel AV. Recreational physical activity and leisure-time sitting in relation to postmenopausal breast cancer risk. *Cancer Epidemiol Biomarkers Prev.* 2013;22(10):1906–12.

51. Widmark, EMP. Presence of cancer-producing substances in roasted food. *Nature.* 1939;143:984.

52. National Cancer Institute. Chemicals in Meat Cooked at High Temperatures and Cancer Risk. http://www.cancer.gov/cancertopics/factsheet/Risk/cooked-meats. Reviewed October 15, 2010. Accessed March 10, 2015.

53. Shaughnessy DT, Gangarosa LM, Schliebe B, et al. Inhibition of fried meat-induced colorectal DNA damage and altered systemic genotoxicity in humans by crucifera, chlorophyllin, and yogurt. *PLoS ONE.* 2011;6(4):e18707.

54. Zaidi R, Kumar S, Rawat PR. Rapid detection and quantification of dietary mutagens in food using mass spectrometry and ultra performance liquid chromatography. *Food Chem.* 2012; 135(4):2897–903.

55. Thiébaud HP, Knize MG, Kuzmicky PA, Hsieh DP, Felton JS. Airborne mutagens produced by frying beef, pork and a soy-based food. *Food Chem Toxicol.* 1995;33(10):821–8.

56. Zheng W, Lee SA. Well-done meat intake, heterocyclic amine exposure, and cancer risk. *Nutr Cancer.* 2009;61(4):437–46.

57. Goldfinger SE. By the way, doctor. In your May issue you say that eating medium or well-done beef increases one's risk for stomach cancer. But what about the dangers of eating rare beef?. *Harv Health Lett.* 1999;24(5):7.

58. Frandsen H, Frederiksen H, Alexander J. 2-Amino-1-methyl-6-(5-hydroxy-)phenylimidazo [4,5-b]pyridine (5-OH-PhIP), a biomarker for the genotoxic dose of the heterocyclic amine, 2-amino-1-methyl-6-phenylimidazo[4,5-b]pyridine (PhIP). *Food Chem Toxicol.* 2002;40(8): 1125–30.

59. Frandsen H. Biomonitoring of urinary metabolites of 2-amino-1-methyl-6-phenylimidazo[4,5-b]pyridine (PhIP) following human consumption of cooked chicken. *Food Chem Toxicol.* 2008; 46(9):3200–5.

60. Steck SE, Gaudet MM, Eng SM, et al. Cooked meat and risk of breast cancer—lifetime versus recent dietary intake. *Epidemiology.* 2007;18(3):373–82.

61. Zheng W, Gustafson DR, Sinha R, et al. Well-done meat intake and the risk of breast cancer. *J Natl Cancer Inst.* 1998;90(22):1724–9.

62. Rohrmann S, Lukas Jung SU, Linseisen J, Pfau W. Dietary intake of meat and meat-derived heterocyclic aromatic amines and their correlation with DNA adducts in female breast tissue. *Mutagenesis.* 2009;24(2):127–32.

63. Santella RM, Gammon M, Terry M, et al. DNA adducts, DNA repair genotype/phenotype and cancer risk. *Mutat Res.* 2005;592(1–2):29–35.

64. Lauber SN, Ali S, Gooderham NJ. The cooked food derived carcinogen 2-amino-1-methyl-6-phenylimidazo[4,5-b] pyridine is a potent oestrogen: a mechanistic basis for its tissue-specific carcinogenicity. *Carcinogenesis.* 2004;25(12):2509–17.

65. Debruin LS, Martos PA, Josephy PD. Detection of PhIP (2-amino-1-methyl-6-phenylimidazo [4,5-b]pyridine) in the milk of healthy women. *Chem Res Toxicol.* 2001;14(11):1523–8.

66. Lauber SN, Ali S, Gooderham NJ. The cooked food derived carcinogen 2-amino-1-methyl-6-phenylimidazo[4,5-b] pyridine is a potent oestrogen: a mechanistic basis for its tissue-specific carcinogenicity. *Carcinogenesis.* 2004;25(12):2509–17.

67. Debruin LS, Martos PA, Josephy PD. Detection of PhIP (2-amino-1-methyl-6-phenylimidazo [4,5-b]pyridine) in the milk of healthy women. *Chem Res Toxicol.* 2001;14(11):1523–8.

68. Bessette EE, Yasa I, Dunbar D, Wilkens LR, Le Marchand L, Turesky RJ. Biomonitoring of carcinogenic heterocyclic aromatic amines in hair: a validation study. *Chem Res Toxicol.* 2009; 22(8):1454–63.

69. Grose KR, Grant JL, Bjeldanes LF, et al. Isolation of the carcinogen IQ from fried egg patties. *J Agric Food Chem.* 1986;34(2):201–2.

70. Holland RD, Gehring T, Taylor J, Lake BG, Gooderham NJ, Turesky RJ. Formation of a mutagenic heterocyclic aromatic amine from creatinine in urine of meat eaters and vegetarians. *Chem Res Toxicol.* 2005;18(3):579–90.

71. Magagnotti C, Orsi F, Bagnati R, et al. Effect of diet on serum albumin and hemoglobin adducts of 2-amino-1-methyl-6-phenylimidazo[4,5-b]pyridine (PhIP) in humans. *Int J Cancer.* 2000; 88(1):1–6.

72. Lauber SN, Gooderham NJ. The cooked meat-derived mammary carcinogen 2-amino-1-methyl -6-phenylimidazo[4,5-b]pyridine promotes invasive behaviour of breast cancer cells. *Toxicology.* 2011;279(1–3):139–45.

73. Lauber SN, Gooderham NJ. The cooked meat-derived mammary carcinogen 2-amino-1-methyl -6-phenylimidazo[4,5-b]pyridine promotes invasive behaviour of breast cancer cells. *Toxicology.* 2011;279(1–3):139–45.

74. Vergnaud AC, Romaguera D, Peeters PH, et al. Adherence to the World Cancer Research Fund/ American Institute for Cancer Research guidelines and risk of death in Europe: results from the European Prospective Investigation into Nutrition and Cancer cohort study. *Am J Clin Nutr.* 2013;97(5):1107–20.

75. Danilo C, Frank PG. Cholesterol and breast cancer development. *Current Opinion in Pharmacology.* 2012;12(6):677.

76. Firestone RA. Low-density lipoprotein as a vehicle for targeting antitumor compounds to cancer cells. *Bioconjug Chem.* 1994 5(2):105–13.

77. Rudling MJ, Ståhle L, Peterson CO, Skoog L. Content of low density lipoprotein receptors in breast cancer tissue related to survival of patients. *Br Med J* (Clin Res Ed). 1986;292(6520): 580–2.

78. Danilo C, Frank PG. Cholesterol and breast cancer development. *Current Opinion in Pharmacology.* 2012;12(6):677–82.

79. Antalis CJ, Arnold T, Rasool T, Lee B, Buhman KK, Siddiqui RA. High ACAT1 expression in estrogen receptor negative basal-like breast cancer cells is associated with LDL-induced proliferation. *Breast Cancer Res Treat.* 2010;122(3):661–70.

80. Firestone RA. Low-density lipoprotein as a vehicle for targeting antitumor compounds to cancer cells. *Bioconjug Chem.* 1994;5(2):105–13.

81. Kitahara CM, Berrington de González A, Freedman ND, et al. Total cholesterol and cancer risk in a large prospective study in Korea. *J Clin Oncol.* 2011;29(12):1592–8.

82. Undela K, Srikanth V, Bansal D. Statin use and risk of breast cancer: a meta-analysis of observational studies. *Breast Cancer Res Treat.* 2012;135(1):261–9.

83. McDougall JA, Malone KE, Daling JR, Cushing-Haugen KL, Porter PL, Li CI. Long-term statin use and risk of ductal and lobular breast cancer among women 55 to 74 years of age. *Cancer Epidemiol Biomarkers Prev.* 2013;22(9):1529–37.

84. Centers for Disease Control and Prevention. Data table for Figure 17. Statin drug use in the past 30 days among adults 45 years of age and over, by sex and age: United States, 1988–1994, 1999–2002, and 2005–2008. National Health and Nutrition Examination Survey. Chartbook: Centers for Disease Control; 2010. http://www.cdc.gov/nchs/data/hus/2010/fig17.pdf. Accessed March 25, 2015.

85. Maunsell E, Drolet M, Brisson J, Robert J, Deschell L. Dietary change after breast cancer: extent, predictors, and relation with psychological distress. *J Clin Oncol.* 2002;20(4):1017–25.

86. Pierce JP, Stefanick ML, Flatt SW, et al. Greater survival after breast cancer in physically active women with high vegetable-fruit intake regardless of obesity. *J Clin Oncol.* 2007;25(17):2345–51.

87. Li Q, Holford TR, Zhang Y, et al. Dietary fiber intake and risk of breast cancer by menopausal and estrogen receptor status. *Eur J Nutr.* 2013;52(1):217–23.

88. Li Q, Holford TR, Zhang Y, et al. Dietary fiber intake and risk of breast cancer by menopausal and estrogen receptor status. *Eur J Nutr.* 2013;52(1):217–23.

89. Howe GR, Hirohata T, Hislop TG, et al. Dietary factors and risk of breast cancer: combined analysis of 12 case-control studies. *J Natl Cancer Inst.* 1990;82(7):561–9.

90. Dong J-Y, He K, Wang P, Qin LQ. Dietary fiber intake and risk of breast cancer: a meta-analysis of prospective cohort studies. *Am J Clin Nutr.* 2011;94(3):900–5.

91. Aune D, Chan DS, Greenwood DC, et al. Dietary fiber and breast cancer risk: a systematic review and meta-analysis of prospective studies. *Ann Oncol.* 2012;23(6):1394–402.

92. Clemens R, Kranz S, Mobley AR, et al. Filling America's fiber intake gap: summary of a roundtable to probe realistic solutions with a focus on grain-based foods. *J Nutr.* 2012;142(7):1390S–401S.

93. Farmer B, Larson BT, Fulgoni VL, Rainville AJ, Liepa GU. A vegetarian dietary pattern as a nutrient-dense approach to weight management: an analysis of the National Health and Nutrition Examination Survey 1999–2004. *J Am Diet Assoc.* 2011;111(6):819–27.

94. Rizzo NS, Jaceldo-Siegl K, Sabate J, Fraser GE. Nutrient profiles of vegetarian and nonvegetarian dietary patterns. *J Acad Nutr Diet.* 2013;113(12):1610–9.

95. Dewell A, Weidner G, Sumner MD, Chi CS, Ornish D. A very-low-fat vegan diet increases intake of protective dietary factors and decreases intake of pathogenic dietary factors. *J Am Diet Assoc.* 2008;108(2):347–56.

96. Gallus S, Talamini R, Giacosa A, et al. Does an apple a day keep the oncologist away? *Ann Oncol.* 2005;16(11):1841–4.

97. Wolfe K, Wu X, Liu RH. Antioxidant activity of apple peels. *J Agric Food Chem.* 2003;51(3):609–14.

98. Sun J, Liu RH. Apple phytochemical extracts inhibit proliferation of estrogen-dependent and estrogen-independent human breast cancer cells through cell cycle modulation. *J Agric Food Chem.* 2008;56(24):11661–7.

99. Wolfe K, Wu X, Liu RH. Antioxidant activity of apple peels. *J Agric Food Chem*. 2003;51(3): 609–14.

100. Reagan-Shaw S, Eggert D, Mukhtar H, Ahmad N. Antiproliferative effects of apple peel extract against cancer cells. *Nutr Cancer*. 2010;62(4):517–24.

101. Steck SE, Gaudet MM, Eng SM, et al. Cooked meat and risk of breast cancer—lifetime versus recent dietary intake. *Epidemiology*. 2007;18(3):373–82.

102. Murray S, Lake BG, Gray S, et al. Effect of cruciferous vegetable consumption on heterocyclic aromatic amine metabolism in man. *Carcinogenesis*. 2001;22(9):1413–20.

103. Murray S, Lake BG, Gray S, et al. Effect of cruciferous vegetable consumption on heterocyclic aromatic amine metabolism in man. *Carcinogenesis*. 2001;22(9):1413–20.

104. Murray S, Lake BG, Gray S, et al. Effect of cruciferous vegetable consumption on heterocyclic aromatic amine metabolism in man. *Carcinogenesis*. 2001;22(9):1413–20.

105. Thiébaud HP, Knize MG, Kuzmicky PA, Hsieh DP, Felton JS. Airborne mutagens produced by frying beef, pork and a soy-based food. *Food Chem Toxicol*. 1995;33(10):821–8.

106. Boggs DA, Palmer JR, Wise LA, et al. Fruit and vegetable intake in relation to risk of breast cancer in the Black Women's Health Study. *Am J Epidemiol*. 2010;172(11):1268–79.

107. Boggs DA, Palmer JR, Wise LA, et al. Fruit and vegetable intake in relation to risk of breast cancer in the Black Women's Health Study. *Am J Epidemiol*. 2010;172(11):1268–79.

108. Tiede B, Kang Y. From milk to malignancy: the role of mammary stem cells in development, pregnancy and breast cancer. *Cell Res*. 2011;21(2):245–57.

109. Clevers H. The cancer stem cell: premises, promises and challenges. *Nat Med*. 2011;17(3):313–9.

110. Karrison TG, Ferguson DJ, Meier P. Dormancy of mammary carcinoma after mastectomy. *J Natl Cancer Inst*. 1999;91(1):80–5.

111. Aguirre-Ghiso JA. Models, mechanisms and clinical evidence for cancer dormancy. *Nat Rev Cancer*. 2007;7(11):834–46.

112. Clevers H. The cancer stem cell: premises, promises and challenges. *Nat Med*. 2011;17(3):313–9.

113. Li Y, Zhang T, Korkaya H, et al. Sulforaphane, a dietary component of broccoli/broccoli sprouts, inhibits breast cancer stem cells. *Clin Cancer Res*. 2010;16(9):2580–90.

114. Cornblatt BS, Ye L, Dinkova-Kostova AT, et al. Preclinical and clinical evaluation of sulforaphane for chemoprevention in the breast. *Carcinogenesis*. 2007;28(7):1485–90.

115. Fahey JW, Zhang Y, Talalay P. Broccoli sprouts: an exceptionally rich source of inducers of enzymes that protect against chemical carcinogens. *Proc Natl Acad Sci USA*. 1997;94(19): 10367–72.

116. Goyal A, Sharma V, Upadhyay N, Gill S, Sihag M. Flax and flaxseed oil: an ancient medicine & modern functional food. *J Food Sci Technol*. 2014;51(9):1633–53.

117. Smeds AI, Eklund PC, Sjöholm RE, et al. Quantification of a broad spectrum of lignans in cereals, oilseeds, and nuts. *J Agric Food Chem*. 2007;55(4):1337–46.

118. Rosolowich V, Saettler E, Szuck B, et al. Mastalgia. *J Obstet Gynaecol Can*. 2006;170:49–57.

119. Phipps WR, Martini MC, Lampe JW, Slavin JL, Kurzer MS. Effect of flax seed ingestion on the menstrual cycle. *J Clin Endocrinol Metab*. 1993;77(5):1215–9.

120. Kelsey JL, Gammon MD, John EM. Reproductive factors and breast cancer. *Epidemiol Rev*. 1993;15(1):36–47.

121. Knekt P, Adlercreutz H, Rissanen H, Aromaa A, Teppo L, Heliövaara M. Does antibacterial treatment for urinary tract infection contribute to the risk of breast cancer? *Br J Cancer*. 2000;82(5):1107–10.

122. Buck K, Zaineddin AK, Vrieling A, Linseisen J, Chang-Claude J. Meta-analyses of lignans and enterolignans in relation to breast cancer risk. *Am J Clin Nutr*. 2010;92(1):141–53.

123. Abarzua S, Serikawa T, Szewczyk M, Richter DU, Piechulla B, Briese V. Antiproliferative activity of lignans against the breast carcinoma cell lines MCF 7 and BT 20. *Arch Gynecol Obstet*. 2012;285(4):1145–51.

124. Fabian CJ, Kimler BF, Zalles CM, et al. Reduction in Ki-67 in benign breast tissue of high-risk women with the lignan secoisolariciresinol diglycoside. *Cancer Prev Res* (Phila). 2010;3(10): 1342–50.

125. Buck K, Vrieling A, Zaineddin AK, et al. Serum enterolactone and prognosis of postmenopausal breast cancer. *J Clin Oncol*. 2011;29(28):3730–8.

126. Guglielmini P, Rubagotti A, Boccardo F. Serum enterolactone levels and mortality outcome in women with early breast cancer: a retrospective cohort study. *Breast Cancer Res Treat*. 2012; 132(2):661–8.

127. McCann SE, Thompson LU, Nie J, et al. Dietary lignan intakes in relation to survival among women with breast cancer: the Western New York Exposures and Breast Cancer (WEB) Study. *Breast Cancer Res Treat*. 2010;122(1):229–35.

128. Åberg UW, Saarinen N, Abrahamsson A, Nurmi T, Engblom S, Dabrosin C. Tamoxifen and flaxseed alter angiogenesis regulators in normal human breast tissue in vivo. *PLoS ONE*. 2011;6(9):e25720.

129. Thompson LU, Chen JM, Li T, Strasser-Weippl K, Goss PE. Dietary flaxseed alters tumor biological markers in postmenopausal breast cancer. *Clin Cancer Res*. 2005;11(10):3828–35.

130. Mueller SO, Simon S, Chae K, Metzler M, Korach KS. Phytoestrogens and their human metabolites show distinct agonistic and antagonistic properties on estrogen receptor alpha (ERalpha) and ERbeta in human cells. *Toxicol Sci*. 2004;80(1):14–25.

131. Oseni T, Patel R, Pyle J, Jordan VC. Selective estrogen receptor modulators and phytoestrogens. *Planta Med*. 2008;74(13):1656–65.

132. Oseni T, Patel R, Pyle J, Jordan VC. Selective estrogen receptor modulators and phytoestrogens. *Planta Med*. 2008;74(13):1656–65.

133. Nagata C, Mizoue T, Tanaka K, et al. Soy intake and breast cancer risk: an evaluation based on a systematic review of epidemiologic evidence among the Japanese population. *Jpn J Clin Oncol*. 2014;44(3):282–95.

134. Chen MN, Lin CC, Liu CF. Efficacy of phytoestrogens for menopausal symptoms: a meta-analysis and systematic review. *Climacteric*. 2015;18(2):260–9.

135. Chi F, Wu R, Zeng YC, Xing R, Liu Y, Xu ZG. Post-diagnosis soy food intake and breast cancer survival: a meta-analysis of cohort studies. *Asian Pac J Cancer Prev*. 2013;14(4):2407–12.

136. Bhagwat S, Haytowitz DB, Holden JM. USDA Database for the Isoflavone Content of Selected Foods, Release 2.0. http://www.ars.usda.gov/SP2UserFiles/Place/12354500/Data/isoflav /Isoflav_R2.pdf. September 2008. Accessed March 26, 2015.

137. Nechuta SJ, Caan BJ, Chen WY, et al. Soy food intake after diagnosis of breast cancer and survival: an in-depth analysis of combined evidence from cohort studies of US and Chinese women. *Am J Clin Nutr*. 2012;96(1):123–32.

138. Chi F, Wu R, Zeng YC, Xing R, Liu Y, Xu ZG. Post-diagnosis soy food intake and breast cancer survival: a meta-analysis of cohort studies. *Asian Pac J Cancer Prev*. 2013;14(4): 2407–12.

139. Kang HB, Zhang YF, Yang JD, Lu KL. Study on soy isoflavone consumption and risk of breast cancer and survival. *Asian Pac J Cancer Prev*. 2012;13(3):995–8.

140. Bosviel R, Dumollard E, Déchelotte P, Bignon YJ, Bernard-Gallon D. Can soy phytoestrogens decrease DNA methylation in BRCA1 and BRCA2 oncosuppressor genes in breast cancer? *OMICS*. 2012;16(5):235–44.

141. National Breast Cancer Coalition. National Breast Cancer Coalition survey reveals that heightened breast cancer awareness has insufficient impact on knowledge. http://www .prnewswire.com/news-releases/national-breast-cancer-coalition-survey-reveals-that-heightened-breast-cancer-awareness-has-insufficient-impact-on-knowledge-58248962. html. October 1, 2007. Accessed March 23, 2015.

142. Colditz GA, Willett WC, Hunter DJ, et al. Family history, age, and risk of breast cancer. Prospective data from the Nurses' Health Study. *JAMA*. 1993;270(3):338–43.

143. Bal A, Verma S, Joshi K, et al. BRCA1-methylated sporadic breast cancers are BRCA-like in showing a basal phenotype and absence of ER expression. *Virchows Arch*. 2012;461(3): 305–12.

144. Bosviel R, Dumollard E, Déchelotte P, Bignon YJ, Bernard-Gallon D. Can soy phytoestrogens decrease DNA methylation in BRCA1 and BRCA2 oncosuppressor genes in breast cancer? *OMICS*. 2012;16(5):235–44.

145. Magee PJ, Rowland I. Soy products in the management of breast cancer. *Curr Opin Clin Nutr Metab Care*. 2012;15(6):586–91.

146. Parkin DM, Fernández LM. Use of statistics to assess the global burden of breast cancer. *Breast J*. 2006;12 Suppl 1:S70–80.

147. Wu AH, Butler LM. Green tea and breast cancer. *Mol Nutr Food Res*. 2011;55(6):921–30.

148. Korde LA, Wu AH, Fears T, et al. Childhood soy intake and breast cancer risk in Asian American women. *Cancer Epidemiol Biomarkers Prev*. 2009;18(4):1050–9.

149. Wakchaure GC. Chapter 3: Production and marketing of mushrooms: Global and national scenario. In : Mushrooms: Singh N, Cijay B, Kamal S, Wakchaure GC, eds. *Cultivation, Marketing and Consumption*. Himachal Pradesh-173213, India: Directorate of Mushroom Research; 2014:15–22.

150. Zhang M, Huang J, Xie X, Holman CD. Dietary intakes of mushrooms and green tea combine to reduce the risk of breast cancer in Chinese women. *Int J Cancer*. 2009;124(6):1404–8.

151. Ganz PA. A teachable moment for oncologists: cancer survivors, 10 million strong and growing! *J Clin Oncol*. 2005;23(24):5458–60.

152. Ganz PA. A teachable moment for oncologists: cancer survivors, 10 million strong and growing! *J Clin Oncol*. 2005;23(24):5458–60.

第12章　远离自杀性抑郁症

1. Centers for Disease Control and Prevention. National Center for Health Statistics. Deaths: Final Data for 2013, table 18. http://www.cdc.gov/nchs/data/nvsr/nvsr64/nvsr64_02.pdf. Accessed March 20, 2015.

2. Sartorius N. The economic and social burden of depression. *J Clin Psychiatry*. 2001;62 Suppl 15: 8–11.

3. Preamble to the Constitution of the World Health Organization as adopted by the International Health Conference, New York, 19–22 June 1946; signed on 22 July 1946 by the representatives of 61 States (Official Records of the World Health Organization, no. 2, p. 100) and entered into force on 7 April 1948.

4. Kessler RC, Chiu WT, Demler O, Merikangas KR, Walters EE. Prevalence, severity, and comorbidity of 12-month DSM-IV disorders in the National Comorbidity Survey Replication. *Arch Gen Psychiatry*. 2005;62(6):617–27.

5. Chida Y, Steptoe A. Positive psychological well-being and mortality: a quantitative review of prospective observational studies. *Psychosom Med*. 2008;70(7):741–56.

6. Chida Y, Steptoe A. Positive psychological well-being and mortality: a quantitative review of prospective observational studies. *Psychosom Med.* 2008;70(7):741–56.

7. Grant N, Wardle J, Steptoe A. The relationship between life satisfaction and health behavior: a cross-cultural analysis of young adults. *Int J Behav Med.* 2009;16(3):259–68.

8. Cohen S, Doyle WJ, Turner RB, Alper CM, Skoner DP. Emotional style and susceptibility to the common cold. *Psychosom Med.* 2003;65(4):652–7.

9. Cohen S, Alper CM, Doyle WJ, Treanor JJ, Turner RB. Positive emotional style predicts resistance to illness after experimental exposure to rhinovirus or influenza A virus. *Psychosom Med.* 2006;68(6):809–15.

10. Beezhold BL, Johnston CS, Daigle DR. Vegetarian diets are associated with healthy mood states: a cross-sectional study in Seventh Day Adventist adults. *Nutr J.* 2010;9:26.

11. Beezhold BL, Johnston CS, Daigle DR. Vegetarian diets are associated with healthy mood states: a cross-sectional study in Seventh Day Adventist adults. *Nutr J.* 2010;9:26.

12. Knutsen SF. Lifestyle and the use of health services. *Am J Clin Nutr.* 1994;59(5 Suppl):1171S–1175S.

13. Beezhold BL, Johnston CS, Daigle DR. Vegetarian diets are associated with healthy mood states: a cross-sectional study in Seventh Day Adventist adults. *Nutr J.* 2010;9:26.

14. Fisher M, Levine PH, Weiner B, et al. The effect of vegetarian diets on plasma lipid and platelet levels. *Arch Intern Med.* 1986;146(6):1193–7.

15. Institute of Medicine. *Dietary Reference Intakes: The Essential Guide to Nutrient Requirements.* Washington, D.C.: National Academies Press; 2006.

16. Vaz JS, Kac G, Nardi AE, Hibbeln JR. Omega-6 fatty acids and greater likelihood of suicide risk and major depression in early pregnancy. *J Affect Disord.* 2014;152–154:76–82.

17. National Cancer Institute. Table 4: Food Sources of Arachidonic Acid. http://appliedresearch .cancer.gov/diet/foodsources/fatty_acids/table4.html. Modified October 18, 2013. Accessed March 11, 2015.

18. Hirota S, Adachi N, Gomyo T, Kawashima H, Kiso Y, Kawabata T. Low-dose arachidonic acid intake increases erythrocytes and plasma arachidonic acid in young women. *Prostaglandins Leukot Essent Fatty Acids.* 2010;83(2):83–8.

19. Beezhold BL, Johnston CS, Daigle DR. Vegetarian diets are associated with healthy mood states: a cross-sectional study in Seventh Day Adventist adults. *Nutr J.* 2010;9:26.

20. Beezhold BL, Johnston CS. Restriction of meat, fish, and poultry in omnivores improves mood: a pilot randomized controlled trial. *Nutr J.* 2012;11:9.

21. Beezhold BL, Johnston CS, Daigle DR. Restriction of flesh foods in omnivores improves mood: a pilot randomized controlled trial. American Public Health Association Annual Conference, November 7–11, 2009. Philadelphia, PA.

22. Katcher HI, Ferdowsian HR, Hoover VJ, Cohen JL, Barnard ND. A worksite vegan nutrition program is well-accepted and improves health-related quality of life and work productivity. *Ann Nutr Metab.* 2010;56(4):245–52.

23. Katcher HI, Ferdowsian HR, Hoover VJ, Cohen JL, Barnard ND. A worksite vegan nutrition program is well-accepted and improves health-related quality of life and work productivity. *Ann Nutr Metab.* 2010;56(4):245–52.

24. Mishra S, Xu J, Agarwal U, Gonzales J, Levin S, Barnard ND. A multicenter randomized controlled trial of a plant-based nutrition program to reduce body weight and cardiovascular risk in the corporate setting: the GEICO study. *Eur J Clin Nutr.* 2013;67(7):718–24.

25. Agarwal U, Mishra S, Xu J, Levin S, Gonzales J, Barnard ND. A multicenter randomized controlled trial of a nutrition intervention program in a multiethnic adult population in the corporate setting reduces depression and anxiety and improves quality of life: The GEICO Study. *Am J Health Promot.* 2015;29(4):245–54.

26. Tsai AC, Chang T-L, Chi S-H. Frequent consumption of vegetables predicts lower risk of depression in older Taiwanese—results of a prospective population-based study. *Public Health Nutr.* 2012;15(6):1087–92.

27. Gomez-Pinilla F, Nguyen TTJ. Natural mood foods: the actions of polyphenols against psychiatric and cognitive disorders. *Nutr Neurosci.* 2012;15(3):127–33.

28. Meyer JH, Ginovart N, Boovariwala A, et al. Elevated monoamine oxidase A levels in the brain: an explanation for the monoamine imbalance of major depression. *Arch Gen Psychiatry.* 2006; 63(11):1209–16.

29. de Villiers JC. Intracranial haemorrhage in patients treated with monoamineoxidase inhibitors. *Br J Psychiatry.* 1966;112(483):109–18.

30. Dixon Clarke SE, Ramsay RR. Dietary inhibitors of monoamine oxidase A. *J Neural Transm.* 2011;118(7):1031–41.

31. Lai JS, Hiles S, Bisquera A, Hure AJ, McEvoy M, Attia J. A systematic review and meta-analysis of dietary patterns and depression in community-dwelling adults. *Am J Clin Nutr.* 2014;99(1): 181–97.

32. White BA, Horwath CC, Conner TS. Many apples a day keep the blues away—daily experiences of negative and positive affect and food consumption in young adults. *Br J Health Psychol.* 2013;18(4):782–98.

33. Odjakova M, Hadjiivanova C. Animal neurotransmitter substances in plants. *Bulg J Plant Physiol.* 1997;23:94–102.

34. Ghirri A, Cannella C, Bignetti E. The psychoactive effects of aromatic amino acids. *Curr Nutr Food Science.* 2011;7(1):21–32.

35. Allen JA, Peterson A, Sufit R, et al. Post-epidemic eosinophilia-myalgia syndrome associated with L-tryptophan. *Arthritis Rheum.* 2011;63(11):3633–9.

36. Fernstrom JD, Faller DV. Neutral amino acids in the brain: changes in response to food ingestion. *J Neurochem.* 1978;30(6):1531–8.

37. Wurtman RJ, Wurtman JJ, Regan MM, McDermott JM, Tsay RH, Breu JJ. Effects of normal meals rich in carbohydrates or proteins on plasma tryptophan and tyrosine ratios. *Am J Clin Nutr.* 2003;77(1):128–32.

38. Wurtman JJ, Brzezinski A, Wurtman RJ, Laferrere B. Effect of nutrient intake on premenstrual depression. *Am J Obstet Gynecol.* 1989;161(5):1228–34.

39. Brinkworth GD, Buckley JD, Noakes M, Clifton PM, Wilson CJ. Long-term effects of a very low-carbohydrate diet and a low-fat diet on mood and cognitive function. *Arch Intern Med.* 2009;169(20):1873–80.

40. Fernstrom JD, Wurtman RJ. Brain serotonin content: physiological regulation by plasma neutral amino acids. *Science.* 1972;178(4059):414–6.

41. Hudson C, Hudson S, MacKenzie J. Protein-source tryptophan as an efficacious treatment for social anxiety disorder: a pilot study. *Can J Physiol Pharmacol.* 2007;85(9):928–32.

42. Schweiger U, Laessle R, Kittl S, Dickhaut B, Schweiger M, Pirke KM. Macronutrient intake, plasma large neutral amino acids and mood during weight-reducing diets. *J Neural Transm.* 1986;67(1–2):77–86.

43. Ferrence SC, Bendersky G. Therapy with saffron and the goddess at Thera. *Perspect Biol Med.* 2004;47(2):199–226.

44. Noorbala AA, Akhondzadeh S, Tahmacebi-Pour N, Jamshidi AH. Hydro-alcoholic extract of Crocus sativus L. versus fluoxetine in the treatment of mild to moderate depression: a double-blind, randomized pilot trial. *J Ethnopharmacol.* 2005;97(2):281–4.

45. Gohari AR, Saeidnia S, Mahmoodabadi MK. An overview on saffron, phytochemicals, and medicinal properties. *Pharmacogn Rev.* 2013;7(13):61–6.

46. Fukui H, Toyoshima K, Komaki R. Psychological and neuroendocrinological effects of odor of saffron (Crocus sativus). *Phytomedicine*. 2011;18(8–9):726–30.

47. Lucas M, O'Reilly EJ, Pan A, et al. Coffee, caffeine, and risk of completed suicide: results from three prospective cohorts of American adults. *World J Biol Psychiatry*. 2014;15(5): 377–86.

48. Klatsky AL, Armstrong MA, Friedman GD. Coffee, tea, and mortality. *Ann Epidemiol*. 1993; 3(4):375–81.

49. Tanskanen A, Tuomilehto J, Viinamnen H, Vartiainen E, Lehtonen J, Puska P. Heavy coffee drinking and the risk of suicide. *Eur J Epidemiol*. 2000;16(9):789–91.

50. Guo X, Park Y, Freedman ND, et al. Sweetened beverages, coffee, and tea and depression risk among older US adults. *PLoS One*. 2014;9(4):e94715.

51. Maher TJ, Wurtman RJ. Possible neurologic effects of aspartame, a widely used food additive. *Environ Health Perspect*. 1987;75:53–7.

52. Walton RG, Hudak R, Green-Waite RJ. Adverse reactions to aspartame: double-blind challenge in patients from a vulnerable population. *Biol Psychiatry*. 1993;34(1–2):13–7.

53. Lindseth GN, Coolahan SE, Petros TV, Lindseth PD. Neurobehavioral effects of aspartame consumption. *Res Nurs Health*. 2014;37(3):185–93.

54. U.S. Food and Drug Administration. Aspartame: Commissioner's final decision. *Fed Reg*. 1981;46: 38285–308.

55. Lindseth GN, Coolahan SE, Petros TV, Lindseth PD. Neurobehavioral effects of aspartame consumption. *Res Nurs Health*. 2014;37(3):185–93.

56. Whitehouse CR, Boullata J, McCauley LA. The potential toxicity of artificial sweeteners. *AAOHN J*. 2008;56(6):251–9.

57. Aspartame Information Center: Consumer Products. Aspartame website. http://www .aspartame.org/about/consumer-products/#.VF_cyr74tSU. Updated 2015. Accessed March 11, 2015.

58. Whitehouse CR, Boullata J, McCauley LA. The potential toxicity of artificial sweeteners. *AAOHN J*. 2008;56(6):251–9.

59. Yeung RR. The acute effects of exercise on mood state. *J Psychosom Res*. 1996;40(2):123–41.

60. Goodwin RD. Association between physical activity and mental disorders among adults in the United States. *Prev Med*. 2003;36(6):698–703.

61. Blumenthal JA, Babyak MA, Moore KA, et al. Effects of exercise training on older patients with major depression. *Arch Intern Med*. 1999;159(19):2349–56.

62. Blumenthal JA, Babyak MA, Doraiswamy PM, et al. Exercise and pharmacotherapy in the treatment of major depressive disorder. *Psychosom Med*. 2007;69(7):587–96.

63. Pandya CD, Howell KR, Pillai A. Antioxidants as potential therapeutics for neuropsychiatric disorders. *Prog Neuropsychopharmacol Biol Psychiatry*. 2013;46:214–23.

64. Michel TM, Pülschen D, Thome J. The role of oxidative stress in depressive disorders. *Curr Pharm Des*. 2012;18(36):5890–9.

65. McMartin SE, Jacka FN, Colman I. The association between fruit and vegetable consumption and mental health disorders: evidence from five waves of a national survey of Canadians. *Prev Med*. 2013;56(3–4):225–30.

66. Beydoun MA, Beydoun HA, Boueiz A, Shroff MR, Zonderman AB. Antioxidant status and its association with elevated depressive symptoms among US adults: National Health and Nutrition Examination Surveys 2005–6. *Br J Nutr*. 2013;109(9):1714–29.

67. Niu K, Guo H, Kakizaki M, et al. A tomato-rich diet is related to depressive symptoms among an elderly population aged 70 years and over: a population-based, cross-sectional analysis. *J Affect Disord*. 2013;144(1–2):165–70.

68. Payne ME, Steck SE, George RR, Steffens DC. Fruit, vegetable, and antioxidant intakes are lower in older adults with depression. *J Acad Nutr Diet*. 2012;112(12):2022–7.

69. Gilbody S, Lightfoot T, Sheldon T. Is low folate a risk factor for depression? A meta-analysis and exploration of heterogeneity. *J Epidemiol Community Health*. 2007;61(7):631–7.

70. Tolmunen T, Hintikka J, Ruusunen A, et al. Dietary folate and the risk of depression in Finnish middle-aged men. A prospective follow-up study. *Psychother Psychosom*. 2004;73(6):334–9.

71. Sharpley AL, Hockney R, McPeake L, Geddes JR, Cowen PJ. Folic acid supplementation for prevention of mood disorders in young people at familial risk: a randomised, double blind, placebo controlled trial. *J Affect Disord*. 2014;167:306–11.

72. Penn E, Tracy DK. The drugs don't work? Antidepressants and the current and future pharmacological management of depression. *Ther Adv Psychopharmacol*. 2012;2(5):179–88.

73. Turner EH, Matthews AM, Linardatos E, Tell RA, Rosenthal R. Selective publication of antidepressant trials and its influence on apparent efficacy. *N Engl J Med*. 2008;358(3):252–60.

74. Kirsch I. Antidepressants and the placebo effect. *Z Psychol*. 2014;222(3):128–34.

75. Kirsch I. Antidepressants and the placebo response. *Epidemiol Psichiatr Soc*. 2009;18(4):318–22.

76. Spence D. Are antidepressants overprescribed? Yes. *BMJ*. 2013;346:f191.

77. Sugarman MA, Loree AM, Baltes BB, Grekin ER, Kirsch I. The efficacy of paroxetine and placebo in treating anxiety and depression: a meta-analysis of change on the Hamilton Rating Scales. *PLoS ONE*. 2014;9(8):e106337.

78. Kirsch I. Antidepressants and the placebo effect. *Z Psychol*. 2014;222(3):128–34.

79. Blease C. Deception as treatment: the case of depression. *J Med Ethics*. 2011;37(1):13–6.

80. Kirsch I. Antidepressants and the placebo effect. *Z Psychol*. 2014;222(3):128–34.

81. Kirsch I. Antidepressants and the placebo effect. *Z Psychol*. 2014;222(3):128–34.

第13章　远离前列腺癌

1. Jahn JL, Giovannucci EL, Stampfer MJ. The high prevalence of undiagnosed prostate cancer at autopsy: implications for epidemiology and treatment of prostate cancer in the Prostate-specific Antigen-era. *Int J Cancer*. 2014;Dec 29.

2. Draisma G, Etzioni R, Tsodikov A, et al. Lead time and overdiagnosis in prostate-specific antigen screening: importance of methods and context. *J Natl Cancer Inst*. 2009;101(6):374–83.

3. Centers for Disease Control and Prevention. Prostate Cancer Statistics. http://www.cdc.gov/cancer/prostate/statistics/index.htm. Updated September 2, 2014. Accessed March 11, 2015.

4. Maruyama K, Oshima T, Ohyama K. Exposure to exogenous estrogen through intake of commercial milk produced from pregnant cows. *Pediatr Int*. 2010;52(1):33–8.

5. Danby FW. Acne and milk, the diet myth, and beyond. *J Am Acad Dermatol*. 2005;52(2):360–2.

6. Afeiche M, Williams PL, Mendiola J, et al. Dairy food intake in relation to semen quality and reproductive hormone levels among physically active young men. *Hum Reprod*. 2013;28(8):2265–75.

7. Maruyama K, Oshima T, Ohyama K. Exposure to exogenous estrogen through intake of commercial milk produced from pregnant cows. *Pediatr Int*. 2010;52(1):33–8.

8. Steinman G. Mechanisms of twinning: VII. Effect of diet and heredity on the human twinning rate. *J Reprod Med*. 2006;51(5):405–10.

9. Melnik BC, John SM, Schmitz G. Milk is not just food but most likely a genetic transfection system activating mTORC1 signaling for postnatal growth. *Nutr J*. 2013;12:103.

10. Ludwig DS, Willett WC. Three daily servings of reduced-fat milk: an evidence-based recommendation? *JAMA Pediatr*. 2013;167(9):788–9.

11. Ludwig DS, Willett WC. Three daily servings of reduced-fat milk: an evidence-based recommendation? *JAMA Pediatr*. 2013;167(9):788–9.

12. Tate PL, Bibb R, Larcom LL. Milk stimulates growth of prostate cancer cells in culture. *Nutr Cancer*. 2011;63(8):1361–6.

13. Ganmaa D, Li XM, Qin LQ, Wang PY, Takeda M, Sato A. The experience of Japan as a clue to the etiology of testicular and prostatic cancers. *Med Hypotheses*. 2003;60(5):724–30.

14. Ganmaa D, Li XM, Wang J, Qin LQ, Wang PY, Sato A. Incidence and mortality of testicular and prostatic cancers in relation to world dietary practices. *Int J Cancer*. 2002;98(2):262–7.

15. Epstein SS. Unlabeled milk from cows treated with biosynthetic growth hormones: a case of regulatory abdication. *Int J Health Serv*. 1996;26(1):173–85.

16. Tate PL, Bibb R, Larcom LL. Milk stimulates growth of prostate cancer cells in culture. *Nutr Cancer*. 2011;63(8):1361–6.

17. Qin LQ, Xu JY, Wang PY, Kaneko T, Hoshi K, Sato A. Milk consumption is a risk factor for prostate cancer: meta-analysis of case-control studies. *Nutr Cancer*. 2004;48(1):22–7.

18. Qin LQ, Xu JY, Wang PY, Tong J, Hoshi K. Milk consumption is a risk factor for prostate cancer in Western countries: evidence from cohort studies. *Asia Pac J Clin Nutr*. 2007;16(3):467–76.

19. Aune D, Navarro Rosenblatt DA, Chan DS, et al. Dairy products, calcium, and prostate cancer risk: a systematic review and meta-analysis of cohort studies. *Am J Clin Nutr*. 2015;101(1):87–117.

20. Bischoff-Ferrari HA, Dawson-Hughes B, Baron JA, et al. Milk intake and risk of hip fracture in men and women: a meta-analysis of prospective cohort studies. *J Bone Miner Res*. 2011;26(4):833–9.

21. Feskanich D, Bischoff-Ferrari HA, Frazier AL, Willett WC. Milk consumption during teenage years and risk of hip fractures in older adults. *JAMA Pediatr*. 2014;168(1):54–60.

22. Michaëlsson K, Wolk A, Langenskiöld S, et al. Milk intake and risk of mortality and fractures in women and men: cohort studies. *BMJ*. 2014;349:g6015.

23. Batey LA, Welt CK, Rohr F, et al. Skeletal health in adult patients with classic galactosemia. *Osteoporos Int*. 2013;24(2):501–9.

24. Michaëlsson K, Wolk A, Langenskiöld S, et al. Milk intake and risk of mortality and fractures in women and men: cohort studies. *BMJ*. 2014;349:g6015.

25. Cui X, Wang L, Zuo P, et al. D-galactose-caused life shortening in Drosophila melanogaster and Musca domestica is associated with oxidative stress. *Biogerontology*. 2004;5(5):317–25.

26. Cui X, Zuo P, Zhang Q, et al. Chronic systemic D-galactose exposure induces memory loss, neurodegeneration, and oxidative damage in mice: protective effects of R-alpha-lipoic acid. *J Neurosci Res*. 2006;84(3):647–54.

27. Michaëlsson K, Wolk A, Langenskiöld S, et al. Milk intake and risk of mortality and fractures in women and men: cohort studies. *BMJ*. 2014;349:g6015.

28. Michaëlsson K, Wolk A, Langenskiöld S, et al. Milk intake and risk of mortality and fractures in women and men: cohort studies. *BMJ*. 2014;349:g6015.

29. Michaëlsson K, Wolk A, Langenskiöld S, et al. Milk intake and risk of mortality and fractures in women and men: cohort studies. *BMJ*. 2014;349:g6015.

30. Michaëlsson K, Wolk A, Langenskiöld S, et al. Milk intake and risk of mortality and fractures in women and men: cohort studies. *BMJ*. 2014;349:g6015.

31. Schooling CM. Milk and mortality. *BMJ*. 2014;349:g6205.

32. Richman EL, Stampfer MJ, Paciorek A, Broering JM, Carroll PR, Chan JM. Intakes of meat, fish, poultry, and eggs and risk of prostate cancer progression. *Am J Clin Nutr.* 2010;91(3): 712–21.

33. Richman EL, Stampfer MJ, Paciorek A, Broering JM, Carroll PR, Chan JM. Intakes of meat, fish, poultry, and eggs and risk of prostate cancer progression. *Am J Clin Nutr.* 2010;91(3): 712–21.

34. Richman EL, Stampfer MJ, Paciorek A, Broering JM, Carroll PR, Chan JM. Intakes of meat, fish, poultry, and eggs and risk of prostate cancer progression. *Am J Clin Nutr.* 2010;91(3): 712–21.

35. Richman EL, Stampfer MJ, Paciorek A, Broering JM, Carroll PR, Chan JM. Intakes of meat, fish, poultry, and eggs and risk of prostate cancer progression. *Am J Clin Nutr.* 2010;91(3): 712–21.

36. Johansson M, Van Guelpen B, Vollset SE, et al. One-carbon metabolism and prostate cancer risk: prospective investigation of seven circulating B vitamins and metabolites. *Cancer Epidemiol Biomarkers Prev.* 2009;18(5):1538–43.

37. Richman EL, Stampfer MJ, Paciorek A, Broering JM, Carroll PR, Chan JM. Intakes of meat, fish, poultry, and eggs and risk of prostate cancer progression. *Am J Clin Nutr.* 2010;91(3): 712–21.

38. Richman EL, Kenfield SA, Stampfer MJ, et al. Choline intake and risk of lethal prostate cancer: incidence and survival. *Am J Clin Nutr.* 2012;96(4):855–63.

39. Richman EL, Kenfield SA, Stampfer MJ, Giovannucci EL, Chan JM. Egg, red meat, and poultry intake and risk of lethal prostate cancer in the prostate-specific antigen-era: incidence and survival. *Cancer Prev Res* (Phila). 2011;4(12):2110–21.

40. Tang WH, Wang Z, Levison BS, et al. Intestinal microbial metabolism of phosphatidylcholine and cardiovascular risk. *N Engl J Med.* 2013;368(17):1575–84.

41. Koeth RA, Wang Z, Levison BS, et al. Intestinal microbiota metabolism of L-carnitine, a nutrient in red meat, promotes atherosclerosis. *Nat Med.* 2013;19:576–85.

42. Tang WH, Wang Z, Levison BS, et al. Intestinal microbial metabolism of phosphatidylcholine and cardiovascular risk. *N Engl J Med.* 2013;368(17):1575–84.

43. Choline: there's something fishy about this vitamin. *Harv Health Lett.* 2004;30(1):3.

44. Mitch Kanter, Ph.D., e-mail communication, January 6, 2010.

45. Hubbard JD, Inkeles S, Barnard RJ. Nathan Pritikin's heart. *N Engl J Med.* 1985;313(1):52.

46. Ornish D, Weidner G, Fair WR, et al. Intensive lifestyle changes may affect the progression of prostate cancer. *J Urol.* 2005;174(3):1065–9.

47. Ornish D, Weidner G, Fair WR, et al. Intensive lifestyle changes may affect the progression of prostate cancer. *J Urol.* 2005;174(3):1065–9.

48. Barnard RJ, Gonzalez JH, Liva ME, Ngo TH. Effects of a low-fat, high-fiber diet and exercise program on breast cancer risk factors in vivo and tumor cell growth and apoptosis in vitro. *Nutr Cancer.* 2006;55(1):28–34.

49. Barnard RJ, Ngo TH, Leung PS, Aronson WJ, Golding LA. A low-fat diet and/or strenuous exercise alters the IGF axis in vivo and reduces prostate tumor cell growth in vitro. *Prostate.* 2003;56(3):201–6.

50. Barnard RJ, Ngo TH, Leung PS, Aronson WJ, Golding LA. A low-fat diet and/or strenuous exercise alters the IGF axis in vivo and reduces prostate tumor cell growth in vitro. *Prostate.* 2003;56(3):201–6.

51. Barnard RJ, Ngo TH, Leung PS, Aronson WJ, Golding LA. A low-fat diet and/or strenuous exercise alters the IGF axis in vivo and reduces prostate tumor cell growth in vitro. *Prostate.* 2003;56(3):201–6.

52. Ornish D, Weidner G, Fair WR, et al. Intensive lifestyle changes may affect the progression of prostate cancer. *J Urol*. 2005;174(3):1065–9.

53. Ornish D, Weidner G, Fair WR, et al. Intensive lifestyle changes may affect the progression of prostate cancer. *J Urol*. 2005;174(3):1065–9.

54. Ornish D, Magbanua MJ, Weidner G, et al. Changes in prostate gene expression in men undergoing an intensive nutrition and lifestyle intervention. *Proc Natl Acad Sci USA*. 2008;105(24): 8369–74.

55. Frattaroli J, Weidner G, Dnistrian AM, et al. Clinical events in prostate cancer lifestyle trial: results from two years of follow-up. *Urology*. 2008;72(6):1319–23.

56. Frey AU, Sønksen J, Fode M. Neglected side effects after radical prostatectomy: a systematic review. *J Sex Med*. 2014;11(2):374–85.

57. Carmody JF, Olendzki BC, Merriam PA, Liu Q, Qiao Y, Ma Y. A novel measure of dietary change in a prostate cancer dietary program incorporating mindfulness training. *J Acad Nutr Diet*. 2012;112(11):1822–7.

58. Blanchard CM, Courneya KS, Stein K. Cancer survivors' adherence to lifestyle behavior recommendations and associations with health-related quality of life: results from the American Cancer Society's SCS-II. *J Clin Oncol*. 2008;26(13):2198–204.

59. Carmody JF, Olendzki BC, Merriam PA, Liu Q, Qiao Y, Ma Y. A novel measure of dietary change in a prostate cancer dietary program incorporating mindfulness training. *J Acad Nutr Diet*. 2012;112(11):1822–7.

60. Carmody JF, Olendzki BC, Merriam PA, Liu Q, Qiao Y, Ma Y. A novel measure of dietary change in a prostate cancer dietary program incorporating mindfulness training. *J Acad Nutr Diet*. 2012;112(11):1822–7.

61. Carmody JF, Olendzki BC, Merriam PA, Liu Q, Qiao Y, Ma Y. A novel measure of dietary change in a prostate cancer dietary program incorporating mindfulness training. *J Acad Nutr Diet*. 2012;112(11):1822–7.

62. Richman EL, Stampfer MJ, Paciorek A, Broering JM, Carroll PR, Chan JM. Intakes of meat, fish, poultry, and eggs and risk of prostate cancer progression. *Am J Clin Nutr*. 2010;91(3): 712–21.

63. Richman EL, Carroll PR, Chan JM. Vegetable and fruit intake after diagnosis and risk of prostate cancer progression. *Int J Cancer*. 2012;131(1):201–10.

64. Allen NE, Appleby PN, Key TJ, et al. Macronutrient intake and risk of urothelial cell carcinoma in the European prospective investigation into cancer and nutrition. *Int J Cancer*. 2013; 132(3):635–44.

65. Morton MS, Chan PS, Cheng C, et al. Lignans and isoflavonoids in plasma and prostatic fluid in men: samples from Portugal, Hong Kong, and the United Kingdom. *Prostate*. 1997;32(2): 122–8.

66. van Die MD, Bone KM, Williams SG, Pirotta MV. Soy and soy isoflavones in prostate cancer: a systematic review and meta-analysis of randomized controlled trials. *BJU Int*. 2014; 113(5b):E119–30.

67. Morton MS, Chan PS, Cheng C, et al. Lignans and isoflavonoids in plasma and prostatic fluid in men: samples from Portugal, Hong Kong, and the United Kingdom. *Prostate*. 1997;32(2):122–8.

68. Lin X, Switzer BR, Demark-Wahnefried W. Effect of mammalian lignans on the growth of prostate cancer cell lines. *Anticancer Res*. 2001;21(6A):3995–9.

69. Demark-Wahnefried W, Price DT, Polascik TJ, et al. Pilot study of dietary fat restriction and flaxseed supplementation in men with prostate cancer before surgery: exploring the effects on hormonal levels, prostate-specific antigen, and histopathologic features. *Urology*. 2001;58(1): 47–52.

70. Leite KR, Camara-Lopes LH, Cury J, Dall'oglio MF, Sañudo A, Srougi M. Prostate cancer detection at rebiopsy after an initial benign diagnosis: results using sextant extended prostate biopsy. *Clinics* (Sao Paulo). 2008;63(3):339–42.

71. Demark-Wahnefried W, Robertson CN, Walther PJ, Polascik TJ, Paulson DF, Vollmer RT. Pilot study to explore effects of low-fat, flaxseed-supplemented diet on proliferation of benign prostatic epithelium and prostate-specific antigen. *Urology*. 2004;63(5):900–4.

72. Demark-Wahnefried W, Polascik TJ, George SL, et al. Flaxseed supplementation (not dietary fat restriction) reduces prostate cancer proliferation rates in men presurgery. *Cancer Epidemiol Biomarkers Prev*. 2008;17(12):3577–87.

73. Wei JT, Calhoun E, Jacobsen SJ. Urologic Diseases in America Project: benign prostatic hyperplasia. *J Urol*. 2008;179(5 Suppl):S75–80.

74. Burnett AL, Wein AJ. Benign prostatic hyperplasia in primary care: what you need to know. *J Urol*. 2006;175(3 Pt 2):S19–24.

75. Taub DA, Wei JT. The economics of benign prostatic hyperplasia and lower urinary tract symptoms in the United States. *Curr Urol Rep*. 2006;7(4):272–81.

76. Metcalfe C, Poon KS. Long-term results of surgical techniques and procedures in men with benign prostatic hyperplasia. *Curr Urol Rep*. 2011;12(4):265–73.

77. Burnett AL, Wein AJ. Benign prostatic hyperplasia in primary care: what you need to know. *J Urol*. 2006;175(3 Pt 2):S19–24.

78. Burnett AL, Wein AJ. Benign prostatic hyperplasia in primary care: what you need to know. *J Urol*. 2006;175(3 Pt 2):S19–24.

79. Gu F. Epidemiological survey of benign prostatic hyperplasia and prostatic cancer in China. *Chin Med J*. 2000;113(4):299–302.

80. Barnard RJ, Kobayashi N, Aronson WJ. Effect of diet and exercise intervention on the growth of prostate epithelial cells. *Prostate Cancer Prostatic Dis*. 2008;11(4):362–6.

81. Zhang W, Wang X, Liu Y, et al. Effects of dietary flaxseed lignan extract on symptoms of benign prostatic hyperplasia. *J Med Food*. 2008;11(2):207–14.

82. Galeone C, Pelucchi C, Talamini R, et al. Onion and garlic intake and the odds of benign prostatic hyperplasia. *Urology*. 2007;70(4):672–6.

83. Bravi F, Bosetti C, Dal Maso L, et al. Food groups and risk of benign prostatic hyperplasia. *Urology*. 2006;67(1):73–9.

84. Zhou Z, Wang Z, Chen C, et al. Transurethral prostate vaporization using an oval electrode in 82 cases of benign prostatic hyperplasia. *Chin Med J*. 1998;111(1):52–5.

85. Piantanelli L. Cancer and aging: from the kinetics of biological parameters to the kinetics of cancer incidence and mortality. *Ann N Y Acad Sci*. 1988;521:99–109.

86. Salvioli S, Capri M, Bucci L, et al. Why do centenarians escape or postpone cancer? The role of IGF-1, inflammation and p53. *Cancer Immunol Immunother*. 2009;58(12):1909–17.

87. Reed JC. Dysregulation of apoptosis in cancer. *J Clin Oncol*. 1999;17(9):2941–53.

88. Rowlands MA, Gunnell D, Harris R, Vatten LJ, Holly JM, Martin RM. Circulating insulin-like growth factor peptides and prostate cancer risk: a systematic review and meta-analysis. *Int J Cancer*. 2009;124(10):2416–29.

89. Guevara-Aguirre J, Balasubramanian P, Guevara-Aguirre M, et al. Growth hormone receptor deficiency is associated with a major reduction in pro-aging signaling, cancer, and diabetes in humans. *Sci Transl Med*. 2011;3(70):70ra13.

90. Allen NE, Appleby PN, Davey GK, Kaaks R, Rinaldi S, Key TJ. The associations of diet with serum insulin-like growth factor I and its main binding proteins in 292 women meat-eaters, vegetarians, and vegans. *Cancer Epidemiol Biomarkers Prev*. 2002;11(11):1441–8.

91. Soliman S, Aronson WJ, Barnard RJ. Analyzing serum-stimulated prostate cancer cell lines after low-fat, high-fiber diet and exercise intervention. *Evid Based Complement Alternat Med*. 2011;2011:529053.

92. Ngo TH, Barnard RJ, Tymchuk CN, Cohen P, Aronson WJ. Effect of diet and exercise on serum insulin, IGF-I, and IGFBP-1 levels and growth of LNCaP cells in vitro (United States). *Cancer Causes Control*. 2002;13(10):929–35.

93. Allen NE, Appleby PN, Davey GK, Key TJ. Hormones and diet: low insulin-like growth factor-I but normal bioavailable androgens in vegan men. *Br J Cancer*. 2000;83(1):95–7.

94. Allen NE, Appleby PN, Davey GK, Kaaks R, Rinaldi S, Key TJ. The associations of diet with serum insulin-like growth factor I and its main binding proteins in 292 women meat-eaters, vegetarians, and vegans. *Cancer Epidemiol Biomarkers Prev*. 2002;11(11):1441–8.

第14章 远离帕金森症

1. Jafari S, Etminan M, Aminzadeh F, Samii A. Head injury and risk of Parkinson disease: a systematic review and meta-analysis. *Mov Disord*. 2013;28(9):1222–9.

2. National Cancer Institute. President's Cancer Panel. Reducing environmental cancer risk: what we can do now. http://deainfo.nci.nih.gov/advisory/pcp/annualReports/pcp08-09rpt/PCP_Report_08-09_508.pdf. April 2010. Accessed March 12, 2015.

3. Zeliger HI. Exposure to lipophilic chemicals as a cause of neurological impairments, neurodevelopmental disorders and neurodegenerative diseases. *Interdiscip Toxicol*. 2013;6(3):103–10.

4. Woodruff TJ, Zota AR, Schwartz JM. Environmental chemicals in pregnant women in the United States: NHANES 2003–2004. *Environ Health Perspect*. 2011;119(6):878–85.

5. Woodruff TJ, Zota AR, Schwartz JM. Environmental chemicals in pregnant women in the United States: NHANES 2003–2004. *Environ Health Perspect*. 2011;119(6):878–85.

6. Mariscal-Arcas M, Lopez-Martinez C, Granada A, Olea N, Lorenzo-Tovar ML, Olea-Serrano F. Organochlorine pesticides in umbilical cord blood serum of women from Southern Spain and adherence to the Mediterranean diet. *Food Chem Toxicol*. 2010;48(5):1311–5.

7. Bjermo H, Darnerud PO, Lignell S, et al. Fish intake and breastfeeding time are associated with serum concentrations of organochlorines in a Swedish population. *Environ Int*. 2013;51:88–96.

8. Glynn A, Larsdotter M, Aune M, Darnerud PO, Bjerselius R, Bergman A. Changes in serum concentrations of polychlorinated biphenyls (PCBs), hydroxylated PCB metabolites and pentachlorophenol during pregnancy. *Chemosphere*. 2011;83(2):144–51.

9. Soechitram SD, Athanasiadou M, Hovander L, Bergman A, Sauer PJ. Fetal exposure to PCBs and their hydroxylated metabolites in a Dutch cohort. *Environ Health Perspect*. 2004;112(11):1208–12.

10. Ulaszewska MM, Zuccato E, Davoli E. PCDD/Fs and dioxin-like PCBs in human milk and estimation of infants' daily intake: a review. *Chemosphere*. 2011;83(6):774–82.

11. Gallo MV, Schell LM, Decaprio AP, Jacobs A. Levels of persistent organic pollutant and their predictors among young adults. *Chemosphere*. 2011;83(10):1374–82.

12. Ulaszewska MM, Zuccato E, Davoli E. PCDD/Fs and dioxin-like PCBs in human milk and estimation of infants' daily intake: a review. *Chemosphere*. 2011;83(6):774–82.

13. Aliyu MH, Alio AP, Salihu HM. To breastfeed or not to breastfeed: a review of the impact of lactational exposure to polychlorinated biphenyls (PCBs) on infants. *J Environ Health*. 2010;73(3):8–14.

14. Vogt R, Bennett D, Cassady D, Frost J, Ritz B, Hertz-Picciotto I. Cancer and non-cancer health

effects from food contaminant exposures for children and adults in California: a risk assessment. *Environ Health*. 2012;11:83.

15. Vogt R, Bennett D, Cassady D, Frost J, Ritz B, Hertz-Picciotto I. Cancer and non-cancer health effects from food contaminant exposures for children and adults in California: a risk assessment. *Environ Health*. 2012;11:Table S3. http://www.ncbi.nlm.nih.gov/pmc/articles/PMC3551655 /bin/1476-069X-11-83-S3.doc. Accessed March 28, 2015.

16. Vogt R, Bennett D, Cassady D, Frost J, Ritz B, Hertz-Picciotto I. Cancer and non-cancer health effects from food contaminant exposures for children and adults in California: a risk assessment. *Environ Health*. 2012;11:83.

17. Dórea JG, Bezerra VL, Fajon V, Horvat M. Speciation of methyl- and ethyl-mercury in hair of breastfed infants acutely exposed to thimerosal-containing vaccines. *Clin Chim Acta*. 2011; 412(17–18):1563–6.

18. Zeilmaker MJ, Hoekstra J, van Eijkeren JC, et al. Fish consumption during child bearing age: a quantitative risk-benefit analysis on neurodevelopment. *Food Chem Toxicol*. 2013;54: 30–4.

19. Fromberg A, Granby K, Højgård A, Fagt S, Larsen JC. Estimation of dietary intake of PCB and organochlorine pesticides for children and adults. *Food Chem*. 2011;125:1179–87.

20. European Food Safety Authority. Results of the monitoring of non dioxin-like PCBs in food and feed. *EFSA Journal*. 2010;8(7):1701.

21. Fromberg A, Granby K, Højgård A, Fagt S, Larsen JC. Estimation of dietary intake of PCB and organochlorine pesticides for children and adults. *Food Chem*. 2011;125:1179–87.

22. Zhang T, Sun HW, Wu Q, Zhang XZ, Yun SH, Kannan K. Perfluorochemicals in meat, eggs and indoor dust in China: assessment of sources and pathways of human exposure to perfluorochemicals. *Environ Sci Technol*. 2010;44(9):3572–9.

23. Schecter A, Cramer P, Boggess K, et al. Intake of dioxins and related compounds from food in the U.S. population. *J Toxicol Environ Health Part A*. 2001;63(1):1–18.

24. Aune D, De Stefani E, Ronco AL, et al. Egg consumption and the risk of cancer: a multisite case-control study in Uruguay. *Asian Pac J Cancer Prev*. 2009;10(5):869–76.

25. Yaginuma-Sakurai K, Murata K, Iwai-Shimada M, et al. Hair-to-blood ratio and biological half-life of mercury: experimental study of methylmercury exposure through fish consumption in humans. *J Toxicol Sci*. 2012;37(1):123–30.

26. Wimmerová S, Lancz K, Tihányi J, et al. Half-lives of serum PCB congener concentrations in environmentally exposed early adolescents. *Chemosphere*. 2011;82(5):687–91.

27. Hageman KJ, Hafner WD, Campbell DH, Jaffe DA, Landers DH, Simonich SL. Variability in pesticide deposition and source contributions to snowpack in Western U.S. national parks. *Environ Sci Technol*. 2010;44(12):4452–8.

28. Schecter A, Startin J, Wright C, et al. Congener-specific levels of dioxins and dibenzofurans in U.S. food and estimated daily dioxin toxic equivalent intake. *Environ Health Perspect*. 1994; 102(11):962–6.

29. Fiedler H, Cooper KR, Bergek S, Hjelt M, Rappe C. Polychlorinated dibenzo-p-dioxins and polychlorinated dibenzofurans (PCDD/PCDF) in food samples collected in southern Mississippi, USA. *Chemosphere*. 1997;34(5–7):1411–9.

30. Rappe C, Bergek S, Fiedler H, Cooper KR. PCDD and PCDF contamination in catfish feed from Arkansas, USA. *Chemosphere*. 1998;36(13):2705–20.

31. Ferrario JB, Byrne CJ, Cleverly DH. 2,3,7,8-Dibenzo-p-dioxins in mined clay products from the United States: evidence for possible natural origin. *Environ Sci Technol*. 2000;34(21): 4524–32.

32. US Department of Commerce. Broiler, turkey, and egg production: 1980 to 1999, No. 1143,

p. 684. In *Statistical Abstract of the United States, 2000*. Washington, D.C.: Government Printing Office, 2000.

33. Hayward DG, Nortrup D, Gardner A, Clower M. Elevated TCDD in chicken eggs and farm-raised catfish fed a diet with ball clay from a Southern United States mine. *Environ Res*. 1999; 81(3):248−56.

34. Hayward DG, Nortrup D, Gardner A, Clower M. Elevated TCDD in chicken eggs and farm-raised catfish fed a diet with ball clay from a Southern United States mine. *Environ Res*. 1999; 81(3):248−56.

35. US Food and Drug Administration. Letter from Linda Tollefson to Producers or Users of Clay Products in Animal Feeds. https://web.archive.org/web/20081107120600/http://www.fda .gov/cvm/Documents/ballclay.pdf. October 7, 1997. Accessed March 12, 2015.

36. Hanson T, Sites D. 2012 US catfish database. Fisheries and Allied Aquacultures Department Series No. 6. http://aurora.auburn.edu/repo/bitstream/handle/11200/44174/2012%20Cat fish%20Database.pdf?sequence=1. March 2013. Accessed March 26, 2015.

37. Huwe JK, Archer JC. Dioxin congener patterns in commercial catfish from the United States and the indication of mineral clays as the potential source. *Food Addit Contam Part A Chem Anal Control Expo Risk Assess*. 2013;30(2):331−8.

38. Rappe C, Bergek S, Fiedler H, Cooper KR. PCDD and PCDF contamination in catfish feed from Arkansas, USA. *Chemosphere*. 1998;36(13):2705−20.

39. Yaktine AL, Harrison GG, Lawrence RS. Reducing exposure to dioxins and related compounds through foods in the next generation. *Nutr Rev*. 2006;64(9):403−9.

40. Schecter A, Startin J, Wright C, et al. Congener-specific levels of dioxins and dibenzofurans in U.S. food and estimated daily dioxin toxic equivalent intake. *Environ Health Perspect*. 1994; 102(11):962−6.

41. US Department of Health and Human Services. The Health Consequences of Smoking: 50 Years of Progress. A Report of the Surgeon General. Atlanta, GA: US Department of Health and Human Services, Centers for Disease Control and Prevention, National Center for Chronic Disease Prevention and Health Promotion, Office on Smoking and Health, 2014.

42. Lee PN. 1979 Surgeon General's Report. http://legacy.library.ucsf.edu/tid/zkl36b00/pdf ?search=%221979%20surgeon%20general%20s%20report%20lee%22. September 2, 1979. Accessed March 12, 2015.

43. Lee PN. 1979 Surgeon General's Report. http://legacy.library.ucsf.edu/tid/zkl36b00/pdf ?search=%221979%20surgeon%20general%20s%20report%20lee%22. September 2, 1979. Accessed March 12, 2015.

44. Hearings before the Subcommittee on Public Buildings and Grounds of the Committee on Public Works and Transportation to Prohibit Smoking in Federal Buildings. http://legacy.library .ucsf.edu/tid/fzt08h00/pdf?search=%22to%20prohibit%20smoking%20in%20federal%20 buildings%20hearings%20jd%20047710%22. March 11; April 22, 1993. Accessed March 12, 2015.

45. Noyce AJ, Bestwick JP, Silveira-Moriyama L, et al. Meta-analysis of early nonmotor features and risk factors for Parkinson disease. *Ann Neurol*. 2012;72(6):893−901.

46. Morens DM, Grandinetti A, Davis JW, Ross GW, White LR, Reed D. Evidence against the operation of selective mortality in explaining the association between cigarette smoking and reduced occurrence of idiopathic Parkinson disease. *Am J Epidemiol*. 1996;144(4):400−4.

47. Noyce AJ, Bestwick JP, Silveira-Moriyama L, et al. Meta-analysis of early nonmotor features and risk factors for Parkinson disease. *Ann Neurol*. 2012;72(6):893−901.

48. Allam MF, Campbell MJ, Del Castillo AS, Fernández-Crehuet Navajas R. Parkinson's disease protects against smoking? *Behav Neurol*. 2004;15(3−4):65−71.

49. Tanner CM, Goldman SM, Aston DA, et al. Smoking and Parkinson's disease in twins. *Neurology*. 2002;58(4):581–8.

50. O'Reilly EJ, Chen H, Gardener H, Gao X, Schwarzschild MA, Ascherio A. Smoking and Parkinson's disease: using parental smoking as a proxy to explore causality. *Am J Epidemiol*. 2009;169(6): 678–82.

51. US Department of Health and Human Services. The Health Consequences of Smoking: 50 Yearsof Progress. A Report of the Surgeon General. Atlanta, GA: US Department of Health and Human Services, Centers for Disease Control and Prevention, National Center for Chronic Disease Prevention and Health Promotion, Office on Smoking and Health, 2014.

52. Wolf PA, D'Agostino RB, Kannel WB, Bonita R, Belanger AJ. Cigarette smoking as a risk factor for stroke. The Framingham Study. *JAMA*. 1988;259(7):1025–9.

53. Quik M, Perez XA, Bordia T. Nicotine as a potential neuroprotective agent for Parkinson's disease. *Mov Disord*. 2012;27(8):947–57.

54. Siegmund B, Leitner E, Pfannhauser W. Determination of the nicotine content of various edible nightshades (Solanaceae) and their products and estimation of the associated dietary nicotine intake. *J Agric Food Chem*. 1999;47(8):3113–20.

55. Brody AL, Mandelkern MA, London ED, et al. Cigarette smoking saturates brain alpha 4 beta 2 nicotinic acetylcholine receptors. *Arch Gen Psychiatry*. 2006;63(8):907–15.

56. Searles Nielsen S, Gallagher LG, Lundin JI, et al. Environmental tobacco smoke and Parkinson's disease. *Mov Disord*. 2012;27(2):293–6.

57. Siegmund B, Leitner E, Pfannhauser W. Determination of the nicotine content of various edible nightshades (Solanaceae) and their products and estimation of the associated dietary nicotine intake. *J Agric Food Chem*. 1999;47(8):3113–20.

58. Nielsen SS, Franklin GM, Longstreth WT, Swanson PD, Checkoway H. Nicotine from edible Solanaceae and risk of Parkinson disease. *Ann Neurol*. 2013;74(3):472–7.

59. Nielsen SS, Franklin GM, Longstreth WT, Swanson PD, Checkoway H. Nicotine from edible Solanaceae and risk of Parkinson disease. *Ann Neurol*. 2013;74(3):472–7.

60. Richardson JR, Shalat SL, Buckley B, et al. Elevated serum pesticide levels and risk of Parkinson disease. *Arch Neurol*. 2009;66(7):870–5.

61. Corrigan FM, Wienburg CL, Shore RF, Daniel SE, Mann D. Organochlorine insecticides in substantia nigra in Parkinson's disease. *J Toxicol Environ Health Part A*. 2000;59(4):229–34.

62. Hatcher-Martin JM, Gearing M, Steenland K, Levey AI, Miller GW, Pennell KD. Association between polychlorinated biphenyls and Parkinson's disease neuropathology. *Neurotoxicology*. 2012;33(5):1298–304.

63. Kanthasamy AG, Kitazawa M, Kanthasamy A, Anantharam V. Dieldrin-induced neurotoxicity: relevance to Parkinson's disease pathogenesis. *Neurotoxicology*. 2005;26(4):701–19.

64. Arguin H, Sánchez M, Bray GA, et al. Impact of adopting a vegan diet or an olestra supplementation on plasma organochlorine concentrations: results from two pilot studies. *Br J Nutr*. 2010; 103(10):1433–41.

65. Jiang W, Ju C, Jiang H, Zhang D. Dairy foods intake and risk of Parkinson's disease: a dose-response meta-analysis of prospective cohort studies. *Eur J Epidemiol*. 2014;29(9):613–9.

66. Park M, Ross GW, Petrovitch H, et al. Consumption of milk and calcium in midlife and the future risk of Parkinson disease. *Neurology*. 2005;64(6):1047–51.

67. Kotake Y, Yoshida M, Ogawa M, Tasaki Y, Hirobe M, Ohta S. Chronic administration of 1-benzyl-1,2,3,4-tetrahydroisoquinoline, an endogenous amine in the brain, induces parkinsonism in a primate. *Neurosci Lett*. 1996;217(1):69–71.

68. Niwa T, Yoshizumi H, Takeda N, Tatematsu A, Matsuura S, Nagatsu T. Detection of tetrahy-

droisoquinoline, a parkinsonism-related compound, in parkinsonian brains and foods by gas chromatography-mass spectrometry. *Advances in Behavioral Biology*. 1990;38A:313—6.

69. Niwa T, Yoshizumi H, Tatematsu A, Matsuura S, Nagatsu T. Presence of tetrahydroisoquinoline, a parkinsonism-related compound, in foods. *J Chromatogr*. 1989;493(2):347—52.

70. Niwa T, Takeda N, Kaneda N, Hashizume Y, Nagatsu T. Presence of tetrahydroisoquinoline and 2-methyl-tetrahydroquinoline in parkinsonian and normal human brains. *Biochem Biophys Res Commun*. 1987;144(2):1084—9.

71. Ułamek-Kozioł M, Bogucka-Kocka A, Kocki J, Pluta R. Good and bad sides of diet in Parkinson's disease. *Nutrition*. 2013;29(2):474—5.

72. Ułamek-Kozioł M, Bogucka-Kocka A, Kocki J, Pluta R. Good and bad sides of diet in Parkinson's disease. *Nutrition*. 2013;29(2):474—5.

73. Kistner A, Krack P. Parkinson's disease: no milk today? *Front Neurol*. 2014;5:172.

74. Chen H, Zhang SM, Hernn MA, Willett WC, Ascherio A. Diet and Parkinson's disease: a potential role of dairy products in men. *Ann Neurol*. 2002;52(6):793—801.

75. Jiang W, Ju C, Jiang H, Zhang D. Dairy foods intake and risk of Parkinson's disease: a dose-response meta-analysis of prospective cohort studies. *Eur J Epidemiol*. 2014;29(9):613—9.

76. Michaëlsson K, Wolk A, Langenskiöld S, et al. Milk intake and risk of mortality and fractures in women and men: cohort studies. *BMJ*. 2014;349:g6015.

77. Ridel KR, Leslie ND, Gilbert DL. An updated review of the long-term neurological effects of galactosemia. *Pediatr Neurol*. 2005;33(3):153—61.

78. Marder K, Gu Y, Eberly S, et al. Relationship of Mediterranean diet and caloric intake to phenoconversion in Huntington disease. *JAMA Neurol*. 2013;70(11):1382—8.

79. Ames BN, Cathcart R, Schwiers E, Hochstein P. Uric acid provides an antioxidant defense in humans against oxidant- and radical-caused aging and cancer: a hypothesis. *Proc Natl Acad Sci USA*. 1981;78(11):6858—62.

80. Duan W, Ladenheim B, Cutler RG, Kruman II, Cadet JL, Mattson MP. Dietary folate deficiency and elevated homocysteine levels endanger dopaminergic neurons in models of Parkinson's disease. *J Neurochem*. 2002;80(1):101—10.

81. Auinger P, Kieburtz K, McDermott MP. The relationship between uric acid levels and Huntington's disease progression. *Mov Disord*. 2010;25(2):224—8.

82. Schwarzschild MA, Schwid SR, Marek K, et al. Serum urate as a predictor of clinical and radiographic progression in Parkinson disease. *Arch Neurol*. 2008;65(6):716—23.

83. Shen C, Guo Y, Luo W, Lin C, Ding M. Serum urate and the risk of Parkinson's disease: results from a meta-analysis. *Can J Neurol Sci*. 2013;40(1):73—9.

84. Fang P, Li X, Luo JJ, Wang H, Yang X. A double-edged sword: uric acid and neurological disorders. *Brain Disord Ther*. 2013;2(2):109.

85. Kutzing MK, Firestein BL. Altered uric acid levels and disease states. *J Pharmacol Exp Ther*. 2008;324(1):1—7.

86. Schmidt JA, Crowe FL, Appleby PN, Key TJ, Travis RC. Serum uric acid concentrations in meat eaters, fish eaters, vegetarians and vegans: a cross-sectional analysis in the EPIC-Oxford cohort. *PLoS ONE*. 2013;8(2):e56339.

87. Kuo CF, See LC, Yu KH, Chou IJ, Chiou MJ, Luo SF. Significance of serum uric acid levels on the risk of all-cause and cardiovascular mortality. *Rheumatology* (Oxford). 2013;52(1):127—34.

88. Arguin H, Sánchez M, Bray GA, et al. Impact of adopting a vegan diet or an olestra supplementation on plasma organochlorine concentrations: results from two pilot studies. *Br J Nutr*. 2010;103(10):1433—41.

89. Siddiqui MK, Saxena MC, Krishna Murti CR. Storage of DDT and BHC in adipose tissue of Indian males. *Int J Environ Anal Chem*. 1981;10(3–4):197–204.

90. Norén K. Levels of organochlorine contaminants in human milk in relation to the dietary habits of the mothers. *Acta Paediatr Scand*. 1983;72(6):811–6.

91. Schecter A, Papke O. Comparison of blood dioxin, dibenzofuran and coplanar PCB levels in strict vegetarians (vegans) and the general United States population. *Org Comps*. 1998;38:179–82.

92. Schecter A, Harris TR, Päpke O, Tunga KC, Musumba A. Polybrominated diphenyl ether (PBDE) levels in the blood of pure vegetarians (vegans). *Tox Env Chem*. 2006;88(1):107–12.

93. Eskenazi B, Chevrier J, Rauch SA, et al. In utero and childhood polybrominated diphenyl ether (PBDE) exposures and neurodevelopment in the CHAMACOS study. *Environ Health Perspect*. 2013;121(2):257–62.

94. Schecter A, Päpke O, Harris TR, et al. Polybrominated diphenyl ether (PBDE) levels in an expanded market basket survey of U.S. food and estimated PBDE dietary intake by age and sex. *Environ Health Perspect*. 2006;114(10):1515–20.

95. Fraser AJ, Webster TF, McClean MD. Diet contributes significantly to the body burden of PBDEs in the general U.S. population. *Environ Health Perspect*. 2009;117(10):1520–5.

96. Schecter A, Harris TR, Päpke O, Tunga KC, Musumba A. Polybrominated diphenyl ether (PBDE) levels in the blood of pure vegetarians (vegans). *Tox Env Chem*. 2006;88(1):107–12.

97. Huwe JK, West M. Polybrominated diphenyl ethers in U.S. meat and poultry from two statistically designed surveys showing trends and levels from 2002 to 2008. *J Agric Food Chem*. 2011;59(10):5428–34.

98. Dickman MD, Leung CK, Leong MK. Hong Kong male subfertility links to mercury in human hair and fish. *Sci Total Environ*. 1998;214:165–74.

99. Srikumar TS, Johansson GK, Ockerman PA, Gustafsson JA, Akesson B. Trace element status in healthy subjects switching from a mixed to a lactovegetarian diet for 12 mo. *Am J Clin Nutr*. 1992;55(4):885–90.

100. Wimmerová S, Lancz K, Tihányi J, et al. Half-lives of serum PCB congener concentrations in environmentally exposed early adolescents. *Chemosphere*. 2011;82(5):687–91.

101. Parkinson J. *An Essay on the Shaking Palsy*. London: Whittingham and Rowland for Sherwood, Neely and Jones, 1817:7.

102. Abbott RD, Petrovitch H, White LR, et al. Frequency of bowel movements and the future risk of Parkinson's disease. *Neurology*. 2001;57(3):456–62.

103. Ueki A, Otsuka M. Life style risks of Parkinson's disease: association between decreased water intake and constipation. *J Neurol*. 2004;251 Suppl 7:vII18–23.

104. Gao X, Chen H, Schwarzschild MA, Ascherio A. A prospective study of bowel movement frequency and risk of Parkinson's disease. *Am J Epidemiol*. 2011;174(5):546–51.

105. Kamel F. Epidemiology. Paths from pesticides to Parkinson's. *Science*. 2013;341(6147):722–3.

106. Barnhill LM, Bronstein JM. Pesticides and Parkinson's disease: is it in your genes? *Neurodegener Dis Manag*. 2014;4(3):197–200.

107. Wang A, Cockburn M, Ly TT, Bronstein JM, Ritz B. The association between ambient exposure to organophosphates and Parkinson's disease risk. *Occup Environ Med*. 2014;71(4):275–81.

108. Narayan S, Liew Z, Paul K, et al. Household organophosphorus pesticide use and Parkinson's disease. *Int J Epidemiol*. 2013;42(5):1476–85.

109. Liu X, Ma T, Qu B, Ji Y, Liu Z. Pesticide-induced gene mutations and Parkinson disease risk: a meta-analysis. *Genet Test Mol Biomarkers*. 2013;17(11):826–32.

110. Lee SJ, Lim HS, Masliah E, Lee HJ. Protein aggregate spreading in neurodegenerative diseases: problems and perspectives. *Neurosci Res.* 2011;70(4):339–48.

111. Chorfa A, Lazizzera C, Bétemps D, et al. A variety of pesticides trigger in vitro α-synuclein accumulation, a key event in Parkinson's disease. *Arch Toxicol.* 2014.

112. Dunnett SB, Björklund SBA. Prospects for new restorative and neuroprotective treatments in Parkinson's disease. *Nature.* 1999;399(6738 Suppl):A32–9.

113. Campdelacreu J. Parkinson disease and Alzheimer disease: environmental risk factors. *Neurologia.* 2014;29(9):541–9.

114. Meng X, Munishkina LA, Fink AL, Uversky VN. Effects of various flavonoids on the α-synuclein fibrillation process. *Parkinson's Dis.* 2010;2010:650794.

115. Strathearn KE, Yousef GG, Grace MH, Roy SA, et al. Neuroprotective effects of anthocyanin- and proanthocyanidin-rich extracts in cellular models of Parkinson's disease. *Brain Res.* 2014; 1555:60–77.

116. Golbe LI, Farrell TM, Davis PH. Case-control study of early life dietary factors in Parkinson's disease. *Arch Neurol.* 1988;45(12):1350–3.

117. Gao X, Cassidy A, Schwarzschild MA, Rimm EB, Ascherio A. Habitual intake of dietary flavonoids and risk of Parkinson disease. *Neurol.* 2012;78(15):1138–45.

118. Kukull WA. An apple a day to prevent Parkinson disease: reduction of risk by flavonoids. *Neurol.* 2012;78(15):1112–3.

119. Gao X, Cassidy A, Schwarzschild MA, Rimm EB, Ascherio A. Habitual intake of dietary flavonoids and risk of Parkinson disease. *Neurology.* 2012;78(15):1138–45.

120. Serafini M, Testa MF, Villain D, et al. Antioxidant activity of blueberry fruit is impaired by association with milk. *Free Radic Biol Med.* 2009;46(6):769–74.

121. Jekanowski M. Survey says: a snapshot of rendering. *Render Magazine.* 2011;April:58–61.

122. Schepens PJ, Covaci A, Jorens PG, Hens L, Scharpé S, van Larebeke N. Surprising findings following a Belgian food contamination with polychlorobiphenyls and dioxins. *Environ Health Perspect.* 2001;109(2):101–3.

123. Dórea JG. Vegetarian diets and exposure to organochlorine pollutants, lead, and mercury. *Am J Clin Nutr.* 2004;80(1):237–8.

124. Dórea JG. Fish meal in animal feed and human exposure to persistent bioaccumulative and toxic substances. *J Food Prot.* 2006;69(11):2777–85.

125. Moser GA, McLachlan MS. The influence of dietary concentration on the absorption and excretion of persistent lipophilic organic pollutants in the human intestinal tract. *Chemosphere.* 2001;45(2):201–11.

126. Dórea JG. Vegetarian diets and exposure to organochlorine pollutants, lead, and mercury. *Am J Clin Nutr.* 2004;80(1):237–8.

127. Noyce AJ, Bestwick JP, Silveira-Moriyama L, et al. Meta-analysis of early nonmotor features and risk factors for Parkinson disease. *Ann Neurol.* 2012;72(6):893–901.

128. Barranco Quintana JL, Allam MF, Del Castillo AS, Navajas RF. Parkinson's disease and tea: a quantitative review. *J Am Coll Nutr.* 2009;28(1):1–6.

129. Palacios N, Gao X, McCullough ML, et al. Caffeine and risk of Parkinson's disease in a large cohort of men and women. *Mov Disord.* 2012;27(10):1276–82.

130. Nakaso K, Ito S, Nakashima K. Caffeine activates the PI3K/Akt pathway and prevents apoptotic cell death in a Parkinson's disease model of SH-SY5Y cells. *Neurosci Lett.* 2008;432(2):146–50.

131. Postuma RB, Lang AE, Munhoz RP, et al. Caffeine for treatment of Parkinson disease: a randomized controlled trial. *Neurology.* 2012;79(7):651–8.

132. Postuma RB, Lang AE, Munhoz RP, et al. Caffeine for treatment of Parkinson disease: a randomized controlled trial. *Neurology.* 2012;79(7):651–8.

133. Grazina R, Massano J. Physical exercise and Parkinson's disease: influence on symptoms, disease course and prevention. *Rev Neurosci*. 2013;24(2):139—52.

134. Chen J, Guan Z, Wang L, Song G, Ma B, Wang Y. Meta-analysis: overweight, obesity, and Parkinson's disease. *Int J Endocrinol*. 2014;2014:203930.

第15章　如何不死在医生手上

1. Pereira TV, Horwitz RI, Ioannidis JPA. Empirical evaluation of very large treatment effects of medical interventions. *JAMA*. 2012;308(16):1676—84.

2. Lazarou J, Pomeranz BH, Corey PN. Incidence of adverse drug reactions in hospitalized patients: a meta-analysis of prospective studies. *JAMA*. 1998;279(15):1200—5.

3. Starfield B. Is US health really the best in the world? *JAMA*. 2000;284(4):483—5.

4. Klevens RM, Edwards JR, Richards CL, et al. Estimating health care-associated infections and deaths in U.S. hospitals, 2002. *Public Health Rep*. 2007;122(2):160—6.

5. Gilbert K, Stafford C, Crosby K, Fleming E, Gaynes R. Does hand hygiene compliance among health care workers change when patients are in contact precaution rooms in ICUs? *Am J Infect Control*. 2010;38(7):515—7.

6. Gilbert K, Stafford C, Crosby K, Fleming E, Gaynes R. Does hand hygiene compliance among health care workers change when patients are in contact precaution rooms in ICUs? *Am J Infect Control*. 2010;38(7):515—7.

7. Leape LL, Berwick DM. Five years after To Err Is Human: what have we learned? *JAMA*. 2005;293(19):2384—90.

8. Starfield B. Is US health really the best in the world? *JAMA*. 2000;284(4):483—5.

9. Institute of Medicine. To Err Is Human: building a safer health system. http://www.iom .edu/~/media/Files/Report%20Files/1999/To-Err-is-Human/To%20Err%20is%20 Human%201999%20%20report%20brief.pdf. November, 1999. Accessed March 12, 2015.

10. Weingart SN, Wilson RM, Gibberd RW, Harrison B. Epidemiology of medical error. *BMJ*. 2000;320(7237):774—7.

11. Millenson ML. The silence. *Health Aff* (Millwood). 2003;22(2):103—12.

12. Mills DH. Medical insurance feasibility study. A technical summary. *West J Med*. 1978; 128(4):360—5.

13. Leape LL. Error in medicine. *JAMA*. 1994 Dec 21;272(23):1851—7.

14. Millenson ML. The silence. *Health Aff* (Millwood). 2003;22(2):103—12.

15. Institute of Medicine. To Err Is Human: building a safer health system. http://www.iom .edu/~/media/Files/Report%20Files/1999/To-Err-is-Human/To%20Err%20is%20 Human%201999%20%20report%20brief.pdf. November, 1999. Accessed March 12, 2015.

16. Millenson ML. The silence. *Health Aff* (Millwood). 2003;22(2):103—12.

17. Lockley SW, Barger LK, Ayas NT, Rothschild JM, Czeisler CA, Landrigan CP. Effects of health care provider work hours and sleep deprivation on safety and performance. *Jt Comm J Qual Patient Saf*. 2007;33(11 Suppl):7—18.

18. Barger LK, Ayas NT, Cade BE, et al. Impact of extended-duration shifts on medical errors, adverse events, and attentional failures. *PLoS Med*. 2006;3(12):e487.

19. Millenson ML. The silence. *Health Aff* (Millwood). 2003;22(2):103—12.

20. Egger GJ, Binns AF, Rossner SR. The emergence of "lifestyle medicine" as a structured approach for management of chronic disease. *Med J Aust*. 2009;190(3):143—5.

21. Malone J, Guleria R, Craven C, et al. Justification of diagnostic medical exposures: some practical

issues. Report of an International Atomic Energy Agency Consultation. *Br J Radiol*. 2012;85(1013):523–38.

22. Pierce DA, Shimizu Y, Preston DL, Vaeth M, Mabuchi K. Studies of the mortality of atomic bomb survivors. Report 12, part I. Cancer: 1950–1990. 1996. *Radiat Res*. 2012;178(2):AV61–87.

23. Brenner D, Elliston C, Hall E, Berdon WE. Estimated risks of radiation-induced fatal cancer from pediatric CT. *AJR Am J Roentgenol*. 2001;176(2):289–96.

24. Rogers LF. Taking care of children: check out the parameters used for helical CT. *AJR Am J Roentgenol*. 2001;176(2):287.

25. Berrington de Gonzingt A, Mahesh M, Kim KP, et al. Projected cancer risks from computed tomographic scans performed in the United States in 2007. *Arch Intern Med*. 2009;169(22):2071–7.

26. Institute of Medicine. *Breast cancer and the environment: a life course approach*. Washington, D.C.: The National Academies Press; 2012.

27. Picano E. Informed consent and communication of risk from radiological and nuclear medicine examinations: how to escape from a communication inferno. *BMJ*. 2004;329(7470):849–51.

28. Schmidt CW. CT scans: balancing health risks and medical benefits. *Environ Health Perspect*. 2012;120(3):A118–21.

29. Pearce MS, Salotti JA, Little MP, et al. Radiation exposure from CT scans in childhood and subsequent risk of leukaemia and brain tumours: a retrospective cohort study. *Lancet*. 2012;380(9840):499–505.

30. Limaye MR, Severance H. Pandora's boxes: questions unleashed in airport scanner debate. *J Am Osteopath Assoc*. 2011;111(2):87–8, 119.

31. Friedberg W, Copeland K, Duke FE, O'Brien K, Darden EB. Radiation exposure during air travel: guidance provided by the Federal Aviation Administration for air carrier crews. *Health Phys*. 2000;79(5):591–5.

32. Yong LC, Petersen MR, Sigurdson AJ, Sampson LA, Ward EM. High dietary antioxidant intakes are associated with decreased chromosome translocation frequency in airline pilots. *Am J Clin Nutr*. 2009;90(5):1402–10.

33. Podmore ID, Griffiths HR, Herbert KE, Mistry N, Mistry P, Lunec J. Vitamin C exhibits pro-oxidant properties. *Nature*. 1998;392(6676):559.

34. Yong LC, Petersen MR, Sigurdson AJ, Sampson LA, Ward EM. High dietary antioxidant intakes are associated with decreased chromosome translocation frequency in airline pilots. *Am J Clin Nutr*. 2009;90(5):1402–10.

35. Yong LC, Petersen MR, Sigurdson AJ, Sampson LA, Ward EM. High dietary antioxidant intakes are associated with decreased chromosome translocation frequency in airline pilots. *Am J Clin Nutr*. 2009;90(5):1402–10.

36. Sauvaget C, Kasagi F, Waldren CA. Dietary factors and cancer mortality among atomic-bomb survivors. *Mutat Res*. 2004;551(1–2):145–52.

37. Kordysh EA, Emerit I, Goldsmith JR, et al. Dietary and clastogenic factors in children who immigrated to Israel from regions contaminated by the Chernobyl accident. *Arch Environ Health*. 2001;56(4):320–6.

38. Langham WH, Bassett H, Harris PS, Carter RE. Distribution and excretion of plutonium administered intravenously to man. Los Alamos: Los Alamos Scientific Laboratory, LAB1151. *Health Physics*. 1980;38:1,031B1,060.

39. Loscialpo MJ. Nontherapeutic human research experiments on institutionalized mentally retarded children: civil rights and remedies. *23 New Eng J on Crim & Civ Confinement*. 1997;139:143–5.

40. Assistant to the Secretary of Defense for Nuclear and Chemical and Biological Defense Programs, Department of Defense. Report on search for human radiation experiment records

1944–1994. http://www.defense.gov/pubs/dodhre/. June 1997. Accessed March 12, 2015.

41. Kouvaris JR, Kouloulias VE, Vlahos LJ. Amifostine: the first selective-target and broad-spectrum radioprotector. *Oncologist*. 2007;12(6):738–47.

42. Rao BN, Archana PR, Aithal BK, Rao BSS. Protective effect of zingerone, a dietary compound against radiation induced genetic damage and apoptosis in human lymphocytes. *Eur J Pharmacol*. 2011;657(1–3):59–66.

43. Arora R, Gupta D, Chawla R, et al. Radioprotection by plant products: present status and future prospects. *Phytother Res*. 2005;19(1):1–22.

44. Malekirad AA, Ranjbar A, Rahzani K, et al. Oxidative stress in radiology staff. *Environ Toxicol Pharmacol*. 2005;20(1):215–8.

45. Zeraatpishe A, Oryan S, Bagheri MH, et al. Effects of Melissa officinalis L. on oxidative status and DNA damage in subjects exposed to long-term low-dose ionizing radiation. *Toxicol Ind Health*. 2011;27(3):205–12.

46. Zhong W, Maradit-Kremers H, St Sauver JL, et al. Age and sex patterns of drug prescribing in a defined American population. *Mayo Clin Proc*. 2013;88(7):697–707.

47. Lindsley CW. The top prescription drugs of 2011 in the United States: antipsychotics and antidepressants once again lead CNS therapeutics. *ACS Chem Neurosci*. 2012;3(8):630–1.

48. Centers for Disease Control National Center for Health Statistics. National Ambulatory Medical Care Survey: 2010 Summary Tables. http://www.cdc.gov/nchs/data/ahcd/namcs_summary/2010_namcs_web_tables.pdf. 2010. Accessed March 12, 2015.

49. Hudson B, Zarifeh A, Young L, Wells JE. Patients' expectations of screening and preventive treatments. *Ann Fam Med*. 2012;10(6):495–502.

50. Lytsy P, Westerling R. Patient expectations on lipid-lowering drugs. *Patient Educ Couns*. 2007;67(1–2):143–50.

51. Trewby PN, Reddy AV, Trewby CS, Ashton VJ, Brennan G, Inglis J. Are preventive drugs preventive enough? A study of patients' expectation of benefit from preventive drugs. *Clin Med*. 2002;2(6):527–33.

52. Trewby PN, Reddy AV, Trewby CS, Ashton VJ, Brennan G, Inglis J. Are preventive drugs preventive enough? A study of patients' expectation of benefit from preventive drugs. *Clin Med*. 2002;2(6):527–33.

53. Trewby PN, Reddy AV, Trewby CS, Ashton VJ, Brennan G, Inglis J. Are preventive drugs preventive enough? A study of patients' expectation of benefit from preventive drugs. *Clin Med*. 2002;2(6):527–33.

54. Trewby PN, Reddy AV, Trewby CS, Ashton VJ, Brennan G, Inglis J. Are preventive drugs preventive enough? A study of patients' expectation of benefit from preventive drugs. *Clin Med*. 2002;2(6):527–33.

55. Esselstyn CB Jr, Gendy G, Doyle J, Golubic M, Roizen MF. A way to reverse CAD? *J Fam Pract*. 2014;63(7):356–364b.

56. Esselstyn CB Jr, Gendy G, Doyle J, Golubic M, Roizen MF. A way to reverse CAD? *J Fam Pract*. 2014;63(7):356–364b.

57. Duthie GG, Wood AD. Natural salicylates: foods, functions and disease prevention. *Food Funct*. 2011;2(9):515–20.

58. Fuster V, Sweeny JM. Aspirin: a historical and contemporary therapeutic overview. *Circulation*. 2011;123(7):768–78.

59. Pasche B, Wang M, Pennison M, Jimenez H. Prevention and treatment of cancer with aspirin: where do we stand? *Semin Oncol*. 2014;41(3):397–401.

60. Karnezis T, Shayan R, Fox S, Achen MG, Stacker SA. The connection between lymphangio-genic signalling and prostaglandin biology: a missing link in the metastatic pathway. *Oncotarget.* 2012;3(8):893–906.

61. Macdonald S. Aspirin use to be banned in under 16 year olds. *BMJ.* 2002;325(7371):988.

62. Siller-Matula JM. Hemorrhagic complications associated with aspirin: an underestimated hazard in clinical practice? *JAMA.* 2012;307(21):2318–20.

63. Sutcliffe P, Connock M, Gurung T, et al. Aspirin in primary prevention of cardiovascular disease and cancer: a systematic review of the balance of evidence from reviews of randomized trials. *PLoS ONE.* 2013;8(12):e81970.

64. Thun MJ, Jacobs EJ, Patrono C. The role of aspirin in cancer prevention. *Nat Rev Clin Oncol.* 2012;9(5):259–67.

65. McCarty MF. Minimizing the cancer-promotional activity of cox-2 as a central strategy in cancer prevention. Med *Hypotheses.* 2012;78(1):45–57.

66. Duthie GG, Wood AD. Natural salicylates: foods, functions and disease prevention. *Food Funct.* 2011;2(9):515–20.

67. Paterson JR, Blacklock C, Campbell G, Wiles D, Lawrence JR. The identification of salicylates as normal constituents of serum: a link between diet and health? *J Clin Pathol.* 1998;51(7): 502–5.

68. Rinelli S, Spadafranca A, Fiorillo G, Cocucci M, Bertoli S, Battezzati A. Circulating salicylic acid and metabolic and inflammatory responses after fruit ingestion. *Plant Foods Hum Nutr.* 2012;67(1):100–4.

69. Blacklock CJ, Lawrence JR, Wiles D, et al. Salicylic acid in the serum of subjects not taking aspirin. Comparison of salicylic acid concentrations in the serum of vegetarians, non-vegetarians, and patients taking low dose aspirin. *J Clin Pathol.* 2001;54(7):553–5.

70. Knutsen SF. Lifestyle and the use of health services. *Am J Clin Nutr.* 1994;59(5 Suppl):1171S–1175S.

71. McCarty MF. Dietary nitrate and reductive polyphenols may potentiate the vascular benefit and alleviate the ulcerative risk of low-dose aspirin. *Med Hypotheses.* 2013;80(2):186–90.

72. Willcox BJ, Willcox DC, Todoriki H, et al. Caloric restriction, the traditional Okinawan diet, and healthy aging: the diet of the world's longest-lived people and its potential impact on morbidity and life span. *Ann N Y Acad Sci.* 2007;1114:434–55.

73. McCarty MF. Minimizing the cancer-promotional activity of cox-2 as a central strategy in cancer prevention. *Med Hypotheses.* 2012;78(1):45–57.

74. Paterson JR, Srivastava R, Baxter GJ, Graham AB, Lawrence JR. Salicylic acid content of spices and its implications. *J Agric Food Chem.* 2006;54(8):2891–6.

75. Paterson JR, Srivastava R, Baxter GJ, Graham AB, Lawrence JR. Salicylic acid content of spices and its implications. *J Agric Food Chem.* 2006;54(8):2891–6.

76. Pasche B, Wang M, Pennison M, Jimenez H. Prevention and treatment of cancer with aspirin: where do we stand? *Semin Oncol.* 2014;41(3):397–401.

77. Paterson JR, Srivastava R, Baxter GJ, Graham AB, Lawrence JR. Salicylic acid content of spices and its implications. *J Agric Food Chem.* 2006;54(8):2891–6.

78. Baxter GJ, Graham AB, Lawrence JR, Wiles D, Paterson JR. Salicylic acid in soups prepared from organically and non-organically grown vegetables. *Eur J Nutr.* 2001;40(6):289–92.

79. Scheier L. Salicylic acid: one more reason to eat your fruits and vegetables. *J Am Diet Assoc.* 2001;101(12):1406–8.

80. Duthie GG, Wood AD. Natural salicylates: foods, functions and disease prevention. *Food Funct.* 2011;2(9):515–20.

81. Seeff LC, Richards TB, Shapiro JA, et al. How many endoscopies are performed for colorectal cancer screening? Results from CDC's survey of endoscopic capacity. *Gastroenterology*. 2004;127(6):1670–7.

82. McLachlan SA, Clements A, Austoker J. Patients' experiences and reported barriers to colonoscopy in the screening context—a systematic review of the literature. *Patient Educ Couns*. 2012;86(2):137–46.

83. Lobel EZ, Korelitz BI. Postendoscopy syndrome: "the doctor never talked to me." *J Clin Gastroenterol*. 2001;33(5):353–4.

84. McLachlan SA, Clements A, Austoker J. Patients' experiences and reported barriers to colonoscopy in the screening context—a systematic review of the literature. *Patient Educ Couns*. 2012;86(2):137–46.

85. Whitlock EP, Lin JS, Liles E, Beil TL, Fu R. Screening for colorectal cancer: a targeted, updated systematic review for the U.S. Preventive Services Task Force. *Ann Intern Med*. 2008; 149(9):638–58.

86. Manner H, Plum N, Pech O, Ell C, Enderle MD. Colon explosion during argon plasma coagulation. *Gastrointest Endosc*. 2008;67(7):1123–7.

87. Ko CW, Dominitz JA. Complications of colonoscopy: magnitude and management. *Gastrointest Endosc Clin N Am*. 2010;20(4):659–71.

88. Whitlock EP, Lin JS, Liles E, Beil TL, Fu R. Screening for colorectal cancer: a targeted, updated systematic review for the U.S. Preventive Services Task Force. *Ann Intern Med*. 2008; 149(9):638–58.

89. van Hees F, Habbema JD, Meester RG, Lansdorp-Vogelaar I, van Ballegooijen M, Zauber AG. Should colorectal cancer screening be considered in elderly persons without previous screening? A cost-effectiveness analysis. *Ann Intern Med*. 2014;160(11):750–9.

90. Whitlock EP, Lin JS, Liles E, Beil TL, Fu R. Screening for colorectal cancer: a targeted, updated systematic review for the U.S. Preventive Services Task Force. *Ann Intern Med*. 2008; 149(9):638–58.

91. Brenner H, Stock C, Hoffmeister M. Effect of screening sigmoidoscopy and screening colonoscopy on colorectal cancer incidence and mortality: systematic review and meta-analysis of randomised controlled trials and observational studies. *BMJ*. 2014;348:g2467.

92. Swan H, Siddiqui AA, Myers RE. International colorectal cancer screening programs: population contact strategies, testing methods and screening rates. *Pract Gastroenter*. 2012;36(8): 20–9.

93. Ling BS, Trauth JM, Fine MJ, et al. Informed decision-making and colorectal cancer screening: is it occurring in primary care? *Med Care*. 2008;46(9 Suppl 1):S23–9.

94. Ling BS, Trauth JM, Fine MJ, et al. Informed decision-making and colorectal cancer screening: is it occurring in primary care? *Med Care*. 2008;46(9 Suppl 1):S23–9.

95. Brett AS. Flexible sigmoidoscopy for colorectal cancer screening: more evidence, persistent ironies. *JAMA*. 2014;312(6):601–2.

96. Yabroff KR, Klabunde CN, Yuan G, et al. Are physicians' recommendations for colorectal cancer screening guideline-consistent? *J Gen Intern Med*. 2011;26(2):177–84.

97. Swan H, Siddiqui AA, Myers RE. International colorectal cancer screening programs: population contact strategies, testing methods and screening rates. *Pract Gastroenter*. 2012;36(8):20–9.

98. Swan H, Siddiqui AA, Myers RE. International colorectal cancer screening programs: population contact strategies, testing methods and screening rates. *Pract Gastroenter*. 2012;36(8): 20–9.

99. Butterfield S. Changes coming for colon cancer screening. *ACP Internist*. 2014;34(7):10–11.

100. Rosenthal E. The $2.7 trillion medical bill: colonoscopies explain why U.S. leads the world

in health expenditures. *New York Times*. http://www.nytimes.com/2013/06/02/health/colonoscopies-explain-why-us-leads-the-world-in-health-expenditures.html. June 1, 2013. Accessed March 12, 2015.

101. Whoriskey P, Keating D. How a secretive panel uses data that distorts doctors' pay. *Washington Post*. http://www.washingtonpost.com/business/economy/how-a-secretive-panel-uses-data-that-distorts-doctors-pay/2013/07/20/ee134e3a-eda8-11e2-9008-61e94a7ea20d_story.html. July 20, 2013. Accessed March 12, 2015.

102. US Government Accountability Office. Medicare: action needed to address higher use of anatomic pathology services by providers who self-refer. GAO-13-445. http://www.gao.gov/products/GAO-13-445. June 24, 2013. Accessed March 12, 2015.

103. Spirling LI, Daniels IR. Botanical perspectives on health peppermint: more than just an after-dinner mint. *J R Soc Promot Health*. 2001;121(1):62–3.

104. Amato A, Liotta R, Mulè F. Effects of menthol on circular smooth muscle of human colon: analysis of the mechanism of action. *Eur J Pharmacol*. 2014;740:295–301.

105. Leicester RJ, Hunt RH. Peppermint oil to reduce colonic spasm during endoscopy. *Lancet*. 1982;2(8305):989.

106. Asao T, Mochiki E, Suzuki H, et al. An easy method for the intraluminal administration of peppermint oil before colonoscopy and its effectiveness in reducing colonic spasm. *Gastrointest Endosc*. 2001;53(2):172–7.

107. Shavakhi A, Ardestani SK, Taki M, Goli M, Keshteli AH. Premedication with peppermint oil capsules in colonoscopy: a double blind placebo-controlled randomized trial study. *Acta Gastroenterol Belg*. 2012;75(3):349–53.

108. Stange KC. Barbara Starfield: passage of the pathfinder of primary care. *Ann Fam Med*. 2011;9(4):292–6.

109. Starfield B. Is US health really the best in the world? *JAMA*. 2000;284(4):483–5.

110. Rappoport J. An exclusive interview with Dr. Barbara Starfield: medically caused death in America. Jon Rappoport's Blog. https://jonrappoport.wordpress.com/2009/12/09/an-exclusive-interview-with-dr-barbara-starfield-medically-caused-death-in-america/. December 9, 2009. Accessed March 12, 2015.

111. Millenson ML. The silence. *Health Aff* (Millwood). 2003;22(2):103–12.

112. Holtzman NA. Chronicle of an unforetold death. *Arch Intern Med*. 2012;172(15):1174–7.

113. Anand SS, Islam S, Rosengren A, et al. Risk factors for myocardial infarction in women and men: insights from the INTERHEART study. *Eur Heart J*. 2008;29(7):932–40.

第2部分

第16章　养成健康吃的好习惯，就从现在开始

1. Mozaffarian D, Willet WC, Hu FB. The authors reply. *N Engl J Med*. 2011;365(11):1059.

2. Bernstein AM, Bloom DE, Rosner BA, Franz M, Willett WC. Relation of food cost to healthfulness of diet among US women. *Am J Clin Nutr*. 2010;92(5):1197–203.

3. Atwater WO. Foods: nutritive value and cost. *U.S. Department of Agriculture Farmers' Bulletin*. 1894;23:1–30.

4. Connell CL, Zoellner JM, Yadrick MK, Chekuri SC, Crook LB, Bogle ML. Energy density, nutrient adequacy, and cost per serving can provide insight into food choices in the lower Mississippi Delta. *J Nutr Educ Behav*. 2012;44(2):148–53.

5. Lo YT, Chang YH, Wahlqvist ML, Huang HB, Lee MS. Spending on vegetable and fruit consumption could reduce all-cause mortality among older adults. *Nutr J.* 2012;11:113.

6. U.S. Department of Agriculture, U.S. Department of Health and Human Services. Dietary guidelines for Americans, 2010. Washington, D.C.: U.S. Government Printing Office; 2010.

7. Dietary Guidelines Advisory Committee. The Report of the Dietary Guidelines Advisory Committee on Dietary Guidelines for Americans, 2010. Washington, D.C.: U.S. Government Printing Office; 2010.

8. U.S. Department of Agriculture, U.S. Department of Health and Human Services. Dietary guidelines for Americans, 2005. Washington, D.C.: U.S. Government Printing Office; 2005.

9. U.S. Department of Agriculture, U.S. Department of Health and Human Services. Dietary guidelines for Americans, 2010. Washington, D.C.: U.S. Government Printing Office; 2010.

10. U.S. Department of Agriculture, U.S. Department of Health and Human Services. Dietary guidelines for Americans, 2010. Washington, D.C.: U.S. Government Printing Office; 2010.

11. World Cancer Research Fund / American Institute for Cancer Research. Food, Nutrition, Physical Activity, and the Prevention of Cancer: a Global Perspective. Washington, D.C.: AICR, 2007.

12. Pork Information Gateway. Quick facts—the pork industry at a glance. http://www.porkgateway.org/FileLibrary/PIGLibrary/References/NPB%20Quick%20%20Facts%20book.pdf. Accessed April 7, 2015.

13. Green D. *McDonald's Corporation v. Steel & Morris* [1997] EWHC QB 366.

14. U.S. Department of Agriculture. Mission statement. http://www.usda.gov/wps/portal/usda/usdahome?navid=MISSION_STATEMENT. Accessed April 6, 2015.

15. U.S. Department of Agriculture, U.S. Department of Health and Human Services. Dietary guidelines for Americans, 2010. Washington, D.C.: U.S. Government Printing Office; 2010.

16. U.S. Department of Agriculture. Mission statement. http://www.usda.gov/wps/portal/usda/usdahome?navid=MISSION_STATEMENT. Accessed April 6, 2015.

17. U.S. Department of Agriculture. Greening Headquarters Update. http://www.moran.senate.gov/public/index.cfm/files/serve?File_id=668d6da1-314c-4647-9f17-25edb67bb2f2. July 23, 2012. Accessed May 20, 2015.

18. USDA Retracts Meatless Monday Recommendation. http://www.meatlessmonday.com/articles/usda-misses-mark-on-meatless-monday/. July 26, 2012. Accessed April 6, 2015.

19. Herman J. 2010. Saving U.S. dietary advice from conflicts of interest. *Food and Drug Law Journal.* 65(20):285–316.

20. Institute of Medicine. Dietary Reference Intakes for Energy, Carbohydrate, Fiber, Fat, Fatty Acids, Cholesterol, Protein, and Amino Acids. Washington, D.C.: National Academies Press, 2003.

21. Institute of Medicine. Dietary Reference Intakes for Energy, Carbohydrate, Fiber, Fat, Fatty Acids, Cholesterol, Protein, and Amino Acids. Washington, D.C.: National Academies Press, 2003.

22. U.S. Department of Agriculture. Fat and fatty acid content of selected foods containing trans-fatty acids. ARS Nutrient Data Laboratory. http://www.ars.usda.gov/SP2UserFiles/Place/12354500/Data/Classics/trans_fa.pdf. Accessed April 6, 2015.

23. Institute of Medicine. Dietary Reference Intakes for Energy, Carbohydrate, Fiber, Fat, Fatty Acids, Cholesterol, Protein, and Amino Acids. Washington, D.C.: National Academies Press, 2003.

24. Fox M. Report recommends limiting trans-fats in diet. Reuters, July 10, 2002.

25. Krebs-Smith SM, Guenther PM, Subar AF, Kirkpatrick SI, Dodd KW. Americans do not meet federal dietary recommendations. *J Nutr.* 2010;140(10):1832–8.

26. Krebs-Smith SM, Guenther PM, Subar AF, Kirkpatrick SI, Dodd KW. Americans do not meet federal dietary recommendations. *J Nutr.* 2010;140(10):1832–8.

27. Krebs-Smith SM, Guenther PM, Subar AF, Kirkpatrick SI, Dodd KW. Americans do not meet federal dietary recommendations. *J Nutr.* 2010;140(10):1832–8.

28. Stuckler D, McKee M, Ebrahim S, Basu S. Manufacturing epidemics: the role of global producers in increased consumption of unhealthy commodities including processed foods, alcohol, and tobacco. *PLoS Med.* 2012;9(6):e1001235.

29. Brownell KD. Thinking forward: the quicksand of appeasing the food industry. *PLoS Med.* 2012;9(7):e1001254.

30. Freedhoff Y, Hébert PC. Partnerships between health organizations and the food industry risk derailing public health nutrition. *CMAJ.* 2011;183(3):291–2.

31. Neuman W. Save the Children breaks with soda tax effort. *New York Times.* December 14, 2010. http://www.nytimes.com/2010/12/15/business/15soda.html. Accessed April 8, 2015.

32. Murray CJ, Atkinson C, Bhalla K, et al. The state of US health, 1990–2010: burden of diseases, injuries, and risk factors. *JAMA.* 2013;310(6):591–608.

33. Neal B. Fat chance for physical activity. *Popul Health Metr.* 2013;11(1):9.

34. Gilroy DJ, Kauffman KW, Hall RA, Huang X, Chu FS. Assessing potential health risks from microcystin toxins in blue-green algae dietary supplements. *Environ Health Perspect.* 2000; 108(5):435–9.

35. Parker-Pope T. Michael Pollan offers 64 ways to eat food. *New York Times,* January 8, 2010.

36. Arnold D. British India and the "beriberi problem," 1798–1942. *Med Hist.* 2010;54(3):295–314.

37. Freeman BB, Reimers K. Tomato consumption and health: emerging benefits. *Am J Lifestyle Med.* 2010; 5(2):182–91.

38. Denke MA. Effects of cocoa butter on serum lipids in humans: historical highlights. *Am J Clin Nutr.* 1994;60(6 Suppl):1014S–1016S.

39. Feingold Association of the United States. Regulations re 36 Colorants Covering 80 Countries. http://www.feingold.org/Research/PDFstudies/List-of-Colorants.pdf. Accessed June 30, 2015.

40. Galloway D. DIY bacon fat candle. http://lifehacker.com/5929854/diy-bacon-fat-candle. July 28, 2012. Accessed April 10, 2015.

41. Orlich MJ, Singh PN, Sabaté J, et al. Vegetarian dietary patterns and mortality in Adventist Health Study 2. *JAMA Intern Med.* 2013;173(13):1230–8.

42. Willcox BJ, Willcox DC, Todoriki H, et al. Caloric restriction, the traditional Okinawan diet, and healthy aging: the diet of the world's longest-lived people and its potential impact on morbidity and life span. *Ann NY Acad Sci.* 2007;1114:434–55.

43. Kaiser Permanente. The plant-based diet: a healthier way to eat. http://mydoctor.kaiser permanente.org/ncal/Images/New%20Plant%20Based%20Booklet%201214_tcm28-781815 .pdf. 2013. Accessed April 10, 2015.

44. Campbell TC, Parpia B, Chen J. Diet, lifestyle, and the etiology of coronary artery disease: the Cornell China study. *Am J Cardiol.* 1998;82(10B):18T–21T.

45. Schane RE, Glantz SA, Ling PM. Social smoking implications for public health, clinical practice, and intervention research. *Am J Prev Med.* 2009;37(2):124–31.

46. Willard Bishop. Supermarket facts. The future of food retailing, 2014. http://www.fmi.org /research-resources/supermarket-facts. Accessed April 7, 2015.

47. Vohs KD, Heatherton TF. Self-regulatory failure: a resource-depletion approach. *Psychol Sci.* 2000;11(3):249–54.

48. Kaiser Permanente. The plant-based diet: a healthier way to eat. http://mydoctor.kaiser permanente.org/ncal/Images/New%20Plant%20Based%20Booklet%201214_tcm28-781815 .pdf. 2013. Accessed April 10, 2015.

49. Barnard N, Scialli AR, Bertron P, Hurlick D, Edmondset K. Acceptability of a therapeutic low-fat, vegan diet in premenopausal women. *J Nutr Educ.* 2000;32(6):314—9.

50. Miller KB, Hurst WJ, Payne MJ, et al. Impact of alkalization on the antioxidant and flavanol content of commercial cocoa powders. *J Agric Food Chem.* 2008;56(18):8527—33.

第17章 格雷格医生的每日十二清单

1. Kon SK, Klein A. The value of whole potato in human nutrition. *Biochem J.* 1928;22(1):258—60.

2. Cheah IK, Halliwell B. Ergothioneine; antioxidant potential, physiological function and role in disease. *Biochim Biophys Acta.* 2012;1822(5):784—93.

3. United States Supreme Court. *Nix v. Hedden*, 149 U.S. 304 (1893).

4. Arkansas Code Title 1, Chapter 4, Section 1-4-115. http://archive.org/stream/govlawarcode 012008/govlawarcode012008_djvu.txt. Accessed April 8, 2015.

第18章 豆类，蛋白质的最佳来源

1. World Cancer Research Fund/American Institute for Cancer Research. Food, Nutrition, Physical Activity, and the Prevention of Cancer: a Global Perspective. Washington, D.C.: AICR, 2007.

2 Fields of gold. *Nature.* 2013;497(7447):5—6.

3. Aris A, Leblanc S. Maternal and fetal exposure to pesticides associated to genetically modifi ed foods in Eastern Townships of Quebec, Canada. *Reprod Toxicol.* 2011;31(4):528—33.

4. Bøhn T, Cuhra M, Traavik T, Sanden M, Fagan J, Primicerio R. Compositional differences in soybeans on the mar- ket: glyphosate accumulates in Roundup Ready GM soybeans. *Food Chem.* 2014;153:207—15.

5. Marc J, Mulner- Lorillon O, Boulben S, Hureau D, Durand G, Bellé R. Pesticide Roundup provokes cell division dysfunction at the level of CDK1/cyclin B activation. *Chem Res Toxicol.* 2002; 15(3):326—31.

6. Walsh LP, McCormick C, Martin C, Stocco DM. Roundup inhibits ste roidogenesis by disrupting ste roidogenic acute regulatory (StAR) protein expression. *Environ Health Perspect.* 2000; 108(8):769—76.

7. Vaughan E. Men! Save your testicles (and humanity): avoid Roundup® and GMO/GE Roundup Ready® foods. http://www.drvaughan.com/2013/07/men-save-your-testicles-and-humanity.html, July 29,2013. Accessed April 9, 2015.

8. Richard S, Moslemi S, Sipahutar H, Benachour N, Seralini GE. Differential effects of glyphosate and Roundup on human placental cells and aromatase. *Environ Health Perspect.* 2005;113(6): 716—20.

9. De Roos AJ, Blair A, Rusiecki JA et al，Cancer incidence among glyphosate-exposed pesticide applicators in the Agricultural Health Study. *Environ Health Perspect.* 2005;113(1):49—54.

10. De Roos AJ, Zahm SH, Cantor KP et al，Integrative assessment of multiple pesticides as risk factors for non-Hodgkin's lymphoma among men. *Occup Environ Med.* 2003;60(9):E11.

11. Garry VF, Harkins ME, Erickson LL, Long-Simpson LK, Holland SE, Burroughs BL. Birth defects, season of con- ception, and sex of children born to pesticide applicators living in the Red River Valley of Minnesota, USA. *Environ Health Perspect.* 2002;110 Suppl 3:441—9.

12. Thongprakaisang S, Thiantanawat A, Rangkadilok N, Suriyo T, Satayavivad J. Glyphosate induces human breast cancer cells growth via estrogen receptors. *Food Chem Toxicol.* 2013;59: 129–36.

13. Kramkowska M, Grzelak T, Czy ewska K. Benefits and risks associated with gene tically modified food products. *Ann Agric Environ Med.* 2013;20(3):413–9.

14. Murooka Y, Yamshita M. Traditional healthful fermented products of Japan. *J Ind Microbiol Biotechnol.* 2008;35(8):791–8.

15. World Cancer Research Fund / American Institute for Cancer Research. Food, Nutrition, Physical Activity, and the Prevention of Cancer: a Global Perspective. Washington, D.C.: AICR, 2007.

16. Parkin DM. 7. Cancers attributable to dietary factors in the UK in 2010. IV. Salt. *Br J Cancer.* 2011;105 Suppl 2:S31–3.

17. Lee YY, Derakhshan MH. Environmental and lifestyle risk factors of gastric cancer. *Arch Iran Med.* 2013;16(6):358–65.

18. González CA, Jakszyn P, Pera G, et al，Meat intake and risk of stomach and esophageal adenocarcinoma within the Euro pean Prospective Investigation into Cancer and Nutrition (EPIC). *J Natl Cancer Inst.* 2006;98(5):345–54.

19. D'Elia L, Rossi G, Ippolito R, Cappuccio FP, Strazzullo P. Habitual salt intake and risk of gastric cancer: a meta- analysis of prospective studies. *Clin Nutr.* 2012;31(4):489–98.

20. Joossens JV, Hill MJ, Elliott P, et al，Dietary salt, nitrate and stomach cancer mortality in 24 countries. Euro pean Cancer Prevention (ECP) and the INTERSALT Cooperative Research Group. *Int J Epidemiol.* 1996;25(3):494–504.

21. D'Elia L, Rossi G, Ippolito R, Cappuccio FP, Strazzullo P. Habitual salt intake and risk of gastric cancer: a meta- analysis of prospective studies. *Clin Nutr.* 2012;31(4):489–98.

22. Ko KP, Park SK, Yang JJ, et al. Intake of soy products and other foods and gastric cancer risk: a prospective study. *J Epidemiol.* 2013;23(5):337–43.

23. D'Elia L, Rossi G, Ippolito R, Cappuccio FP, Strazzullo P. Habitual salt intake and risk of gastric cancer: a meta- analysis of prospective studies. *Clin Nutr.* 2012;31(4):489–98.

24. Turati F, Pelucchi C, Guercio V, La Vecchia C, Galeone C. Allium vegetable intake and gastric cancer: a case-control study and meta-analysis. *Mol Nutr Food Res.* 2015;59(1):171–9.

25. He J, Gu D, Wu X, et al，Effect of soybean protein on blood pressure: a randomized, controlled trial. *Ann Intern Med.* 2005;143(1):1–9.

26. Rivas M, Garay RP, Escanero JF, Cia P, Cia P, Alda JO. Soy milk lowers blood pressure in men and women with mild to moderate essential hypertension. *J Nutr.* 2002;132(7):1900–2.

27. Kanda A, Hoshiyama Y, Kawaguchi T. Association of lifestyle param e ters with the prevention of hypertension in el derly Japanese men and women: a four-year follow-up of normotensive subjects. *Asia Pac J Public Health.* 1999;11(2):77–81.

28. Jenkins DJ, Wolever TM, Taylor RH 等人，Slow release dietary carbohydrate improves second meal tolerance. *Am J Clin Nutr.* 1982;35(6):1339– 46.

29. Mollard RC, Wong CL, Luhovyy BL, Anderson GH. First and second meal effects of pulses on blood glucose, appe- tite, and food intake at a later meal. *Appl Physiol Nutr Metab.* 2011;36(5): 634–42.

30. Yashin YI, Nemzer BV, Ryzhnev VY, Yashin AY, Chernousova NI, Fedina PA. Creation of a databank for content of antioxidants in food products by an amperometric method. *Molecules.* 2010;15(10):7450–66.

31. Zanovec M, O'Neil CE, Nicklas TA. Comparison of nutrient density and nutrient- to-cost between cooked and canned beans. *Food Nutr Sci.* 2011;2(2):66–73.

32. Bazzano LA, Thompson AM, Tees MT, Nguyen CH, Winham DM. Non-soy legume consumption lowers cholester- ol levels: a meta-analysis of randomized controlled trials.

Nutr Metab Cardiovasc Dis. 2011;21(2):94–103.

33. Anderson JW, Bush HM. Soy protein effects on serum lipoproteins: a quality assessment and meta-analysis of ran- domized, controlled studies. *J Am Coll Nutr.* 2011;30(2):79–91.

34. Winham DM, Hutchins AM, Johnston CS. Pinto bean consumption reduces biomarkers for heart disease risk. *J Am Coll Nutr.* 2007;26(3):243–9.

35. U.S. Department of Agriculture. Oxygen Radical Absorbance Capacity (ORAC) of Selected Foods—2007. http://www.orac-info- portal. de/download/ORAC_R2.pdf. November 2007. Accessed April 10, 2015.

36. Darmadi-Blackberry I, Wahlqvist ML, Kouris-Blazos A, et al，Legumes: the most important dietary predictor of survival in older people of different ethnicities. *Asia Pac J Clin Nutr.* 2004;13(2):217–20.

37. Darmadi-Blackberry I, Wahlqvist ML, Kouris-Blazos A, et al，Legumes: the most important dietary predictor of survival in older people of different ethnicities. *Asia Pac J Clin Nutr.* 2004;13(2):217–20.

38. Winham DM, Hutchins AM. Perceptions of flatulence from bean consumption among adults in 3 feeding studies. *Nutr J.* 2011;10:128.

39. Levitt MD, Lasser RB, Schwartz JS, Bond JH. Studies of a flatulent patient. *N Engl J Med.* 1976;295(5):260–2.

40. Levitt MD, Furne J, Olsson S. The relation of passage of gas and abdominal bloating to colonic gas production. *Ann Intern Med.* 1996;124(4):422–4.

41. Price KR, Lewis J, Wyatt GM, Fenwick GR. Flatulence—causes，relation to diet and remedies. *Nahrung.* 1988;32(6):609–26.

42. Matthews SB, Waud JP, Roberts AG, Campbell AK. Systemic lactose intolerance: a new perspective on an old prob- lem. *Postgrad Med J.* 2005;81(953):167–73.

43. Levitt MD, Lasser RB, Schwartz JS, Bond JH. Studies of a flatulent patient. *N Engl J Med.* 1976;295(5):260–2.

44. McEligot AJ, Gilpin EA, Rock CL, et al，High dietary fiber consumption is not associated with gastrointestinal discomfort in a diet intervention trial. *J Am Diet Assoc.* 2002;102(4):549–51.

45. Price KR, Lewis J, Wyatt GM, Fenwick GR. Flatulence—causes，relation to diet and remedies. *Nahrung.* 1988;32(6):609–26.

46. Savitri A, Bhavanishankar TN, Desikachar HSR. Effect of spices on in vitro gas production by Clostridium perfrin- gens. *Food Microbiol.* 1986;3:195–9.

47. Di Stefano M, Miceli E, Gotti S, Missanelli A, Mazzocchi S, Corazza GR. The effect of oral alphagalactosidase on intestinal gas production and gas- related symptoms. *Dig Dis Sci.* 2007;52(1):78–83.

48. How you can limit your gas production. 12 tips for dealing with flatulence. *Harv Health Lett.* 2007; 32(12):3.

49. Magee EA, Richardson CJ, Hughes R, Cummings JH. Contribution of dietary protein to sulfide production in the large intestine: an in vitro and a controlled feeding study in humans. *Am J Clin Nutr.* 2000;72(6):1488–94.

50. Gorbach SL. Bismuth therapy in gastrointestinal diseases. *Gastroenterology.* 1990;99(3):863–75.

51. Suarez FL, Springfi eld J, Levitt MD. Identifi cation of gases responsible for the odour of human flatus and evalua- tion of a device purported to reduce this odour. *Gut.* 1998;43(1):100–4.

52. Bouchier IA. Flatulence. *Practitioner.* 1980;224(1342):373–7.

53. Fardy J, Sullivan S. Gastrointestinal gas. *CMAJ.* 1988;139(12):1137–42.

第19章 浆果，抗氧化物的天生好礼物

1. McCullough ML, Peterson JJ, Patel R, Jacques PF, Shah R, Dwyer JT. Flavonoid intake and cardiovascular disease mortality in a prospective cohort of US adults. *Am J Clin Nutr.* 2012;95(2): 454–64.

2. Hernandez-Marin E, Galano A, Martínez A. Cis carotenoids: colorful molecules and free radical quenchers. *J Phys Chem B.* 2013;117(15):4050–61.

3. U.S. Department of Agriculture. Oxygen Radical Absorbance Capacity (ORAC) of Selected Foods—2007. http://www.orac-info-portal. de/download/ORAC_R2.pdf. November 2007. Accessed April 10, 2015.

4. Carlsen MH, Halvorsen BL, Holte K, et al，The total antioxidant content of more than 3100 foods, beverages, spices, herbs and supplements used worldwide. *Nutr J.* 2010;9:3.

5. Carlsen MH, Halvorsen BL, Holte K, et al，The total antioxidant content of more than 3100 foods, beverages, spices, herbs and supplements used worldwide. *Nutr J.* 2010;9:3.

6. Carlsen MH, Halvorsen BL, Holte K, et al，The total antioxidant content of more than 3100 foods, beverages, spices, herbs and supplements used worldwide. *Nutr J.* 2010;9:3.

7. Dinstel RR, Cascio J, Koukel S. The antioxidant level of Alaska's wild berries: high, higher and highest. *Int J Circum- polar Health.* 2013;72.

8. Carlsen MH, Halvorsen BL, Holte K, et al，The total antioxidant content of more than 3100 foods, beverages, spices, herbs and supplements used worldwide. *Nutr J.* 2010;9:3.

9. Petta S, Marchesini G, Caracausi L, et al，Industrial, not fruit fructose intake is associated with the severity of liver fibrosis in genotype 1 chronic hepatitis C patients. *J Hepatol.* 2013;59(6): 1169–76.

10. Madero M, Arriaga JC, Jalal D, et al，The effect of two energy- restricted diets, a low-fructose diet versus a moderate natural fructose diet, on weight loss and metabolic syndrome parameters: a randomized controlled trial. *Metab Clin Exp.* 2011;60(11):1551–9.

11. U.S. Department of Agriculture Economic Research Ser vice. U.S. sugar production. http://www.ers.usda.gov/topics/crops/sugar-sweeteners/background.aspx. November 14, 2014. Accessed April 11, 2015.

12. Petta S, Marchesini G, Caracausi L, et al，Industrial, not fruit fructose intake is associated with the severity of liver fibrosis in genotype 1 chronic hepatitis C patients. *J Hepatol.* 2013;59(6):1169–76.

13. Törrönen R, Kolehmainen M, Sarkkinen E, Mykkänen H, Niskanen L. Postprandial glucose, insulin, and free fatty acid responses to sucrose consumed with blackcurrants and lingonberries in healthy women. *Am J Clin Nutr.* 2012;96(3):527–33.

14. Törrönen R, Kolehmainen M, Sarkkinen E, Mykkänen H, Niskanen L. Postprandial glucose, insulin, and free fatty acid responses to sucrose consumed with blackcurrants and lingonberries in healthy women. *Am J Clin Nutr.* 2012;96(3):527–33.

15. Törrönen R, Kolehmainen M, Sarkkinen E, Poutanen K, Mykkänen H, Niskanen L. Berries reduce postprandial in- sulin responses to wheat and rye breads in healthy women. *J Nutr.* 2013; 143(4):430–6.

16. Törrönen R, Kolehmainen M, Sarkkinen E, Mykkänen H, Niskanen L. Postprandial glucose, insulin, and free fatty acid responses to sucrose consumed with blackcurrants and lingonberries in healthy women. *Am J Clin Nutr.* 2012;96(3):527–33.

17. Manzano S, Williamson G. Polyphenols and phenolic acids from strawberry and apple decrease glucose uptake and transport by human intestinal Caco-2 cells. *Mol Nutr Food Res.* 2010; 54(12):1773–80.

18. Sievenpiper JL, Chiavaroli L, de Souza RJ, et al，"Catalytic" doses of fructose may benefit glycaemic control without harming cardiometabolic risk factors: a small meta-analysis of

randomised controlled feeding trials. *Br J Nutr.* 2012;108(3):418–23.

19. Christensen AS, Viggers L, Hasselström K, Gregersen S. Effect of fruit restriction on glycemic control in patients with type 2 diabetes—a randomized trial. *Nutr J.* 2013;12:29.

20. Meyer BJ, van der Merwe M, du Plessis DG, de Bruin EJ, Meyer AC. Some physiological effects of a mainly fruit diet in man. *S Afr Med J.* 1971;45(8):191–5.

21. Meyer BJ, de Bruin EJ, du Plessis DG, van der Merwe M, Meyer AC. Some biochemical effects of a mainly fruit diet in man. *S Afr Med J.* 1971;45(10):253–61.

22. Jenkins DJ, Kendall CW, Popovich DG, et al，Effect of a very-high-fiber vegetable, fruit, and nut diet on serum lipids and colonic function. *Metab Clin Exp.* 2001;50(4):494–503.

23. Jenkins DJ, Kendall CW, Popovich DG, et al，Effect of a very-high-fiber vegetable, fruit, and nut diet on serum lipids and colonic function. *Metab Clin Exp.* 2001;50(4):494–503.

24. Ou B, Bosak KN, Brickner PR, Iezzoni DG, Seymour EM. Processed tart cherry products—comparative phytochemical content, in vitro antioxidant capacity and in vitro anti-inflammator y activity. *J Food Sci.* 2012;77(5):H105–12.

25. Mullen W, Stewart AJ, Lean ME, Gardner P, Duthie GG, Crozier A. Effect of freezing and storage on the phenolics, ellagitannins, flavonoids, and antioxidant capacity of red raspberries. *J Agric Food Chem.* 2002;50(18):5197–201.

26. Marques KK, Renfroe MH, Brevard PB, Lee RE, Gloeckner JW. Differences in antioxidant levels of fresh, frozen and freeze-dried strawberries and strawberry jam. *Int J Food Sci Nutr.* 2010;61(8):759–69.

27. Blau LW. Cherry diet control for gout and arthritis. *Tex Rep Biol Med.* 1950;8(3):309–11.

28. Overman T. Pegloticase: a new treatment for gout. *Cleveland Clinic Pharmacotherapy Update.* 2011;14(2):1–3.

29. Finkelstein Y, Aks SE, Hutson JR, et al，Colchicine poisoning: the dark side of an ancient drug. *Clin Toxicol* (Phila). 2010;48(5):407–14.

30. Fritsch PO, Sidoroff A. Drug- induced Stevens-Johnson syndrome/toxic epidermal necrolysis. *Am J Clin Dermatol.* 2000;1(6):349–60.

31. Zhang Y, Chen C, Choi H, et al，Purine- rich foods intake and recurrent gout attacks. *Ann Rheum Dis.* 2012;71(9): 1448–53.

32. Kelley DS, Rasooly R, Jacob RA, Kader AA, Mackey BE. Consumption of Bing sweet cherries lowers circulating concentrations of inflammation markers in healthy men and women. *J Nutr.* 2006;136(4):981–6.

33. Zielinsky P, Busato S. Prenatal effects of maternal consumption of polyphenol- rich foods in late pregnancy upon fe- tal ductus arteriosus. *Birth Defects Res C.* 2013;99(4):256–74.

34. Howatson G, Bell PG, Tallent J, Middleton B, McHugh MP, Ellis J. Effect of tart cherry juice (Prunus cerasus) on melatonin levels and enhanced sleep quality. *Eur J Nutr.* 2012;51(8): 909–16.

35. Huang X, Mazza G. Application of LC and LC-MS to the analysis of melatonin and serotonin in edible plants. *Crit Rev Food Sci Nutr.* 2011;51(4):269–84.

36. Carlsen MH, Halvorsen BL, Holte K, et al，The total antioxidant content of more than 3100 foods, beverages, spices, herbs and supplements used worldwide. *Nutr J.* 2010;9:3.

37. Beatty S, Murray IJ, Henson DB, Carden D, Koh H, Boulton ME. Macular pigment and risk for age- related macu- lar degeneration in subjects from a Northern Euro pean population. *Invest Ophthalmol Vis Sci.* 2001;42(2):439–46.

38. Cheng CY, Chung WY, Szeto YT, Benzie IF. Fasting plasma zeaxanthin response to Fructus barbarum L. (wolfberry; Kei Tze) in a food-based human supplementation trial. *Br J Nutr.* 2005;93(1):123–30.

39. Bucheli P, Vidal K, Shen L, et al，Goji berry effects on macular characteristics and plasma antioxidant levels. *Optom Vis Sci.* 2011;88(2):257–62.

40. Nakaishi H, Matsumoto H, Tominaga S, Hirayama M. Effects of black currant anthocyanoside intake on dark adap- tation and VDT work- induced transient refractive alteration in healthy humans. *Altern Med Rev.* 2000;5(6):553–62.

41. Wu X, Beecher GR, Holden JM, Haytowitz DB, Gebhardt SE, Prior RL. Concentrations of anthocyanins in com- mon foods in the United States and estimation of normal consumption. *J Agric Food Chem.* 2006;54(11):4069–75.

42. Muth ER, Laurent JM, Jasper P. The effect of bilberry nutritional supplementation on night visual acuity and con- trast sensitivity. *Altern Med Rev.* 2000;5(2):164–73.

43. Rababah TM, Al-Mahasneh MA, Kilani I, et al，Effect of jam processing and storage on total phenolics, antioxidant activity, and anthocyanins of different fruits. *J Sci Food Agric.* 2011;91(6): 1096–102.

44. Marques KK, Renfroe MH, Brevard PB, Lee RE, Gloeckner JW. Differences in antioxidant levels of fresh, frozen and freeze-dried strawberries and strawberry jam. *Int J Food Sci Nutr.* 2010;61(8):759–69.

45. Vivian J. Foraging for edible wild plants: a field guide to wild berries. Mother Earth News, October/November 1999. http://ww.motherearthnews.com/organic-gardening/edible-wild-plants.aspx. Accessed April 11, 2015.

第20章　一日多水果，疾病真的远离我

1. Horton R. GBD 2010: understanding disease, injury, and risk. *Lancet.* 2012;380(9859): 2053–4.

2. Murray CJ, Atkinson C, Bhalla K, et al，The state of US health, 1990–2010: burden of diseases, injuries, and risk factors. *JAMA.* 2013;310(6):591–608.

3. Lim SS, Vos T, Flaxman AD, et al，A comparative risk assessment of burden of disease and injury attributable to 67 risk factors and risk factor clusters in 21 regions, 1990–2010: a systematic analysis for the Global Burden of Disease Study 2010. *Lancet.* 2012;380(9859): 2224–60.

4. Arranz S, Silván JM, Saura-Calixto F. Nonextractable polyphenols, usually ignored, are the major part of dietary polyphenols: a study on the Spanish diet. *Mol Nutr Food Res.* 2010;54(11): 1646–58.

5. Mullen W, Marks SC, Crozier A. Evaluation of phenolic compounds in commercial fruit juices and fruit drinks. *J Agric Food Chem.* 2007;55(8):3148–57.

6. Muraki I, Imamura F, Manson JE, et al，Fruit consumption and risk of type 2 diabetes: results from three prospective longitudinal cohort studies. *BMJ.* 2013;347:f5001.

7. Li N, Shi J, Wang K. Profile and antioxidant activity of phenolic extracts from 10 crabapples (Malus wild species). *J Agric Food Chem.* 2014;62(3):574–81.

8. Vogel RA. Brachial artery ultrasound: a noninvasive tool in the assessment of triglyceride-rich lipoproteins. *Clin Cardiol.* 1999;22(6 Suppl):II34–9.

9. Rueda-Clausen CF, Silva FA, Lindarte MA, et al，Olive, soybean and palm oils intake have a similar acute detrimental effect over the endothelial function in healthy young subjects. *Nutr Metab Cardiovasc Dis.* 2007;17(1):50–7.

10. Casas-Agustench P, López-Uriarte P, Ros E, Bulló M, Salas-Salvadó J. Nuts, hypertension and endothelial function. *Nutr Metab Cardiovasc Dis.* 2011;21 Suppl 1:S21–33.

11. Vogel RA, Corretti MC, Plotnick GD. The postprandial effect of components of the Mediterranean diet on endothe- lial function. *J Am Coll Cardiol.* 2000;36(5):1455–60.

12. Carlsen MH, Halvorsen BL, Holte K, et al，The total antioxidant content of more than 3100 foods, beverages, spices, herbs and supplements used worldwide. *Nutr J.* 2010;9:3.

13. Cormio L, De Siati M, Lorusso F, et al，Oral L-citrulline supplementation improves erection hardness in men with mild erectile dysfunction. *Urology*. 2011;77(1):119–22.

14. Rimando AM, Perkins-Veazie PM. Determination of citrulline in watermelon rind. *J Chromatogr A*. 2005;1078(1–2):196–200.

15. Pfizer Annual Meeting of Shareholders 2014 Financial Report. http://www.pfizer.com/system /files/pre sen ta tion/2014_Pfizer_Financial_Report.pdf. Accessed May 16, 2015.

16. Johnson G. Watermelon board approves officers, budget, marketing plan. The Packer. http:// www.thepacker.com/news/watermelon-board-approves-officers-budget-marketing-plan. February 24, 2015. Accessed May 16, 2015.

17. Chai SC, Hooshmand S, Saadat RL, Payton ME, Brummel-Smith K, Arjmandi BH. Daily apple versus dried plum: impact on cardiovascular disease risk factors in postmenopausal women. *J Acad Nutr Diet*. 2012;112(8):1158–68.

18. Magee E. A nutritional component to inflammatory bowel disease: the contribution of meat to fecal sulfide excre- tion. *Nutrition*. 1999;15(3):244–6.

19. Ananthakrishnan AN, Khalili H, Konijeti GG, et al，A prospective study of long- term intake of dietary fiber and risk of Crohn's disease and ulcerative colitis. *Gastroenterology*. 2013;145(5): 970–7.

20. Lin HH, Tsai PS, Fang SC, Liu JF. Effect of kiwifruit consumption on sleep quality in adults with sleep problems. *Asia Pac J Clin Nutr*. 2011;20(2):169–74.

21. U.S. Food and Drug Administration，FDA announces discontinued marketing of GI drug, Zelnorm, for safety reasons. http:// www. fda.gov/NewsEvents/Newsroom/ PressAnnouncements /2007/ucm108879.htm. March 30, 2007. Accessed April 11, 2015.

22. Skinner MA. Gold kiwifruit for immune support and reducing symptoms of cold and influenza. *J Food Drug Anal*. 2012;20:261–4.

23. Hunter DC, Skinner MA, Wolber FM, et al，Consumption of gold kiwifruit reduces severity and duration of selected upper respiratory tract infection symptoms and increases plasma vitamin C concentration in healthy older adults. *Br J Nutr*. 2012;108(7):1235–45.

24. Orhan F, Karakas T, Cakir M, Aksoy A, Baki A, Gedik Y. Prevalence of immunoglobulin E– mediated food allergy in 6–9-year-old urban schoolchildren in the eastern Black Sea region of Turkey. *Clin Exp Allergy*. 2009;39(7):1027–35.

25. Rancé F, Grandmottet X, Grandjean H. Prevalence and main characteristics of schoolchildren diagnosed with food allergies in France. *Clin Exp Allergy*. 2005;35(2):167–72.

26. Szeto YT, To TL, Pak SC, Kalle W. A study of DNA protective effect of orange juice supplementation. *Appl Physiol Nutr Metab*. 2013;38(5):533–6.

27. Slyskova J, Lorenzo Y, Karlsen A, et al，Both gene tic and dietary factors underlie individual differences in DNA damage levels and DNA repair capacity. *DNA Repair (Amst)*. 2014;16:66–73.

28. Szeto YT, Chu WK, Benzie IF. Antioxidants in fruits and vegetables: a study of cellular availability and direct effects on human DNA. *Biosci Biotechnol Biochem*. 2006;70(10):2551–5.

29. Szeto YT, To TL, Pak SC, Kalle W. A study of DNA protective effect of orange juice supplementation. *Appl Physiol Nutr Metab*. 2013;38(5):533–6.

30. Song JK, Bae JM. Citrus fruit intake and breast cancer risk: a quantitative systematic review. *J Breast Cancer*. 2013;16(1):72–6.

31. Miller JA, Lang JE, Ley M, et al，Human breast tissue disposition and bioactivity of limonene in women with early-stage breast cancer. *Cancer Prev Res* (Phila). 2013;6(6):577–84.

32. Lorenzo Y, Azqueta A, Luna L, Bonilla F, Domínguez G, Collins AR. The carotenoid betacryptoxanthin stimulates the repair of DNA oxidation damage in addition to acting as an antioxidant in human cells. *Carcinogenesis*. 2009;30(2):308–14.

33. Hakim IA, Harris RB, Ritenbaugh C. Citrus peel use is associated with reduced risk of squamous cell carcinoma of the skin. *Nutr Cancer.* 2000;37(2):161–8.

34. Astley SB, Elliott RM, Archer DB, Southon S. Evidence that dietary supplementation with carotenoids and carot- enoid- rich foods modulates the DNA damage: repair balance in human lymphocytes. *Br J Nutr.* 2004;91(1):63–72.

35. Feskanich D, Willett WC, Hunter DJ, Colditz GA. Dietary intakes of vitamins A, C, and E and risk of melanoma in two cohorts of women. *Br J Cancer.* 2003;88(9):1381–7.

36. Owira PM, Ojewole JA. The grapefruit: an old wine in a new glass? Metabolic and cardiovascular perspectives. *Car- diovasc J Afr.* 2010;21(5):280–5.

37. Fuhr U, Klittich K, Staib AH. Inhibitory effect of grapefruit juice and its bitter principal, naringenin, on CYP1A2 dependent metabolism of caffeine in man. *Br J Clin Pharmacol.* 1993; 35(4):431–6.

38. Ratain MJ, Cohen EE. The value meal: how to save $1,700 per month or more on lapatinib. *J Clin Oncol.* 2007;25(23):3397–8.

39. Aziz S, Asokumaran T, Intan G. Penetrating ocular injury by durian fruit. *Med J Malaysia.* 2009;64(3):244–5.

40. Winokur J. *The Traveling Curmudgeon.* Seattle: Sasquatch Books, 2003.

第21章 十字花科蔬菜，个个是抗癌防癌高手

1. Singh K, Connors SL, Macklin EA, et al，Sulforaphane treatment of autism spectrum disorder (ASD). *Proc Natl Acad Sci USA.* 2014;111(43):15550–5.

2. Olsen H, Grimmer S, Aaby K, Saha S, Borge GI. Antiproliferative effects of fresh and thermal processed green and red cultivars of curly kale (Brassica oleracea L. convar. acephala var. sabellica). *J Agric Food Chem.* 2012;60(30):7375–83.

3. Gu Y, Guo Q, Zhang L, Chen Z, Han Y, Gu Z. Physiological and biochemical metabolism of germinating broccoli seeds and sprouts. *J Agric Food Chem.* 2012;60(1):209–13.

4. Clarke JD, Hsu A, Riedl K, et al，Bioavailability and inter-conversion of sulforaphane and erucin in human subjects consuming broccoli sprouts or broccoli supplement in a cross-over study design. *Pharmacol Res.* 2011;64(5):456–63.

5. Sestili P, Paolillo M, Lenzi M, et al，Sulforaphane induces DNA single strand breaks in cultured human cells. *Mutat Res.* 2010;689(1–2):65–73.

第22章 绿叶菜该怎么吃

1. Kwak CS, Moon SC, Lee MS. Antioxidant, antimutagenic, and antitumor effects of pine needles (Pinus densiflora). *Nutr Cancer.* 2006;56(2):162–71.

2. Krebs-Smith SM, Guenther PM, Subar AF, Kirkpatrick SI, Dodd KW. Americans do not meet federal dietary rec- ommendations. *J Nutr.* 2010;140(10):1832–8.

3. Walker FB. Myocardial infarction after diet-induced warfarin resistance. *Arch Intern Med.* 1984;144(10):2089–90.

4. Joshipura KJ, Hu FB, Manson JE, et al，The effect of fruit and vegetable intake on risk for coronary heart disease. *Ann Intern Med.* 2001;134(12):1106–14.

5. Joshipura KJ, Ascherio A, Manson JE, et al，Fruit and vegetable intake in relation to risk of ischemic stroke. *JAMA.* 1999;282(13):1233–9.

6. Patent publication number EP 1069819 B1. Method for selective increase of the anticarcinogenic glucosinolates in brassica species. http://www.google.com/patents/EP1069819B1?cl=en.July 24, 2002. Accessed April 13, 2015.

7. Pietrzak M, Halicka HD, Wieczorek Z, Wieczorek J, Darzynkiewicz Z. Attenuation of acridine mutagen ICR-191—DNA interactions and DNA damage by the mutagen interceptor chlorophyllin. *Biophys Chem.* 2008;135(1–3):69–75.

8. Jubert C, Mata J, Bench G, et al，Effects of chlorophyll and chlorophyllin on low-dose aflatoxin B(1) pharmacokinetics in human volunteers. *Cancer Prev Res* (Phila). 2009;2(12):1015–22.

9. Benaron DA, Cheong WF, Stevenson DK. Tissue optics. *Science.* 1997;276(5321):2002–3.

10. Qu J, Ma L, Zhang J, Jockusch S, Washington I. Dietary chlorophyll metabolites catalyze the photoreduction of plasma ubiquinone. *Photochem Photobiol.* 2013;89(2):310–3.

11. Brown MJ, Ferruzzi MG, Nguyen ML, et al，Carotenoid bioavailability is higher from salads ingested with full- fat than with fat- reduced salad dressings as measured with electrochemical detection. *Am J Clin Nutr.* 2004;80(2):396–403.

12. Unlu NZ, Bohn T, Clinton SK, Schwartz SJ. Carotenoid absorption from salad and salsa by humans is enhanced by the addition of avocado or avocado oil. *J Nutr.* 2005;135(3):431–6.

13. Johnston CS, Steplewska I, Long CA, Harris LN, Ryals RH. Examination of the antiglycemic properties of vinegar in healthy adults. *Ann Nutr Metab.* 2010;56(1):74–9.

14. White AM, Johnston CS. Vinegar ingestion at bedtime moderates waking glucose concentrations in adults with well-controlled type 2 diabetes. *Diabetes Care.* 2007;30(11):2814–5.

15. Wu D, Kimura F, Takashima A, et al，Intake of vinegar beverage is associated with restoration of ovulatory function in women with polycystic ovary syndrome. *Tohoku J Exp Med.* 2013;230(1):17–23.

16. Sakakibara S, Murakami R, Takahashi M, et al，Vinegar intake enhances flow- mediated vasodilatation via upregulation of endothelial nitric oxide synthase activity. *Biosci Biotechnol Biochem.* 2010;74(5):1055–61.

17. Kajimoto O, Ohshima Y, Tayama K, Hirata H, Nishimura A, Tsukamoto Y. Hypotensive effects of drinks containing vinegar on high normal blood pressure and mild hypertensive subjects. *J Nutr Food.* 2003;6:51–68.

18. Dechet AM, Herman KM, Chen Parker C, et al，Outbreaks caused by sprouts, United States, 1998–2010: lessons learned and solutions needed. *Foodborne Pathog Dis.* 2014;11(8): 635–44.

第23章　换换菜色，还有哪些蔬菜值得端上桌

1. Murray CJ, Atkinson C, Bhalla K, et al，The state of US health, 1990–2010: burden of diseases, injuries, and risk factors. *JAMA.* 2013;310(6):591–608.

2. Lim SS, Vos T, Flaxman AD, et al，A comparative risk assessment of burden of disease and injury attributable to 67 risk factors and risk factor clusters in 21 regions, 1990–2010: a systematic analysis for the Global Burden of Disease Study 2010. *Lancet.* 2012;380(9859):2224–60.

3. Watzl B, Bub A, Brandstetter BR, Rechkemmer G. Modulation of human T-lymphocyte functions by the consump- tion of carotenoid- rich vegetables. *Br J Nutr.* 1999;82(5):383–9.

4. Dutta-Roy AK, Crosbie L, Gordon MJ. Effects of tomato extract on human platelet aggregation in vitro. *Platelets.* 2001;12(4):218–27.

5. O'Kennedy N, Crosbie L, Whelan S, et al，Effects of tomato extract on platelet function: a double-blinded crossover study in healthy humans. *Am J Clin Nutr.* 2006;84(3):561–9.

6. O'Kennedy N, Crosbie L, van Lieshout M, Broom JI, Webb DJ, Duttaroy AK. Effects of anti-platelet components of tomato extract on platelet function in vitro and ex vivo: a time-course cannulation study in healthy humans. *Am J Clin Nutr.* 2006;84(3):570–9.

7. Nurk E, Refsum H, Drevon CA, et al，Cognitive performance among the el derly in relation to the intake of plantfoods. The Hordaland Health Study. *Br J Nutr.* 2010;104(8):1190–201.

8. Cooper AJ, Sharp SJ, Lentjes MA, et al，A prospective study of the association between quantity and variety of fruit and vegetable intake and incident type 2 diabetes. *Diabetes Care.* 2012;35(6): 1293–300.

9. Lichtenstein AH, Appel LJ, Brands M, et al，Diet and lifestyle recommendations revision 2006: a scientific statement from the American Heart Association Nutrition Committee. *Circulation.* 2006;114(1):82–96.

10. Büchner FL, Bueno-de-Mesquita HB, Ros MM, et al，Variety in fruit and vegetable consumption and the risk of lung cancer in the Euro pean prospective investigation into cancer and nutrition. *Cancer Epidemiol Biomarkers Prev.* 2010;19(9):2278–86.

11. Whitehead RD, Coetzee V, Ozakinci G, Perrett DI. Cross-cultural effects of fruit and vegetable consumption on skin color. *Am J Public Health.* 2012;102(2):212–3.

12. Whitehead RD, Re D, Xiao D, Ozakinci G, Perrett DI. You are what you eat: within-subject increases in fruit and vegetable consumption confer beneficial skin-color changes. *PLoS ONE.* 2012;7(3):e32988.

13. Whitehead RD, Ozakinci G, Stephen ID, Perrett DI. Appealing to vanity: could potential appearance improvement motivate fruit and vegetable consumption? *Am J Public Health.* 2012; 102(2):207–11.

14. Nagata C, Nakamura K, Wada K, et al，Association of dietary fat, vegetables and antioxidant micronutrients with skin ageing in Japanese women. *Br J Nutr.* 2010;103(10):1493–8.

15. Paul BD, Snyder SH. The unusual amino acid L-ergothioneine is a physiologic cytoprotectant. *Cell Death Diff er.* 2010;17(7):1134–40.

16. Gry J. Mushrooms traded as food. Vol II sec 2. http://norden.diva-portal.org/smash/get / diva2:733528 / FULL- TEXT01 . pdf. July 18, 2012. Accessed April 15, 2015.

17. Wilson CD, Pace RD, Bromfield E, Jones G, Lu JY. Consumer acceptance of vegetarian sweet potato products in- tended for space missions. *Life Support Biosph Sci.* 1998;5(3):339–46.

18. Vinson JA, Demkosky CA, Navarre DA, Smyda MA. High-antioxidant potatoes: acute in vivo antioxidant source and hypotensive agent in humans after supplementation to hypertensive subjects. *J Agric Food Chem.* 2012;60(27):6749–54.

19. Carlsen MH, Halvorsen BL, Holte K, et al，The total antioxidant content of more than 3100 foods, beverages, spices, herbs and supplements used worldwide. *Nutr J.* 2010;9:3.

20. Vinson JA, Demkosky CA, Navarre DA, Smyda MA. High-antioxidant potatoes: acute in vivo antioxidant source and hypotensive agent in humans after supplementation to hypertensive subjects. *J Agric Food Chem.* 2012;60(27):6749–54.

21. Isoldi KK, Dalton S, Rodriguez DP, Nestle M. Classroom "cupcake" celebrations: observations of foods offered and consumed. *J Nutr Educ Behav.* 2012;44(1):71–5.

22. Wansink B, Just DR, Payne CR, Klinger MZ. Attractive names sustain increased vegetable intake in schools. *Prev Med.* 2012;55(4):330–2.

23. Blatt AD, Roe LS, Rolls BJ. Hidden vegetables: an effective strategy to reduce energy intake and increase vegetable intake in adults. *Am J Clin Nutr.* 2011;93(4):756–63.

24. Boivin D, Lamy S, Lord-Dufour S, et al，Antiproliferative and antioxidant activities of common vegetables: a comparative study. *Food Chem.* 2009;112:374–80.

25. Boivin D, Lamy S, Lord-Dufour S, et al，Antiproliferative and antioxidant activities of common vegetables: a comparative study. *Food Chem.* 2009;112:374–80.

26. Boivin D, Lamy S, Lord-Dufour S, et al，Antiproliferative and antioxidant activities of common vegetables: a comparative study. *Food Chem.* 2009;112:374–80.

27. Boivin D, Lamy S, Lord-Dufour S, et al，Antiproliferative and antioxidant activities of

common vegetables: a comparative study. *Food Chem.* 2009;112:374–80.

28. Ghavami A, Coward WA, Bluck LJ. The effect of food preparation on the bioavailability of carotenoids from carrots using intrinsic labelling. *Br J Nutr.* 2012;107(9):1350–66.

29. Bohm V, Bitsch R. Intestinal absorption of lycopene from different matrices and interactions to other carotenoids, the lipid status, and the antioxidant capacity of human plasma. *Eur J Nutr.* 1999;38:118–25.

30. Kahlon TS, Chiu MM, Chapman MH. Steam cooking significantly improves in vitro bile acid binding of collard greens, kale, mustard greens, broccoli, green bell pepper and cabbage. *Nutr Res.* 2008;28:351–7.

31. Javitt NB, Budai K, Miller DG, Cahan AC, Raju U, Levitz M. Breast-gut connection: origin of chenodeoxycholic acid in breast cyst fluid. *Lancet.* 1994;343(8898):633–5.

32. Jiménez-Monreal AM, García-Diz L, Martínez- Tomé M, Mariscal M, Murcia MA. Influence of cooking methods on antioxidant activity of vegetables. *J Food Sci.* 2009;74(3):H97–H103.

33. Jiménez-Monreal AM, García-Diz L, Martínez- Tomé M, Mariscal M, Murcia MA. Influence of cooking methods on antioxidant activity of vegetables. *J Food Sci.* 2009;74(3):H97–H103.

34. Smith-Spangler C, Brandeau ML, Hunter GE, et al，Are organic foods safer or healthier than conventional alternatives?: a systematic review. *Ann Intern Med.* 2012;157(5):348–66.

35. Baránski M, Srednicka-Tober D, Volakakis N, et al，Higher antioxidant and lower cadmium concentrations and lower incidence of pesticide residues in organically grown crops: a systematic literature review and meta-analyses. *Br J Nutr.* 2014;112(5):794–811.

36. Baránski M, Srednicka-Tober D, Volakakis N, et al，Higher antioxidant and lower cadmium concentrations and lower incidence of pesticide residues in organically grown crops: a systematic literature review and meta-analyses. *Br J Nutr.* 2014;112(5):794–811.

37. Reiss R, Johnston J, Tucker K, Desesso JM, Keen CL. Estimation of cancer risks and benefits associated with a po- tential increased consumption of fruits and vegetables. *Food Chem Toxicol.* 2012;50(12):4421–7.

第24章　亚麻籽该怎么吃

1. Singh KK, Mridula D, Rehal J, Barnwal P. Flaxseed: a potential source of food, feed and fiber. *Crit Rev Food Sci Nutr.* 2011;51(3):210–22.

2. Davidi A, Reynolds J, Njike VY, Ma Y, Doughty K, Katz DL. The effect of the addition of daily fruit and nut bars to diet on weight, and cardiac risk profile, in overweight adults. *J Hum Nutr Diet.* 2011;24(6):543–51.

3. Chai SC, Hooshmand S, Saadat RL, Arjmandi BH. Daily apple consumption promotes cardiovascular health in postmenopausal women. *The FASEB Journal.* 2011;25:971.10.

4. Keast DR, O'Neil CE, Jones JM. Dried fruit consumption is associated with improved diet quality and reduced obe- sity in US adults: National Health and Nutrition Examination Survey, 1999–2004. *Nutr Res.* 2011;31(6):460–7.

第25章　长寿之钥：坚果与种子

1. Fraser GE, Shavlik DJ. Ten years of life: is it a matter of choice? *Arch Intern Med.* 2001; 161(13):1645–52.

2. Lim SS, Vos T, Flaxman AD, et al，A comparative risk assessment of burden of disease and injury attributable to 67 risk factors and risk factor clusters in 21 regions, 1990–2010: a systematic analysis for the Global Burden of Disease Study 2010. *Lancet.* 2012;380(9859):2224–60.

3. Estruch R, Ros E, Salas-Salvadó J, et al，Primary prevention of cardiovascular disease with a Mediterranean diet. *N Engl J Med.* 2013;368(14):1279–90.

4. Estruch R, Ros E, Salas-Salvadó J, et al，Primary prevention of cardiovascular disease with a Mediterranean diet. *N Engl J Med.* 2013;368(14):1279–90.

5. Guasch-Ferré M, Bulló M, Martínez- González MA, et al，Frequency of nut consumption and mortality risk in the PREDIMED nutrition intervention trial. *BMC Med.* 2013;11:164.

6. Guasch-Ferré M, Hu FB, Martínez- González MA, et al，Olive oil intake and risk of cardiovascular disease and mortality in the PREDIMED Study. *BMC Med.* 2014;12:78.

7. Keys A. Olive oil and coronary heart disease. *Lancet.* 1987;1(8539):983–4.

8. Toner CD. Communicating clinical research to reduce cancer risk through diet: walnuts as a case example. *Nutr Res Pract.* 2014;8(4):347–51.

9. Li TY, Brennan AM, Wedick NM, Mantzoros C, Rifai N, Hu FB. Regular consumption of nuts is associated with a lower risk of cardiovascular disease in women with type 2 diabetes. *J Nutr.* 2009;139(7):1333–8.

10. Su X, Tamimi RM, Collins LC, et al，Intake of fiber and nuts during adolescence and incidence of proliferative benign breast disease. *Cancer Causes Control.* 2010;21(7):1033–46.

11. Natoli S, McCoy P. A review of the evidence: nuts and body weight. *Asia Pac J Clin Nutr.* 2007;16(4):588–97.

12. Martínez- González MA, Bes-Rastrollo M. Nut consumption, weight gain and obesity: Epidemiological evidence. *Nutr Metab Cardiovasc Dis.* 2011;21 Suppl 1:S40–5.

13. Wang X, Li Z, Liu Y, Lv X, Yang W. Effects of pistachios on body weight in Chinese subjects with metabolic syn- drome. *Nutr J.* 2012;11:20.

14. Murakami K, Sasaki S, Takahashi Y, et al，Hardness (difficulty of chewing) of the habitual diet in relation to body mass index and waist circumference in free- living Japanese women aged 18–22 y. *Am J Clin Nutr.* 2007;86(1):206–13.

15. McKiernan F, Lokko P, Kuevi A, et al，Effects of peanut processing on body weight and fasting plasma lipids. *Br J Nutr.* 2010;104(3):418–26.

16. Brennan AM, Sweeney LL, Liu X, Mantzoros CS. Walnut consumption increases satiation but has no effect on insu- lin resistance or the metabolic profile over a 4-day period. *Obesity* (Silver Spring). 2010;18(6):1176–82.

17. Tapsell L, Batterham M, Tan SY, Warensjö E. The effect of a calorie controlled diet containing walnuts on substrate oxidation during 8-hours in a room calorimeter. *J Am Coll Nutr.* 2009; 28(5):611–7.

18. Chiurlia E, D'Amico R, Ratti C, Granata AR, Romagnoli R, Modena MG. Subclinical coronary artery atherosclero- sis in patients with erectile dysfunction. *J Am Coll Cardiol.* 2005;46(8): 1503–6.

19. Montorsi F, Briganti A, Salonia A, et al，Erectile dysfunction prevalence, time of onset and association with risk factors in 300 consecutive patients with acute chest pain and angiographically documented coronary artery disease. *Eur Urol.* 2003;44(3):360–4.

20. Schwartz BG, Kloner RA. How to save a life during a clinic visit for erectile dysfunction by modifying cardiovascular risk factors. *Int J Impot Res.* 2009;21(6):327–35.

21. Inman BA, Sauver JL, Jacobson DJ, et al，A population-based, longitudinal study of erectile dysfunction and future coronary artery disease. *Mayo Clin Proc.* 2009;84(2):108–13.

22. Jackson G. Erectile dysfunction and coronary disease: evaluating the link. *Maturitas.* 2012; 72(3):263–4.

23. Jackson G. Problem solved: erectile dysfunction (ED) = early death (ED). *Int J Clin Pract.* 2010;64(7):831–2.

24. Aldemir M, Okulu E, Ne elio lu S, Erel O, Kayıgil O. Pistachio diet improves erectile

function parameters and se- rum lipid profi les in patients with erectile dysfunction. *Int J Impot Res.* 2011; 23(1):32–8.

25. Baer HJ, Glynn RJ, Hu FB, et al，Risk factors for mortality in the Nurses' Health Study: a competing risks analysis. *Am J Epidemiol.* 2011;173(3):319–29.

26. Ros E, Hu FB. Consumption of plant seeds and cardiovascular health: epidemiological and clinical trial evidence. *Circulation.* 2013;128(5):553–65

27. Strate LL, Liu YL, Syngal S, Aldoori WH, Giovannucci EL. Nut, corn, and popcorn consumption and the incidence of diverticular disease. *JAMA.* 2008;300(8):907–14.

第26章 哪些香草和香料值得你拥有

1. Carlsen MH, Halvorsen BL, Holte K, et al，The total antioxidant content of more than 3100 foods, beverages, spices, herbs and supplements used worldwide. *Nutr J.* 2010;9:3.

2. Gupta SC, Patchva S, Aggarwal BB. Therapeutic roles of curcumin: lessons learned from clinical trials. *AAPS J.* 2013;15(1):195–218.

3. Agarwal KA, Tripathi CD, Agarwal BB, Saluja S. Efficacy of turmeric (curcumin) in pain and postoperative fatigue after laparoscopic cholecystectomy: a double-blind, randomized placebo-controlled study. *Surg Endosc.* 2011;25(12):3805–10.

4. Chandran B, Goel A. A randomized, pilot study to assess the efficacy and safety of curcumin in patients with active rheumatoid arthritis. *Phytother Res.* 2012;26(11):1719–25.

5. Khajehdehi P, Zanjaninejad B, Aflaki E, et al，Oral supplementation of turmeric decreases proteinuria, hematuria, and systolic blood pressure in patients suffering from relapsing or refractory lupus nephritis: a randomized and place- bo-controlled study. *J Ren Nutr.* 2012;22(1):50–7.

6. Vecchi Brumatti L, Marcuzzi A, Tricarico PM, Zanin V, Girardelli M, Bianco AM. Curcumin and inflammatory bowel disease: potential and limits of innovative treatments. *Molecules.* 2014;19(12):21127–53.

7. Lang A, Salomon N, Wu JC, et al，Curcumin in combination with mesalamine induces remission in patients with mild-to-moderate ulcerative colitis in a randomized controlled trial. *Clin Gastroenterol Hepatol.* 2015;13(8):1444–49. e1.

8. Percival SS, Vanden Heuvel JP, Nieves CJ, Montero C, Migliaccio AJ, Meadors J. Bioavailability of herbs and spices in humans as determined by ex vivo inflammatory suppression and DNA strand breaks. *J Am Coll Nutr.* 2012;31(4):288–94.

9. Shoba G, Joy D, Joseph T, Majeed M, Rajendran R, Srinivas PS. Influence of piperine on the pharmacokinetics of curcumin in animals and human volunteers. *Planta Med.* 1998;64(4):353–6.

10. Anand P, Kunnumakkara AB, Newman RA, Aggarwal BB. Bioavailability of curcumin: problems and promises. *Mol Pharm.* 2007;4(6):807–18.

11. Anand P, Kunnumakkara AB, Newman RA, Aggarwal BB. Bioavailability of curcumin: problems and promises. *Mol Pharm.* 2007;4(6):807–18.

12. Percival SS, Vanden Heuvel JP, Nieves CJ, Montero C, Migliaccio AJ, Meadors J. Bioavailability of herbs and spices in humans as determined by ex vivo inflammatory suppression and DNA strand breaks. *J Am Coll Nutr.* 2012;31(4):288–94.

13. Arjmandi BH, Khalil DA, Lucas EA, et al，Soy protein may alleviate osteoarthritis symptoms. *Phytomedicine.* 2004; 11(7–8):567–75.

14. Kim JH, Gupta SC, Park B, Yadav VR, Aggarwal BB. Turmeric (Curcuma longa) inhibits infl ammatory nuclear fac- tor (NF)- κ B and NF- κ B-regulated gene products and induces death receptors leading to suppressed proliferation, induced chemosensitization, and suppressed

osteoclastogenesis. *Mol Nutr Food Res.* 2012;56(3):454–65.

15. Cao J, Jia L, Zhou HM, Liu Y, Zhong LF. Mitochondrial and nuclear DNA damage induced by curcumin in human hepatoma G2 cells. *Toxicol Sci.* 2006;91(2):476–83.

16. Turmeric and curcumin supplements and spices. https://www.consumerlab.com/reviews/turmeric-curcumin-supple- ments-spice-review/turmeric/. March 3, 2015. Accessed April 17, 2015.

17. Rasyid A, Rahman AR, Jaalam K, Lelo A. Effect of different curcumin dosages on human gall bladder. *Asia Pac J Clin Nutr.* 2002;11(4):314–8.

18. Goel A, Kunnumakkara AB, Aggarwal BB. Curcumin as "curecumin" : from kitchen to clinic. *Biochem Pharmacol.* 2008;75(4):787–809.

19. Ghosh Das S, Savage GP. Total and soluble oxalate content of some Indian spices. *Plant Foods Hum Nutr.* 2012;67(2):186–90.

20. Poole C, Bushey B, Foster C, et al，The effects of a commercially available botanical supplement on strength, body composition, power output, and hormonal profiles in resistance- trained males. *J Int Soc Sports Nutr.* 2010;7:34.

21. Eriksson N, Wu S, Do CB, et al，A gene tic variant near olfactory receptor genes influences cilantro preference. *Flavour.* 2012;1:22.

22. Rajeshwari CU, Siri S, Andallu B. Antioxidant and antiarthritic potential of coriander (Coriandrum sativum L.) leaves. *e- SPEN J.* 2012;7(6):e223–8.

23. Fusco BM, Marabini S, Maggi CA, Fiore G, Geppetti P. Preventative effect of repeated nasal applications of capsaicin in cluster headache. *Pain.* 1994;59(3):321–5.

24. Nozu T, Kudaira M. Altered rectal sensory response induced by balloon distention in patients with functional ab- dominal pain syndrome. *Biopsychosoc Med.* 2009;3:13.

25. Bortolotti M, Porta S. Effect of red pepper on symptoms of irritable bowel syndrome: preliminary study. *Dig Dis Sci.* 2011;56(11):3288–95.

26. Bortolotti M, Coccia G, Grossi G. Red pepper and functional dyspepsia. *N Engl J Med.* 2002;346(12):947–8.

27. Mustafa T, Srivastava KC. Ginger (Zingiber officinale) in migraine headache. *J Ethnopharmacol.* 1990;29(3):267–73.

28. Gottlieb MS. Discovering AIDS. *Epidemiology.* 1998;9(4):365–7.

29. Ghofrani HA, Osterloh IH, Grimminger F. Sildenafil: from angina to erectile dysfunction to pulmonary hyperten- sion and beyond. *Nat Rev Drug Discov.* 2006;5(8):689–702.

30. Maghbooli M, Golipour F, Moghimi Esfandabadi A, Yousefi M. Comparison between the efficacy of ginger and su- matriptan in the ablative treatment of the common migraine. *Phytother Res.* 2014;28(3):412–5.

31. Maghbooli M, Golipour F, Moghimi Esfandabadi A, Yousefi M. Comparison between the efficacy of ginger and su- matriptan in the ablative treatment of the common migraine. *Phytother Res.* 2014;28(3):412–5.

32. Kashefi F, Khajehei M, Tabatabaeichehr M, Alavinia M, Asili J. Comparison of the effect of ginger and zinc sulfate on primary dysmenorrhea: a placebo-controlled randomized trial. *Pain Manag Nurs.* 2014;15(4):826–33.

33. Rahnama P, Montazeri A, Huseini HF, Kianbakht S, Naseri M. Effect of Zingiber officinale R. rhizomes (ginger) on pain relief in primary dysmenorrhea: a placebo randomized trial. *BMC Complement Altern Med.* 2012;12:92.

34. Palatty PL, Haniadka R, Valder B, Arora R, Baliga MS. Ginger in the prevention of nausea and vomiting: a review. *Crit Rev Food Sci Nutr.* 2013;53(7):659–69.

35. Metso S, Auvinen A, Huhtala H, Salmi J, Oksala H, Jaatinen P. Increased cancer incidence after radioiodine treatment for hyperthyroidism. *Cancer.* 2007;109(10):1972–9.

36. Berrington D, Lall N. Anticancer activity of certain herbs and spices on the cervical epithelial carcinoma (HeLa) cell line. *Evid Based Complement Alternat Med*. 2012;2012:564927.

37. Gunawardena D, Shanmugam K, Low M, et al，Determination of anti-inflammatory activities of standardised preparations of plant- and mushroom-based foods. *Eur J Nutr*. 2014;53(1): 335–43.

38. Carlsen MH, Halvorsen BL, Holte K, et al， The total antioxidant content of more than 3100 foods, beverages, spices, herbs and supplements used worldwide. *Nutr J*. 2010;9:3.

39. Darvin ME, Patzelt A, Knorr F, Blume-Peytavi U, Sterry W, Lademann J. One-year study on the variation of carotenoid antioxidant substances in living human skin: infl uence of dietary supplementation and stress factors. *J Biomed Opt*. 2008;13(4):044028.

40. Carlsen MH, Halvorsen BL, Holte K, et al， The total antioxidant content of more than 3100 foods, beverages, spices, herbs and supplements used worldwide. *Nutr J*. 2010;9:3.

41. Skulas-Ray AC, Kris-Etherton PM, Teeter DL, Chen CYO, Vanden Heuvel JP, West SG. A high antioxidant spice blend attenuates postprandial insulin and triglyceride responses and increases some plasma measures of antioxidant activity in healthy, overweight men. *J Nutr*. 2011;141(8): 1451–7.

42. Gomaa EA, Gray JI, Rabie S, Lopez-Bote C, Booren AM. Polycyclic aromatic hydrocarbons in smoked food prod- ucts and commercial liquid smoke flavourings. *Food Addit Contam*. 1993; 10(5): 503–21.

43. Fritschi G, Prescott WR Jr. Morphine levels in urine subsequent to poppy seed consumption. *Forensic Sci Int*. 1985;27(2):111–7.

44. Hahn A, Michalak H, Begemann K, et al， Severe health impairment of a 6-week-old infant related to the ingestion of boiled poppy seeds. *Clin Toxicol*. 2008;46:607.

45. Lachenmeier DW, Sproll C, Musshoff F. Poppy seed foods and opiate drug testing—where are we today? *Ther Drug Monit*. 2010;32(1):11–8.

46. Idle JR. Christmas gingerbread (Lebkuchen) and Christmas cheer—review of the potential role of mood elevating amphetamine-like compounds formed in vivo and in furno. *Prague Med Rep*. 2005;106(1):27–38.

47. Williams EY, West F. The use of nutmeg as a psychotropic drug. Report of two cases. *J Natl Med Assoc*. 1968;60(4):289–90.

48. Davis PA, Yokoyama W. Cinnamon intake lowers fasting blood glucose: meta-analysis. *J Med Food*. 2011;14(9):884–9.

49. Davis PA, Yokoyama W. Cinnamon intake lowers fasting blood glucose: meta-analysis. *J Med Food*. 2011;14(9):884–9.

第27章　全谷物类该怎么吃

1. Wu H, Flint AJ, Qi Q, et al， Association between dietary whole grain intake and risk of mortality: two large prospective studies in US men and women. *JAMA Intern Med*. 2015;175(3): 373–84.

2. Lim SS, Vos T, Flaxman AD, et al， A comparative risk assessment of burden of disease and injury attributable to 67 risk factors and risk factor clusters in 21 regions, 1990–2010: a systematic analysis for the Global Burden of Disease Study 2010. *Lancet*. 2012;380(9859):2224–60.

3. Lefevre M, Jonnalagadda S. Effect of whole grains on markers of subclinical inflammation. *Nutr Rev*. 2012;70(7):387–96.

4. Jacobs DR Jr, Andersen LF, Blomhoff R. Whole-grain consumption is associated with a reduced risk of noncardio- vascular, noncancer death attributed to inflammatory diseases in the Iowa Women's Health Study. *Am J Clin Nutr*. 2007;85(6):1606–14.

5. Aziz I, Hadjivassiliou M, Sanders DS. Does gluten sensitivity in the absence of coeliac disease exist? *BMJ.* 2012;345:e7907.

6. Mansueto P, Seidita A, D'Alcamo A, Carroccio A. Non-celiac gluten sensitivity: literature review. *J Am Coll Nutr.* 2014;33(1):39–54.

7. Genuis SJ. Sensitivity-related illness: the escalating pandemic of allergy, food intolerance and chemical sensitivity. *SciTotal Environ.* 2010;408(24):6047–61.

8. Ferch CC, Chey WD. Irritable bowel syndrome and gluten sensitivity without celiac disease: separating the wheat from the chaff. *Gastroenterology.* 2012;142(3):664–6.

9. Carroccio A, Mansueto P, Iacono G, et al，Non-celiac wheat sensitivity diagnosed by double- blind placebo-con-trolled challenge: exploring a new clinical entity. *Am J Gastroenterol.* 2012; 107(12):1898–906.

10. Carroccio A, Mansueto P, Iacono G, et al，Non-celiac wheat sensitivity diagnosed by double- blind placebo-con-trolled challenge: exploring a new clinical entity. *Am J Gastroenterol.* 2012; 107(12):1898–906.

11. Biesiekierski JR, Peters SL, Newnham ED, Rosella O, Muir JG, Gibson PR. No eff ects of gluten in patients with self-reported non-celiac gluten sensitivity after dietary reduction of fermentable, poorly absorbed, short-chain carbohydrates. *Gastroenterology.* 2013;145(2):320–8.e1–3.

12. Picarelli A, Borghini R, Isonne C, Di Tola M. Reactivity to dietary gluten: new insights into differential diagnosis among gluten- related gastrointestinal disorders. *Pol Arch Med Wewn.* 2013;123(12):708–12.

13. Rubio-Tapia A, Ludvigsson JF, Brantner TL, Murray JA, Everhart JE. The prevalence of celiac disease in the United States. *Am J Gastroenterol.* 2012;107(10):1538–44.

14. Riddle MS, Murray JA, Porter CK. The incidence and risk of celiac disease in a healthy US adult population. *Am J Gastroenterol.* 2012;107(8):1248–55.

15. Gaesser GA, Angadi SS. Gluten-free diet: imprudent dietary advice for the general population? *J Acad Nutr Diet.* 2012;112(9):1330–3.

16. Horiguchi N, Horiguchi H, Suzuki Y. Effect of wheat gluten hydrolysate on the immune system in healthy human subjects. *Biosci Biotechnol Biochem.* 2005;69(12):2445–9.

17. Koerner TB, Cleroux C, Poirier C, et al，Gluten contamination of naturally gluten- free flours and starches used by Canadians with celiac disease. *Food Addit Contam Part A.* 2013;30(12): 2017–21.

18. Pintha K, Yodkeeree S, Limtrakul P. Proanthocyanidin in red rice inhibits MDA-MB-231 breast cancer cell invasion via the expression control of invasive proteins. *Biol Pharm Bull.* 2015;38(4):571–81.

19. Suttiarporn P, Chumpolsri W, Mahatheeranont S, Luangkamin S, Teepsawang S, Leardkamolkarn V. Structures of phytosterols and triterpenoids with potential anti- cancer activity in bran of black non-glutinous rice. *Nutrients.* 2015;7(3):1672–87.

20. Egilman D, Mailloux C, Valentin C. Popcorn-worker lung caused by corporate and regulatory negligence: an avoid- able tragedy. *Int J Occup Environ Health.* 2007;13(1):85–98.

21. Egilman DS, Schilling JH. Bronchiolitis obliterans and consumer exposure to butter-flavored microwave popcorn: a case series. *Int J Occup Environ Health.* 2012;18(1):29–42.

22. Nelson K, Stojanovska L, Vasiljevic T, Mathai M. Germinated grains: a superior whole grain functional food? *Can J Physiol Pharmacol.* 2013;91(6):429–41.

23. Hovey AL, Jones GP, Devereux HM, Walker KZ. Whole cereal and legume seeds increase faecal short chain fatty ac- ids compared to ground seeds. *Asia Pac J Clin Nutr.* 2003;12(4): 477–82.

24. Stephen AM, Cummings JH. The microbial contribution to human faecal mass. *J Med Microbiol.* 1980;13(1):45–56.

25. Fechner A, Fenske K, Jahreis G. Effects of legume kernel fibres and citrus fibre on putative risk factors for colorectal cancer: a randomised, double-blind, crossover human intervention trial. *Nutr J.* 2013;12:101.

26. Tan J, McKenzie C, Potamitis M, Thorburn AN, Mackay CR, Macia L. The role of short-chain fatty acids in health and disease. *Adv Immunol.* 2014;121:91–119.

27. Alexandrescu DT, Vaillant JG, Dasanu CA. Effect of treatment with a colloidal oatmeal

28. Guo W, Nie L, Wu D, et al，Avenanthramides inhibit proliferation of human colon cancer cell lines in vitro. *Nutr Cancer.* 2010;62(8):1007–16.

第28章 饮料不仅解渴，还能让你变聪明

1. Walsh NP, Fortes MB, Purslow C, Esmaeelpour M. Author response: is whole body hydration an important consid- eration in dry eye? *Invest Ophthalmol Vis Sci.* 2013;54(3):1713–4.

2. Michaud DS, Spiegelman D, Clinton SK, et al，Fluid intake and the risk of bladder cancer in men. *N Engl J Med.* 1999;340(18):1390–7.

3. Chan J, Knutsen SF, Blix GG, Lee JW, Fraser GE. Water, other fluids, and fatal coronary heart disease: the Adventist Health Study. *Am J Epidemiol.* 2002;155(9):827–33.

4. Guest S, Essick GK, Mehrabyan A, Dessirier JM, McGlone F. Effect of hydration on the tactile and thermal sensitiv- ity of the lip. *Physiol Behav.* 2014;123:127–35.

5. Benelam B, Wyness L. Hydration and health: a review. *Nutr Bull.* 2010;35:3–25.

6. Saleh MA, Abdel-Rahman FH, Woodard BB, et al，Chemical, microbial and physical evaluation of commercial bottled waters in greater Houston area of Texas. *J Environ Sci Health A Tox Hazard Subst Environ Eng.* 2008;43(4):335–47.

7. Edmonds CJ, Burford D. Should children drink more water?: the effects of drinking water on cognition in children. *Appetite.* 2009;52(3):776–9.

8. Bateman DN. Effects of meal temperature and volume on the emptying of liquid from the human stomach. *J Physiol*(Lond). 1982;331:461–7.

9. Cuomo R, Grasso R, Sarnelli G, et al，Effects of carbonated water on functional dyspepsia and constipation. *Eur J Gastroenterol Hepatol.* 2002;14(9):991–9.

10. Freedman ND, Park Y, Abnet CC, Hollenbeck AR, Sinha R. Association of coffee drinking with total and cause-spe- cific mortality. *N Engl J Med.* 2012;366(20):1891–904.

11. Liu J, Sui X, Lavie CJ, et al，Association of coffee consumption with all-cause and cardiovascular disease mortality. *Mayo Clin Proc.* 2013;88(10):1066–74.

12. Malerba S, Turati F, Galeone C, et al，A meta-analysis of prospective studies of coffee consumption and mortality for all causes, cancers and cardiovascular diseases. *Eur J Epidemiol.* 2013; 28(7):527–39.

13. Wendl B, Pfeiffer A, Pehl C, Schmidt T, Kaess H. Effect of decaffeination of coffee or tea on gastro-oesophageal re- flux. *Aliment Pharmacol Ther.* 1994;8(3):283–7.

14. Lee DR, Lee J, Rota M, et al，Coffee consumption and risk of fractures: a systematic review and dose-response metaanalysis. *Bone.* 2014;63:20–8.

15. Sheng J, Qu X, Zhang X, et al，Coffee, tea, and the risk of hip fracture: a meta-analysis. *Osteoporos Int.* 2014;25 (1):141–50.

16. Nazrun AS, Tzar MN, Mokhtar SA, Mohamed IN. A systematic review of the outcomes of osteoporotic fracture pa- tients after hospital discharge: morbidity, subsequent fractures, and mortality. *Ther Clin Risk Manag.* 2014;10:937–48.

17. Bonilha L, Li LM. Heavy coffee drinking and epilepsy. *Seizure.* 2004;13(4):284–5.

18. Patanè S, Marte F, La Rosa FC, La Rocca R. Atrial fibrillation associated with chocolate intake abuse and chronic salbutamol inhalation abuse. *Int J Cardiol.* 2010;145(2):e74–6.

19. Cheng M, Hu Z, Lu X, Huang J, Gu D. Caffeine intake and atrial fibrillation incidence: dose response meta-analysis of prospective cohort studies. *Can J Cardiol.* 2014;30(4):448–54.

20. Sepkowitz KA. Energy drinks and caffeine- related adverse effects. *JAMA.* 2013;309(3): 243–4.

21. O'Keefe JH, Bhatti SK, Patil HR, DiNicolantonio JJ, Lucan SC, Lavie CJ. Effects of habitual coffee consumption on cardiometabolic disease, cardiovascular health, and all-cause mortality. *J Am Coll Cardiol.* 2013;62(12):1043–51.

22. Yu X, Bao Z, Zou J, Dong J. Coffee consumption and risk of cancers: a meta-analysis of cohort studies. *BMC Can- cer.* 2011;11:96.

23. Tzellos TG, Sardeli C, Lallas A, Papazisis G, Chourdakis M, Kouvelas D. Efficacy, safety and tolerability of green tea catechins in the treatment of external anogenital warts: a systematic review and meta-analysis. *J Eur Acad Dermatol Venereol.* 2011;25(3):345–53.

24. Tjeersma F, Jonkman MF, Spoo JR. Temporary arrest of basal cell carcinoma formation in a patient with basal cell naevus syndrome (BCNS) since treatment with a gel containing various plant extracts. *J Eur Acad Dermatol Venereol.* 2011;25(2):244–5.

25. Yang WS, Wang WY, Fan WY, Deng Q, Wang X. Tea consumption and risk of type 2 diabetes: a dose- response me- ta-analysis of cohort studies. *Br J Nutr.* 2014;111(8):1329–39.

26. Koyama Y, Kuriyama S, Aida J, et al，Association between green tea consumption and tooth loss: cross-sectional results from the Ohsaki Cohort 2006 Study. *Prev Med.* 2010;50(4):173–9.

27. Watanabe I, Kuriyama S, Kakizaki M, et al，Green tea and death from pneumonia in Japan: the Ohsaki cohort study. *Am J Clin Nutr.* 2009;90(3):672–9.

28. Maeda-Yamamoto M, Ema K, Monobe M, et al，The efficacy of early treatment of seasonal allergic rhinitis with benifuuki green tea containing O-methylated catechin before pollen exposure: an open randomized study. *Allergol Int.* 2009;58(3):437–44.

29. Masuda S, Maeda-Yamamoto M, Usui S, Fujisawa T. 'Benifuuki' green tea containing O-methylated catechin reduces symptoms of Japanese cedar pollinosis: a randomized, double- blind, placebo-controlled trial. *Allergol Int.* 2014;63(2):211–7.

30. Green RJ, Murphy AS, Schulz B, Watkins BA, Ferruzzi MG. Common tea formulations modulate in vitro digestive recovery of green tea catechins. *Mol Nutr Food Res.* 2007;51(9): 1152– 62.

31. Santana-Rios G, Orner GA, Amantana A, Provost C, Wu SY, Dashwood RH. Potent antimutagenic activity of white tea in comparison with green tea in the Salmonella assay. *Mutat Res.* 2001;495(1–2):61–74.

32. Venditti E, Bacchetti T, Tiano L, Carloni P, Greci L, Damiani E. Hot vs. cold water steeping of different teas: do they affect antioxidant activity? *Food Chem.* 2010;119(4):1597–1604.

33. Patel SS, Beer S, Kearney DL, Phillips G, Carter BA. Green tea extract: a potential cause of acute liver failure. *World J Gastroenterol.* 2013;19(31):5174–7.

34. Kakumanu N, Rao SD. Images in clinical medicine. Skeletal fluorosis due to excessive tea drinking. *N Engl J Med.* 2013;368(12):1140.

35. Quock RL, Gao JX, Chan JT. Tea fluoride concentration and the pediatric patient. *Food Chem.* 2012;130:615–7.

36. Phillips KM, Carlsen MH, Blomhoff R. Total antioxidant content of alternatives to refined sugar. *J Am Diet Assoc.* 2009;109(1):64–71.

37. Matsui M, Matsui K, Kawasaki Y, et al，Evaluation of the genotoxicity of stevioside and steviol using six in vitro and one in vivo mutagenicity assays. *Mutagenesis.* 1996;11(6):573–9.

38. Joint FAO/WHO Expert Committee on Food Additives. Evaluation of certain food additives. *World Health Organ Tech Rep Ser.* 2009;(952):1–208.

39. Carlsen MH, Halvorsen BL, Holte K, et al，The total antioxidant content of more than 3100

foods, beverages, spices, herbs and supplements used worldwide. *Nutr J.* 2010;9:3.

40. Bassiouny MA, Yang J. Influence of drinking patterns of carbonated beverages on dental erosion. *Gen Dent.* 2005;53(3):205–10.

第29章 健康运动处方：怎么运动？频率如何？

1. Centers for Disease Control and Prevention. Obesity and overweight. http://www.cdc.gov / nchs/fastats/obesity-over- weight.htm. April 29, 2015. Accessed May 17, 2015.

2. Laskowski ER. The role of exercise in the treatment of obesity. *PMR.* 2012;4(11):840–4.

3. Laskowski ER. The role of exercise in the treatment of obesity. *PMR.* 2012;4(11):840–4.

4. Swinburn B, Sacks G, Ravussin E. Increased food energy supply is more than sufficient to explain the US epidemic of obesity. *Am J Clin Nutr.* 2009;90(6):1453–6.

5. U.S. Department of Agriculture, Agricultural Research Ser vice. 2014. USDA National Nutrient Database for Standard Reference, Release 27. Chicken, broilers or fryers, leg, meat only, cooked, stewed. http://www.ndb.nal.usda.gov/ndb/foods/show/882. Accessed April 23, 2015.

6. Murray CJ, Atkinson C, Bhalla K, et al，The state of US health, 1990–2010: burden of diseases, injuries, and risk factors. *JAMA.* 2013;310(6):591–608.

7. Wang YC, McPherson K, Marsh T, Gortmaker SL, Brown M. Health and economic burden of the projected obesity trends in the USA and the UK. *Lancet.* 2011;378(9793):815–25.

8. Dunstan DW, Barr ELM, Healy GN, et al，Television viewing time and mortality: the Australian Diabetes, Obesity and Lifestyle Study (AusDiab). *Circulation.* 2010;121(3):384–91.

9. Patel AV, Bernstein L, Deka A, et al，Leisure time spent sitting in relation to total mortality in a prospective cohort of US adults. *Am J Epidemiol.* 2010;172(4):419–29.

10. Patel AV, Bernstein L, Deka A, et al，Leisure time spent sitting in relation to total mortality in a prospective cohort of US adults. *Am J Epidemiol.* 2010;172(4):419–29.

11. Esen AM, Barutcu I, Acar M, et al，Effect of smoking on endothelial function and wall thickness of brachial artery. *Circ J.* 2004;68(12):1123–6.

12. Alexopoulos N, Vlachopoulos C, Aznaouridis K, et al. The acute eff ect of green tea consumption on endothelial function in healthy individuals. *Eur J Cardiovasc Prev Rehabil.* 2008;15(3):300–5..

13. McAnulty LS, Nieman DC, Dumke CL, et al，Effect of blueberry ingestion on natural killer cell counts, oxidative stress, and inflammation prior to and after 2.5 h of running. *Appl Physiol Nutr Metab.* 2011;36(6):976–84.

14. Connolly DA, McHugh MP, Padilla-Zakour OI, Carlson L, Sayers SP. Efficacy of a tart cherry juice blend in pre- venting the symptoms of muscle damage. *Br J Sports Med.* 2006;40(8): 679–83.

15. Howatson G, McHugh MP, Hill JA, et al，Influence of tart cherry juice on indices of recovery following marathon running. *Scand J Med Sci Sports.* 2010;20(6):843–52.

16. Tarazona- Díaz MP, Alacid F, Carrasco M, Martínez I, Aguayo E. Watermelon juice: potential functional drink for sore muscle relief in athletes. *J Agric Food Chem.* 2013;61(31):7522–8.

17. Childs A, Jacobs C, Kaminski T, Halliwell B, Leeuwenburgh C. Supplementation with vitamin C and N-acetyl-cys- teine increases oxidative stress in humans after an acute muscle injury induced by eccentric exercise. *Free Radic Biol Med.* 2001;31(6):745–53.

18. Fogarty MC, Hughes CM, Burke G, Brown JC, Davison GW. Acute and chronic watercress supplementation atten- uates exercise- induced peripheral mononuclear cell DNA damage and lipid peroxidation. *Br J Nutr.* 2013;109(2):293–301.

19. U.S. Offi ce of Disease Prevention and Health Promotion. 2008 Physical Activity Guidelines for Americans. http:// www. health.gov/paguidelines/pdf/paguide.pdf. Accessed April 22, 2015.

20. Woodcock J, Franco OH, Orsini N, Roberts I. Non-vigorous physical activity and all-cause mortality: systematic re- view and meta- analysis of cohort studies. *Int J Epidemiol.* 2011;40(1): 121–38.

21. Samitz G, Egger M, Zwahlen M. Domains of physical activity and all-cause mortality: systematic review and dose- response meta-analysis of cohort studies. *Int J Epidemiol.* 2011;40(5): 1382–400.

结语

1. Shimizu N, Iwamoto M, Nakano Y, et al，Long-term electrocardiographic follow-up from childhood of an adult patient with Brugada syndrome associated with sick sinus syndrome. *Circ J.* 2009;73(3):575–9.

2. Lacunza J, San Román I, Moreno S, García-Molina E, Gimeno J, Valdés M. Heat stroke, an unusual trigger of Bru- gada electrocardiogram. *Am J Emerg Med.* 2009;27(5):634.e1–3.

3. Iozzo P, Guiducci L, Guzzardi MA, Pagotto U. Brain PET imaging in obesity and food addiction: current evidence and hypothesis. *Obes Facts.* 2012;5(2):155–64.

4. Frank S, Linder K, Kullmann S, et al，Fat intake modulates cerebral blood flow in homeostatic and gustatory brain areas in humans. *Am J Clin Nutr.* 2012;95(6):1342–9.

5. Smeets PA, de Graaf C, Stafleu A, van Osch MJ, van der Grond J. Functional MRI of human hypothalamic respons- es following glucose ingestion. *Neuroimage.* 2005;24(2):363–8.

6. Burger KS, Stice E. Frequent ice cream consumption is associated with reduced striatal response to receipt of an ice cream–based milkshake. *Am J Clin Nutr.* 2012;95(4):810–7.

7. Lisle DJ, Goldhamer A. *The Pleasure Trap: Mastering the Hidden Force That Undermines Health & Happiness.* Sum- mertown, TN: Book Publishing Company; 2007.

8. Drewnowski A, Krahn DD, Demitrack MA, Nairn K, Gosnell BA. Taste responses and preferences for sweet high- fat foods: evidence for opioid involvement. *Physiol Behav.* 1992;51(2):371–9.

9. Wang GJ, Volkow ND, Thanos PK, Fowler JS. Imaging of brain dopamine pathways: implications for understanding obesity. *J Addict Med.* 2009;3(1):8–18.

10. Martin-Sölch C, Magyar S, Künig G, Missimer J, Schultz W, Leenders KL. Changes in brain activation associated with reward processing in smokers and nonsmokers. A positron emission tomography study. *Exp Brain Res.* 2001;139(3):278–86.

11. Kelly J. Heal thyself. *University of Chicago Magazine.* Jan– Feb 2015. http:// mag.uchicago . edu/science-medicine/heal-thyself. Accessed March 31, 2015.

附录 A 营养补充品建议

1. Clarys P, Deliens T, Huybrechts I, et al，Comparison of nutritional quality of the vegan, vegetarian, semi-vegetari-an, pesco-vegetarian and omnivorous diet. *Nutrients.* 2014;6(3):1318–32.

2. Pawlak R, Parrott SJ, Raj S, Cullum-Dugan D, Lucus D. How prevalent is vitamin B(12) deficiency among vegetari- ans? *Nutr Rev.* 2013;71(2):110–7.

3. Madry E, Lisowska A, Grebowiec P, Walkowiak J. The impact of vegan diet on B-12 status in healthy omnivores: five-year prospective study. *Acta Sci Pol Technol Aliment.* 2012;11(2):209–13.

4. Roschitz B, Plecko B, Huemer M, Biebl A, Foerster H, Sperl W. Nutritional infantile vitamin B12 deficiency: patho- biochemical considerations in seven patients. *Arch Dis Child Fetal Neonatal Ed.* 2005;90(3):F281–2.

5. Donaldson MS. Metabolic vitamin B12 status on a mostly raw vegan diet with follow-up using tablets, nutritional yeast, or probiotic supplements. *Ann Nutr Metab.* 2000;44(5–6): 229–34.

6. Eussen SJ, de Groot LC, Clarke R, et al，Oral cyanocobalamin supplementation in older people with vitamin B12 deficiency: a dose-finding trial. *Arch Intern Med.* 2005;165(10):1167–72.

7. Hill MH, Flatley JE, Barker ME, et al，A vitamin B-12 supplement of 500 μg/d for eight weeks does not normalize urinary methylmalonic acid or other biomarkers of vitamin B-12 status in el derly people with moderately poor vitamin B-12 status. *J Nutr.* 2013 Feb;143(2):142–7.

8. Bor MV, von Castel-Roberts KM, Kauwell GPA, et al. Daily intake of 4 to 7 μg dietary vitamin B-12 is associated with steady concentrations of vitamin B-12-related biomarkers in a healthy young population. *Am J Clin Nutr.* 2010;91(3):571–7.

9. Mulligan GB, Licata A. Taking vitamin D with the largest meal improves absorption and results in higher serum lev- els of 25-hydroxyvitamin D. *J Bone Miner Res.* 2010;25(4):928–30.

10. Harris SS. Vitamin D and African Americans. *J Nutr.* 2006;136(4):1126–9.

11. Holick MF, Matsuoka LY, Wortsman J. Age, vitamin D, and solar ultraviolet. *Lancet.* 1989; 2(8671):1104–5.

12. Moan J, Grigalavicius M, Dahlback A, Baturaite Z, Juzeniene A. Ultraviolet-radiation and health: optimal time for sun exposure. *Adv Exp Med Biol.* 2014;810:423–8.

13. Becker DV, Braverman LE, Delange F, et al，Iodine supplementation for pregnancy and lactation—United States and Canada: recommendations of the American Thyroid Association. *Thyroid.* 2006;16(10):949–51.

14. Bourdon JA, Bazinet TM, Arnason TT, Kimpe LE, Blais JM, White PA. Polychlorinated biphenyls (PCBs) contami- nation and aryl hydrocarbon receptor (AhR) agonist activity of omega-3 poly unsaturated fatty acid supplements: implications for daily intake of dioxins and PCBs. *Food Chem Toxicol.* 2010;48(11):3093–7.

15. Yokoo EM, Valente JG, Grattan L, Schmidt SL, Platt I, Silbergeld EK. Low level methylmercury exposure affects neuropsychological function in adults. *Environ Health.* 2003;2(1):8.

16. Chang JW, Pai MC, Chen HL, Guo HR, Su HJ, Lee CC. Cognitive function and blood methylmercury in adults living near a deserted chloralkali factory. *Environ Res.* 2008;108(3):334–9.

17. Masley SC, Masley LV, Gualtierei T. Effect of mercury levels and seafood intake on cognitive function in middle- aged adults. *Integr Med.* 2012;11(3)32–40.

18. Arterburn LM, Oken HA, Hoffman JP, et al，Bioequivalence of docosahexaenoic acid from different algal oils in capsules and in a DHA- fortified food. *Lipids.* 2007;42(11):1011–24.

19. Cogswell ME, Zhang Z, Carriquiry AL, et al，Sodium and potassium intakes among US adults: NHANES 2003–2008. *Am J Clin Nutr.* 2012;96(3):647–57.

20. Craig WJ, Mangels AR. Position of the American Dietetic Association: vegetarian diets. *J Am Diet Assoc.* 2009;109(7):1266–82.

21. Spock B. Good nutrition for kids. *Good Medicine.* 1998;7(2).

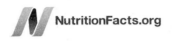 **NutritionFacts.org**

什么样的饮食最健康?

你爱吃的食物, 究竟健不健康? 该如何
为自己和家人做出最健康的饮食选择
呢? 看看最新的营养科学怎么说!

关注我们, 每周获得全新视频、文章, 了解生死
攸关的健康和营养知识。

Michael Greger, M.D. FACLM
Founder, NutritionFacts.org

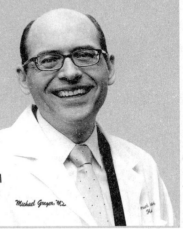

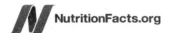 **NutritionFacts.org**

 微博

 优酷

 秒拍

 微信

NutritionFacts.org 是一个由迈克尔•格雷格 (Michael Greger)
医生创立的以科学为基础、完全非商业性的公共服务网站。这项
服务旨在通过精短的视频提供免费、最新的营养研究发现。